生命科学名著

衰老生物学

（原书第二版）

Biology of Aging

(Second Edition)

〔美〕R.B. 麦克唐纳（R.B. McDonald） 著

王钊 范丽 译

本书由无限极（中国）有限公司支持出版

科学出版社

北京

图字：01-2021-5347 号

内 容 简 介

本书是一本以生物衰老为主题、针对生物相关学科或关注人类生老病死的研究者和学生所撰写的参考用书，主要阐述了衰老和长寿的影响因素及生物学机制。全书分为三个部分共 11 章：第 1、2 章介绍衰老生物学在科研和临床应用中较为常见的基础概念；第 3~6 章介绍进化、细胞及遗传领域的衰老生物学发现，以及这些发现如何影响了我们对衰老的起因和过程的认知；第 7~10 章介绍前几章涉及的基础科学知识在人类衰老和长寿中的应用，以及衰老与老年疾病的关系；而在第二版中新增的第 11 章则集中讨论了延长健康寿命将会如何影响社会发展和文化建设。书中内容叙述如故事一般引人入胜，又不失准确性与科学性；图解通俗易懂，同时有详尽的注释加以补充说明。本书每一章都提供了学习过程中所需要理解的一些概念和法则，信息栏则对该章节的主题进行了更加详尽和有趣的介绍，每一章文中都标粗了关键术语，文末还列有核心概念、讨论问题、延伸阅读书目等，方便学习与查阅。

本书图文并茂、深入浅出、论述翔实、写作规范，适合综合性大学及医、药、农、师范院校的相关专业本科生和研究生使用，也可供从事生命科学工作或对衰老生物学感兴趣的各类人员参考。

Biology of Aging, Second Edition / by Roger B. McDonald / ISBN: 978-0-8153-4567-1
Copyright© 2019 by CRC Press.
Authorized translation from English language edition published by CRC Press, part of Taylor & Francis Group LLC; All rights reserved. 本书原版由 Taylor & Francis 出版集团旗下，CRC 出版公司出版，并经其授权翻译出版。版权所有，侵权必究。
China Science Publishing & Media Ltd. is authorized to publish and distribute exclusively the Chinese (Simplified Characters) language edition. This edition is authorized for sale throughout Chinese mainland. No part of the publication may be reproduced or distributed by any means, or stored in a database or retrieval system, without the prior written permission of the publisher. 本书中文简体翻译版授权由中国科技出版传媒股份有限公司独家出版并仅限在中国大陆地区销售。未经出版者书面许可，不得以任何方式复制或发行本书的任何部分。
Copies of this book sold without a Taylor & Francis sticker on the cover are unauthorized and illegal. 本书封面贴有 Taylor & Francis 公司防伪标签，无标签者不得销售。

图书在版编目（CIP）数据

衰老生物学：原书第二版 /（美）R.B. 麦克唐纳（R.B. McDonald）著；王钊，范丽译. —北京：科学出版社，2022.2
（生命科学名著）
书名原文：Biology of Aging (Second Edition)
ISBN 978-7-03-071422-0

Ⅰ.①衰… Ⅱ.① R… ②王… ③范… Ⅲ.①衰老–人体生理学 Ⅳ.①R339.3

中国版本图书馆 CIP 数据核字（2022）第 021717 号

责任编辑：罗 静 刘 晶 / 责任校对：严 娜
责任印制：赵 博 / 封面设计：刘新新

科学出版社 出版
北京东黄城根北街 16 号
邮政编码：100717
http://www.sciencep.com

北京建宏印刷有限公司印刷
科学出版社发行 各地新华书店经销
*
2022 年 2 月第 一 版 开本：889×1194 1/16
2024 年 3 月第三次印刷 印张：27
字数：875 000
定价：298.00 元
（如有印装质量问题，我社负责调换）

克丽丝蒂

生活因你更美好

译 者 序

正如《衰老生物学》原书作者罗杰（Roger）所说，一本生命科学相关参考用书的第二版能得以面世一般有两个原因：第一版广受好评，以及新的研究发现使第一版的内容显得有些过时了。确实，本书的第一版在国内外都得到了广泛的认可和好评，而其中文版在中国的发行，得到了国内衰老研究领域各位同仁、师生的大力支持和热情鼓励，一定程度上促进了相关学科的迅猛发展，相关研究成果百花齐放、层出不穷，国内各大学的相关院系纷纷开设《衰老生物学》相关课程。应学界同仁的热切期望和出版社的盛情邀约，在此我们奉上《衰老生物学》（原书第二版）的中文版。第二版的更新与完善之处，Roger已经在该版前言中做了详细说明，不再赘述。

近年来，衰老生物学的研究取得了长足的发展和令人瞩目的成就，同时人类的健康水平和平均寿命显著提高，但这两者之间直接关联的证据尚待充实。作为生物学的分支之一，衰老生物学的迅猛发展得益于基础生物学的进步，基因、分子、细胞层面的探索使得传统衰老生物学研究有了翻天覆地的变化，长寿基因、长寿分子、衰老细胞清除和干细胞修复等等新发现层出不穷，然而对衰老的本质和死亡的意义尚未能给出令人信服的阐释。

在人类进化的数百万年历史长河中，人类基本上都是在壮年或壮年之前就撒手人寰的，仅仅是在最近的两三百年才有了所谓的"衰老"。杰出的进化生物学家西奥多修斯·多布赞斯基（Theodosius Dobzhansky）曾经说过："生物学中没有什么东西是有意义的，除非从进化的角度来看。"衰老就是这样的一个进化事件。从生物进化的角度来看，机体只需要生存到确保能繁殖的年龄就够了。一旦这个任务完成了，便不再需要机体本身了——衰老随之来临。我们知道，进化的本质是自然选择、优胜劣汰，那么我们就应该明白，死亡是人类（或者说生物界）进化的必需，因为进化也就是自然选择和优胜劣汰需要死亡和新生才得以实现。所以，除了对衰老进行基因、分子、细胞等微观层面的探索，还应该从群体进化的角度进行思考和阐释，才可能更加接近其本质，理解其真正的意义。衰老作为一种非适应性的特征，其不利影响发生在繁殖开始之后，所以选择压力是中性的，也就是说，衰老既不会提高也不会降低种群的适存度。发生在繁育期后的衰老，已经脱离了自然选择的范围和生物进化的轨道（繁育期后发生的各种有益的或有害的遗传突变都无法进入种群进化的长河中），但即使衰老对种群进化没有那么大的价值（至少在进化长河的较短时期内），其对于个体和社会文化来说仍然有着积极的意义（这种意义作为外部因素也会影响到种群的优化与进化）。从进化的角度来说，也许我们无法战胜死亡，但我们终将克服衰老。

事实证明确实如此。人类的预期寿命在最近数百年有了显著的延长，欧美人的平均期望寿命从18世纪初到现在翻了一番（正文图1.1），而中国人的平均期望寿命则在最近的70年里就翻了一番：从新中国刚成立时候的35岁到2019年的77岁。然而人类的最大寿命自有据可查的历史以来并没有明显的变化，一直保持在120岁左右。仔细分析我们应该看出，这数百年来人类寿命的延长与种群的繁育和进化关系并不显著。人类寿命的延长基本上都发生在生殖期后，其儿童期、青春期、生殖期等并没有随着寿命的延长而相应地、成比例地延长。例如女性的生理周期，早在两千多年前中国的古代哲学与医学巨著《黄帝内经》中就有"女子……二七而天癸至，任脉通，太冲脉盛，月事以时下，故有子……七七任脉虚，太冲脉衰少，天癸竭，地道不通，故形坏而无子也"的记载，表明当时女性的初潮年龄大约是在14岁左右，绝经年龄大约是在49岁左右；而两千多年后的今天，女性的初潮年龄还是12～16岁，绝经年龄还是45～55岁，与两千年前并没有明显的差别，但人类的预期寿命却已大大延长。由此可以推论这种最大寿命不变而平均寿命的延长并不是进化和遗传等先天因素所造成的，而主要是后天和环境等因素诸如医疗卫生事业的发展、科学技术水平的提高、社会文明的进步，以及营养供给、生活方式、生存环境等的改善所带来的硕果。如若非要字斟句酌的话，当今人类期望寿命的增加只能算是延年而非真正的益寿。而衰老正是这种预期寿命的延长所带来的伴随产物。

相较于进化事件的生与死，衰老或许是令人难以理解的。自然界几十亿年演化出的生命体，为何会以衰老的形式走向终结？是生命进化对自然界的妥协，还是自然界对生命进化的约束？其实从进化的角度来看，繁育后的生命期是自然赐予我们的恩惠。人类的最大寿命（天年）是物种进化的结果，通过选择那些可以促进繁殖能力的基因将其保留下来、遗传下去，所以人类的最大寿命在数千年（进化长河中极其短暂的时期）中几乎没有什么变化；而衰老是一个随机过程，不（完全）是一个进化事件。我们常说人生必经生、老、病、死，仔细分析来看，其中生与死是进化事件，无可避免，是命运中的命，是我们应该看淡的；而衰老与疾病从很大程度上说并不是进化事件，不是必然要发生的，是命运中的运，是我们通过各种科学技术尤其是医疗卫生的方法可以延缓、减少、消除或改变的，最近一两百年的历史已经充分证明了这一点。一百多年前，衰老对生物学家而言并不重要。那时，人类的寿命相对较短，许多人在出生时即死亡，还有很多妇女在分娩时死亡，邪恶的疾病导致大多数人在还没有机会衰老之前就死亡了。当时的生物学家专注于研究和治疗这些疾病，而关于衰老的思考则留给了哲学家和神学家。因此，对衰老生物学的严谨科学研究仅存在于过去的近一百年。

花开花落，四季更迭。就像幼年、少年、青年和中年一样，老年也是我们生命历程中的一部分，并且是我们一生中最有收获的一段时光。从这个角度来讲，没有老年的人生是不完整的人生，是夭折的人生。我们享受我们的幼年、少年，有父母的关爱和老师的教育；享受我们的青年和中年，有家庭的温馨和事业的成功。那么对于我们奋斗了前半生、积累了一定的精神和物质财富而迎来的老年，我们有什么理由不去享受而空留哀叹呢？老年，作为生命过程的一个不可或缺的环节，衔接着生与死，就像黄昏左手拉着白昼右手紧握黑夜那样，是自然更迭不可或缺的一个阶段。因此，对衰老的研究，本质上就是对健康的追求，而不是对不朽的角逐。无论从生物学还是社会学的角度研究衰老的机制、探求颐养天年和健康老龄化的措施和方法，人人得以老而不衰，寿而无疾，满足人民日益增长的美好生活需要的基本保障，对人类的健康事业和社会的繁荣与发展都具有极其重要的意义并将产生深远的影响，这也是我们衰老生物学研究者的历史使命和社会职责。这种使命感正是我们翻译出版这本《衰老生物学》（原书第二版）的根本动机。

大疫当前，给社会交往和日常生活都带来了诸多的不便，而对于译著工作来说，由于减少了许多不必要的外出和交往，反倒是多了不少的空闲时间，使我们能够专心于案头，沉浸于文中，全书的翻译工作进展得比较顺利。当然，第二版是在第一版的基础上补充、修订而成的，在此我要再一次感谢第一版翻译出版时的参与贡献者，尤其是张果教授和所有参译人员，他们都为第一版的翻译出版做出了巨大贡献。第二版的翻译工作正值疫情期间，就由范丽博士和我主要完成。国家重大研发计划（2018YFC2000304，我国人群增龄过程中健康状态变化特点与规律的研究）和国家自然科学基金（81871095；82170873）的项目支持促进了该书第二版的翻译出版，特别是一直致力于为大众提供高品质健康产品和服务的无限极（中国）有限公司更是给予了极大的帮助和支持，而科学出版社的罗静编辑及其团队所有工作人员自始至终都无私地支持、鼓励和帮助我们，并在出版事宜上给予了专业的指导和建议。没有上述这些支持和帮助，该书的翻译出版工作就不会如此顺利。在此，范丽博士和我对提及以及没有提及的各位朋友、同事和学生表示真诚的谢意。

愿疫情早日消退，国富民安，社会稳定进步，人人得享天年。

清华大学药学院教授　王　钊

2021 年仲夏于清华园

第一版译者序

不难发现，随着社会的发展和科技的进步，人类的平均寿命在逐年增加，但伴随着衰老而来的机体功能衰退及相关疾病仍严重影响着老年人的生活质量。统计数据显示，2015 年末，中国总人口数量超过 13.6 亿，65 周岁以上老龄人口达到 1.4 亿，占总人口的 10.1%，这意味着我国已经步入了人口老龄化的时代。人口老龄化问题涉及政治、经济和文化等诸多方面，更为我国养老、医疗以及社会服务事业带来巨大的压力，而这一问题将可能成为制约我国整体发展的重要因素。"老吾老，以及人之老；幼吾幼，以及人之幼"，尊老敬老是中华民族优秀传统文化之一，在中国老龄化加速的大背景下，衰老研究逐渐成为医学与健康领域的关注焦点，而如何有效地干预和控制衰老，改善老年人的整体健康状况是生物医学领域面临的严峻挑战。目前国内关于衰老的研究工作尚处于初级阶段，仍需要有更多的科研工作者从事到这个领域当中。衰老生物学作为生物学研究的一个重要分支，迫切需要有系统性强的理论书籍作为学习与研究的指导。通过与相关专业的学者和同学们交流，我们发现许多同学都对生物衰老这个领域感兴趣，但苦于缺少系统全面而又通俗易懂的专著来指引和帮助大家，因此，我们便有了将这本书翻译并奉献给大家的念头。

多年来，我们课题组专注于衰老和相关疾病及其药物干预的研究工作，在衰老相关基因的功能探究以及衰老的饮食、药物干预方面取得了颇丰的成果。在多年的研究工作当中，我们努力探索，深入钻研，在衰老细胞生物学以及分子生物学方面积累了丰富的工作经验，具备扎实的理论基础，掌握并了解该领域的前沿工作。2012 年，我们主导翻译出版了衰老领域著名的实验技术指导《生物衰老：研究方法与实验方案》[特吕格弗·O.托尔夫波（Trygve O. Tollefsbol）著，胡马纳（Humana）出版社出版]一书，内容涵盖了衰老研究领域最新的实验方法和技术突破，为从事衰老相关领域的科学工作者提供了成熟可靠的技术方法与实验方案，有效推进了我国在衰老相关领域的研究工作。在前期工作的基础上，在科学出版社的大力支持下，经过实验室老师和数届同学历经两年多的共同努力，我们与华中科技大学同济医学院公共卫生学院张果教授实验室成员共同完成了在衰老研究领域中具有权威指导意义的《衰老生物学》[罗杰·B.麦克唐纳（Roger B. McDonald）著，加兰科技（Garland Science）出版社]一书的翻译和校对。该书以全新的视角解释了衰老的原由，并且详尽地描述了诸多生物基本原则来帮助人们理解衰老、长寿以及衰老相关疾病的机制。本书语言朴实易懂，主要为生物学、医学等相关专业的本科生、研究生，以及对生物衰老感兴趣的研究者设计撰写，通过本书，读者能够对衰老与寿命有更深刻的认识与领悟。我们衷心地希望通过对本书的翻译出版，让全社会更多的人能够关注衰老、理解衰老。

在此，我们感谢清华大学医学院药理学研究所所有参与该书翻译和校对的同学，感谢华中科技大学同济医学院公共卫生学院张果教授实验室全体成员的辛勤劳动和奉献，感谢科学出版社罗静编辑在翻译协调、编辑校对、排版印刷等方面给予的大力支持和指导。此外，还有诸多的同事同行同学给予了诸多的意见、建议、帮助和支持，在此一并表示真诚地感谢。

清华大学医学院教授　王　钊

2016 年春日于清华园

前　　言

　　一本书的第二版通常是依据以下两个因素编写的：一是第一版受到老师和学生的好评；二是新的研究发现使第一版的内容显得有些过时了。对于前者，《衰老生物学》的使用如此之广使我感到惶然和荣幸，它超出了我的所有期望；至于后者，我不能说第二版增加了新的研究成果而且意义重大，改变了第一版的结论，新的发现只是更进一步证实了对衰老和长寿机制的先前认识。那么，如果说第一版并未过时，又为什么要编写第二版呢？

　　这个问题的答案归结为一个词——复杂性。也就是说，自第一版以来对生物老年学的众多研究表明，衰老和长寿的机制极其复杂，复杂到需要一种新的研究模式来全面理解它们。这种新的研究模式，即定量生物学，这是撰写本书第二版的主要原因。定量生物学通过使用计算方法将实验数据与理论模型进行比较来检验假设。也就是说，生物学已经开始使用数学和计算的方法，这些方法已经使物理科学能够理解宇宙。我们坚信，定量生物学代表着生物老年医学研究的未来，所有生物学专业的学生都应该了解其基本概念。《衰老生物学》第二版强调了定量生物学的新兴领域将如何为衰老和长寿的复杂机制带来新的、更深刻的理解。

　　与第一版相比，第二版的组织结构没有太大变化。我们要申明，首先要获得对增龄性变化基础的细胞和分子机制的透彻了解，才能更好地解释人类的衰老生物学。因此，第1～6章侧重于介绍细胞、分子及当今的定量研究结果，这些结果有助于解释衰老生物学和寿命；第7～10章专门讨论了人类衰老和疾病。在这些章节中，尤其是在第10章中，你将了解到目前存在可以减缓衰老速率并延长健康寿命的干预措施。第二版以第11章结束，简要介绍了健康寿命的延长如何改变我们对老年人及其社会地位的认识。

第一版前言

我们为什么会衰老？是什么决定了我们以及其他物种的存活时间呢？著名生物学家及诺贝尔奖获得者彼得·梅达沃先生在 1952 年提出，生物的衰老是这个时代众多未解谜题之一，要解决这个问题仍需 40 年。我们现在已经了解到引起衰老的一些潜在原因，并且认识了为何每个物种都有其近乎恒定的寿命。简单来说，衰老是一个随机的过程，而不是一个进化的过程。但长寿确实是一个进化的过程——通过选择那些可以促进繁殖能力的基因并将其保留下来。随着我们不断认识衰老与长寿之间的区别，在研究生物衰老过程中出现了一个分支——生物老年学，该分支的出现兴起了很多令人振奋的新研究领域，这些研究结果使得人们对衰老及长寿的细胞和分子机制有了更加深入的认识。《衰老生物学》是第一本以生物衰老为主题的参考书，本书中将会阐述导致衰老及长寿的因素。

在过去的 15~20 年中，科学家们普遍开始关注如何解释我们为什么衰老，以及为什么我们的寿命像现在这么久等问题，这导致了关于衰老及长寿基础机制研究的大暴发。这些研究结果迅速将生物老年学从起初的观察和生物医学科学，转化为依赖实验且受普通生物科学规则规范的科学。生物老年学这种令人激动的新发展方向造成了对于衰老生物学课程的需求。然而，由于缺乏从生物学角度（非生物医学角度）对老年生物学认识的参考用书，这门课程的发展受到了阻碍。《衰老生物学》这本书填补了这一缺陷，这是一本针对生物学科的学生所写的生物学参考用书。

本书遵守以下基本原则：了解衰老生物学过程的关键是首先了解适用于所有生命和所有生命阶段的生物化学、生理学基本概念。本书中每一章的开始都会有一个针对非衰老系统进行的基本生物学法则的概述。有了这些知识，学生就会更加全面地了解到依赖时间的分子水平、细胞功能的改变是如何导致衰老的。基础生物学搭建的理论框架同样为学生们提供了必要的背景知识，使得他们能够去考虑是哪些干预导致了衰老速率的下降或者寿命的延长。

章节编排具备科学性，每一章都提供了后面章节中需要理解的一些概念和法则。全书共 10 章内容，被分为三部分内容。第 1 章和第 2 章介绍生物老年学在实验方面和临床方面均比较常见的一些基础概念。第 3~6 章探索了进化水平、细胞水平及遗传水平的生物衰老学发现，从而促进了我们现今对于为何衰老、如何衰老的认识。第 7~10 章集中描述前几章介绍的基础科学是如何应用在衰老和长寿中的。我们还确立了衰老和疾病的关系，并且讨论了我们可以通过哪些努力来降低人类的衰老速率。

第 1 章，衰老生物学中的基本概念，为接下来所有的章节打下基础。这里介绍并解释了生物老年学的一些专用术语，并且描述了研究者用于研究衰老和长寿的几种模型系统。

第 2 章，测量生物学衰老，我们能更进一步地了解到生物老年学家测量个体和群体衰老速率的一些基本方法。在生命统计表的背景介绍下，彻底讨论了测量死亡速率的原则。在这里，学生们将踏入人口统计学的领域，可以了解人口统计学是如何帮助预测衰老速率及寿命轨迹的，以及这些预测是如何帮助解释我们为何衰老、怎样衰老的。

第 3 章，寿命与衰老的进化理论，这是整本书的核心。仅仅通过了解我们为何衰老（对于衰老和进化的了解），生物老年学家就能够更加准确地建立一些关于"我们如何衰老"的假说并对这些假说进行检测。第 3 章追踪了关于寿命及衰老进化理论的发展，从早期的观察假定到数学运算，再到如今当代进化论者均会着手的实验。

第 4 章和第 5 章介绍了揭示我们如何衰老的一些细胞学和遗传学的发现。第 4 章，细胞衰老，阐述了宇宙中影响所有事物的基本力量是如何同样为潜在的衰老原则提供解释的。这里，我们探索了热力学定律是如何解释细胞衰老潜在原则的成因的——细胞衰老反映了受损蛋白的聚集。我们描述了受损蛋白聚集，以及细胞有限寿命背后的生物化学机制、生理学机制——氧化性损伤和端粒缩短。

第 5 章，寿命的遗传学，扩展了第 3 章介绍的概念——物种的寿命与经过自然选择保留下来的繁殖基因相关。我们讨论了一些先进实验室对酵母和线虫的研究结果，他们已确立一些影响寿命的基因。由于这些基因已经被证明在高等动物如小鼠和大鼠身上有类似的影响，学生们会了解重大前沿发现中的衰老生物学是怎样的，这些发现使得用遗传学操作控制衰老和寿命的速率成为可能。

第 6 章，植物衰老，是本书中需特别强调的内容：这是第一本讨论植物衰老的衰老生物学参考书，植物衰老的讨论对于人类及其他动物的衰老十分重要。植物学是生物学中的一个重要部分，植物衰老也是衰老生物学中重要的部分。

关于人类衰老的探索起始于第 7 章——人类的长寿，这里用一个全新的视角去观察衰老和寿命的研究，即老年生物人口学。生物人口学是一种将生物学和人口学结合起来的计算科学。这个新兴学科的研究结果为以下说法提供了证据：人类衰老和寿命的起源可能会与其他物种有巨大的差异。在这一章中的第二部分，我们探索了在 20 世纪人类寿命空前增长的原因。

第 8 章人类衰老的生理机制和第 9 章年龄相关性疾病，为详尽地了解主要生理系统随时间的变化提供了帮助：与年龄相关的生理系统的变化会导致患疾病或死亡的风险增加（第 8 章），有些变化倾向于发展成为使得死亡率和发病率上升的疾病（第 9 章）。像其他的章节一样，我们在描述衰老相关改变之前进行了基础生理学的介绍。

第 10 章作为整本书的结束——调控人体衰老与长寿，简单讨论了目前调节衰老和寿命所处的形势。我们以考虑为何调节生物学衰老可能行不通作为开始，接下来讨论了理论上可以调节衰老速率或寿命的仅有的两种干涉方式：①降低卡路里摄入；②自始至终保持身体的活力。本章通过讨论一些可能的设想——停止衰老和增长人类寿命，为整本书画上完美句点。

本书为生物老年学提供了易理解的介绍，里面的材料叙述像故事一般吸引人，然而又不乏作为生物科学课本的准确性。图解十分简单易懂，同时有详尽的注释用于补充文本内容，绝非单纯的重复阐述。每一章的关键术语（文本中粗体）都在后面的专业词汇表中列出，如同在线单词卡一样有效可用；表格中的文本，对该章节的主题进行了更加详尽和有趣的介绍；**核心概念**，总结了章节的主要观点；**讨论问题**，帮助了读者的学习（www.garlandscience.com 提供参考答案）；**补充阅读**，列出了资料以及参考文献条目，并且依照各章内部的小标题进行分类。附录中对数学计算派生出的寿命表的解释可以帮助学生理解第 2 章和第 7 章。附录摘自于 E. Arias, United States Life Tables, 2006, Natl Vital Stat. Rep.58: 1-40, 2010 一文。全文报道可以登录美国疾病预防控制中心网站查询（www.cdc.gov）。

生物老年学是一个相对年轻的学科，而且是我们大家都非常感兴趣的科学领域——无论是计划成为一名生物学研究者还是教学工作者，或是其他科学领域如健康学、医学，或者是当年纪渐老时尝试更好地去了解这一过程。我们希望本书可以很好地为生物学的学生服务，我们也期待从学生还有老师那里得到反馈。

致　谢

首先也是最重要的，是感谢那些选择了这本书的学生和老师们，他们认为《衰老生物学》有学习的价值。没有你们，就不会有现在的第二版。谢谢你们！

非常感谢 Garland Science 出版社为本书第二版工作的所有工作人员。阿利（博基基奥）特罗亚诺[Allie（Bochicchio）Troyanos]，您很早就离开了，但仍然表现出了一如既往的魔力。无论您身居何处，您周围的人都会因您的存在而变得更美好。丹尼斯·沙克（Denise Schanck）您是让 Garland Press 成为一个伟大团队的推动者。我衷心地希望您的新事业万事如意，一切精彩和成功您都当之无愧。

CRC 出版社已接管了 Garland Science 开创的出版业务。我很想念原来 Garland 的同仁们，却发现自己在 CRC 也得到了同样宾至如归的待遇。查克·克鲁利（Chuck Crumly）您使出版商之间艰难的交接过渡变得平顺轻松。您对我这位焦虑不安的作者的耐心和宽容简直是太惊人了。我无法想象还会有其他人更有资格胜任这份工作。感谢我的制作编辑朱迪思·西蒙（Judith Simon）和苏珊娜·拉桑德罗（Suzanne Lassandro），你们俩都是那么的友善和亲切。还有乔丹·佩林（Jordan Wearing），在制作过程的后期，您面临艰巨的工作任务，不辞辛劳，表现非常出色。我还要感谢詹妮弗·布莱斯（Jennifer Blaise）和劳丽·奥克诺什（Laurie Oknowshy），以及在 CRC 幕后所有事无巨细勤奋工作着的每一个人。

我有幸请马修·麦克莱姆（Mathew McClement）担任《衰老生物学》（第二版）的美编。您的工作太让人惊艳了。感谢阿伦·库马尔（Arun Kumar）及在诺瓦科技（Nova Techset）工作的所有优秀员工，这是一个非常了不起的团队！

我的知己和朋友杰西卡·科波拉（Jessica Coppola），您将继续带领我朝着正确的方向前进。莫妮卡·霍尔（Monica Hall）您总是那么阳光灿烂，您在英语语言方面的建议使得本书更具可读性。

我还要感谢迈克尔·罗斯（Michael Rose）对生物老年医学的远见卓识和改变游戏规则的贡献！您在衰老演化领域的教学和研究工作是我编写本书的动机所在和动力源泉。尽管我依然"……根本不懂数学"，而您一直都是正确的。

第一版致谢

首先我要以我的名义感谢三个人，是他们不遗余力的努力使得这本书成为现实：玛吉•昆茨（Margy Kuntz），您是出现在恰当时间的恰当的人，您对我所写内容的修改，犹如将蜿蜒的双车道乡间小路扩建成四车道高速公路，您在这么短时间内教给我如此多的东西；珍妮特•福汀（Janet Foltin），您在这个项目中的领导力、您给予我的信心，以及您在出版方面所具备的知识简直是非凡的；艾莉•博基乔（Allie Bochicchio），作为替补队员上场的不知名的队员，在最后几轮的拟稿中，结果令人炫目，与您一同工作真是倍感荣幸。

Garland 出版社中还有许多其他人，尽管没有始终工作在第一线，但他们对这本书却有着重大影响：丹尼斯•沙克（Denise Schanck），您的管理工作做得很棒，您组合了一支杰出的、精益求精的专业队伍；马特•麦克莱门茨（Mattew McClements），在制图方面有令人惊讶的天赋，谢谢您将我手绘的原件转化为如伦勃朗画作一般的图；琳达•斯特兰奇（Linda Strange）我不知道您是如何做的，但是您将我的作品翻译成了真正的英语；娜塔莎•沃尔夫（Natasha Wolfe）很少有人能像您一样督促我守时、守规矩，而且，在这种情况下您总是优美而典雅。同时，我要感谢乔治娜•卢卡斯（Georgina Lucas），萨莉•利维特（Sally Livitt），以及谢丽•吉尔伯特（Sheri Gilbert），你们做了所有的细节工作却从未获得足够的赞美。感谢亚当•森多夫（Adam Sendoff）和露西•布罗迪（Lucy Brodie），是你们确保了有需要的人知道这本书的存在。最后，感谢迈克尔•莫拉莱斯（Michael Morales）走进了我的办公室。

我要对那些花时间检查各个章节的人们表示衷心的感谢：史蒂文•布卢默（Steven Bloomer），阿肖克•乌帕德亚雅（Ashok Upadhyaya），奥洛夫•鲁普尔（Olav Rueppell），黛博拉•罗奇（Deborah Roach），肯尼斯•M.克劳福德（Kenneth M. Crawford），甘素生（Susheng Gan），卡罗尔•伊塔塔尼（Carol Itatani），克劳迪奥•弗朗切斯基（Claudio Franceschi），乔•帕克（Joel Parker）以及苏雷什•拉坦（Suresh Rattan）。你们的洞察力及超常的知识极大地提高了本书的质量。我希望在这个成品中你们能够看到你们的影响。

有一些没有编辑过一页书或者没有写过一句话的人，在这本书的成型过程中也同样发挥着至关重要的作用，需要被我们记住：杰西卡•科波拉（Jessica Coppola），你从未停止为了让我每天的生活更加光明而努力，无论处境多么困难，我可以依靠你无条件的爱使笑容回到我的脸上；莉萨•马丁内斯（Lisa Martinez），无论是我们一起骑行 100 英里还是外出遛狗，似乎你总知道应该说什么来使这一天更加美好。

我已毕业的学生：克里斯廷（Kristin），莉萨（Lisa），玛丽亚（Maria），安妮特（Annette），辛西娅（Cynthia），马里（Mary），米歇尔（Michelle），卡罗尔（Carol）和戴维（David），感谢那些我们一起度过的快乐时光。我写《衰老生物学》的过程中如果没有你们，我不可能完成。

最后，感谢那些为我所做的提供一切基础的人们：露易丝•麦克唐纳（Lois McDonald），无论遇到什么障碍您总是告诉我我可以做到，您的儿子做的很好迈克•穆黑德（Mike Muirhead），您给予了我一个机会并且让我知道每个人都能有所作为；保罗•索尔特曼（Paul Saltman）也许您肉体上已经去世，但您的精神却一直存活并且留在了我身上。感谢那些每天鼓舞我的成千上万的本科生们——你们让我对未来充满期待。

目　　录

第 1 章　衰老生物学中的基本概念

"请让我享受我的暮年，因为这是我赚来的。"

——梅·萨顿（May Sarton），诗人和作家（1912—1995）

本 章 提 纲

生物老年学：对生物学衰老的研究　　　　　生物老年学家如何研究衰老：比较生物老年学

生物学衰老的定义　　　　　　　　　　　　生物老年学家如何研究衰老：系统生物学

生物老年学家如何研究衰老：使用实验室生物研究人类衰老　　　未来之路

为什么随着年龄的增长我们的身体会退化？我们长寿的原因是什么？最重要的是，我们可以活得更健康、更长寿吗？自从至少一百万年前获得自我意识以来，人类一直在追问这些问题。然而一直到了1930年左右，才开始出现有组织的科学探究以解决生物学衰老的奥秘；直到最近的15～20年，衰老的深层次原因才得以阐释。随着衰老的基本原因逐渐得以阐明，我们现在可以开始回答上面提出的那些问题了。本文探讨了引领我们阐释生物学衰老原因的那些研究。我们还将讨论衰老原因等的发现又是如何指导人们将其转化为干预措施，从而延长健康寿命的。

对于衰老的深层原因的描述使许多研究人员都感到惊讶，因为它更多地与物理学而不是生物学有关。事实证明，生物学衰老也是遵循宇宙中所有物质随时间而衰变的物理定律而发生的，即**热力学定律**。并没有什么基因或者遗传途径被进化选择来引起衰老或者调节衰老的速率。随增龄而发生的功能障碍，其类型是随机的并且高度个体化的，并没有伴随什么遗传调控。换句话说，"正常的"老化是不存在的。

我们还知道，许多随时间而发生的功能丧失和疾病曾经被认为是与衰老相关的，但实际上更多的可能是与环境因素有关，而不是与变老的过程有关。关于我们的环境对健康和衰老有重大影响的认识反映了本文的一个重要主题。也就是说，你将了解到，通过控制或防御来自环境的危害，有史以来我们首次可以改变衰老速率并预防许多晚年可能会出现的疾病。

在本章中，我们重点介绍生物老年学研究中使用的一般原理和概念，以及关于如何衰老、为什么衰老的生物机制的科学研究。我们从追溯生物老年学的简要历史开始，研究其起源到发展为生物学一般学科中的一个独立的分支领域。然后，我们探讨衰老的根本原因以及生物老年学家如何定义衰老。我们还将考察生物老年学家是如何通过使用实验动物、研究野生动物，以及定量分析来模拟人类衰老的。

生物老年学：对生物学衰老的研究

所有生物科学的研究都是在回答生命的"如何"和"为何"，而生物老年学所关注的就是衰老的"如何"和"为何"。这一相对较新的领域探索衰老时生物体内所发生的生物学过程，并整合许多不同领域的研究，包括生物物理学、物理化学、分子生物学、神经生物学、生物化学、遗传学、进化生物学、医学和**老年学**（**gerontology**，研究人体衰老和老年人问题的学科）。生物老年学的研究领域范围非常广泛，涵盖了从最小的细胞内分子蛋白损伤，到成年人的动脉粥样硬化。

随着人类寿命的延长，生物学家开始研究衰老

尽管生命科学领域的规范研究可以追溯到 400 年前，但对衰老机制的严谨研究却仅存在于过去的 70～80 年。生命科学为何如此忽视生物学衰老和**长寿**（**longevity**，特定物种的个体能够达到的最高潜在年龄）的机制呢？

20 世纪以前，衰老对生物学家而言并不重要，因为那时人类的**寿命**（**life span**，个体生命的长度）相对较短。16 世纪至 19 世纪末，西欧和美国人的平均寿命在 35～45 岁之间（**图 1.1**）。那个时期大多数人在出生时即死亡，很多妇女在分娩时死亡，儿童疾病夺去了数百万 10 岁以下儿童的生命，流感、肺结核等传染病侵袭所有年龄的人群（**表 1.1**）。当时并没有充分的理由去研究衰老——这一影响人群如此之小的现象。相反，一些疾病导致大多数人在还没有进入衰老之前就死去了，因此当时的生物学家都专注于研究和治疗这些疾病，而关于衰老的思考则留给了哲学家和神学家。

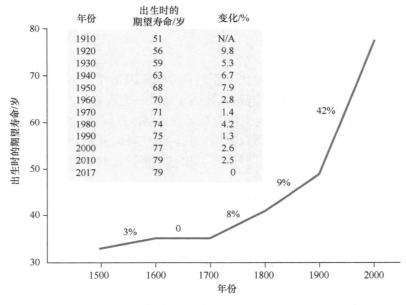

图 1.1　16 世纪至 19 世纪末西欧和美国人出生时的平均期望寿命。图中折线上的数字表示从一个世纪到下一个世纪预期寿命的增长百分比。插入的表格列出了 1910 年以来每十年美国人出生时的期望寿命。请注意，其平均期望寿命在 1900 年之前一直没有超过 50 岁。（Data from Gy Acsádi and J. Nemeskéri. 1970. History of human life span and mortality. Translated by K. Balas. Budapest：Akadémiai Kiadó. With permission from the University of Chicago Press；Arias E. 2010. U.S. life tables，2006，*Natl Vital Stat Rep* 58：1–40. With permission from the National Center for Health Statistics；Goba.se. 2017. The World：Life Expectancy. http://www.geoba. se/population.php?pc=world&type=015&year= 2017&st=rank&asde=&page=1.）

20 世纪 40 年代开始生物老年学发展成为独立的研究学科

从 20 世纪左右开始，科学与技术的进步显著增加了寿命。然而，仍然只有少数的科学家从事生物学衰老和长寿的研究。因此，关于衰老的生物学基础知识以及对增龄相关功能障碍的治疗完全跟不上寿命

增加的速度。20 世纪至 20 世纪 30 年代中叶，衰老的研究进展缓慢，一定程度上也是由于缺少推动衰老研究的国家机构，以及供科学家交流思想和研究发现的机制。生物学的其他领域如生理学、化学、解剖学等，都有历史长达 150 年以上的强大的专业学会，帮助其会员吸引资金、举办年会并出版科学期刊。

表 1.1　1900 年和 2015 年美国的前十位死因

1900 年	占总死亡人数的百分比/%	2015 年	占总死亡人数的百分比/%
流感和肺炎	12	心脏疾病	23
肺结核	11	癌症	22
腹泻	8	慢性阻塞性肺疾病	6
心脏疾病	8	意外事故	5
脑卒中	6	脑卒中	5
肾病	5	阿尔茨海默病	4
意外事故	4	糖尿病	3
癌症	4	流感和肺炎	2
衰老 [1]	3	肾病	1
白喉	2	自杀	1

[1] 由于在 1900 年时阿尔茨海默病尚未被定义，因而所有的痴呆都归为衰老。

直到 1937 年，一群科学家在马萨诸塞州的伍兹霍尔举办了衰老研究俱乐部的第一次会议。衰老研究俱乐部成为后来的美国老年学学会（The Gerontological Society of America，GSA）。1946 年，该专业组织出版了第一本专注于衰老研究的学术期刊——*Journal of Gerontology*。大约在同一时期，临床医生们也意识到，日益延长的寿命带来了更多的衰老相关性疾病，于是在 1942 年，成立了美国老年医学会（American Geriatrics Society，AGS）（**geriatrics**，即**老年医学**，是应对老年及老年人相关问题和疾病的医学分支）。这两个专业学会的创建标志着有组织的衰老研究的开端。

美国老年学学会和美国老年医学会促使人们意识到，想要解决衰老相关的生物学和医学问题，需要一个高度集中的、有组织的研究计划。如果没有这样的计划，美国等经济发达国家将在未来数十年内面临健康危机。为此，美国国立卫生研究院（National Institutes of Health，NIH），即美国医学和生物学研究经费的主要来源，于 1957 年建立了衰老研究中心。接下来的十九年中，关于衰老的研究计划大幅增长。NIH 在 1974 年成立了国立衰老研究所（National Institute on Aging，NIA），作为其独立的经费支持分支。如今，NIA 的年度预算已经超过 12 亿美金，用于资助与衰老相关的生物学、医学和行为科学的研究。

当今的衰老研究更注重人的整体健康

衰老研究中心和之后的 NIA 最初的研究计划主要侧重于为改善不断增加的老龄人口健康而进行的生物学和生物医学研究。很快大家就发现，研究的进展完全跟不上老龄人口日益增长的速度，大量的老年人遭受着衰老相关功能障碍之苦而得不到及时治疗。生活质量，而非生命长度，已成为老年人群重要的健康问题。对此，NIA 开始了在心理学、社会学、护理、临终关怀等相关领域的研究计划，核心是对老年人的集中照护和提高整体健康水平。

在老年学和老年医学的总体研究议程中纳入行为科学和姑息照护，指明了衰老研究相较于其他健康相关研究的独特性。也就是说，由于我们无法抗拒生老病死，所以与其他任何有组织的研究领域相比，老年学和老年医学的研究更需要采取一种整体方法。致力于改善健康、延长生命的生物老年学研究必须认清这样一个现实：无论针对某个衰老相关功能障碍的疗法如何成功，衰老都将会发生，而死亡也将终结个体的生命。因此，生物老年学家不但需要专长于其特定领域，而且必须积极探讨改善老年人健康与福祉所带来的心理、社会和经济影响。

非人类物种的生物学衰老与人类的衰老有许多共同特征

直至最近，人们的注意力才刚刚从人类转向了其他生物体中的生物学衰老。最主要的原因是，由于被捕食，大多数科学家公认很少有野生动物能够活到高龄。如今，科学家们意识到，自然界提供了很多在野生环境中衰老的例子。此外，所有的**真核生物**（**eukaryote**，即遗传物质位于细胞核内的有机体），从最简单的单细胞酵母到最复杂的人类，在衰老过程的某些方面都有其共同特征。现在，在一种线虫——秀丽隐杆线虫（*C. elegans*）中发现的有关衰老过程和长寿现象，可以直接应用于小鼠或其他复杂生命形式的研究中。本章稍后将讨论野生环境中的生物衰老是如何为人类衰老研究提供启示的。

衰老研究是一个复杂的过程

迄今，有组织的衰老研究只有短短 70～80 年的时间，这在生物学研究的历史上非常短暂。尽管生物老年学家已经对人类衰老和长寿的原因有了相当多的了解，但同时他们也发现，衰老研究十分复杂，而且往往受到一些难以控制的因素的影响。例如，衰老的结果很大程度上是由我们一生中与环境之间的相互作用造成的，而没有哪两个人与环境的相互作用是完全相同的。正因为如此，在下一章中我们会讲到，衰老速率是高度个性化的，不能由比较群体间平均数据的研究来确定。尽管可以通过使用实验动物模拟人类衰老过程来控制环境因素，但即使在同一个物种内，衰老速率的不同变化依然存在。另外，特定基因组的差异也会导致个体之间衰老速率的显著不同，而且研究人员还发现，即使使用复杂的基因工程技术设计制造出遗传上完全相同的动物，这些差异仍然很难控制。

物种之间衰老速率的差异也给衰老和长寿研究带来了挑战，并给精确定义衰老带来了障碍。例如，生活在经济发达国家的人们平均预期寿命为 70～80 岁，有些人甚至能活到 122 岁（图 1.2A）。一种蜉蝣（*Dolania americana*）的雌虫在由若虫变成成虫之后的仅仅 5 分钟之内产卵并死亡（在它没有被鳟鱼吃掉的情况下）（图 1.2B）。植物王国中衰老多样性的例子同样令人惊叹。普通甜玉米（*Zea saccharata*）在 4 个月之内发芽、成熟并死亡（图 1.2C），而你若前往加州东部的怀特山脉，就能够见到一株树龄超过 5000 年的狐尾松（*Pinus aristata*）（图 1.2D）。

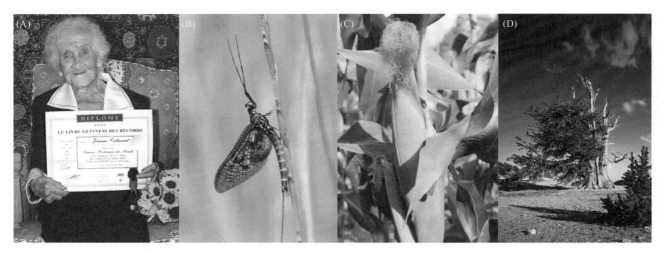

图 1.2　动物和植物寿命多样性的例子。（A）让娜·卡尔芒（Jeanne Calment），有记载的年龄最大的人，于 1997 年 8 月 4 日在 122 岁时逝世。（B）蜉蝣类的一些物种在由若虫变成成虫后的 5 分钟之内死亡。（C）甜玉米的生命周期只有 4 个月。（D）狐尾松可以存活超过 5000 年。（A，courtesy of G. Gobet/AFP/Getty Images；B–D，courtesy of Thinkstock.）

衰老的原因与机制是两个独立但又相互关联的过程

由于"原因"和"机制"这两个词的误用，描述生物学衰老的科学文献和非专业文献可能会出现混淆。尽管这两个术语有时候也可以互换使用，但在衰老研究相关语境里其还是有不同含义的。本文明确了衰老原因和衰老机制的异同，以使其更加清晰和精确（图 **1.3**）。**衰老的原因**是指在整个生命周期中不断作用于生物体的热力学效力。衰老的原因只有一个——**熵增**。你可能还记得，熵是一个系统中无序或随机性的度量。我们能够测量生物分子结构和功能随时间变化的熵对生物体的影响。导致功能丧失的生物分子的改变就是**衰老的机制**。有无数的机制可以观察到。我们将在第 4 章中详细讨论熵增对生物体生命史的影响。

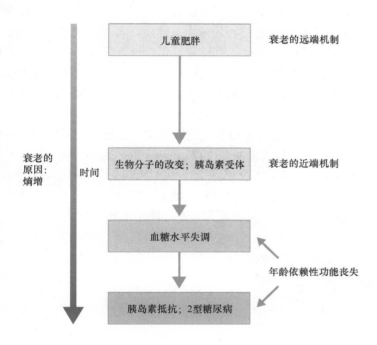

图 1.3　衰老原因与衰老机制之间的关系。

我们还区分了两种类型的衰老机制：远端机制和近端机制（见**图 1.3**）。现在我们知道，生命早期发生的事件会对衰老的速率产生重大影响，尽管这些事件导致的结果可能在几十年内都不会显现。我们将这些事件称为**衰老的远端机制**（distal mechanism of aging）。例如，儿童肥胖可能会导致血糖调节的改变和（或）五六十岁时 2 型糖尿病的发生。**衰老的近端机制**（proximal mechanism of aging）反映了那些直接、即时地导致功能改变的事件，并且经常受到远端机制的影响。例如，儿童时期的肥胖引起的血糖调节改变是一种远端机制，而其所反映的细胞膜上胰岛素受体结构和功能的改变，则是一种衰老的近端机制。

生物学衰老的定义

"生物学衰老"如何定义？事实证明，这个定义很难给出，因为直到最近，衰老的原因还是未知的，或者至少是有争议的，这导致多年来有数百个定义被提出。我们现在知道了衰老的原因，能够为生物学衰老构建一个更精准的定义。尽管如此，生物老年学是一个多元化的领域，其研究人员来自许多不同的学科，而本书所使用的定义是为生物学家准备的，可能与广义的生物老年学领域中的其他专业不相关（尽管衰老的过程是相同的）。这对专门从事人类衰老研究的领域而言，可能尤其如此。

本节中，我们首先追溯衰老定义的历史和发展，并思考这些定义为何总是与生物老年学大范围中的某些特定领域相关。在本节的最后，我们提出一个衰老的定义，并作为贯穿本书的指导。

生物学衰老的最初定义基于死亡率

许多生物学家将生物学衰老定义为**死亡**（mortality）风险的增加，例如，"生物学衰老以死亡率的增加为特征"，以及衰老是"随实际年龄的增加或生命周期的推移，活力逐步丧失而死亡的易感性增加"。基于死亡率的定义对于老年人口学（gerontological demography，研究种群大小和死亡率特征的统计科学）领域的研究特别有用。在第 7 章对生物人口学（biodemography，人口学的分支，将进化论与经典人口学相结合，研究人群的衰老模式）的探讨中，我们详细讨论了用死亡率描述衰老的实用性。

对于那些在个体而非在群体中研究生物学事件与衰老变化关联的研究人员来说，基于死亡率的定义则不太有用。例如，在人类中，80 岁老人的粗糙皮肤和灰白头发可以看成是相应组织发生生物化学变化的结果，使得其功能弱于 10 岁儿童。这些都是生物学衰老的明显标志。然而，老人皮肤和毛发的变化不太可能显著增加死亡的风险。也就是说，不能将这些组织器官的衰老与死亡画上等号。同样，苹果树上的果实发育、成熟并死亡，这些过程并不显著影响整棵树的死亡风险。此外，使用死亡衡量衰老也不能够将长寿和衰老区分开。正如在第 3 章中提到的，"长寿"是指观察者建立的坐标上单独的一个时间点，而"衰老"则反映了一段时间内的变化。

对于有些物种而言，死亡等同于衰老，因此基于死亡率的定义是适当的。之前介绍过的蜉蝣在发育到成虫之后迅速死亡，以至于很难测定其衰老速率。红大麻哈鱼（*Oncorhynchus nerka*）是另外一个很好的"死亡 = 衰老"的例子。这种鲑鱼生命中 99% 的时间都生活在大洋中，并不表现出明显的衰老迹象。然而，当它们洄游到淡水产卵后，身体状况急剧衰退，表现出非常明显的衰老迹象（**图 1.4**）。产卵期结束后，鲑鱼几乎立刻就死亡了。然而对于其他形式的生命而言，死亡并不等同于生物学衰老。

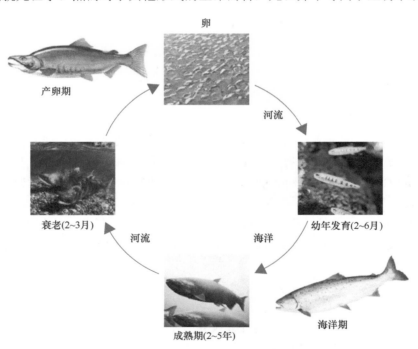

图 1.4 红大麻哈鱼（*Oncorhynchus nerka*）的生命周期与衰老的关系。 太平洋鲑鱼的生命始于淡水溪流，长成幼鱼后，迁徙到海洋。进入海洋后，幼鱼发育至成鱼，但不繁殖。从鱼卵中孵出 2～5 年后，太平洋鲑鱼迁徙回到淡水溪流，在它们出生的地方产卵。此时的鲑鱼急剧衰老，背部隆起，颌骨变成钩状，并通常在产卵后 2 周之内死亡。（Clockwise from top, courtesy of A. Nakazawa/Getty Images；courtesy of Thinkstock；courtesy of Visual Photos；courtesy of Thinkstock；courtesy of Ocean/Corbis；courtesy of Ocean/Corbis.）

基于功能的定义有助于描述特定时期的生物学衰老

将衰老速率与特定生物学事件关联起来的科学家发现，基于功能的定义比基于死亡率的定义更为实用。这类定义描述生物体的运行状况。例如，两个被广泛接受的定义为：①"（衰老是机体）成熟后随时间的退行性变化，使得机体应对挑战越来越脆弱，因此逐渐降低了生物体的生存能力"（Masoro，1995）；②"老化（衰老）主要用来描述一个生物体中严重影响机体活力和功能的增龄相关变化，而最重要的是，死亡率随时间函数而增加。衰老（senility）代表着老化的最终阶段，死亡风险基本上是 100%"（Finch，1990）。

这些定义的优势在于将高龄相关的过程纳入其中，"应对挑战越来越脆弱"以及"严重影响……活力和功能的……变化"都能够随时间的推移跟踪和测量。例如，肌肉功能可以很简单地通过测量特定肌肉群能够移动或举起的重量来评价。许多研究也确实表明，机体成熟之后，肌肉力量以及许多其他生理功能都会有所下降。这些定义也明确提出了一个"观察、寻找"衰老的特定时间段——**后成熟期**（**postmaturation**），即生物体达到完全生长之后的阶段。

然而上文的这两个定义都有各自的局限性。两个定义都是基于个体层面的讨论，也就是说，它们都在探讨生物体整体的衰老，而非更低等级的组织结构，如细胞功能。此外，两个定义都没有提出生长发育过程中发生的可能对后成熟期有直接影响的事件。另外，基于功能的定义让人难以确定"衰老"在何时开始。有可能在其他功能尚处于发育阶段时，一些生理功能就开始下降。例如，人类胸腺在 14 岁左右开始萎缩，而那个时期的骨骼可能正在以最大速度生长。

本书中衰老的定义

在建立和完善衰老定义的过程中，考虑到的几个因素将作为指导思想贯穿整本书。其中最主要的一点是，现在我们知道了细胞衰老的原因。细胞衰老反映了生物体与环境相互作用产生的受损伤蛋白质的**随机性**（**stochastic**，一种无法精确预测但具有概率分布的过程，或可以进行统计学分析的模式）积累。这意味着在我们的细胞中，功能状态不佳或者完全无法发挥功能的蛋白质会逐渐积累。衰老的随机性也意味着衰老并没有发生进化，因此也就不存在调控衰老的基因。损伤随机积累的机制以及衰老无法进化的原因将在第 3～5 章中详细讨论。

本书后文中也将详细阐述其他三个对于定义衰老很重要的因素：①生物学衰老发生在生物组织结构的各个级别，可能无法直接适用于整个机体；②在生物学发育的早期阶段，导致老年时生化和生理学衰退的因素就开始产生影响；③长寿与衰老是相关但又不同的进程。基于这些考虑，本书对生物学衰老的定义如下：

> 衰老是由时间推移及其与环境相互作用而引起的分子、细胞和机体结构及功能的随机改变。
> 衰老可增加死亡的可能性。

分子结构与功能相互作用的随机改变是本定义的基础。你将从本书的全部内容中学到，随机发生的分子结构与功能的改变是环境条件的结果，这些改变显著影响着衰老过程。

我们的定义只是提出衰老是随时间而发生的，并不包含一个衰老开始的特定时间点。原因在于，越来越多的重要证据表明，个体衰老速率的轨迹可能受到早在胎儿发育阶段的环境因素的影响。

发育、成熟、衰老用于描述衰老相关事件的不同阶段

本书对衰老的定义并没有给出一个衰老最有可能发生的特定时间段。该定义意味着生物学衰老是一

个从出生开始、到死亡为止的连续过程。尽管这种描述具有理论价值，但在实践中，很难对纵贯一生的变化进行比较。因此，我们需要在整个生命历程中确立特定事件相关的时间点，以描述生物学衰老的不同阶段。本书中，以发育、成熟、衰老来讨论生物学衰老。

在生命阶段的"**发育**"期发生的功能性变化通常是积极的。这一阶段发生的事件包括从幼虫到蛹的转变、性别特征的表达，以及从 mRNA 转录到最终形成四级结构的蛋白质合成进程。发育阶段在机体达到最大生长时结束，很多生物此时的机体状态最适于繁殖。就生物活性分子、细胞和器官而言，发育在它们达到最佳功能时结束。"**成熟**"是功能保持在最佳状态或缓慢下降的阶段。当机体抵抗熵（entropy，宇宙中物质和能量向一个惰性分散的最终状态的降解）增加的能力开始下降时或生物分子开始衰弱时，成熟阶段结束。第 4 章将详细讨论抵抗熵变这种衰老的因素。"**衰老**"或后繁殖期衰老过程，通常表现为活力和功能的下降。死亡是衰老的结束。

如图 1.5 所示，生命各阶段的持续时间以及占寿命的百分比在不同物种之间有很大差异。例如，图 1.5A 为人类的生命阶段曲线，说明人类生命的大部分时间处于发育和成熟期。一般而言，符合这一衰老模式的动植物会生长到固定的大小，且能够**反复生殖**（iteroparous，即生物体在一生中能够繁殖不止一次）。这类生物的另一个特征是它们在繁殖结束后会存活很长时间。这些生物的衰老往往是渐进的。

图 1.5B 所示的 17 年蝉（*Magicicada septendecim*）能够以幼虫的形态居于地下 16.5 年，是具有长时间发育期的生物的例子。发育期之后是很短的成熟阶段，此时，动物将全部能量都集中在繁殖上。成熟阶段之后随即发生快速的衰老。具有这种生命阶段曲线的动植物的生命中没有成熟之后的后繁殖期，且通常在一个季节内完成繁殖。

人红细胞生命阶段曲线的形状表现了有机分子衰老的特征（图 1.5C）。短而快的发育阶段相当于分子、蛋白质的合成或细胞的形成，能够以"秒"或"天"计量。成熟代表蛋白质能够完全发挥作用，在本图的情况下，即为细胞中的血红蛋白运送氧气和二氧化碳的能力。**分解代谢**（catabolism，将复杂物质降解为简单化合物的代谢）即意味着衰老。

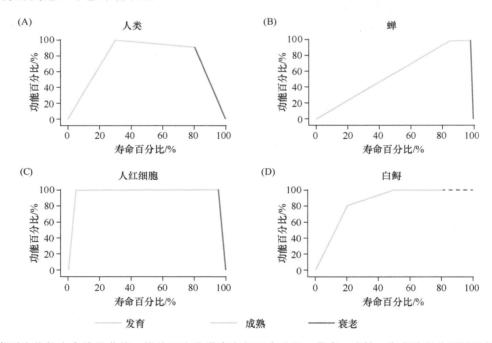

图 1.5　不同类型生物的生命阶段曲线，描绘了生物学衰老的三个阶段。发育、成熟、衰老阶段分别用绿色、黄色、红色线表示。（A）人类曲线代表了发育和成熟期占据生命大部分时间的生物。（B）17 年蝉（*Magicicada septendecim*）的曲线代表发育期较长的生物。（C）人红细胞曲线表现了有机分子的衰老。（D）白鲟（*Acipenser transmontanus*）曲线代表了似乎不发生衰老的生物体的生命阶段。

最后，图 1.5D 为白鲟（*Acipenser transmontanus*）的生命阶段曲线，表明了似乎不衰老或者衰老程度可以忽略不计的生物的一般模式。在上述 4 种模式中，这种生命阶段模式最难描述，部分原因在于缺乏这些生物寿命的准确数据。尽管如此，这些生物有一些似乎能够逃避衰老的共同特征，如持续生长、将繁殖延迟到发育阶段的后期、反复生殖。

生物学衰老有别于老年病

你可能已经注意到，对生物学衰老的描述并未提及任何老年病。这是因为在我们看来，使用老年病作为研究生物学衰老根本机制的模型对于理解生物学衰老的机制没有帮助，正如分析水痘的研究结果并不能增进我们对发育生物学的理解。疾病是一个损害动植物正常功能的过程，与此不同的是，你将在第 4 章中了解到，生物学衰老中的功能改变和体力衰退是由于抵抗熵变能力的丧失，是由生物体与环境长期的相互作用引起的。也就是说，生物学衰老的过程遵循物理学和生物学的一般规律。

显然，罹患某种特定疾病的风险在整个生命周期中都会增加。我们认识到疾病对老年人的重要性，并用整整一章（即第 9 章）来探讨晚年生活中最常见的疾病的病因。尽管如此，目前的研究已经开始表明，即使是最常见的与老年有关的疾病，也可能是更多地与生活方式有关，而不是与生物学衰老的内在因素有关。生活方式对疾病的影响可以通过检查心脏病、癌症和慢性阻塞性肺疾病（COPD）的死因来表明，如表 1.1 所示：①80%的心脏病与吸烟、肥胖和饮食等可改变的因素有关；②75%的癌症似乎与生活方式或暴露于有害的环境因素有关；③90%的慢性阻塞性肺疾病是由吸烟引起的。也就是说，时间的流逝（衰老）对这些疾病的影响可能很小，数据支持了疾病与衰老的分隔及不同。

尽管年龄相关疾病对衰老个体的重要性不言而喻，但我们需要认识到衰老与疾病之间的差异。生物老年学的先驱伦纳德·海弗利克（Leonard Hayflick）很好地归纳了这些区别——衰老并不是一种疾病，因为衰老相关变化与任何疾病带来的变化都不同，并具有如下特点：

- 发生于所有在成年期达到固定体型的动物中；
- 跨越了几乎所有种间屏障；
- 只发生于性成熟之后；
- 发生于被人类移出野生环境并保护起来的动物中，即使在千百万年里，人们并不知道这些物种是否经历过衰老；
- 所有发生衰老的动物对死亡的脆弱性都会增加；
- 发生在有生命和无生命的对象中。

通过学习本书，你将会了解到更多关于衰老相关变化的细节。

生物老年学家如何研究衰老：使用实验室生物研究人类衰老

鉴于伦理和现实的考虑，能够在人类身上进行的研究类型很有限。因此，生物老年学家使用多种生物，包括单细胞生物、昆虫等无脊椎动物、一系列哺乳动物、鱼类、鸟类、非人灵长类动物，以及人类的一些遗传性疾病，来研究人类衰老的基本性质。本节对作为研究人类衰老和寿命机制的实验室模型的**真核**细胞和**真核**生物（eukaryotic，即细胞核有膜结构封闭的细胞和生物体）进行概述，而**原核生物**（prokaryote，没有细胞核的单细胞生物）尚未在衰老研究中占有一席之地。在接下来的一节"生物老年学家如何研究衰老：比较生物老年学"中，我们将探索使用野生动物作为衰老和寿命研究的模型。

由于所有真核生物之间都有系统发育关系（信息栏 1.1），因此不管使用何种生物进行的研究都会与人类衰老相关。**系统发育学**（phylogenetics）就是基于基因的相似性来描述生物体之间相关性的一门学科。

20 世纪以前的数百年中，对生物体多样性以及它们之间关系的分类都受到哲学和神学教义的极大影响。分类学的创始人约翰·雷（John Ray，1627—1705）和卡尔·林奈[Carolus（Carl）Linnaeus，1707—1778]对生物的分类反映了造物的神圣秩序，而"秩序"是其分类的关键词。此后的近 200 年里，林奈的分类系统仅使用**形态学**（**morphology**，生物体的形态结构）表明物种向更高的复杂程度进化：细菌是最简单、最早的生命形式，而人类最为复杂，也进化得最晚（图 1.6）。

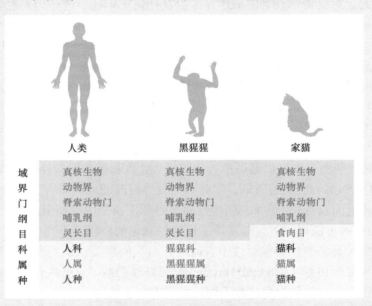

图 1.6　林奈分类系统。卡尔·林奈的分类系统是一系列分层次排列的类别，基于生物体与其他生命形式的相似性。尽管形态学分类逐渐被系统发育体系取代，林奈制定的分类名称仍然被广泛使用。

在重新发现并完全理解孟德尔的遗传学原理之后，生物学家开始质疑进化是否真正反映了生命复杂程度从低到高的有序进程。所有生物拥有相同的 DNA 结构，而且"低等"生命形式与"高等"生物有许多相同的基因，这些发现使得开发另一种分类方式十分迫切和必要。这些发现也坚实而确凿地表明，所有生物都来自一个（或者至多几个）共同的祖先。此外，进化论者还发现，形态上的复杂性不能很好地描述一个物种的演化历史，物种只是进化到在所处环境中生存所需的复杂程度。因此，复杂程度并非人类定义的进化目的，而是与物种在其环境中生存能力的关系更为密切。

20 世纪中晚期生物科学的发展催生了一种基于系统发育而非形态学的分类系统。**系统发育**（**phylogeny**）指一个物种或一群生物体的发展中所涉事件的进化序列。现代系统发育学结合一系列因素和技术，建立物种之间的进化关系。所用的方法包括通过形态学特征、DNA 测序、生态学数据以及数学算法来预测可能的基因关系。系统发育学并不认为一个物种比另一个更为高等，而只是简单地认为，一个物种之所以从上一个群体进化而来，是为了它们在遗传上能够更好地适应周围的环境。

进化树（**phylogenetic tree**）是表示各物种之间进化关系的分支图（图 1.7），能够形象地描绘系统发育关系。树的分支定义了单系类群中祖先和后代的关系。**单系类群**（**monophyletic group**）包括从一个共同祖先进化而来的全部后代。树的节点代表由单一分支连接的分类单位——一个生物体、物种或种群。进化树的拓扑结构或分支模式，可以是定量或非定量的。定量进化树的分支长度与分类单位之间的进化差异成正比，而非定量进化树的分支仅作为连接。进化树也可以是有根或无根的。如图 1.7 所示，有根进化树上所有物种或群体都有一个共同的祖先。无根进化树只表明相互关系，而不提及共同祖先。

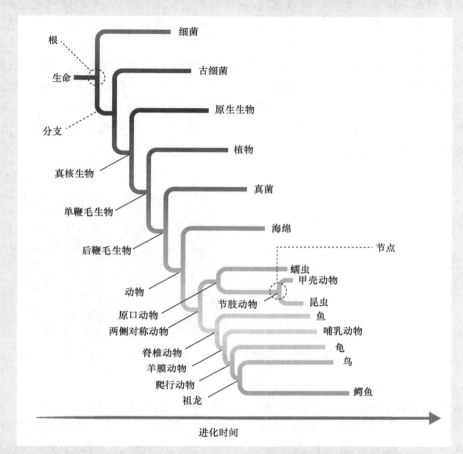

图 1.7　有根的、非量化的进化树。进化树由节点和分支组成：每个节点代表一个分类单元（物种、种群或个体）；分支则从后代与祖先的角度定义了分类单元之间的关系。例如，节肢动物是一个包含昆虫和甲壳动物的单系类群，因此在进化树上，以节点代表节肢动物，以该节点的分支代表昆虫和甲壳动物。

　　然而，系统发育学并不仅仅是一个分类系统，它也是一个有用的工具。例如，分子系统发育学家通过比较基因序列，在人类和家猪之间建立了紧密的进化关系，表明了二者在生理上的密切联系。猪心在结构和功能上确实与人类心脏十分相似。利用这些信息，医学研究人员测试能否将健康的猪心脏瓣膜移植到衰竭的人类心脏上。结果表明，猪瓣膜几乎能够完美匹配人类瓣膜。如今，许多患者用猪心瓣膜取代自身有缺陷的心脏瓣膜并活得很好，这在一定程度上要归功于系统发育学。

　　本节中的讨论是对生物老年学实验研究中经常使用的一些物种的简要介绍。后面的章节将更加详细地探讨这些模型系统的具体使用。植物的生物老年学将在第 6 章中详细介绍，本节不做讨论。很重要的一点是要记住，没有任何一种动物或植物模型能够作为研究人类生物学衰老的"完美"系统。对实验生物的选择取决于所提出的问题、该生物的衰老速率和寿命、生殖类型和成功率，以及饲养和照料该实验生物的成本等。

用独立的细胞体系研究衰老与寿命的基本生物化学过程

　　人类是地球上最为复杂的生物体，有精密的神经、血管和内分泌系统，使得我们在进化上是成功的。

尽管如此，这些高级系统的高效运转依赖于其细胞内生化过程的正常功能。这就是为何细胞功能及其随时间的变化能够从根本上描述人类是如何衰老的。在老年学研究中，从细胞角度研究衰老可以追溯至1912年，从那时起，人们开始成功地培养细胞（见第 4 章）。这些早期研究创建了生物老年学研究最基本的四种细胞系统：原代细胞培养、复制细胞培养、细胞系和干细胞。

原代细胞培养（**primary cell culture**）是将已分化的细胞（高度特化的细胞）直接从体内取出，并保持在体外环境中（图 1.8）。生物老年学中使用的原代细胞通常为有丝分裂后的细胞，或增殖能力有限的细胞，它们的存活时间很短，一般只有几天。原代细胞培养使得研究人员能够比较特定类型已分化细胞之间的差异。例如，已经有技术可用于测定平滑肌细胞的收缩特性，为此，可以分别取出年轻动物和年老动物的平滑肌细胞进行体外培养，进而评估年龄相关的差异。

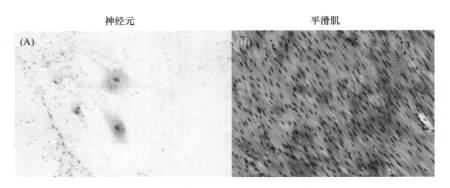

神经元　　　　　　　　　　　　　　平滑肌

图 1.8　原代细胞培养。（A）人类神经元。（B）平滑肌细胞。（A, courtesy of Thinkstock；B, courtesy of S. Gschmeissner/Getty Images.）

复制细胞培养（**replicating cell culture**）是生物老年学中应用最为广泛的细胞培养系统类型。复制细胞培养是将未分化的有丝分裂细胞（如成纤维细胞）从组织中取出，使其分裂并达到**汇合**（**confluence**）（培养皿的最大容量）。接着将细胞传代至新的培养瓶中，使其再次生长。这一过程称为**群体倍增**（**population doubling**）。哺乳动物细胞在死亡之前的倍增次数约为30～50次。通过对不同时间的培养细胞进行取样分析，生物老年学家能够比较年轻和衰老细胞的胞内因子。由于有丝分裂细胞在体外的复制寿命是有限的，这些系统通常用来评估导致细胞衰老和死亡的各种因子。

细胞系（**cell line**）是不具有有限寿命的有丝分裂细胞。这些细胞群体或者来自癌性肿瘤，或者来自内部生化过程发生改变而永生化的正常细胞。尽管细胞系在普通细胞生物学研究中非常重要，但在生物老年学中并没有得到广泛使用，很可能是由于这些细胞不发生衰老，无法表现出在正常细胞中能够观察到的衰老相关的功能丧失。但还是有一些研究人员用细胞系来研究衰老和癌症共有的通路（见第 4 章"细胞衰老能够保护细胞免受癌症侵袭"）。**干细胞**（**stem cell**）是具有无限自我更新能力的未分化细胞，能够分裂产生一个分化细胞。干细胞以胚胎干细胞和成体干细胞两种形式存在。胚胎干细胞具有**全能性**（**totipotent**，生成包括胎盘在内的整个机体的能力）或**多能性**（或**亚全能性**，**pluripotent**，从三种类型的胚层——内胚层、外胚层和中胚层——产生各种细胞和组织的能力）（图 1.9）。成体干细胞具有**专能性**（**multipotent**），能够形成组成该类型组织的细胞，如肝干细胞产生肝细胞、肌肉干细胞产生肌细胞等。干细胞因为其具有恢复或替换衰老组织的能力而具有生物老年学研究价值。例如，在老年患者化疗之后，将造血干细胞移植到其骨髓中，产生新的血细胞，即可通过加速再生过程来降低感染的风险。

如果不简要介绍一下**诱导多能干细胞**（**induced pluripotent stem cell**，简称 iPSC，即从基因重编程的成人皮肤和血细胞中获得的干细胞），那么我们关于干细胞在衰老研究中应用的讨论将是不完整的。2006年，由诺贝尔奖获得者山中伸弥领导的一个日本研究团队报道，他们成功地改变了成年小鼠皮肤细胞内的基因，并培养出了与胚胎（多能）干细胞行为相似的细胞群。这些结果表明，现在已经有可能从我们自己的身体中提取皮肤或血细胞，并将它们转化为各种类型的细胞、神经、肌肉等。反过来，IPSC 可以用来生长新的器官，替换那些因疾病和增龄而受损的器官。使用从人类胚胎中提取的细胞将不再存在免疫排斥的风险或伦理问题。

通过 IPSC 进行组织置换的前景尚未在人类身上实现。在撰写本文时，只有一例患者接受了来自 IPCS 培养的组织，对某种眼部疾病进行了视网膜置换。尽管视网膜置换部分地恢复了患者的视力，但新组织的细胞发生了突变，这引起了领导该临床试验的眼科医生对其安全性的担忧。目前还没有在任何其他人类身上实施进一步的试验。尽管如此，个体恢复视力的事实证明，用新的功能细胞替换受损或患病的组织是可能的。困扰新组织的意外突变问题以及与 IPSC 相关的其他问题都将得到解决。总有一天，IPSC 或类似来源的组织移植将成为一种常见的外科治疗方法。

真菌是研究影响衰老与寿命的环境因素的良好模型

酵母或菌丝形式的真菌没有复杂的血管、神经或内分泌系统，使得它们很难进行细胞间信号转导（细胞与细胞之间的通讯通过细胞间隙或细胞壁上的孔洞而进行）。它们必须依靠细胞与环境直接接触以感知周围的世界。这一特性使真菌成为研究影响衰老的环境因素的良好对象。此外，在真菌中研究衰老还有一些实际好处：第一，真菌几乎生存在地球上的任何环境中（图 1.10），研究人员可以针对所推测的影响衰老的环境条件，选择相应的真菌物种；第二，真菌的核和线粒体基因组序列紧凑，有较高的编码–调控序列比，正如第 5 章将提到的，较高的编码–调控序列比使研究人员能够更精确地确定基因及其功能；第三，真菌的寿命范围广泛，从数天到 8000 年不等；第四，研究人员能够以极低的成本在实验室中快速培养大量真菌个体。

原始的无脊椎动物可能为延长细胞寿命、细胞信号转导，以及整体衰老提供线索

原始无脊椎动物是包括海绵、水母、海葵、珊瑚、蠕虫、轮虫和软体动物的多样化群体（图 1.11）。许多水生无脊椎动物极端长寿，最近才开始在衰老研究中受到明显的重视（见下一节"生物老年学家如何研究衰老：比较生物老年学"）。

蠕虫和轮虫易于在实验室中饲养，大部分寿命相对较短。尽管与更高级的动物相比，这些生物体细胞和组织的专门化水平较为原始，但它们通过细胞连接能够进行复杂的细胞间通讯。这些动物具有紧凑的基因组，因此是研究细胞事件如何与整体衰老相关联的良好模型。在第 5 章中我们将详细介绍对连接环境与线虫繁殖起始的细胞信号转导途径的遗传操作是如何导致调控寿命的基因被发现的。此外，这些生物体大部分**细胞数量恒定（eutelic）**，也就是说，它们达到成熟之后具有固定的细胞数目。由于它们无法更新自身的组织，这些物种很适合作为生物老年学家研究随机衰老的模型。随机衰老是整体衰老的一个原则，将在第 3 章和第 4 章中阐述。

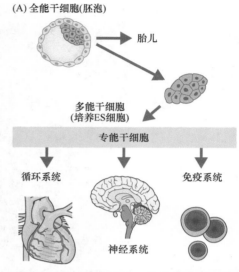

(A) 全能干细胞(胚泡)

胎儿

多能干细胞（培养 ES 细胞）

专能干细胞

循环系统　　神经系统　　免疫系统

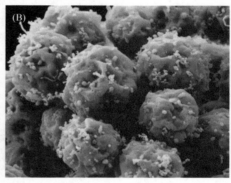

图 1.9　胚胎干细胞能够产生身体中不同的细胞类型。（A）胚胎干细胞（ES 细胞）取自胚泡的内细胞团，能够被刺激分化形成特定的细胞类型。（B）一个培养中的胚胎干细胞集落。由于胚胎干细胞无限的自我更新能力，有可能将其用于因衰老或衰老相关疾病受损的组织和器官的再生。（B, courtesy of S. Gschmeissner/Science Photo Library/Getty.）

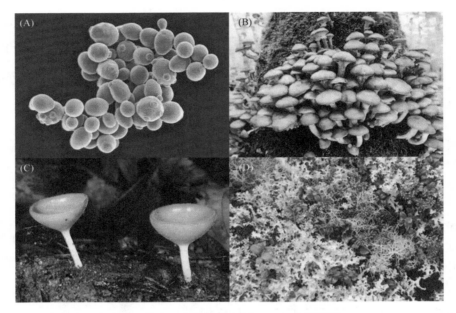

图 1.10 真菌的多样性。 真菌生活在多种环境中，寿命范围广泛。（A）芽殖酵母（*Saccharomyces cerevisiae*）易于培养。（B）奥氏蜜环菌（*Armillaria ostoyae*）可能是地球上最古老的生物。在美国俄勒冈州东北部马卢尔国家森林发现的一株奥氏蜜环菌可能已经生活了 8000 年。热带雨林中发现的杯状真菌（*Cookeina sulcipes*）（C）和冻原上生长的驯鹿苔（*Rangifera*）（D）都是在恶劣条件下生存下来的长寿真菌的例子。（A，courtesy of S. Gschmeissner/Science Photo Library/Corbis；B，courtesy of M. Watson/moodboard/Corbis；C，courtesy of M. Read/123RF；D，courtesy of A. Romanov/123RF.）

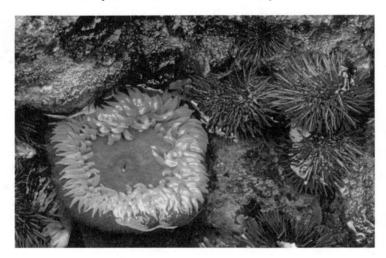

图 1.11 长寿的海葵。 海葵，如本图中的巨型绿海葵（*Anthopleura sola*）据报道有极长的寿命，并能够无限生长。（Courtesy of altrendo nature/Thinkstock.）

昆虫能够用于研究全身和胞内信号如何影响生命历程

昆虫是这个星球上最大的动物纲，包含 300 万个已知物种，以及几倍于这个数字的未知物种。许多昆虫的寿命短暂且繁殖速度极快，使研究人员能够在短时间内研究并操纵几代昆虫的基因。此外，与许多更为复杂的动物的生活史相比，昆虫的**生活史**（life history，生物体一生中发生的生物学事件的总和）更易于通过操纵环境来调节。例如，能够通过改变温度、食物供应、日间光照量等改变昆虫的繁殖活力及其寿命。这种类型的调节通常与神经内分泌系统信号的变化相关。因此，研究人员可以采用昆虫来研究全身和胞内信号转导如何影响生物体的生活史。

尽管以昆虫作为人类衰老模型的优点显而易见，但只有少数物种得到了深入研究。果蝇（*Drosophila melanogaster*）现在已经广泛用于衰老研究，是首先被精确确定寿命的动物。果蝇在衰老研究中主要用于寿命的遗传学研究，将在接下来的章节中详细讨论。

小鼠和大鼠是研究营养、遗传和生理学问题的常用对象

绝大多数生物老年学研究以大鼠或小鼠作为模式生物。啮齿类动物由于其生理学和细胞功能与人类的相似性，在研究中特别有用。与其他寿命相近的动物相比，大鼠和小鼠的饲养费用相对便宜。而且，与人类对象不同，啮齿类动物的饮食和环境可严格控制。另外，也很容易对啮齿类动物进行遗传层面的操作，从而检测基因产物和衰老相关变化。目前很多研究都是在这些动物上进行的，它们的具体使用将在之后的章节中详细介绍。

非人灵长类动物显示许多与人类相同的时间依赖性变化

非人灵长类动物与人类在遗传学上关系最近，因此是研究人类衰老的生物学基础的终极模型。多种非人灵长类动物，如狐猴、狨猴、猴和类人猿，都已经被用来研究衰老的生物学，但大多数有良好规范的实验室研究都有恒河猴（*Macaca mulatta*）的参与。衰老恒河猴表现出的许多与时间相关的生理学衰退在人类身上也观察得到，而在其他物种中则并不常见（图 1.12）。这些衰退包括视觉和听觉缺陷、运动功能下降、骨矿物质含量流失、女性真正的更年期、男性睾酮水平下降、肌肉质量减少，以及代谢功能的普遍降低等。

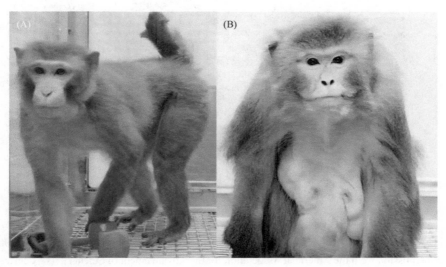

图 1.12　恒河猴。非人灵长类动物，如恒河猴，以其与人类的遗传相似性，是非常宝贵的人类衰老模型。如此处所示，恒河猴表现出明显的衰老迹象：（A）18 个月的恒河猴。（B）25 岁的恒河猴。它们也易患许多人类中常见的衰老相关疾病和功能障碍。（A，courtesy of J. Lenon；B，courtesy of J. Miller.）

恒河猴也容易患上许多与增龄相关的人类疾病，如 2 型糖尿病、心血管疾病，以及阿尔茨海默病和帕金森病等类似形式的疾病。2 型糖尿病和心血管疾病的病因在恒河猴及人类中似乎是相同的。

非人灵长类动物与人类之间在年龄相关功能丧失和疾病上的相似性为科学家们提供了高度可控的种群，能够进行重复的非侵入性试验或低风险的侵入性操作，以测试药物和其他各种物理疗法。例如，目前许多可供人类使用的骨质疏松药物和抗骨质流失的处方药物都曾经在恒河猴身上进行过试验。然而，这些生理学上的相似性使这些物种有作为衰老模型的吸引力，同样也带来了重要的局限性。与人类遗传

上的相似性使人们质疑，在如此近亲上进行侵入性实验是否有悖伦理准则。负责保证人性化对待实验动物的监管机构对此做出回应，限制了能够在非人灵长类动物上进行实验研究的类型。一般而言，研究手段仅限于允许在人类中使用的方法，尽管安全标准可以降低（例如，猴子的 X 射线接触限值高于人类）。

使用非人灵长类动物作为人类衰老模型的另外一个重要局限性是成本。动物的一生必须维持在严格控制的环境中。在有认证的动物设施中饲养的恒河猴的平均寿命约为 35 岁，最大寿命接近 45 岁。恒河猴的饲养成本因研究机构而异，但一般为每天 15～20 美元。因此，饲养一只恒河猴 35 年的费用约高达255 500 美元。单个的研究人员几乎不可能获得如此之多的资金，以便在一定数量的恒河猴上完成控制良好的衰老研究。例如，NIH 目前只支持美国三个场所进行恒河猴研究。

人类早老症能够作为正常人类衰老的模型

许多人认为沃纳（Werner）综合征和哈-吉二氏综合征（Hutchinson-Gilford syndrome，又称早老症）是与过早衰老相关的疾病（图 1.13）。**早老症（progeria）**是罕见的遗传状况，以身体发育迟缓和快速衰老为主要特征。早老症主要影响婴幼儿，而 Werner 综合征一般在十几岁或二十几岁时开始显现。尽管这两种疾病都使患者发生衰老相关疾病的风险增加，Werner 综合征患者更倾向死于癌症和动脉粥样硬化，而早老症患者更容易发生心血管和神经系统疾病。

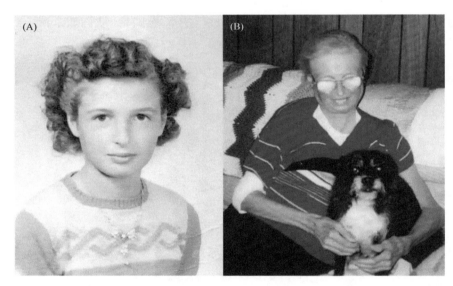

图 1.13 患有 Werner 综合征的女性。13 岁（A）和 56 岁（B）的女患者。（A，from Hisama FM et al. 2006. *Sci Aging Knowl Environ* 10：18. With permission from the American Association for the Advancement of Science；B，courtesy of J. Oshima.）

由于 Werner 综合征患者比早老症患者寿命更长（45～50 岁 vs. 12～15 岁），因此 Werner 综合征被认为是更好的衰老研究模型。所有 Werner 综合征患者有四个共同特征：身材矮小、过早白发和脱发、双眼白内障，以及皮肤硬皮病样改变。许多患者还会出现扁平足、声音改变及性腺功能减退症。Werner 综合征患者发生 2 型糖尿病、动脉粥样硬化、冠心病、高血压和骨质疏松的风险更高。这些外观的变化和衰老相关疾病风险的增加与正常衰老过程中出现的情况有明显的相似性。

Werner 综合征由 *wrn* 基因突变引起，该基因产生的 WRN 蛋白参与 DNA 的维护和修复。WRN 蛋白也协助 DNA 的复制。WRN 蛋白功能缺失或下降显现了类似于第 4 章中将要讨论的一些衰老理论所预测的结果。

生物老年学家如何研究衰老：比较生物老年学

尽管对实验室物种的研究已经提供并将持续提供对衰老的基础生物学机制的深入了解，但这些物种的寿命太短，很难作为研究人类中观察到的异常长寿机制的模型。一些生物老年学家通过观察长寿的野生动物来研究寿命，这一生物老年学的分支称为**比较生物老年学**（**comparative biogerontology**）。比较生物老年学鉴定那些能够抵抗衰老的野生物种，它们生活在更容易短寿的环境中，但却能延年益寿。这些长寿物种可以被圈养繁殖，以评估可能导致其长寿的遗传和生化机制。鉴定抵抗未老先亡以及寿命延长的进化机制为研究人类如何向长寿进化提供了线索。

本节重点对比较生物老年学进行总体概述，介绍一些与延长野生动物寿命相关的因素。我们还将具体介绍几种长寿动物，并探讨这些动物能够在野生环境中获得长寿的进化适应。第 3～5 章将深入讨论延年益寿的进化、遗传和生化机制。

物种的体型与最大寿命相关

田鼠的最大寿命比兔子短得多，兔子的最大寿命比大象短得多。"大型哺乳动物比小型动物活得长"这种偶然的观察首先记载于一百多年前的科学文献中，并在最近的研究中得到证实（**图 1.14**）。体型大小（这里指总体外形尺寸，与体重过轻或超重不相关）与长寿的关系在温血动物的各个分类下也都成立，如灵长类动物、有蹄类动物、食肉动物、啮齿动物等。有趣的是，人类是寿命最长的哺乳动物，而显然不是体型最大的哺乳动物，因此并不符合这个模式。非人灵长类动物也不符合其他哺乳动物的体型–寿命曲线。包括人类在内的灵长类动物体型–寿命关系的独特性很可能反映了包含智力在内的一些因素，这将在第 7 章中详细讨论。

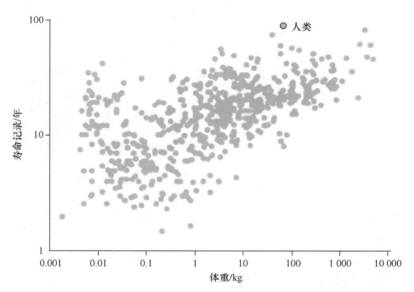

图 1.14　605 个哺乳动物物种的寿命–体重关系。请注意，尽管人类的体重小于一些哺乳动物，寿命却是哺乳动物中最长的。（Adapted from Austad S. 2006. In *The Comparative Biology of Aging* [NS Wolf，ed.]. New York，NY：Springer Science.）

人类硕大的大脑及其在哺乳动物中超常的寿命，提示许多科学家，大脑大小可能是影响体型–寿命关系的因素之一：大型动物往往具有更大、更复杂的大脑。这一假设似乎是合理的，因为更大的大脑往往提供更高的智力，并能够更好地调控生理功能，有助于维持**稳态**（**homeostasis**，维持内环境稳定的能力）。

智力有助于动物逃避天敌，提高找到食物的成功率。对稳态的出色控制允许动物在较大的温度范围内生存，能够在很多不同类型的环境条件下生活。这些动物有更大的觅食范围，因而有更大的生存机会。

尽管大脑重量假说有其固有的吸引力，而且被一些调查研究所支持，但绝大多数研究并未发现大脑重量显著影响体型–寿命关系。的确，大多数哺乳动物中，肝、脾、心脏等器官的大小能够比大脑大小更好地预测寿命。由于除大脑之外的大多数内脏器官的大小在很大程度上由身体的整体尺寸所决定，内脏器官大小同体型大小一样能够很好地预测寿命也就不足为奇。

温血动物（也称为恒温动物或吸热动物）生理学上的复杂性使得生物老年学家猜测，除了简单测量身体大小，还有其他因素更能反映寿命和体型之间的关系。例如，20世纪上半叶，探索体型和寿命关系的科学家通过测量单位体重的每日能耗，注意到小型哺乳动物的代谢速率显著高于大型哺乳动物。这引出了一个通用性的理论：能量消耗速率越大，寿命越短——科学上称为"生命速率理论"，更通俗的说法则是"活得快，死得早"。

尽管在非科学文献中依然流行，生命速率理论作为体型–寿命关系的一般解释，无法在更广泛、更严谨的科学实验中立足。禽类动物的代谢速率是相似体重哺乳动物的2倍（**图1.15**），而鸟的寿命是同体重哺乳动物的2～3倍。**有袋类动物（marsupial）**，即无胎盘哺乳动物（如袋鼠、负鼠），与同等大小的**真哺乳亚纲动物（eutherian）**，即有胎盘哺乳动物相比代谢速率更慢，但寿命更短。

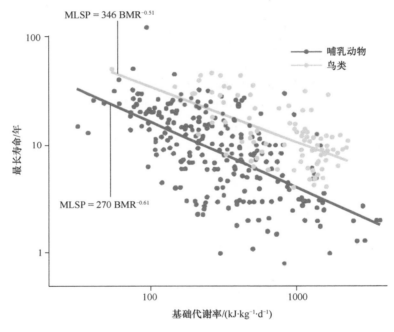

图1.15 鸟类和哺乳动物基础代谢率（basal metabolic rate，BMR）和最大潜在寿命（maximum life span potential，MLSP）的关系。鸟类比相似体型的哺乳动物寿命更长，代谢速率更高。（From Hulbert AJ et al. 2006. *Physiol Rev* 87: 1175–1213. With permission from the American Psychological Society.）

减少对外来危险的脆弱性可以阐释寿命的延长

尽管观察和统计分析表明，野生动物的体型与长寿可能相关，温血动物中发现的很多例外足以说明这只是一种随意关系，而非因果关系。野生动物长寿的原因尽管尚未被充分了解，但极有可能反映了物种适应环境的能力。大型动物寿命较长，可能只是因为它们的体型和力量能够更好地防御天敌而保护自身。大型动物的觅食区域也往往比小动物大得多，这将降低种群密度，减少对食物的竞争。在进化的历史长河中，对捕食者的防御以及降低饥饿风险的能力都能够提高存活率，并导致向长寿的进化。向长寿进化的根本机制与繁殖的延迟相关，这将在第 3 章中详细讨论。

逃避被捕食和在更大区域觅食的能力作为野生环境中长寿的进化机制，也体现在能够飞行的动物上。不会飞和飞行能力弱的鸟类（如家鸡）的寿命显著低于飞行能力强的鸟类。飞行是一种极其有效的逃避天敌的方式，也是一种比用腿更为有效的长途跋涉方式，从而提供了更大的觅食范围。此外，蝙蝠的寿命是同等大小哺乳动物中最长的。

寿命较长的、不会飞行的哺乳动物和冷血动物都有保护自己免受捕食的能力。豪猪是继蝙蝠之后，相对于其体型第二长寿的哺乳动物，它们身上的刺极有可能是其长寿的原因。某些种类的乌龟能够活 150 年以上。

高度组织化的社会结构延长野生动物的寿命

量多势众会更加安全是野生物种向长寿进化的另一个方面。社会性动物如灵长类动物和群居动物，相比于同体型的非社会性动物寿命要更长。社会化延长寿命的一个很好的例子是生活在赤道非洲的裸鼹鼠（图 1.16）。裸鼹鼠的体型与小鼠相当，一生都生活在地下。也就是说，裸鼹鼠从不暴露在地面世界的危险中，而且成群生活。因此，这些动物能活到 20～30 岁，是相似体型大小的其他哺乳动物寿命的 2～3 倍。

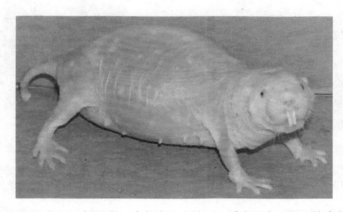

图 1.16　裸鼹鼠（*Heterocephalus glaber*）。裸鼹鼠一生都生活在地下，减少了在恶劣环境中的暴露。这可能是它们就其体型而言相对高寿的原因。（From Buffenstein R. 2005. *J Gerontol A Biol Sci Med Sci* 60: 1369–1377. With permission from Oxford University Press.）

社会性昆虫，如白蚁、蚂蚁、黄蜂和蜜蜂，是另一群长寿动物的范例。这些昆虫的社会特性包括了基于繁殖功能的劳动分工，这种社会组织称为**真社会性**（**eusociality**）。而繁殖功能也决定了昆虫的寿命。例如，每个蜜蜂蜂巢只有一只具有繁殖活力的蜂王，可以活 5～7 年。蜂王与成千上万只功能性不育的、负责照顾幼虫和蛹、只能存活几个月的雌性工蜂的基因完全相同。其中一些雌性工蜂会转变成收集花粉、制造花蜜的采集蜂，这些雌性采集蜂的寿命不足 30 天。而雄蜂唯一的任务就是与蜂王交配，最终只能活一个季节周期。因此，一个蜂群中可以包含基因完全相同而具有三种不同表型和寿命的雌蜂，以及寿命直接与繁殖相关的雄蜂（图 1.17）。另外，雌蜂的等级确定似乎由其发育过程中的营养状况控制，养育最好的幼虫才能成为蜂王。真社会性昆虫的这种特点为生物老年学家提供了简单操纵寿命，以及评估营养和寿命之间相互作用的方法。

少数水生动物极端长寿

海绵、水母、海葵、蛤类和一些鱼类，如本章之前所述，被认为极端长寿，尽管大多数这些物种尚未在实验室中饲养，难以估计它们的精确寿命。白鲟（*Acipenser transmontanus*）是一种发现于北美洲西海岸的淡水鱼，估计可以活到 200 岁。海葵在鱼缸里生活超过 150 年，这个数据未发表，但经常被引用。直到最近，一种蛤类 *Arctica islandica*（北极蛤）的极端长寿才被确定并记录在案。以碳定年法检测贝壳，发现一只蛤蜊有 400 岁，其他许多蛤蜊的年龄也都在 100 岁左右（图 1.18）。

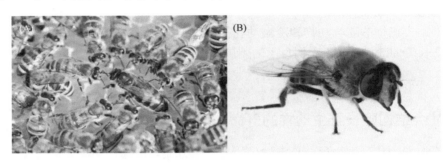

图 1.17　蜜蜂的形态。蜜蜂的形态和寿命似乎与幼虫期的营养差异相关。（A）蜂王（中央的大蜜蜂）和工蜂（蜂王周围的小蜜蜂）。（B）雄蜂。（A，courtesy of angelshot/Shutterstock；B，courtesy of alle/Shutterstock.）

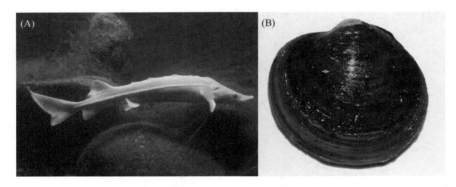

图 1.18　极端长寿的水生动物。（A）白鲟（*Acipenser transmontanus*）的最大寿命还不为人知，估计接近 200 年。（B）一只使用碳定年法确定为 400 岁的北极蛤（*Arctica islandica*）。（A，courtesy of Shutterstock；B，courtesy of Z. Ungvari, Ungvari Z et al. 2011. *J Gerontol A Biol Sci Med Sci* 66：741–750. With permission from Oxford University Press.）

　　这些水生物种极端长寿背后的生化和遗传机制还有待确定，然而这种极端长寿似乎与持续生长有关。第 3 章我们将讲到，生长和发育与很多提高生存能力的生物学功能相关。长寿的蛤蜊显示出更高的抵抗细胞损伤的能力，而细胞损伤是衰老的基本机制。海绵和水母进化出了一种独特的机制，可能是其极端长寿的原因。海绵和水母的细胞能够在**体细胞**（**somatic cell**，不参与有性生殖的细胞）和**生殖细胞**（**germ cell**，由多细胞生物的生殖器官或组织产生的、传递遗传信息的细胞）之间转换。你将在第 4 章中学习到，生殖细胞拥有特别有效的抵御伤害的机制，并且被认为具有无限的寿命。

涡虫和水螅的衰老可以忽略不计，寿命极长且组织再生能力极强

　　一些原始后生动物通过组织再生和可以忽略不计的衰老而达到了极度长寿。涡虫（扁形虫）（图 1.19A）能从身体各部分再生整个身体。涡虫的再生能力来自于大量的**新胚细胞**（**neoblast**），是干细胞的一种类型。新胚细胞约占涡虫细胞总数的 25%，在体细胞和生殖细胞的产生上具有全能和多能干细胞的特点。涡虫的再生能力可能与其维持新胚细胞端粒长度的能力有关。在第 4 章你将学习到有关端粒（染色体末端高度重复的 DNA 序列）的长度是如何保护 DNA 免受损伤，进而延长细胞寿命的。因此，涡虫可以作为一个很好的模型来检验有关端粒和细胞增殖的假说。

　　与涡虫相似，淡水蛇形纲水螅（图 1.19B）也可以通过极强的组织再生能力逃避衰老。虽然水螅也能

从一小块组织中生成一个完整的身体，但它使用了一种称为**形变作用**（**morphallaxis**）的机制，而不是采取干细胞增殖的策略。形变作用的工作原理是重塑或重新排列既存的组织，产生两个较小但完整的有机体。每一个新的有机体然后成长为一个成年大小的个体。未受损伤的成年水螅通过体细胞的持续分裂来保持其青春活力并达到极端长寿。一些研究估计，水螅每 20 天就会更新一遍其所有的身体细胞。这使得许多研究人员认为水螅可能是永生的，尽管有些物种还是会衰老和死亡。

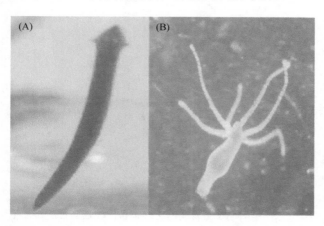

图 1.19　可忽略的衰老和极端长寿的例子。（A）涡虫（*Dugesia*）；（B）水螅（*Hydra vulgaris*）。（A，Science Professor Online [SPO；scienceprofonline.com]；B，Convana，Wikipedia Commons.）

　　组织再生可能为人们提供了一种延长健康寿命和生物寿命的机制。涡虫和水螅是研究组织再生的遗传及生化机制的理想模型。水螅超常的寿命也可能为生物老年学的一个最基本的问题提供线索："有性生殖的起始与物种衰老和寿命密切关联的机制是什么？"在本章中，你将了解到有性生殖的开始标志着包括人类在内的许多物种发育的结束和衰老的开始（见图 1.5B）。而许多无性繁殖的物种则不显示这种关系。一种类型的水螅——少突水螅（*H. oligactis*）可以根据不同的环境条件进行无性繁殖和有性繁殖。由于其组织再生能力极其强大，它的无性繁殖或出芽繁殖看上去能够使这个物种永生不朽。然而，当环境条件的改变减少了无性繁殖时，少突水螅就会转为有性繁殖，并开始衰老过程。环境条件的变化会导致生殖细胞的产生增加，这与神经传导功能下降、摄食行为受损，以及最重要的就是死亡率的增加是相对应的。

生物老年学家如何研究衰老：系统生物学

　　在本节中，我们将讨论系统生物学，一种用于精确预测生物学结果的数学建模技术。一个系统可以定义为一组相互连接的事物或组成复杂整体的各部分。美国国立卫生研究院的罗恩·杰曼（Ron Germain）将系统生物学定义为一种建模过程，力求"将工程学、数学、物理学和计算机科学的原理与海量的实验数据相结合，以建立对生物学现象的定量和深入的概念理解，从而预测和精确模拟复杂的生物学行为。"

　　系统生物学主要关注复杂系统中各个部分之间的关系或联系，这些关系是通过数学和计算机科学领域的**图论**（**graph theory**，对图的性质和应用进行的研究）来评估的（图 1.20）。因此，计算方法超出了本文的范围。本节的目的是简要介绍系统生物学以及如何利用系统生物学来预测衰老的生物学结果，集中阐述系统生物学的背景、定义和理论，最后介绍了图形分析在生物老年学中的应用。

系统生物学有助于将生物学转变为预测科学

　　系统生物学代表了一种新的定量方法，这些新的方法将生物科学从大规模的观测科学转变为定量科学。定量（数学）方法在复杂系统中提供了可证明的、精确的预测能力，这种能力到目前为止一直是物理科学的专有领域。许多人认为，这些新的定量方法将引导构建两个准确预测和模拟复杂生物行为所需的关键要素：①普适的生物学规律，即各要素相互作用之间真实、绝对和不变的关系；②生物学常数，即每次的测量结果都相同。尽管预测方程的第一个真实、普适的生物学定律和常数的诞生可能还需要数十年，但系统生物学已经坚定地确立了定量方法和预测能力在生物科学中的应用是可能的。

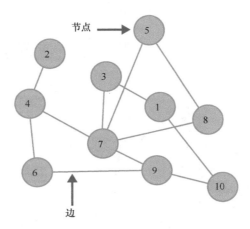

图 1.20 被称为网络的数学图形。网络中编号的对象称为节点或顶点，连接节点的线称为边，与任何一个节点的连接数称为度。

那么，为什么包括对复杂生物行为的精确预测在内的系统生物学方法会有利于生物老年学的研究呢？首先，伴随衰老而来的功能丧失反映了内部和外部环境因素或变量之间相互作用的历程；衰老是一个极其复杂的问题，几乎有无限数量的相互作用成分（**图 1.21**）。其次，由于没有两个个体会在一生中接触完全相同的环境，每个人的衰老过程也都会不尽相同，所以任何关于未来功能丧失的预测都必须通过分别考虑每个个体的内部和外部环境变量之间的相互作用来进行（见第 2 章关于精准医学的讨论）。考虑到影响衰老的因素几乎是无限的，只有计算机的计算能力才可能推导出以个体为基础的、预测未来功能

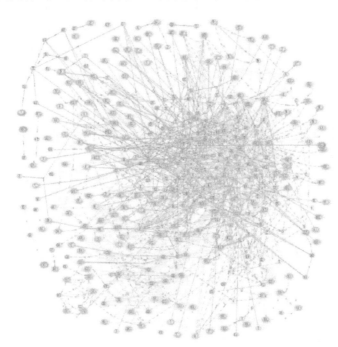

图 1.21 基因/蛋白网络图。该图表明了线虫中与衰老/寿命相关的基因之间的联系。共有 202 个基因（节点）产生 4000 多种蛋白质。（From Witten TM，Bonchev D. 2007. *Chem Biodivers* 4[11]: 2639–2655. With permission from John Wiley and Sons.）

丧失的方程式或算法（假设已经建立了定律和常数）。一旦建立了预测特定功能丧失的方程式或算法，就可以设计干预措施来预防或延缓功能丧失，继而可能就会达成更长久、更健康的寿命。

生物学研究具有科学还原法的特征

生物学和医学的研究在很大程度上具有自上而下或还原论的特征。还原法是基于这样一个概念，即通过生物系统的各个组成部分可以最好地理解生物系统的整体。还原法从对生物现象的广泛观察开始，然后进行大量的实验以便将系统分解或简化为各个部分，直到对最初的观察做出最可能的阐明。例如，雀喙大小的变化最终导致达尔文推断所有生命都是从一个点进化而来的。他认为通过繁殖传播的一种可改变的因素是造成生命形式变化的原因。在之后的 100 年里科学家们进行了千万次的实验，将可能的可改变因素最终减少为一个——DNA。达尔文对所有生命的共同因素的研究，从对一个复杂系统（即进化）的观察，最终减少到了对 DNA 分子结构的研究（**图 1.22**）。

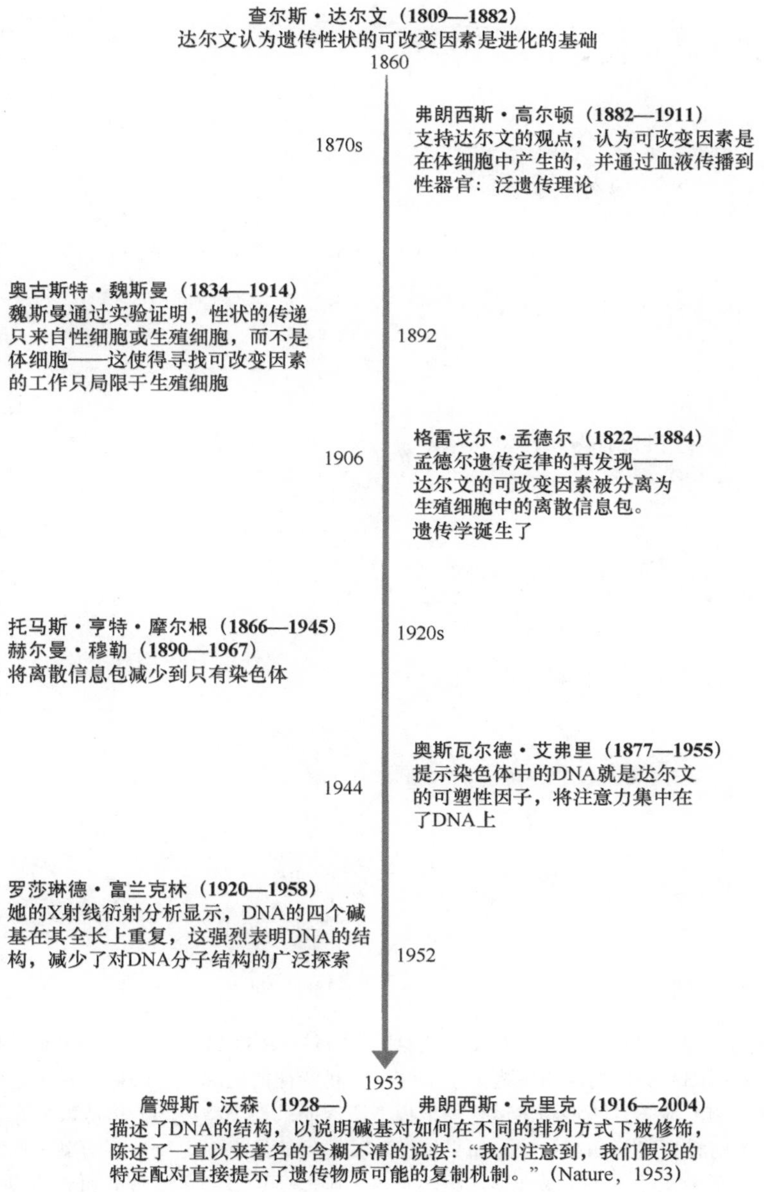

查尔斯·达尔文（1809—1882）
达尔文认为遗传性状的可改变因素是进化的基础
1860

1870s
弗朗西斯·高尔顿（1882—1911）
支持达尔文的观点，认为可改变因素是
在体细胞中产生的，并通过血液传播到
性器官：泛遗传理论

奥古斯特·魏斯曼（1834—1914）
魏斯曼通过实验证明，性状的传递
只来自性细胞或生殖细胞，而不是
体细胞——这使得寻找可改变因素
的工作只局限于生殖细胞
1892

1906
格雷戈尔·孟德尔（1822—1884）
孟德尔遗传定律的再发现——
达尔文的可改变因素被分离为
生殖细胞中的离散信息包。
遗传学诞生了

托马斯·亨特·摩尔根（1866—1945）
赫尔曼·穆勒（1890—1967）
将离散信息包减少到只有染色体
1920s

奥斯瓦尔德·艾弗里（1877—1955）
提示染色体中的DNA就是达尔文
的可塑性因子，将注意力集中在
了DNA上
1944

罗莎琳德·富兰克林（1920—1958）
她的X射线衍射分析显示，DNA的四个碱
基在其全长上重复，这强烈表明DNA的结
构，减少了对DNA分子结构的广泛探索
1952

1953
詹姆斯·沃森（1928—）　　弗朗西斯·克里克（1916—2004）
描述了DNA的结构，以说明碱基对如何在不同的排列方式下被修饰，
陈述了一直以来著名的含糊不清的说法："我们注意到，我们假设的
特定配对直接提示了遗传物质可能的复制机制。"（Nature，1953）

图 1.22　还原法应用于 DNA 结构发现的大致时间线。

还原法应用于生物学和医学的重要性怎么强调也不为过，20 世纪在生物学和疾病治疗方面取得的重大发现必须归功于它。尽管如此，即使是还原论得出的最详细的结果，也只是具有高度概率的观察结果，通常被称为"强推断"，即还原论通过**归纳推理（inductive reasoning**，即通过观察得出结论的过程）生硬地推断复杂系统或现象的内在机制。由于归纳推理的强推断得出的结论只是具有很高的正确概率，因此结论缺乏精确性。应用于还原论观察的可资证明的定量方法则创造了一门精确的预测科学。

系统生物学和还原论共同协作以扩增知识并改善预测

系统生物学和其他定量方法不会取代还原科学。相反，系统生物学提供了这样一种方法，从还原法得到的结果通过这种方法被用于模拟生物过程的数学模型中（图 1.23）。为了进一步说明观测科学和数学在预测结果时是如何结合使用的，以及精确的数学预测对科学的重要性，我们使用了牛顿引力定律的一个高度简化的例子（图 1.24）。我们没有使用生物科学的例子，因为系统生物学还没有发展到用一个普遍接受的方程去预测生物结果的地步。

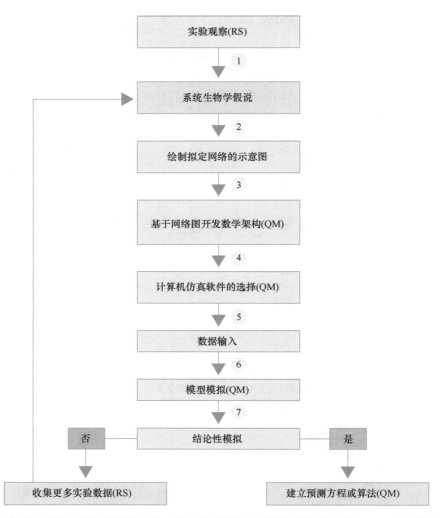

图 1.23　系统生物学中建立预测方程和算法的步骤。同时显示了主要使用还原科学方法（RS）或定量方法（QM）的步骤。（1）实验观察提供了建立假设所需的信息（2）；（3）提出的网络图提供了系统中生物特征的轮廓，有时称为系统边界，对系统边界的估计将建立必要的基本数学方法；（4）数学方法将确定运行模拟模型所需的软件类型；（5）将从数据库（见下文）检索得到的适当数据加载到软件中；（6）对模型进行测试；（7）如果模拟测试提供的结果与实验观察结果一致，则可以开始建立预测方程和（或）算法的过程；如果模拟结果与实验观察结果不一致，则需要更多的实验数据和新的假设。

在牛顿引力方程之前，一些天文学家观察到地球是圆的，并且有一个围绕比它大得多的太阳的静止轨道。这表明，一定有某种无法解释的力量将人吸定在地球上，并将地球保持在一个稳定的轨道上。伽利略的实验观察表明，距离和重量（后来显示为质量）是这种无法解释的力的关键因素。基于伽利略的观测，牛顿认识到无论质量是大是小，这个未知的力是恒定的，并影响所有有质量的物体。牛顿通过微积分"模拟"伽利略的观测，并为与重力有关的恒力创造了一个数值。就是从这里开始，牛顿利用从观测科学、质量和距离中获得的数据创建了一个能够精确预测施加在任何物体上的重力的方程——牛顿万有引力定律就这样顺理成章地诞生了。

这或许还需要 300 年，但根据万有引力定律所做的预测引发了太空计划的开端。也就是说，如果没有牛顿万有引力定律的预测能力，计算火箭脱离地球引力所需的速度是不可能的。以类似的方式，延迟或防止特定的时间（年龄）依赖性功能丧失的干预措施仍将是一个巨大的挑战，除非有朝一日开发出准确的预测方程。

$$F_g = G\, \frac{m_1 \times m_2}{r^2}$$

其中：
F_g = 重力
G = 引力常数
m = 物体1和2的质量
r = 质量之间的距离

图 1.24　牛顿引力定律。这个方程说明了发展预测方程时观测科学和定量方法之间的关系。质量（m_1 和 m_2）和距离（r）用观察法测定。引力常数是通过数学推导（逆幂律和微积分）得出的。这个定律是 78 年来估算引力的一个模型，直到亨利·卡文迪什（1731—1810）在 1798 年根据经验确定了引力常数的值。

还原论可以预测简单生物系统的涌现属性，复杂系统则需要定量的方法

一个系统的行为或结果称为**涌现属性**（**emergent property**）。涌现属性是系统整体层面的一个特征，而系统的各个成员并不具有该属性。例如，DNA 的四个碱基，即腺嘌呤、鸟嘌呤、胞嘧啶和胸腺嘧啶（原文为 tyrosine 即酪氨酸，疑为笔误。应为 thymine——译者注）有序排列，它们的相互作用形成了遗传。四种碱基都不能单独遗传，遗传是 DNA 四个碱基之间相互作用的涌现属性。

在一个相对简单的系统中，强推断通常能提供足够的信息来充分预测涌现属性。传染性病毒性疾病单核细胞增多症（mononucleosis）可以从它的某些部分来预测（诊断），这些部分通过还原科学来描述。血液中存在的 Epstein-Barr（EB）病毒能够准确地预测单核细胞增多症的涌现属性。单核细胞增多症是一个相对简单的系统，在这个系统中，EB 病毒这个单一的表征即可预测单核细胞增多症的涌现。我们现在知道，包括衰老在内的生物学和医学中的许多系统，都比某个传染性疾病要复杂得多。这些复杂的系统包含了数千个相互作用的部分，这些部分可以产生多种涌现特性。但通过还原科学得出的强推断太过缓慢，而且缺乏预测复杂系统涌现属性所需的精确性（想象一下，一个只有 5 个相互作用部分的小系统也会有 5^5 或 3125 个可能的相互作用）。

作为一个复杂系统，衰老和长寿也将受益于系统生物学来预测其涌现属性。在第 5 章中你将了解到，实验观察强烈提示，一个单一的基因调控着秀丽隐杆线虫（*C. elegans*，一种小型线虫）的寿命。这一发现表明，也许寿命只是一个小巧而简单的系统。随后的实验显示，名为 *age1* 的基因只是 200 多个参与寿命调控的基因中的一个（见图 1.21）；寿命显然是一个复杂的系统。此外，在与 *age1* 相同的遗传通路中，一个名为 *daf16* 的基因被发现与生长调节有关，这意味着一个具有寿命涌现属性的复杂系统与另一个以生长为涌现属性的复杂系统相互关联。鉴于有约 400 个基因似乎与生长的涌现属性相关，寿命与生长的遗传通路的关联提示至少有 600 个独立基因之间可能存在着相互作用。寿命调控的复杂性并不止于此。*daf16* 基因似乎通过一个被称为雷帕霉素靶点（TOR）的生化网络与免疫系统相关联（该通路中所涉及的基因数量尚未完全解明）。上述这些因素共同作用就会产生非常复杂的连接通路。只有计算机的计算能力才能创建方程来预测复杂系统（如衰老和寿命）中的涌现属性。

现代系统生物学和"组学"科学始于人类基因组测序

我们已经了解了系统生物学和还原科学共同工作来增强对涌现属性的预测。还原科学能够为系统生

物学构建相互作用部分之间的数学关系和预测结果提供必要的数据。这意味着，系统生物学只有在还原科学提供了准确且足够大量的数据的情况下，才能作为一种有效的预测工具。在对人类全基因组测序之前，还没有技术能够产生如此足够数量的精确数据，使系统生物学被认为是一种有效的预测工具。随着20世纪90年代人类基因组计划的实施，这一切都发生了变化。快速准确地分析DNA中碱基对序列的技术得到了发展。正如人类基因组计划主任弗朗西斯·柯林斯所说："开发更好、更廉价、更快的DNA处理技术……都是启动大规模人类基因组测序的关键步骤的基石。"这些技术的成功开发为构建有意义的数学算法生成了足够的数据，反过来又有助于准确预测人类基因组的序列。现代系统生物学于是诞生了。

虽然人类基因组计划描述了DNA中的碱基对序列，但是许多基因和调控序列的功能仍然是未知的。换言之，系统的某些部分（基因）是在它们的涌现属性（蛋白质）出现之前就产生的。确定每个基因编码什么蛋白质的需求导致了一个新的研究领域——**基因组学**，即研究整个**基因组**的功能和结构的学科分支的诞生。

很快人们就发现，用于DNA高速测序的工程策略和基因组学研究同样可以应用于生物学的其他领域。因此，高通量技术的开发又有助于确定RNA（**转录组、转录组学**）、蛋白质（**蛋白质组、蛋白质组学**）、表观遗传标签（**表观基因组、表观基因组学**）和细胞代谢物（**代谢组、代谢组学**）的全方位研究。反过来，从这些新的"组学"研究领域产生的数据又可供利用系统生物学方法预测复杂系统中涌现属性的研究人员使用。

这些新的高速分析技术可以在相对较短的时间内产生大量的数据。当然，如果系统生物学家难以获取这些数据，它们将毫无用处。幸运的是，科学界已经非正式地一致同意建立包括组学科学产生的信息在内的自由和开放存取数据库。最初，美国为主要与基因组学有关的数据库的存储提供了物理空间。近年来，由政府和研究机构维护的所有组学科学的开放存取数据库激增。因此，当一个系统生物学家需要某个系统中某个部分的信息时，他（她）可以访问数千个免费的数据库，这些数据库是为满足特定的需要而定制的（图1.25）。

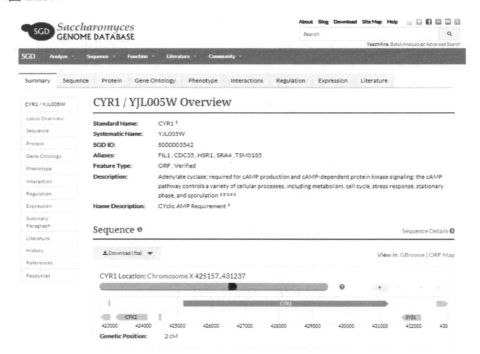

图1.25 酿酒酵母基因 *CYR1* 的搜索结果摘要。有关该基因的信息包括此摘要和左侧框中列出的项目。酵母菌基因组数据库（SGD）由斯坦福大学维护。（Used with permission from Stacia R. Engel，Ph. D.）（SGD Project. http://www.yeastgenome.org/locus/ s00003542/ overview#；2-23-2016.）

生物学网络提供了评估系统内相互作用的方法

我们始终强调，系统生物学和其他定量方法的结合将最终产生精确的预测方程并模拟生物过程。为了实现这一目标，必须首先确定系统关键组件之间的相互作用。系统生物学通过对**生物学网络**的分析来确定系统各组成部分之间的相互作用。生物学网络就是形成亚单位或网络的单个部分的集合，这些亚单位或网络又依次连接到其他亚单位以构成整体（图 1.26）。利用计算机软件可以实现网络连接的可视化和网络性能的评估。此处我们举一个生物老年学的例子进行讨论，对酿酒酵母（*Saccharomyces cerevisiae*）中长寿调控网络作一个初步的网络分析。

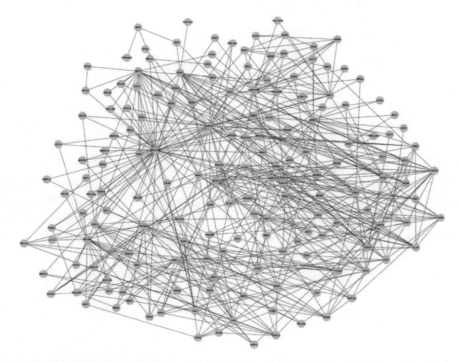

图 1.26　酿酒酵母中调节寿命的基因/蛋白质网络。每个节点代表一个基因。（Figure 10 From Wimble C，Witten TM. 2015. *Interdiscip Top Gerontol* 40：18–34. Copyright © 2015. Karger Publishers，Basel，Switzerland. With permission from Karger.）

在第 5 章中我们了解到，酿酒酵母至少有两个调节长寿的网络，它们都与酵母的生殖状态有关。复制寿命网络（replicative life span，RLS；图 1.27A）调节具有繁殖活性的酵母的寿命。按时间顺序计算的寿命网络（chronological life span，CLS；图 1.27B）以存活天数为单位，调节非分裂或非繁殖细胞的寿命。此外，最近的研究（见第 5 章）表明，RLS 和 CLS 细胞的寿命可能受到 TOR 网络的影响（图 1.27C）。事实上，当使用以上所有三个网络的数据生成一个图时，可以看到三个网络之间的显著相互作用（图 1.27D）。

网络可视化是网络分析的重要一步。然而，需要计算统计测度来确定重要的节点和边界。尽管用于生成网络图的软件提供了多种方法来测量节点之间的关系，但在统计描述整个 RLS 网络中的连接时，我们只使用了一种更重要的测量方法，即**中心性**（**centrality**，见图 1.27）。中心性通过计算连接数或连接度来衡量网络中节点的相对重要性。中心性还度量节点之间连接的强度，并回答"某个高度节点是否与其他高度节点有连接"的问题。节点的中心性越大，其对网络的重要性就越大。

图 1.28 显示了连接到 RLS 网络的中心性值。四个节点，每个节点对应一个特定的基因，*CYR1*、*GPA2*、*CDC25* 和 *SCH9* 具有最高的中心性。让我们更仔细地探讨一下 *CYR1* 和 *GPA2* 基因，以便为中心性的使用提供更明确的意义。我们采用了诸多 RLS 网络中心性分析中的一种解释，在这里提供这样的单一解释

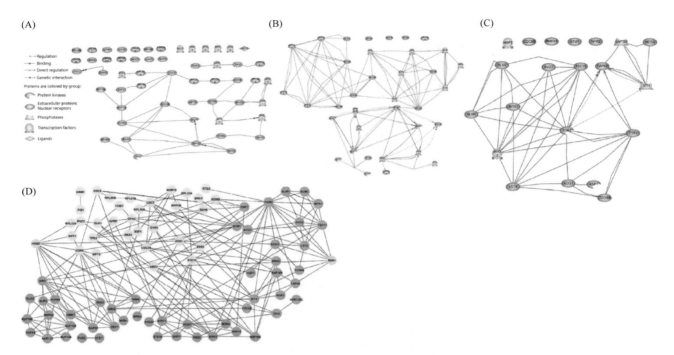

图 1.27 与酿酒酵母寿命相关的部分网络。(A)复制寿命网络(RLS);(B)时序寿命网络(CLS);(C)雷帕霉素靶点(TOR);(D)包括 RLS、CLS 和 TOR 网络的长寿网络。图 A 中的图例也适用于图 B 和图 C。图 A~C 中未连接的节点称为孤岛(island)。孤岛是网络中尚未建立连接的潜在部分。图 D 中所示的蛋白质(节点)根据其独立网络进行颜色编码:黄色,RLS;绿色,CLS;蓝色,TOR。(Figures 2,3,4, and 5 from Wimble C,Witten TM. 2015. *Interdiscip Top Gerontol* 40:18–34. Copyright © 2015. Karger Publishers,Basel,Switzerland.)

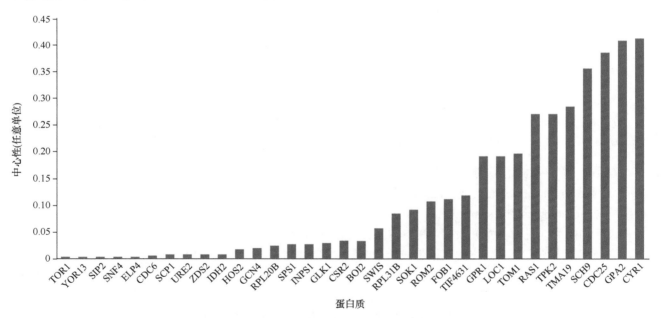

图 1.28 计算图 1.26 所示蛋白质的中心性。(From Wimble C,Witten TM. 2015. *Interdiscip Top Gerontol* 40:18–34. With permission. Copyright © 2015. Karger Publishers,Basel,Switzerland.)

只是为了方便展示中心性的使用。当我们搜索酿酒酵母基因数据库时(https://www.yeastgenome.org/),我们发现 *CYR1* 基因编码腺苷酸环化酶,这是一种对细胞外信号(如营养素的呈现)转化为细胞活动至关重要的酶(见图 1.25)。*GPA2* 编码细胞膜和核膜受体的一部分,它能结合营养物质,主要是葡萄糖。网络分析的结果强烈提示营养代谢对酿酒酵母寿命的调节可能是非常重要的。或者，RLS 网络中相互作用的涌现特性似乎是通过营养信号来调节寿命的。在第 5 章中你会了解到，应用于 RLS 的定量分析支持了实验观察，即减少酿酒酵母的葡萄糖摄入量可以延长其寿命。

利用我们对中心性度量的解释，在建立预测方程及算法过程的下一步将是收集更多关于 *CRY1* 和 *GPA2* 的生物学行为的信息（见图 1.23）。也就是说，回到实验室进行更多的实验，研究各种因素是如何影响与这两个基因相关的生物化学和生理学变化的。此外，还需要对人类的基因同源性/同源物进行实验，以验证人类是否也存在类似的网络。这种网络分析和实验室研究的循环可能会持续几年到几十年，直到影响寿命调节的绝对关键组件得以确定。假设到那时生物学规律和常数已经确定，就可以导出一个预测寿命的方程式。

未来之路

在过去的 20 年里，生物老年学领域可以说是经历了一场革命。衰老研究已经从一个停滞不前的、被边缘化的、没有什么生物学意义的领域，发展成为一个受人尊敬和瞩目的生物学的分支领域。在这个过程中我们了解到，衰老的原因只有一个，却有多种机制导致时间依赖性功能丧失。这一发现使人们认识到，继续把治疗疾病作为减少时间依赖性功能丧失和延长寿命的方法是徒劳的。或者更确切地说，生物老年学的研究已经清楚地表明，延缓与增龄有关的病态和延长健康寿命在很大程度上是通过改变衰老的机制来实现的。

放眼未来，生物老年学正明确地走在这样一条道路上，其纳入了一个世纪以来生物学研究中最重大的变革，即定量生物学的采用。许多生物老年学家已经开始利用系统生物学的建模过程跨入定量生物学。生物老年学家正在与物理学家、数学家、工程师、计算机科学家、在定量建模方面拥有丰富专业知识的研究人员等建立新的合作关系，努力从数学上预测衰老的生物学结果。虽然系统生物学在衰老研究中的应用才刚刚开始，但我们可以期待有一天，一个人的衰老速率可以在其生命的早期就预测出来。这样的预测将使医生和患者能够决定要做出什么样的改变（如果有的话）来使个体能够基于其独特的基因组成尽可能地活得最长久、最健康。

核心概念

➢ 生物老年学探索生物在衰老中发生的生物学过程，并整合了许多不同科学领域的研究及其进展。

➢ 在科学技术的进步显著延长了人类平均寿命之后，生物老年学在 20 世纪 40 年代发展成为一个独立的研究领域。

➢ 衰老研究不同于任何其他健康相关研究，因为我们无法抗拒衰老和死亡。

➢ 衰老反映了我们一生与环境之间相互作用的结果，而且没有两个人与环境的相互作用是相同的。

➢ 物种之内和物种之间衰老速率的差异给衰老和长寿研究带来了挑战，同时也给精确定义衰老带来了阻碍。

➢ 衰老有多种不同的定义，每个定义在衰老研究中都有其特定的位置。本书对衰老的定义是："衰老是由随时间推移及其与环境相互作用而引起的分子、细胞、和机体结构与功能的随机改变；衰老增加了死亡的可能性"。

➢ 发育、成熟和衰老是生命周期内特定的事件相关时间点或阶段。对生物学衰老不同时期的描述，可用于比较整个生命周期的变化。

➢ 衰老和疾病的本质不同。疾病是一个损害动植物正常功能的过程，而衰老发生在生物学的正常范围内。

➤ 鉴于伦理和现实的考虑，能够在人类身上进行的研究类型很有限。因此，生物老年学家利用各种实验室生物，包括单细胞生物、昆虫等无脊椎动物、一系列哺乳动物，以及鱼类、鸟类、非人灵长类动物等，来研究人类衰老的基本性质。然而，没有任何一种动物或植物模型能够作为研究生物学衰老的"完美"系统。

➤ 一些野生动物的长寿特例的研究为可能适用于人类长寿的进化机制带来启示。在野生环境中研究衰老称为比较生物老年学。

➤ 系统生物学主要关注复杂系统中各个部分之间的关系或联系，其中使用工程学、数学、物理学和计算机科学的原理，以及大量的实验数据。系统生物学代表了一种新的定量方法，这些方法将生物科学从基本上属于观测科学的一门学科转变成为一门定量科学。

讨论问题

Q1.1 解释为何在 20 世纪 40 年代之前，没有出现有组织的生物老年学研究。

Q1.2 简要讨论美国老年学学会和美国老年医学会在建立有组织的生物老年学研究计划中发挥的作用。

Q1.3 考虑下列陈述："没有两个人与环境的相互作用是相同的。"为什么生物老年学家在衰老研究中对该陈述的理解非常重要？

Q1.4 考虑如下对衰老的定义："衰老是变老的过程，定义为细胞和结构组件的变化所造成的渐进性的正常功能的生物学损伤。"这个定义有什么优点和缺点？

Q1.5 请叙述，为什么单一的衰老定义可能不适用于生物老年学的各个领域。

Q1.6 指出图 1.29 上发育、成熟和衰老的生命阶段。简要介绍一种有类似模式生命阶段的生物的特点。

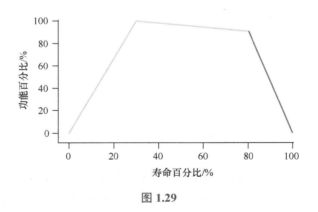

图 1.29

Q1.7 许多生物老年学家一致认为衰老不是疾病。有什么证据可以证明这种观点？

Q1.8 作为一名生物老年学家，你希望研究某个特定基因对寿命的作用，以及环境变化是否对寿命有影响。但你的预算不足以支持此类需要长期饲养小鼠的研究。还有什么其他的物种可以很好地解答你的研究问题？为什么？

Q1.9 讨论为什么恒河猴可能是研究衰老相关人类疾病病因的良好模型？

Q1.10 请对科学探究的还原方法及定量方法进行比较和对照，并解释这些方法是如何在系统生物学中共同使用的。

延伸阅读

生物老年学：对生物学衰老的研究

American Aging Association. https://www.americanaging.org

American Federation for Aging Research (AFAR). https://www.afar.org

American Geriatrics Society. https:// www.americangeriatrics.org

Gerontological Society of America. https:// www.geron.org

National Institute on Aging. https:// www.nia.nih.gov

Park HW. 2008. Edmund Vincent Cowdry and the making of gerontology as a multidisciplinary scientific field in the United States. *J Hist Biol* 41: 529–572.

生物学衰老的定义

Faragher RG. 2015. Should we treat aging as a disease? The consequences and dangers of miscategorisation. *Front Genet* 6: 171.

Finch CE. 1990. *Longevity, Senescence, and the Genome*. Chicago, IL: University of Chicago Press.

Hayflick L. 2007. Entropy explains aging, genetic determinism explains longevity, and undefined terminology explains misunderstanding both. *PLOS Genet* 3: e220.

Masoro EJ. 1995. Aging: Current concepts. In *Handbook of Physiology: Aging* (EJ Masoro, ed.), pp. 3–21. Oxford, UK: Oxford University Press.

Vijg J, Campisi J, Lithgow G. 2015. The new science of aging. In *Molecular and Cellular Biology of Aging* (J Vijg, J Campisi, G Lithgow, eds.), pp. 2–14. Washington, DC: Gerontological Society of America.

生物老年学家如何研究衰老：使用实验室生物研究人类衰老

Conn PM. 2006. *Handbook of Models for Human Aging*, p. 1075. New York, NY: Elsevier.

Didier ES, MacLean AG, Mohan M, Didier PJ, Lackner AA, Kuroda MJ. 2016. Contributions of nonhuman primates to research on aging. *Vet Pathol* 53: 277–290.

Hisama FM, Oshima J, Martin GM. 2016. How research on human progeroid and antigeroid syndromes can contribute to the longevity dividend initiative. *Cold Spring Harb Perspect Med* 6: 1–28.

生物老年学家如何研究衰老：比较生物老年学

Austad SN. 2010. Methuselah's zoo: How nature provides us with clues for extending human health span. *J Comp Pathol* 142: S10–21.

Lagunas-Rangel F, Chavez-Valencia V. 2017. Learning of nature: The curious case of the naked mole rat. *Mech Ageing Dev* 164: 76–81.

Murthy M, Ram JL. 2015. Invertebrates as model organisms for research on aging biology. *Invertebr Reprod Dev* 59: 1–4.

Sacher GA. 1959. Relation of lifespan to brain weight and body weight in mammals. In *Life Span of Animals* (GEO Wolstenholme, M O'Connor, eds.), pp. 115–141. London, UK: J. A. Churchill.

生物老年学家如何研究衰老：系统生物学

Jazwinski SM, Yashin AI. 2015. Aging and health—A systems biology perspective. Introduction. *Interdiscip Top Gerontol* 40: vii–xii.

Voit E. 2017. *A First Course in System Biology*, 2nd ed. New York, NY: Garland Science.

Witten TM. 2015. Introduction to the theory of aging networks. *Interdiscip Top Gerontol* 40: 1–17.

第2章　测量生物学衰老

"幸好我在衰老，而非已经逝去。"

——匿名者

本 章 提 纲

在个体中测量生物学衰老　　　　　　　　　　　　　　　未来之路
在群体中测量生物学衰老

描述物质世界的任何事件都需要一种能够表达观测结果的方法。生物学家耗费了很大精力来为任意给定的过程建立能够被整个学科理解的标准计量单位。传统上，生物老年学家将传代次数作为描述年龄相关性变化的标准测量单位。在本章中，我们将深入研究生物老年学家如何在个体和群体中测量生物学衰老。此外，我们还将介绍精准医学，这是一种新的医疗模式，其中医疗决策、医疗实践或医疗产品等都是针对个体而量身定制的。

在个体中测量生物学衰老

描述细胞或机体功能随秒、小时、天或年的变化是很容易的，只需测定某个变量，等待一段适当的时间后再次进行测量，然后以变量随时间变化的差异表示即可。其中，困难之处是判定特定时间点观察到的与时间相关的差异是否对生物学衰老有意义。例如，我们观察到小鼠在2~3月龄时性成熟，并且在之后的12~15个月内仍保持活跃的繁殖力。当小鼠到达生殖期终点时，在之后的4~6个月内生理功能只有轻微的衰退。然后，在22~28月龄之间，大多数小鼠在死亡前经历1~2个月的老化。这种与时间相关的标志物为生物老年学家提供了小鼠生活史的大体概念，并方便在研究中进行比较（图2.1）。

这些标志物是很有价值的，但是仍有很多问题未能解答。例如，当小鼠生命过半时，发育期和成熟期的长度或者生命的总长度能够告诉我们任何关于它们生理功能的信息吗？所有的小鼠寿命都在22~28个月？还是说它们寿命总长度存在差异呢？如果性发育在4月龄之后而非3月龄之后出现，小鼠是否会活得更久？本章中我们将检验类似的问题，并且描述生物老年学家是如何在个体和群体中测量生物学衰老速率的。

大多数人会想起这样的例子，某些80岁的人还可以跑马拉松比赛，然而某些人只有70岁，却要依靠长期的护理设施来维持生命（图2.2）。这些例子表明生物学衰老的速率是高度个体化的，而不能单纯依靠查阅日历来测量。使某个人跌倒的因素也可能在另一个人中不受衰老的影响。这意味着从总体层面来说，群体平均用以描述年龄相关性变化作为一般总览是很有趣的，但对我们中的某个体来说可能没有任何特异的相关性。我们都想准确地知道随着年龄的增加我们到底会发生什么，而非对普通大众来说会发生什么。如果我们知道随着衰老哪个生理系统会逐渐衰退，我们就可以采取适当的措施来阻止或治疗年龄相关的功能紊乱。这就是为什么在个体中精确测量衰老速率是衰老生物学研究的最终目标。

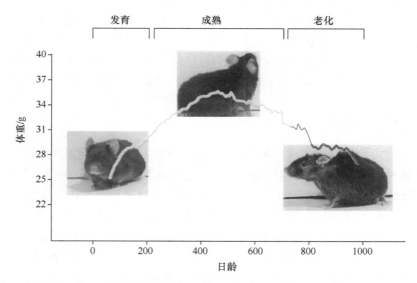

图 2.1　体重为小鼠的预期生理功能提供了一个方便实用的标志物。在 50 日龄和 100 日龄之间体重的快速增长反映了细胞分裂产生的组织生长和最佳生理功能的发展。在 200 日龄和 500 日龄之间体重增长速度较慢，是由于体脂增加、生理功能稳定或只有轻微衰退。从大约 600 日龄开始直到生命的终点，动物体重下降，生理功能亦如此。然而，需要注意老年动物体重下降的不同类型——与发育和成熟期平稳的体重增加相比，会出现大的波峰和波谷。这种差异的出现是因为一些动物进入老化期而其他动物仍在成熟期。

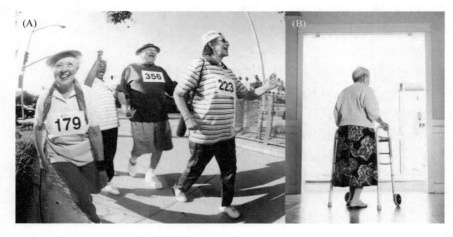

图 2.2　这些具有相似年龄的人中，哪些代表人类的衰老速率？（A，courtesy of K. Chernus/Getty Images；B，courtesy of S. Hix/Somos Images/Corbis.）

　　在本书的最后一章中我们将会了解到，由于衰老的复杂性，在个体中精确测量衰老速率最有可能通过使用系统生物学来实现。我们还将了解到，系统生物学中所使用的定量方法需要识别关键的生物学事件或标记物，即**生物标志物**（**biomarker**），以便开发预测方程。根据美国衰老研究联合会的建议，一个既有用又准确的年龄相关的生物标志物必须具备以下条件：

- 必须能够预测衰老速率。换句话说，该标志物应该能准确反映出一个人处在他/她生命中的哪一阶段。它必须能比实际时序年龄更好地预测衰老；
- 必须监控反映衰老进程的一个基本过程而不受疾病的影响；
- 必须是在不伤害机体的情况下能够反复测定的指标，如血检或影像检查；

- 必须是在人体和实验动物（如小鼠）体内都工作的一个过程，以便它可以在人体验证之前，先在实验动物中进行检测。

在本节内容中，我们探究在个体水平测量衰老以及衰老的生物标志物鉴定问题。首先，我们将讨论人类与环境的相互作用，以及生活方式的选择如何使在个体水平测量衰老变得更有挑战性。然后，我们对先前鉴定生物标志物所做的尝试进行回顾，并讨论为何这些方法不能为生物学衰老提供可靠的指标。最后，我们将讨论该研究领域的新方向，以期在未来几十年中为衰老提供准确、可靠和有效的生物标记物。

年龄相关的表型差异影响对个体衰老的测量

与生俱来的遗传模式导致不同物种具有了特定的物理属性，例如，我们有手和手指；鸟类有翅膀和爪子。一个机体的基因组成被称为**基因型（genotype）**。正如本文所示，基因型引起的衰老速率，被称为**内源性衰老速率（intrinsic rate of aging）**，其测定的准确度相当高。在胎儿发育期间和整个生命进程中，基因型与环境相互作用产生了不同的**表型（phenotype）**。生物老年学家将环境影响基因型而产生与年龄相关表型的作用定义为**外源性衰老速率（extrinsic rate of aging）**。没有哪两个人（基因型）会在相同长度的时间里暴露于相同的环境中，从而产生相同的表型；年龄相关的表型和外源性衰老速率几乎是无限多样的。因此，测量外源性衰老速率对个体衰老的影响是非常困难的。

环境如何影响基因型从而产生不同的表型是随着年龄而变化的。从胎儿发育到大约 3 岁时，我们的免疫系统、体温调节能力和大脑仍在不断发育。在此期间，我们对外界环境的抵御能力很差，以至于必须依靠他人（比如父母）的判断和照顾才得以生存。遗传学家很早就知道在这段时期内环境对塑造我们的表型有最大的影响。人类胎儿发育可以分为两个阶段：一个阶段主要受基因型的影响，另一个阶段是表型开始形成。胎儿发育的最初 8 周主要形成一些基本的组织、器官和人体测量特征，以区别于其他物种——也就是说，是基因型的表达。在这一时期，子宫内环境的改变会导致胎儿的死亡或出生时的基因异常。从妊娠第 9 周到出生后的这段时间是快速生长的阶段，其特征是快速而持续的细胞分裂。细胞分裂和生长的速率取决于许多非遗传性的因素，比如营养、氧供应和代谢废物的清除。就是在这个时期，每个人才成为特定的个人，也就是说表型的形成。

最近的数项研究强调了在考虑个体衰老速率和成人疾病时应该将胎儿发育作为一个变量的重要性[这些研究的综合结果统称为**成人疾病的胎儿起源（fetal origins of adult disease，FOAD）**]。例如，一支由戴维·巴克（David Barker）领导的英格兰科学家团队将 1910～1930 年间出生的 16 000 名男性和女性的出生体重与成人疾病的发生率进行了比较研究。这些科学家们发现，足月出生的低出生体重与在成年时患糖尿病的概率是高度相关的（图 2.3）。即使研究者在统计学上排除了成年生活方式选择对这一疾病的影响之后，这种相关关系依然存在。20 年的动物实验表明，在胎儿发育和早期生长发育阶段的营养缺乏会建立一种导致成年时健康状况低下的表型。这些事实有力地表明，确定衰老的生物标志物并进一步确定个体的衰老速率，将会找到发育过程中出现的对外源性衰老有重要影响的因素。

一旦个体发育至有足够的生理和认知能力能够独自生存的时间点后，决定生存至生殖期和种系传承的基因型将会占据主导地位。从生物学角度来说，我们变得非常善于抵御外界环境的伤害。在青春期之前，癌症、心血管疾病、糖尿病和其他与环境相关的潜在致命疾病的发病率非常低，即使是非致命的伤害对年轻人造成的创伤也比较轻。想想一个 10 岁的少年摔断胳膊后恢复的速度比 80 岁的人要快多少。

由于基因型在生长和发育过程中能够抵抗来自环境的危害，个体间的表型差异则处于最低程度的状态。这使测定一个孩童个体的生物学年龄变得更加容易和精准。儿科医生有大量能够为合适的生长和发育提供准确的生物标志物的数据。甚至简单测定 2 岁到 20 岁之间个体的体重和身高就可以作为发育的完美生物标志物（图 2.4）。这些在个体水平的测量跨越很多年，可以准确描述年龄相关的生物学阶段以及儿童的生长发育是否正常。

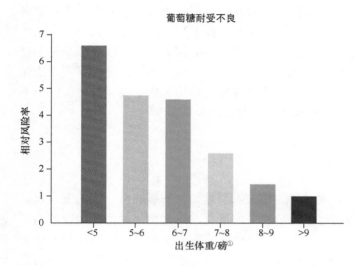

葡萄糖耐受不良

图 2.3　出生体重与成人疾病发病风险的函数关系图。较低的出生体重与成年后葡萄糖耐受不良（2 型糖尿病的前期表现）的发生风险有较高的相关性。相对风险率是对风险因子（出生体重）和考察目标（葡萄糖耐受不良）之间相关程度的统计学估计。该数值越高，罹患该疾病的风险就越大。（Adapted from Hales CN et al. 1991. *BMJ* 303：1019–1022. With permission from *British Medical Journal.*）

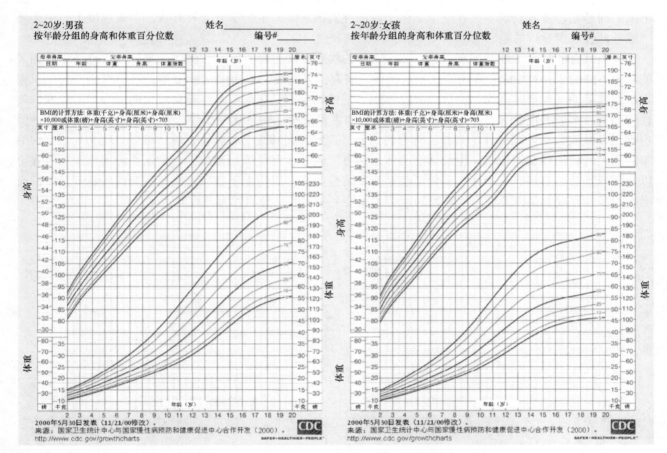

图 2.4　临床生长图表。这些身高和体重的图表为测定年龄相关的生长和发育提供了机制。例如，如果一个 2 岁的儿童体重落在第 75 百分位曲线，那么有 97.5%的可能他或她到 20 岁时体重仍停留在该百分位曲线。任何显著性的差异都会使保健专业医生发现儿童在生长和发育过程中可能出现的问题。（From the National Center for Health Statistics，in collaboration with the National Center for Chronic Disease Prevention and Health Promotion. 2000.）

---

① 1 磅≈0.4536kg

随着年龄增长超过早期的生育年龄，我们对环境伤害的抵抗力开始减弱。免疫系统功能下降，愈合过程变慢，并且帮助我们回避伤害的大脑中心的功能（如保持平衡）也在下降。这里很重要的一点是，在特定细胞、组织或器官中年龄相关性的变化速率并不符合任何已知的年龄相关模式，或者至少是生物老年学家还未能鉴定发现。另外，对环境伤害抵抗能力最低的生理系统在不同个体中差异也很大。换句话说，随着我们年龄的增长，个体的表型变得更加独特，从而使得寻找生物标志物更具挑战性。区分不同的环境怎样影响衰老速率至今仍是鉴定生物标志物的一项重大挑战。

生活方式的选择显著影响表型

人类有独特的能力能够控制他们所处的环境，因此对年龄相关表型是如何发展的有一定的发言权。请允许我以皮肤衰老为例来阐述这一观点。皮肤经历许多年龄相关的变化，这些变化是由基因决定的，并且普遍被认为是内源性衰老的常见部分。最显著的是皮下脂肪（位于皮肤与肌肉之间的脂肪层）的丢失和弹性下降。同时，皮下脂肪丢失和弹性下降又会产生皱纹。环境也会影响皱纹的发生发展。生活在沙漠中的人，一般来说会比生活在云层覆盖较多区域的人受到的太阳辐射更多。与居住在阳光照射较少区域的人相比，居住在沙漠中的人其皮肤受损（由于较高的辐射水平）和产生皱纹的风险要大得多。接下来的问题是，皮肤衰老多大程度上是由于内源性的因素（即生物学衰老）导致，多大程度上是由于环境或外源性因素导致的呢？

人类具有能够主动地减缓衰老速率和衰老相关疾病发展进程的能力。例如，第一项评价与年龄相关的肌力下降的研究对象是长年习惯久坐的个体，研究结果发现，从 30 岁到 80 岁的所有久坐个体的肌肉力量比同龄的其他个体平均都要低 30%～50%。后续的研究结果显示，与年龄相关的肌力下降存在内源性的因素，参加举重锻炼的人可以改善自身的肌肉力量（图 2.5）。这一结果提示与年龄相关的肌力下降也可以反映我们对生活方式的选择。体育锻炼和合理膳食能够减慢心血管系统、神经系统和骨骼系统的年龄相关的功能性衰退速率，也能够影响体重调节。通过体育锻炼和调控饮食来保持健康体重的方式可以延缓或预防心脏疾病、糖尿病、骨质疏松症和某些癌症。生物老年学家再次面临的问题是判定正常衰老过程多大程度上是内源性因素导致的，多大程度上是我们自身的行为导致的。

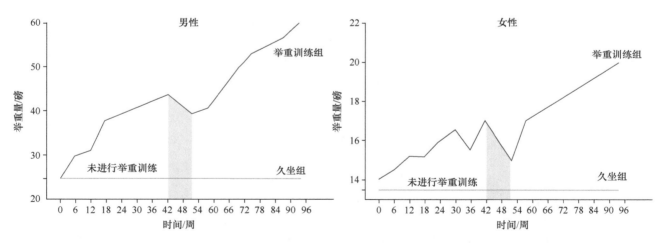

图 2.5　举重训练对与年龄相关的肌力下降的影响。在 60～80 岁的个体中，与习惯久坐的同龄人（橙色线）相比，参加两年举重训练的人（棕色线）力量增加了很多。这些数据清晰地表明，正常的与年龄相关的肌力丢失存在内源性的因素。注意在第 42～52 周之间，举重训练暂停。（Adapted from McCartney N et al. 1996. *J Gerontol Ser A Biol Sci Med Sci* 51: B425–B433. With permission from Oxford University Press.）

横向研究比较在单个时间点不同年龄组别的变化

在个体中确定一个可靠的生物学衰老的标志物，开始时一般采用横向研究。**横向研究**（**cross-sectional study**）是在两个或两个以上年龄群体中比较某一特定的生理系统变化的平均或中值速率，也就是在单一时间点的**队列**（**cohort**）。这些实验设计在生物老年医学研究中应用广泛。横向研究有很多优点，包括设计简单且花费较少，并且它能为年龄相关的生物学现象提供概括性的描述。

横向研究对我们了解哪些生物学因素影响个体衰老速率具有重要意义。然而，横向研究的结果反映的是一般或平均的比较，并不是针对特定个体的（图 2.6）。一些个体的研究变量的值可能很接近平均值，然而其他一些可能与平均值偏差很大。并且，数据与平均值的离散程度随着年龄增长而逐渐变大。即使数据采集时已尽可能地排除了环境相关的变量，但仍存在着显著性差异。由于这种内源性的差异，横向研究在鉴定衰老的生物标志物中精度有限。

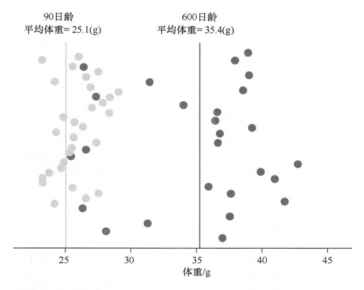

图 2.6　横向研究是一般或平均水平的比较，并不针对个体。此处显示的是两组数据：30 只 90 日龄的小鼠的体重（绿色圆圈）和相同小鼠在 600 日龄时的体重（红色圆圈）。注意，与年轻小鼠相比，老龄小鼠体重值距离平均值的分布更分散（3 只小鼠在 600 日龄之前死亡）。

根据定义，队列是指总体上有相同生活经历的个体组成的一个群体。也就是说，队列不仅仅是具有相同或相似年龄的人。那些生活经历，尤其是那些能够影响衰老速率的生活经历，可能在不同的队列间有很大差异，这就在研究中引入了一个不容易控制的变量，这一变量被称为**队列效应**（**cohort effect**）。为了进一步阐明队列效应，我们对从一项横向研究中获得的数据进行了研究，如图 2.7 所示。这些数据暗示了生理功能在 30～90 岁间逐渐衰退，正如一些生物标志物所描述的那样。现在我们来考虑每一队列的生活经历。在 1959 年这些数据发表时，最老的组别是 90 岁，这些人在他们一生中并没有受到多少现代医学的恩惠。例如，感染只是通过切除受影响的组织来治疗的，而处理感染性疾病的方法是将个体从种群中除去。相反，30 岁那一组的个体则出生于医学高速发展进步的时期，疾病的传播显著减少而寿命大大延长。没有简单的办法预测或控制医学知识对这两组不同年龄相关表型的影响。换句话说，这一结果更多地反映了不同队列间生活经历的差异，而不是任何年龄相关表型的不同。

最后，依据横向分析得到的结论可能会被**选择性死亡**（**selective mortality**）的效应所困扰，也就是说，由于不同的基因型，其所包含的个体与平均人口相比可能会有不同的**死亡率**（**mortality rate**，定义为某一人群在某一特定时间、某一特定群体或因某一特定原因而死亡的人数）。图 2.7 所示的 60 岁到 90 岁组中的个体出生时的预期寿命为40~45岁。这些个体早已活过其预期寿命了,他们出生队列中至少有50%的人在评测时已经活过了他们的预期寿命。而那些90岁的老龄组只代表了他们出生队列中不到1%的人群。因此,这些年龄组并不是全年龄队列中的代表性样本,由于某些因素,他们可能比同时代的人活得更久,而这些因素在那些已经逝去的人身上并不存在。因此这项横向研究的结果可能会因为只挑选了那些"强健"个体来代表高龄老人而存在偏差。

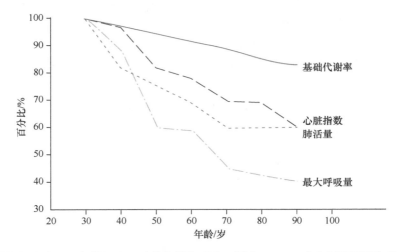

图2.7 一项1959年进行的描述不同年龄组生理功能的横向研究。测定30~90岁之间的不同年龄组的基础代谢率、心脏指数(心脏功能的一项指标)、肺活量(一次最大吸气后再尽最大能力所呼出的气体量)和最大通气量(在单位时间内所能呼吸的最大气量),数值以除以30岁时的功能所得百分比的值来表示。队列效应可能对30岁组和90岁组之间的某些功能差异有所影响。(Adapted from Strehler BL. 1959. *Q Rev Biol* 34: 117–142. With permission from University of Chicago Press.)

纵向研究观察单一个体随时间的变化

搜集同一个人数年内的数据是在**纵向研究(longitudinal study)**中常用的一种方法。纵向研究是一种旨在更加准确地在个体中测量衰老速率的研究设计。然而,在确定衰老的生物标志物方面,纵向研究并不比横向研究更有效。巴尔的摩纵向衰老研究(BLSA)很好地证明了这一事实,这是一项世界上运行时间最长的纵向衰老研究项目。BLSA开始于1958年,当时的目标是描述"正常"人类衰老过程。为了这一目的,主要研究人员挑选了一组同源种群以使环境对衰老速率的影响最小化。直到1984年,研究人员才明白正常衰老的概念就是一个谬论。他们发现即使一个人有足够的收入和良好的教育背景使他接受最好的医疗护理及相关医疗信息,就受到影响的时机和生理系统而言,衰老速率也是随机的。研究者称"BLSA的数据表明衰老是一个高度个性化的过程……在一些变量中,个别80岁的受试者可能和50岁组的平均情况一致。衰老不仅对于不同个体来说是高度特异性的,而且在相同个体中对不同的器官系统也是特异的"(Shock,1984)。BLSA的结果是如此明了,以至于之后的纵向研究,包括BLSA在内,他们的首要目标都不再是描述正常的人类衰老。相反,之后的纵向研究和从中得到的横向研究数据现在主要关注由具特定属性的个体组成的种群衰老(**表2.1**)。因此,大规模纵向研究的最初目的始于在个体中阐明衰老的机制,现在其更有效的作用是描述有相似背景的种群中个体的长期变化。

尽管与横向设计相比,纵向研究在确定衰老的生物标志物方面不那么有效,但它对衰老研究仍有着重大而持续的贡献。纵向研究的一个重要应用是能够比横向研究更准确地阐释种群中个体衰老的模式。例如,**图2.7**所示的横向研究中显示30岁后的衰老速率呈线性下降。但是,如**图2.8A**所示,纵向分析发现功能性衰退速率呈非线性,并且似乎与繁殖末期密切相关而不是与日历时间相关。在第3章中我们将会学到物种的繁殖时间表对衰老速率和寿命有重要影响。

表 2.1　一些正在进行中的老龄化纵向研究

研究名称	起始年	参与者年龄/岁	参与者数目	性别	人口特点
巴尔的摩纵向衰老研究	1958	20～100	3000	1958～1978：只有男性 当前：男性和女性	最初年龄组：中上层阶级白人 当前：包括有色人种
檀香山-亚洲老龄化研究	1991	71～93	3734	男性	日本血统，主要关注痴呆和帕金森病
非洲老龄化纵向研究	2004	50+	3500	男性和女性	撒哈拉以南非洲的衰老；HIV/AIDS 对衰老的影响
新墨西哥州衰老进程研究	1978	65～98	780	男性和女性	当前：西班牙裔的衰老
标准衰老研究	1963	21～81	2280	男性	95%的人口是退伍军人
修女研究	1991	75+	678	女性	主要关注阿尔茨海默病；参与者是圣母院的修女

　　纵向研究对衰老研究总体进展的另一个重要贡献是，它能够从记录了详细生活史的人群中生成并维护数据。了解一个研究对象的生活史有利于鉴别环境因素如疾病、体育活动、饮食等，这些因素容易使研究者误认为存在一种衰老效应，而实际上这些变化只是由于环境因素引起的。这些翔实的生活史信息通常不可能仅在某一次的人类横向研究中收集获得，并且正常情况下只有在使用实验动物模型进行人类衰老研究时才有可能获得（信息栏 2.1）。对研究主体有了详细了解之后，在利用纵向研究的参与者来设计横向研究方案时，队列效应和选择性死亡才会被排除。换言之，当他们使用纵向研究中涉及的主体（图 2.8B）来进行横向研究时，所得结果的有效性和正确性才会显著提高。

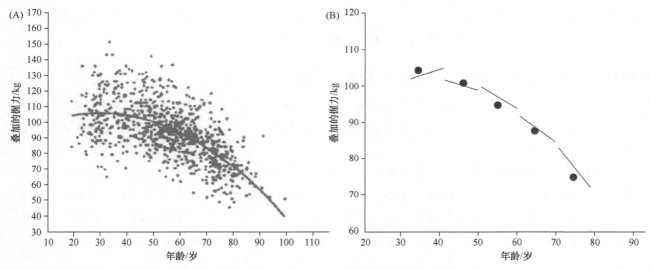

图 2.8　两种纵向数据分析方法对握力的研究。（A）纵向研究数据显示衰老速率是非线性的。整个种群中所有个体数据点的分布与非线性方程相拟合。另外，图中明确显示出起始时间和握力下降的程度变化很大。（B）一项横向研究分析，使用的数据来自不同年龄队列中的多项个体测量结果计算而得的平均值。平均值以线段的中点表示。每条线段的方向（从左到右）表示该年龄队列十年间所测得的握力的增加或降低。线段的长度表示纵向研究数据收集的时间长度。该图还表明，生理功能随时间的衰退速率也是非线性的，与图 A 中的纵向研究数据一致。这表明在纵向研究设计框架下实施的横向研究，排除了许多在早期横向分析中不可避免的相关的问题。（From Kallman DA et al. 1990. *J Gerontol* 45：M82–M88. With permission from Oxford University Press.）

信息栏 2.1　利用动物模型进行生物老年医学研究的评价

　　作为生命科学领域之一，生物老年医学经常使用动物作为人类衰老的研究模型。动物模型提供了一个在可控条件下测量衰老并建立生物学过程基本机制的系统。这些类型的研究对人类衰老研究中假说和研究方法的构建起到了关键作用。因此，按照适当的实验规范，在实验动物上进行试验，对老年医学研究是非常必要的。了解老年医学动物研究中的一些实验规范，将有助于我们更好地解释实验结果的有效性。这里总结了四条我们在使用实验动物时需要牢记的规范，尤其是用作人类衰老模型的时候。

规范 1：研究者必须了解所用动物模型的生活史

生物老年学家应该对他们的动物模型一生中的常规生物学事件有全面了解，通常就是指动物的生活史。至少有三个重要的生活史事件需要明确：①该物种大约什么年龄到达生长发育的末期；②平均寿命；③最大寿命。对于实施横向研究的调查者们，这些信息避免了所用动物组别太过年轻或太老。采用太年轻的入组动物得到的某个衰老效应的结论，实际上观察得到的差异可能只是动物在发育阶段所特有的某些因素作用的结果。若入组动物太老，所得到的与衰老相关的结论，其结果实际上可能仅仅是由于使用的是老龄的动物，使得这些发现只适用于受试动物中那些长寿的亚群，因为在该动物群体中的大多数个体身上并没有发现某个相关的遗传因素，这也就是选择性死亡。

规范 2：研究者应该了解动物模型的生殖期

在本教材尤其是第 3 章中，我们强调了那些被选择存活到繁殖期的基因能够影响衰老速率和物种的最大寿命。在选择老年医学研究的动物模型时，研究者应全面考虑影响发育到繁殖期的各种因素，因为这些因素可能会显著影响衰老的速率和动物的寿命。反过来，了解生命周期中繁殖阶段开始衰退的大致年龄又可以帮助研究者选择合适的年龄组来"观察"最大的衰老效应。

规范 3：研究者应该细心维持并明确报告动物的饲养环境

正如你已经看到的，环境可以影响年龄相关的表型和外源性衰老速率。生物老年学家采用动物模型进行研究的最主要原因是他们可以最大限度地控制动物所处的环境，这将外源性因素对衰老速率的影响限制在了最小范围。

老年医学研究中的良好规范要求实验动物必须维持在隔离区域并提供滤过的空气，内部为正压环境（图 2.9），以防止大气污染物进入动物环境中。垫料和食物需经灭菌，并且饮用水也需微酸化和氯化。所有进入动物房的物品都必须定期进行污染物检查。最后，每一动物群体中都需设置一组"哨兵"动物，用来监控全群中感染性疾病的病原。哨兵动物和实验动物一起饲养，暴露于相同的环境条件中，

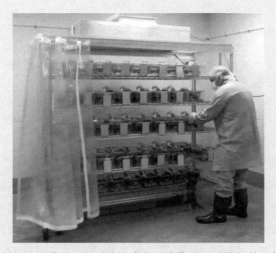

图 2.9　一个动物饲养室里的屏障单元。屏障单元可以防止大气污染物进入动物饲养环境。（Courtesy of Ruhe J. Department of Nutrition，University of California.）

并且应定期接受接触传染源的检测。在报告调研结果时，任何污染物都必须注明，以便阅读者能够决定这些因素是否会影响实验结果。

规范 4：研究者应该评估实验动物的病理学和死因

没有实验动物死于老龄。相反，每个实验动物都死于特定的原因或致命的病理疾病组合。研究者应该清晰地理解导致每一动物死亡的生物因素，主要有以下两个原因。首先，死亡原因或年龄相关的病理变化会为研究者提供环境是如何影响动物模型的相关信息。死亡原因或年龄相关的病理在动物中应该是遗传性的，而不是环境污染物所引起的结果。其次，为某物种建立特定的、年龄相关的病理学标准所进行的彻底的尸检（necropsy）和组化分析，能够确定这些病理特征是否在人类中也是可见的。这些知识有助于其他研究者在他们的研究中选择更为合适的动物模型。

精准医学计划将开发出精准明确的衰老生物标志物

在这一部分以及第 1 章中，我们已经着重强调每一个个体的衰老速率都是独特的，并且这种独特性为建立衰老的生物标志物造成了重大障碍。即使设计非常完美的纵向研究也不能确定出一个衰老的"正常"标志物。目前的证据得出了一个总体的结论，即鉴别衰老的生物标志物需要一种与横向研究或纵向研究所呈现的截然不同的科学方法。我们对这一新研究方法的认识始于第 1 章中对系统生物学的描述，以及如何用这种定量方法建立衰老速率的预测方程。我们注意到，建立这些预测方程的第一步是建立生物常数。在具体实施中，第一个生物常数将以生物标记物的形式呈现。

美国国家科学院（NAS）在一份与精准医学倡议（PMI）相关的报告（信息栏 2.2）《分子靶向治疗的生物标记物检测：开启精准医学的关键》中，已经认识到了准确可靠的生物标记物检测的重要性。报告总结说，实施精准医学的第一步也是最关键的一步必须是开发准确、可靠和有效的生物标志物检测方法。该报告还指出，过去对生物标志物检测的研究，包括那些确定衰老速率的研究，都是零散和不完整的，缺乏标准的操作规范，结果导致了不可靠的生物标志物。精确的生物标志物在精准医学和衰老研究中的重要性使得建立统一的规范方案以确保生物标志物的精确性、可靠性和有效性成为当务之急。为此，美国国立卫生研究院（NIH）和美国食品药品监督管理局（FDA）联合制定了一项政策，将生物标志物检测的开发程序标准化，并建立了审查程序，以确保规范方案得到遵守。此外，NIH 将通过 PMI 为生物标志物的检测研究提供资金支持。而美国国家科学院将参照类似于 FDA 目前用于药物审批的完善程序，采用统一的生物标志物检测方案和一个审查系统来确保其安全性与有效性。

信息栏 2.2　精准医学倡议（PMI）：与时俱进

"因此，今晚，我将启动一项新的精准医学计划，以使我们更接近治愈癌症和糖尿病等疾病，并使我们所有人都能获得我们所需的个性化信息，以保持自己和家人的健康。"

美国总统巴拉克·奥巴马（Barack Obama）
国情咨文
2015 年 1 月 20 日

奥巴马总统的这一声明开创了医学的新纪元，它将彻底改变医疗保健。PMI 建立了一个框架，医学专业人士和患者可以通过此框架共同迈向个体化医疗。这是一种以患者为中心的方法，其中的预防、诊断和治疗等都针对个人而精准定制。精准医学高度依赖于分子遗传学和预测性定量生物学的进步，同时，精准医学将为患者带来更加透明的医疗保健过程，每个患者都可以即时访问和获取他们的完整病史，而这在过去是难以实现的。

精准医学将从根本上改变医患关系。当前医患之间的威权-主体关系将转变为一种责任共担关系。医师将承担医学专家的责任，指导患者做出影响其健康、疾病和治疗的决策，并期待患者能充分了解自己的医疗选择权，熟悉有关的预防措施。

在这里，我们将简要介绍一下精准医学的兴起。首先看一下我们当前的诊断和治疗系统，即以疾病为中心的医学。然后，我们看一下信息时代和生物技术如何将医学重点转移到以患者为中心的方式，从而导致了 PMI 的诞生。

缺乏信息获取导致医师专制和患者被动

20 世纪的医患关系（即医师在其中扮演了专制角色）源于一种称为科学医学的医学教育模式。这种具有 100 年历史的医学教育模式强调要像培养科学家那样培训临床医师。医学院的课程设计旨在教导学生必须采用科学知识，医师才能做出最好的诊断和治疗。在 20 世纪的大部分时间里，这些知识都记录在技术期刊的印刷本中，并保存在医学图书馆中。这些知识的获取权只留给了那些接受过科学培训的人员，即医学专业学生、医师和研究人员。很少有非专业人员具备访问疾病相关信息所必需的图书馆技能，接受过对相关研究进行批评性评估培训的人就更少了。因此，医生成为科学与医疗保健之间唯一的纽带。

对医学生物学基础知识的专有获取自然地导致了医师在大多数茫然的患者面前表现为权威和专家的角色。医患之间的交流往往是单向的，就是从医师到患者，期待的医疗建议仅仅来自最少的几个问题。以疾病为中心的医学模式也助长了医生成为专制主义者，同时这种疾病中心模式只是将重点放在了疾病的治疗上，而不是恢复患者的整体健康。疾病成了独立于患者身心之外的事件。即使疾病可能治愈，治疗中可能产生的副作用和意外后果则被认为是必须承担的风险。此外，疾病通常被认为是患者自身所固有的，无法控制。患者对疾病几乎不负什么责任，而医生也只是提供缓解病情的医疗（药物）。结果，预防的重要性几乎被所有人都忽略了。

生物科学的进步和信息时代带来了以患者为中心的精准医学模式

以疾病为中心的方法给数十亿人的生活带来不可估量的改善。没有医师科学家及其对疾病的高度关注，我们现在无法享有悠长而健康的生活。尽管如此，我们正在见证科学医学的发展，从以疾病为中心的模式发展到以患者为中心的精准医学模式。也就是说，患者的整体健康被认为是至关重要的，因此要针对每个个体量身定制其独特的预防、诊断和治疗方法。科学医学的新方向至少反映了生物学和计算机科学三个方面的重要进展。首先，我们已经深刻理解包括慢性疾病在内的许多疾病在每个个体中或至少在具有相似基因组的人群中都有其独特的表达。这意味着，除了环境因素外，现在作为医疗基本前提的医生的诊断，还必须要分别考虑每个个体的基因组和病史。预防和治疗也需要个体化，而不是当前正在使用的"千篇一律"的方法。其次，现在已经具备了编译和分析个体化诊断和治疗所需的数百万位独立数据点的计算机能力，我们在第 1 章中提到的系统生物学/定量方法的预测能力可以应用于医学。最后，将系统生物学应用于医学所需的相同的计算能力，使所有人都能获取医学生物学基础的相关信息，这些信息曾经只是那些训练有素的专业人员的专有领域。网站如 WebMD.com™ 和 Mayoclinic.org™ 都提供有关疾病病因、预防措施及可适用治疗的详细信息，并均以"通俗"的术语写成。此外，每个人都可以通过电子方式访问与专业研究人员相同的生物学和医学科学期刊。美国国家医学图书馆免费提供 2300 万篇发表在医学、生命科学、卫生管理、兽医学、护理学、分子生物学和遗传学等约 8400 种期刊上的文章。构成医生诊断和治疗基础的调查结果现已向所有人开放。获取医学方面的专业和科学信息意味着患者现在拥有了与医生分享有关医疗保健的重要决策所需的知识。

美国国家科学院推荐的精准医学指南

生物知识和计算机技术的进步促使医学界和科学界的领导人提出，是时候建立一个新的医疗保健体系了。应美国国立卫生研究院的要求，美国国家科学院召集了一个专家委员会，其职责就是监管如何最好地实现这种新的医疗服务模式（图 2.10）。NAS 委员会的调查结果于 2011 年以《走向精准医学：

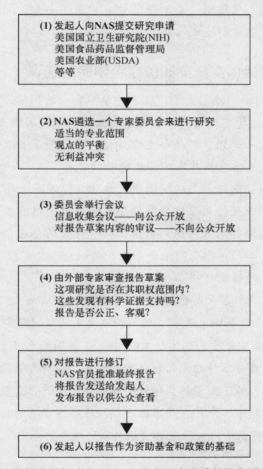

图 2.10　美国国家科学院（NAS）如何帮助联邦政府（U.S.）确定研究资助的优先顺序。NAS 是一个由从事科学和工程研究的杰出学者组成的私人的、非营利的、自我延续的协会，致力于促进科学和技术的发展，并将其应用于公众福利。根据 1863 年国会授予的宪章授权，NAS 有权就科学和技术问题向联邦政府提出建议。①发起人（通常是联邦机构）请求并向 NAS 提供资金，以便就拟议政策提供科学建议。②NAS 从成员和非成员中遴选出一个专家委员会，以平衡对报告主题的看法。为确保报告的客观性，委员会专家必须仅代表自己的观点，而不是任何组织或私营企业的观点。委员会的每个成员都要接受严格的利益冲突审查。③委员会开始收集资料，召开委员会会议讨论资料，并审议报告的适当内容。信息收集委员会会议是对公众开放的，而对报告草案内容的审议则不向公众开放，以尽量减少外部影响。④研究报告草案接受严格、独立的外部专家审查。审查过程的建立是为了确保每一份报告均在其批准的职权范围内而没有超出，其调查结果均得到科学证据和所述论据的支持，论述、组织有效，报告客观、公正。⑤修订完成后，报告由相应的 NAS 官员签署，然后将报告发送给发起人并颁布以供公众查看。发起人不能改变报告的内容。⑥发起人根据报告制定相关政策和资助时机。

为生物医学研究和疾病新分类建立知识网络》为题发表。NAS 报告概述了将医疗保健带入精准医学和以患者为中心的照护时代所需的初步步骤。这些建议的核心是信息共享空间（information commons），这是一个电子会议场所，患者、医生和研究人员可以在这里共享数据、研究结果及其他有关个人健康的相关信息。NAS 强调，任何信息共享的开发都必须允许患者完整、透明地访问其医疗记录和护理选项。只有这样，患者才会成为他或她自己的医疗保健决策的重要参与者。NAS 还认识到，新的疾病分类方法（即分类学）必须伴随精准医学的发展而进行。疾病分类法的重要性在于为医生提供标准诊断的特定体征和症状，并帮助其制订治疗计划。此外，医学分类法还包含医生、医院和保险公司用于计费的统一编码方案。

目前的医学分类学主要根据细胞形态学特征对疾病进行分类，这种方法与我们在第 1 章（信息栏 1.1）中学习过的林奈生物分类学体系没有什么不同。与林奈系统的生物分类学相似，分子遗传学的进步使得仅仅基于形态学的疾病分类已经过时。新的医学分类学除了要关注细胞形态学的特征和系统外，还必须考虑每个个体的基因组、环境和临床结果。

美国国立卫生研究院负责具体实施美国国家科学院的建议

NAS 的报告非常明确地指出，他们关于"信息共享"和新的医学分类法的建议应该仅仅作为一个模板，而不是一个具体的计划。考虑到这一点，奥巴马政府责成美国国立卫生研究院（NIH）院长制定实施精准医学的具体计划。这一计划包括两个主要目标：①一个是着眼于将精准医学原理应用于癌症的短期目标；②另一个旨在建立信息共享基础设施的长期目标。

癌症是评估精准医学的合理选择。与任何其他疾病相比，肿瘤学研究在精准医学方面的经验要多得多。实际上，临床试验已经开始使用系统生物学原理和个性化精准医学来治疗某些形式的癌症。另外，基于每种肿瘤都有其自己独特的基因组的新认识，一种新的癌症分类法已经开始形成。这项新的分类法将细胞类型的传统形态学与肿瘤基因组中个体独特的分子标记结合在了一起。癌症/肿瘤分类学将会成为开发新疾病分类系统的模型之一。

精准医学倡议的长期目标集中在开发精确医疗的最佳策略，从而在广泛的医疗条件下为个体量身定制预防、诊断和治疗计划。在个体基础上开发成功而精准的疾病预测需要大量与个体相关的生物、环境、医学和行为数据（请参阅第 1 章中关于系统生物学的讨论）。美国国立卫生研究院将建立一个 100 万人的志愿者队列，他们将提供个体自身独特的生物和环境数据集。这种方法的优势在于，来自世界各地的研究人员和医师将能够从一个单一的、大型的、控制良好的纵向医疗信息数据库中获取数据并共享结果，这个数据库到目前为止还在计划中。此外，精准医学倡议还概述了一种机制用以资助计算机科学、工程和数学领域的研究，以开发一种安全的电子基础设施来容纳信息共享空间，包括新形式的电子健康记录。

PMI 和标准化生物标志物检测的开发规程将使衰老研究进入一个可以预测个体化衰老速率的时代。生物老年学家将有机会访问"信息共享区"及其与 100 万人队列相关联的知识网络。信息共享将首次为衰老研究人员提供关键数据，以制定精确的规程来预测基于个体的衰老速率和随时间变化的功能丧失。也就是说，个体的基因组和表观基因组将与他们独特的环境相互作用的数据相链接（回想一下，一个人与环境的相互作用是这个人衰老速率的核心组成部分）。

在群体中测量生物学衰老

在本节中，我们将讨论群体衰老的测量。我们的讨论将主要集中在如何衡量死亡率，并用于评估群体的寿命和衰老速率。我们还将简要介绍精准医学的兴起及其对个体化的关注如何改变我们衡量群体衰老的方式。群体老龄化的结果为个人和负责制定公共卫生政策的机构提供了重要信息。例如，研究人员利用确定群体衰老的方法预测到，目前儿童肥胖的流行将导致成年期 2 型糖尿病病例的显著增加和寿命的缩短。这一信息促使公共卫生官员制订了旨在减少儿童肥胖的计划，这些计划似乎奏效了。

在上一节中讨论的向个体化医疗发展的趋势可能会引起一些与确定群体衰老速率具有相关性的问题。有人可能会问，"既然预防和治疗很快就要个体化了，那么衡量群体衰老的目的又是什么呢？"本文的立场是，衡量群体老龄化现在比以往任何时候都更加重要！如果不深入了解个体化的生物老年医学如何影响人口死亡率和时间依赖性的机体功能丧失，我们就不会知道在精准医疗上花费的数百万美元是否兑现了其承诺，即在所有群体中改善健康老龄化的持续时间。用于研究群体衰老的方法将一如既往地评估医疗干预对公众健康的有效性。

通过死亡率估计群体中的死亡数量

只要有群体规模和死亡数目的准确数值，确定**粗死亡率**（**crude mortality rate**，即不考虑年龄因素时整个群体的死亡率）是相当简单的（公式 2.1）。

$$死亡率，\ M = \frac{D}{P} \tag{2.1}$$

其中，D 为群体中死亡的数目；P 为群体规模。

这一死亡率 M 通常会转换为一个标准度量，例如，每 1000 个或 100 000 个个体中每年的死亡数，以便于描述或比较。

衡量大多数国家的群体死亡人数会造成一些问题，因为法律规定只记录正常死亡人数。然而，特定时间的群体规模只能利用最近的人口普查数据来估计。在美国，每 10 年进行一次人口普查。为了减少估算准确的群体规模相关的误差，可以将实际死亡率适用于一个假设的人口规模（比如 10 万）得出的统计概率来计算人类死亡率。尽管人类死亡率只是概率估算值，但是它们已经相当精确，因此可以认为是对一个群体死亡率的准确描述。

当然也可以在非人类的动物群体中测定死亡率。在实验室条件下测量那些短寿命动物物种的群体规模和死亡数目是十分准确的，因此得出的死亡率也非常准确。然而，寿命较长的野生物种的群体规模和死亡数目很难测量。如果你试图记录生活在美国的一种蝙蝠物种的群体规模和死亡数目，将是一项不可能完成的任务。因此，野生动物的种群统计学家通常把他们的工作局限在一个较小的区域（比如 2～3 英亩[①]）内、居住密度较高的群体，然后来推断一般群体的死亡率。

生命表包含关于死亡率、预期寿命和死亡概率的信息

生命表（**life table**）描述了一个种群在特定的年龄或年龄区间的死亡特征。生命表有两种类型。**队列生命表**（**cohort life table**）遵循的是在整个生命周期中可以观察到的单个出生队列人群的死亡特征。队列生命表对于寿命较短的物种或具有准确出生和死亡记录的历史种群非常有用。包括人类在内的长寿物种中，在整个实际寿命周期中进行活产队列研究是不现实的。在这些情况下，可以使用现时或周期生命表。**现时生命表**（**current life table**）是将现存群体的现时死亡特征应用于一个假设的出生队列（通常为 100 000）（表 2.2），然后基于在单一时间点收集的数据，采用这些数值来预测某个实际群体跨越整个生命期间的死亡率统计数据。无论是队列生命表还是现时生命表，其构成生命表中给定值的机制都是相同的。

---

① 1 英亩≈4046.856m²

生命表可以是完全的，也可以是简易的。**完全生命表**（**complete life table**）定义为年龄间隔为 1 年的生命表。所有采用其他年龄分组的则被定义为简易生命表（abridged life table），如**表 2.2** 中所示。

表 2.2　美国总人口的简易生命表（2014）

1	2	3	4	5	6	7
年龄区间 $(x, x+n)$ [a]	年龄区间的死亡概率（q_x）	活到 x 岁的人数（l_x）	年龄区间的死亡人数（d_x）	年龄区间的生存人年（L_x）	年龄区间起始的生存总人年数（T_x）	期望寿命（e_x）
0～1	0.005 831	100 000	583	99 485	7 883 995	78.8
1～5	0.000 960	99 417	95	397 442	7 784 510	78.3
5～10	0.000 574	99 321	57	496 452	7 387 068	74.4
10～15	0.000 699	99 264	69	496 183	6 890 616	69.4
15～20	0.002 262	99 195	224	495 496	6 394 433	64.5
20～25	0.004 179	98 971	414	493 870	5 898 938	59.6
25～30	0.004 976	98 557	490	491 587	5 405 068	54.8
30～35	0.005 853	98 067	574	488 938	4 913 481	50.1
35～40	0.007 338	97 493	715	485 751	4 424 544	45.4
40～45	0.010 060	96 777	974	481 593	3 938 793	40.7
45～50	0.015 408	95 804	1 476	475 607	3 457 199	36.1
50～55	0.024 249	94 328	2 287	466 282	2 981 592	31.6
55～60	0.035 981	92 040	3 312	452 355	2 515 311	27.3
60～65	0.050 531	88 729	4 484	432 948	2 062 956	23.3
65～70	0.070 919	84 245	5 975	407 046	1 630 008	19.3
70～75	0.108 601	78 270	8 500	371 289	1 222 962	15.6
75～80	0.169 154	69 770	11 802	320 903	851 673	12.2
80～85	0.269 785	57 968	15 639	252 162	530 770	9.2
85～90	0.424 419	42 329	17 965	166 890	278 608	6.6
90～95	0.614 766	24 364	14 978	81 864	111 718	4.6
95～100	0.787 806	9 386	7 394	25 343	29 855	3.2
100+	1.000 000	1 992	1 992	4 512	4 512	2.3

[a] n 表示一个时间单元。

队列生命表和现时生命表都是由 7 列组成的。由于生命表在全世界范围内都作为估计某个群体死亡率的主要方法，其列名和变量名称都按照惯例进行了标准化。第 1 列是年龄（对于一个完全生命表）或年龄区间（对于一个简易生命表）。人类生命表中，除去第一个年龄区间必须使用 0～1 年之外，构建生命表的统计学家可以自行决定年龄或年龄区间；对于人类的数据，在简易生命表中通常采用 5 年为一间隔。第 2 列是死亡概率（q_x），也被称为年龄别死亡率。第 3 列是在年龄区间起始时假设的最初 100 000 人的队列中存活的人数（l_x）。第 4 列是每一年龄区间内的死亡数目（d_x）。第 5 列是生存人年（L_x），代表每个年龄区间两个生日之间的群体生存的总时间（年数）。第 6 列指生存总人年数（T_x），即一个年龄区间（从开始的 x 岁到 $x+n$ 岁）结束后的生存人年数。最后，第 7 列是人口的期望寿命（e_x）。**期望寿命**（**life expectancy**）是指活到当前年龄的人预期能够继续生存的平均年数。

生命表中含有的信息是统计学家的主要工具，并且对接受过培训的专业人员有许多用处，具有远远超出本教材范围的应用价值。此处，我们主要关心的是死亡率（尤其是 q_x）是怎样的，以及从计算出的死亡率得到的曲线形状，以便我们描述某个群体的衰老。附录 I 对生命表是如何构建的做了更为详细的描述，包括更精确的定义和计算每个变量的方法。

年龄别死亡率呈指数上升

年龄别死亡率（q_x）是衰老研究中的一个非常重要的度量（**公式 2.2**）。其计算公式如下：

$$年龄别死亡率，\quad q_x = \frac{d_x}{l_x} \tag{2.2}$$

其中，d_x 为年龄区间内的死亡人类；l_x 为活到 x 岁的人数；x 为年龄或年龄区间。

年龄别死亡率仅仅描述在特定时间内的死亡风险（概率）。例如，**表 2.2** 显示在 40～44 岁这一年龄区间内的 q_x 值为 0.010（原文为 0.011。但表格中为 0.010 060——译者注）。这意味着在此年龄区间死亡风险为 1.0%（原文为 1.1%。据上述数据修改——译者注）。年龄别死亡率的图形化可以使我们对一生的死亡率认识更加直观。正如**图 2.11** 所示，成年期间的死亡概率增加缓慢，然后到老年时期则以一个明显恒定的速率增长，直到整个群体全部死亡。

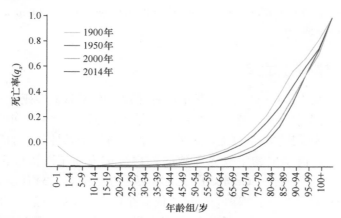

图 2.11　美国总人口的年龄别死亡率（q_x）。这里显示的是 1900 年、1950 年、2000 年和 2014 年美国总人口的死亡率。注意从 1900 年至 2014 年间所有年龄段的死亡率都在逐渐下降（曲线右移）。（Data from Bell FC，Miller ML 2005. *Life Tables for the United States Social Security Area 1900–2010*, Pub. No. 11-11536. Washington，DC: Social Security Administration；Kochanek KD et al. 2016. Deaths：Final data for 2014. National Vital Statistics Reports 65：1–123.）

年龄别死亡率图的形状呈指数函数。本杰明·冈珀茨（Benjamin Gompertz）在 1825 年注意到了这一现象，并指出在有大量个体能够生存到生殖期的群体中，年龄别死亡率会增加。因此，这个描述群体死亡速率的函数以他的名字命名，称为 **Gompertz 死亡率函数**（**公式 2.3**）：

$$Gompertz 死亡率函数，\quad m(t) = q_x e^{G(t)} \tag{2.3}$$

其中，$m(t)$ 为死亡率随着年龄增加在时间 t 的函数；q_x 为年龄别死亡率；e 为数学常数；$G(t)$ 为在时间 t 的 Gompertz 死亡率常数。

该方程经代数方法重新变换可得：

$$\ln m(t) = \ln q_x + G(t) \tag{2.4}$$

如**图 2.12** 所示，Gompertz 死亡率描述的是随着年龄增加死亡率恒定增加，从而为发育后人口提供了一个生物学衰老的标志。请注意，0～1 岁年龄区间的死亡率并不符合其他年龄组的指数增长特点。对于人类，由于出生和婴儿时期的固有风险，个体从出生到 1 岁的死亡率定义为**婴儿死亡率**（**infant mortality rate**），其比其他儿童区间的意义要大。尽管如此，婴儿死亡率在整个 20 世纪都有所下降（**图 2.11**）。婴儿死亡率对衰老的影响将在之后的章节进行讨论。我们也应注意，在 10～15 岁和 15～20 岁时死亡率有轻微的升高。老年医学家把这种升高归因于"我认为我是永生的"效果，因为男性从事高风险行为的倾向而导致死亡，这也被称为"愚蠢的或睾丸激素冲击"。

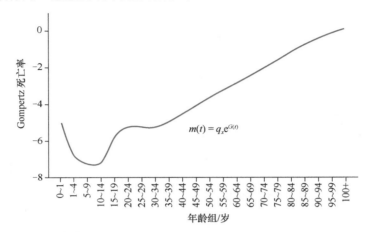

图 2.12　美国总人口的 **Gompertz** 死亡率 *m*（*t*）。（Data from Arias E. 2006. Natl Vital Stat Rep 58：1–40，2010. With permission from the National Center for Health Statistics.）

非年龄依赖性死亡能够影响死亡率

Gompertz 假设群体中的所有成员，即使是非常年轻的，都是因**年龄依赖性死亡**（**age-dependent mortality**）而死于自然原因，也就是生物学衰老。然而，死亡可以有许多原因，比如意外事故或其他环境导致的创伤（如感染），这些原因都不属于生物学衰老。另外，目前对年龄依赖性死亡的理解，大多数情况下并不包括青春期前的死亡。不是由于生物学衰老而致的死亡被称为**非年龄依赖性死亡**（**age-independent mortality**），并且作为一个变量包含在 Gompertz 死亡率函数中。通常，只有在比较死亡率受不同环境因素显著影响的同一物种不同群体的死亡率时，非年龄依赖性死亡率才被包括在 Gompertz 死亡率函数方程中，如战争、传染病等（图 2.13）。另外，大多数研究表明非年龄依赖性死亡率在青春期前差异很大，之后在不过度暴露于环境影响的稳定种群中变得恒定（图 2.14）。因此，Gompertz 死亡率函数的计算（方程式 2.3）通常不包括青春期前的年龄别死亡率的数据。换句话说，函数的计算从最低死亡率（通常就是青春期这段时间）的数据开始。

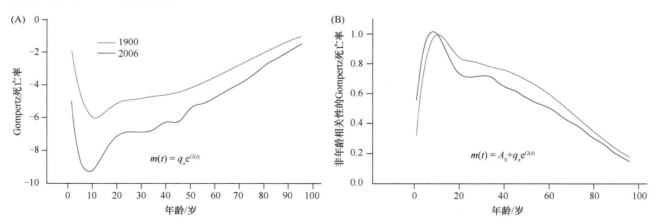

图 2.13　**Gompertz** 死亡函数和非年龄依赖性的 **Gompertz** 死亡函数的比较。这些图显示了 1900 年和 2006 年美国的死亡率。（A）标准 Gompertz 死亡率函数图；（B）含有一个常数 A_0 的 Gompertz 死亡率函数图。其中 A_0 是加入的非年龄依赖性死亡率（每个群体最低的死亡率被当作非年龄依赖性死亡率）。注意图 A 中显示的寿命早期死亡率的差异通过修正非年龄依赖性死亡率而得以部分消除。（Data from Bell FC，Miller ML. 2005. *Life Tables for the United States Social Security Area 1900–2010*，Pub. No. 11-11536，Washington，DC：Social Security Administration；data from Arias E. 2006. *Natl Vital Stat Rep* 58：1–40，2010. With permission from the National Center for Health Statistics.）

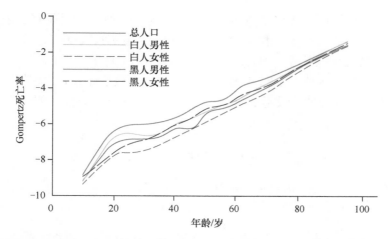

图 2.14　不同美国群体的 Gompertz 死亡率。所有群体的最低死亡率出现在 10 岁左右。尽管四个群体的死亡率在年轻时不同，但在 40 岁之后趋于相似。（Data from Arias E. 2006. *Natl Vital Stat Rep* **58**：1–40，2010. With permission from the National Center for Health Statistics.）

　　由于年龄依赖性和非年龄依赖性死亡率之前已定义并且可以以数学方式处理，现在我们可以利用 Gompertz 死亡率函数来估算物种群体间或群体内的衰老速率，这些群体处于相同或不同的环境之中——社会经济状况、保健或疾病治疗和污染等。许多统计学方法在**人口统计学**（**demography**）学科中被用来比较不同群体间的死亡率。就本文的目的而言，Gompertz 死亡率函数曲线斜率的可视化查验为确定衰老速率的可能变化提供了一种简便的方法。例如，**图 2.15** 所示为假定的 Gompertz 图，描述了三种不同的、基于死亡率分析的衰老速率。线 A 显示群体衰老十分迅速，线 B 近似于群体平缓衰老的 Gompertz 函数，斜率等于 0 的水平线 C 则描绘了似乎不会经历衰老的群体的特征。现在假设一个群体的衰老速率可以用线 B 来描述。我们在该群体中引入一种方法，若这种方法可以治疗肺癌，那么我们在一段合适的时间后再次利用 Gompertz 分析来测量其衰老速率。如果线 B 向线 C 方向改变，那么我们可以得出结论说我们通过治疗肺癌减缓了群体的衰老速率；如果线 B 向线 A 方向移动，那么我们可以得出结论说这种肺癌治疗方法可能加快了群体衰老的速率。

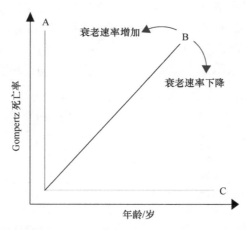

图 2.15　Gompertz 死亡率斜率的变化为群体衰老速率的变化提供一个量度。随着斜率接近线 A，其衰老速率增加；当斜率倾向线 C，其衰老速率下降。

死亡率倍增时间用以校正初始死亡率的差异

　　已证明利用 Gompertz 分析测量单个物种的群体衰老速率对生物老年学家来说是非常有效的方法。然而，尽管借助 Gompertz 分析方法比较不同物种的衰老速率是可能的，但是阐释起来非常困难，因为群体规模、非年龄依赖死亡率和最大寿命在不同物种间差异很大（**图 2.16**）。尽管一些人口统计学家已经开发出了复杂的数学方案来解决这些差异，但是这些程序还是包括了许多不适合应用于所有物种的假设和技术。1990 年，卡拉比·芬奇（Calab Finch）教授提议可以通过简单地计算**死亡率倍增时间**（**mortality-rate doubling time**，MRDT）来部分消除采用 Gompertz 分析进行物种间比较的一些难题，也就是计算一个群体的死亡率增加一倍所需的时间，如公式（**2.5**）所示：

$$死亡率倍增时间，\quad MRDT = \frac{\ln 2}{G} = \frac{0.693}{G}$$

（2.5）

其中，$\ln 2$ 为 2 的自然对数；G 为 Gompertz 死亡率常数。

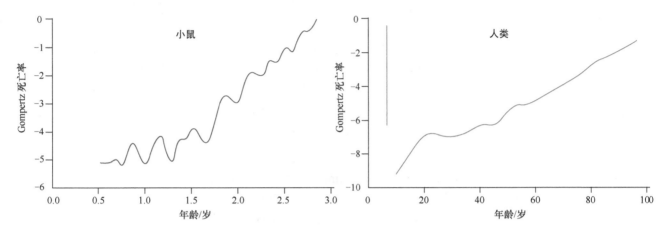

图 2.16　两个物种的 Gompertz 死亡率比较。这些图显示了小鼠的某个群体和 2006 年美国总人口的 Gompertz 死亡率图。虽然小鼠群体的规模较小从而造成了数据有明显波动，但请注意其死亡率模式在一个特定年龄（小鼠为 1.5 岁，人类为 20～30 岁）之后是相似的，并且衰老速率趋于稳定。然而，非年龄依赖性死亡率和最大寿命的差异使得在物种间的比较存在很大困难。如果我们依照与人类数据相同的 x 轴比例绘制小鼠数据，结果就是在人类死亡率图中的那条红线。（Bottom data from Arias E. 2006. *Natl Vital Stat Rep* 58：1–40，2010. With permission from the National Center for Health Statistics.）

　　引入 MRDT 来分析衰老速率经常成为检验个体衰老速率假设的基础，如**表 2.3** 中的人类、狗和蝙蝠等的数据。初始死亡率（IMR）提示我们，人类在生命早期非常好地控制了死亡率。蝙蝠由于是野生动物，不像人类那么善于保护它们的幼仔，正如高 IMR 值显示的那样。另外，蝙蝠的最大寿命大约是人类的 20%。如果在一个群体中只有这两个变量是衰老速率的标志物，那么一个貌似合理的推论就是 IMR

表 2.3　不同物种的初始死亡率（IMR）、死亡率倍增时间（MRDT）和最大寿命

物种	IMR	MRDT/年	最大寿命/年
人类	0.0002	8	120
驯养犬	0.02	3	10～20
实验小鼠	0.01	0.3	4～5
实验大鼠	0.02	0.3	5～6
蝙蝠	0.36	3～8	11～25
银鸥	0.2	6	49
火鸡	0.05	3.3	12.5
鹌鹑	0.07	1.2	5
果蝇	1	0.02	0.3
线虫	2	0.02	0.15
轮虫	6	0.005	0.10

能够显著影响最大寿命。然而需要注意的是，驯养狗的 IMR 处在人类和蝙蝠之间，但是最大寿命则与蝙蝠相同。因此，IMR 似乎不能决定寿命长短。我们必须寻找其他答案来解释为什么不同物种间最大寿命存在差异。在分析中引入 MRDT 使我们对可能会发生的情况有更多的了解。

尽管蝙蝠的 IMR 很高，而它们的平均 MRDT 是 5 年，提示它们比在驯养狗（平均 MRDT 是 3 年）中所观察到的衰老速率要缓慢许多。然而，我们必须考虑的一点是驯养狗通常会接受一些来自人类的健康护理和治疗。很可能是这个原因导致了驯养狗非年龄依赖性死亡率降低，从而延长了寿命。而蝙蝠是野生的，由于捕食和疾病的影响使其生育期后的寿命相当短暂。换句话说，与狗相比，蝙蝠有较高的非年龄依赖性死亡率。尽管如此，其 5 年的 MRDT 提示，与狗相比，蝙蝠与人类的衰老速率更为接近。与衰老研究中常用到的实验动物小鼠和大鼠相比，蝙蝠的 MRDT 值更大。保证合适的环境条件有助于降低非年龄依赖性死亡率，蝙蝠为人类评估影响个体衰老速率可能的因素提供了很好的模型。其实，许多实验室正在饲养蝙蝠来实现这一目的。

生存曲线近似于死亡率

通常，构建生命表和分析死亡率是非常耗时又非常复杂的。另外，死亡率的精确测定需要大量群体样本，对大多数生物学家来说都过于奢侈而难以获取。因此，生物老年学家利用更简单的**生存曲线**（**survival curve**），即一种生存情况随时间变化的图解表示法，来估算群体的衰老速率（图 2.17）。

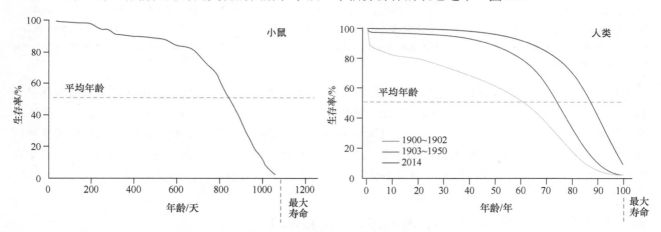

图 2.17　两个不同物种的生存曲线的比较。生存曲线由生命表的数据生成（见表 2.2）。以第 1 列（年龄）对应第 3 列（l_x）转化的寿命百分率绘图。小鼠种群和 2006 年人口的生存模式相似，提示小规模群体的生存曲线非常近似于真实的死亡率。（Bottom data from Arias E. 2006. *Natl Vital Stat Rep* 58：1–40，2010. With permission from the National Center for Health Statistics.）

因此，生命表中关于衰老速率相关的一般假设也同样适用于生存曲线。事实上，用死亡率的对数与生存曲线的图形进行比较的结果表明，随着死亡率属性的变化，生存曲线的图形也随之而变化（图 2.18）。

构建生存曲线的数据还提供了两个重要的变量——平均寿命和最大寿命，这两个变量在生物老年学中广泛使用。**平均寿命**（**mean life span**）对应于群体寿命的算术平均值。**最大寿命**（**maximum life span**）反映的则是群体中最长寿个体死亡时的年龄。生物老年学家常常使用寿命最长的 10%生存者作为最大寿命的标志，因为生存曲线通常是由可计数的小群体生成的，并且很少有个体能活到非常高龄。平均寿命和最大寿命对于影响生存曲线形状的因素都具有特殊的含义。

平均寿命是群体外因性衰老的量度。生物老年学家通过比较单一物种暴露于不同环境中或实验处理条件下的不同群体的平均寿命来研究外在的因素是否影响种群衰老的速率。如图 2.17 所示，第一个 50%的群体死亡要经过很长一段时间才出现，而第二个 50%的群体死亡在整体寿命中所占的百分比相对较短。

因此，平均寿命是发育和成熟期的生存率，以及这两个生命时期对衰老影响的一个相对的量度。注意图 2.17 中所显示的人类群体的早期生存变化是如何改变平均寿命的。平均寿命的增加提示某些外源性的干预措施延缓了外因性衰老速率并使种群中更大比例的个体进入衰老。相反，平均寿命缩短表明外因性衰老速率升高，并且只有更少的个体才能够进入衰老。进入衰老的个体越少，有关最大寿命受选择性死亡影响的可能性就越大。

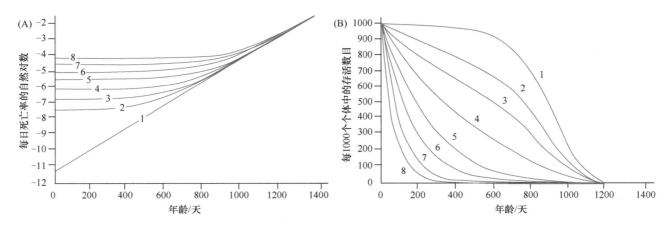

图 2.18 Gompertz 死亡率图和生存曲线图的比较。（A）Gompertz 死亡率图。（B）生存曲线图。两幅图中线上的数字代表相同的群体。例如，图 A 中的线 1，代表一个稳定衰老群体的死亡率，相应的，图 B 中的线 1 代表相同群体的生存曲线。随着 Gompertz 死亡率模式的改变，生存模式也随之变化，表明生存曲线是死亡率的一个很好的近似值。（From Sacher GA. 1977. in *Handbook of the Biology of Aging* [CE Finch，L Hayflick，eds.]，New York，NY：Van Nostrand Reinhold. With permission from John Wiley and Sons.）

最大寿命为生物老年学家研究遗传和内因性衰老的速率提供了一些信息。在接下来的章节中你会学到，长寿的潜力是从成功繁育的基因中选择、进化而来的，尽管这些基因尚未被确认。因此，一些治疗或实验所导致的最大寿命的任何变化都可以理解为内因性衰老的一些基本属性（极有可能是遗传层面的属性）已经被改变。注意在图 2.17 中所示的三个不同人口群体中的最大寿命是完全相同的，尽管其生存曲线的形状各异。也就是说，最大寿命是不受外因性衰老速率影响的。

生命末期死亡速率的下降提示长寿基因存在的可能性

仔细审视图 2.17 中的生存曲线，我们就会发现在这些群体的生命末期，其生存率稍有增加。生存曲线尾端的速率变化是一种普遍现象，提示生命晚期死亡速率可能会降低而不会如 Gompertz 预测的那样继续保持恒定。许多研究者业已探讨了这一可能性，发现了生命晚期死亡速率确会有所降低，前提是所研究的群体在生命末期还有足够多的个体以保证分析的准确性。最先认识到这一现象的是加州大学戴维斯分校的詹姆斯·凯里（James Carey）教授。他利用 120 多万只地中海果蝇阐明了在老年期死亡速率会降低这一结论（图 2.19）。这些研究结果启示我们 Gompertz 死亡率函数并不能精确地描述所有生命阶段的轨迹，且不能准确地预测一个群体的最大寿命。

既然还未在任何已知会衰老的物种中观察到永生现象，那么最大寿命可能并不固定这一发现是否有实际应用？也许未必。但是生命晚期死亡速率的降低对研究衰老的遗传和进化的生物老年学研究者仍具有很大的理论应用价值。正如你将会在下一章所学到的，进化理论推测那些成功繁殖所需的基因引发了长寿，也就是说，基因决定寿命。果蝇的数据与进化理论一致，并且显示与群体的大多数相比，群体的某个小部分可以有不同的寿命特征。既然寿命是由基因组决定的，由此可以断定果蝇的这一小部分群体肯定有不同的基因使得它们活得更久并能以不同的速率老化。在果蝇中的该项研究为分子生物学家和遗传学家提供了理论基础，用来检验能够改变寿命的可能的候选基因的相关假设。

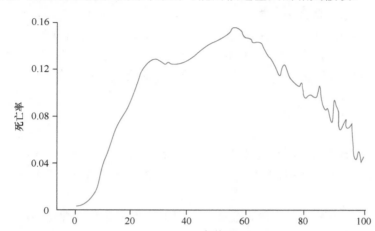

图 2.19　120 万只果蝇的死亡率。从第 0 天到 20～30 日龄，实验条件下的群体死亡率呈典型的指数性增加。也就是说，基本上没有非年龄依赖性死亡。然而，这一大规模的果蝇群体分析表明，其死亡速率在生命末期减缓并下降，而不是像 Gompertz 所预测的恒定的死亡速率。（From Carey JR et al. 1995. *Exp Gerontol* 30：605–629. With permission from Elsevier.）

精准医学时代将改变我们衡量群体衰老速率的方式

我们知道，测量死亡率可以洞察群体的衰老速率。但是，死亡率仅是某单个时间点的死亡率（死亡）的标志。我们已经了解到死亡和衰老并不是一回事儿（请参阅第 1 章）。此外，死亡率并不能提供有关可能影响生存群体衰老速率的众多因素的任何信息。除死亡率外，老年学家还会使用失能或功能丧失的比率来更好地阐释群体衰老。时间依赖的功能丧失为老年学家提供了贯穿整个生命周期（而不仅仅是在其生命末期）的衰老的标志。

传统上，通过**发病率**（**morbidity**，某群体中某种疾病的新发患者数量）来评估时间依赖性功能丧失作为群体衰老速率的标志。群体发病率代表该群体中的普通人患上某种疾病的统计概率（发病率的主要度量指标：发生率、流行率和风险，在第 9 章中进行了介绍）。直到 20 世纪 60 年代末至 70 年代初，发病率作为群体衰老的一个替代指标才被认可为是有效的，因为美国和大多数经济发达国家的主要死亡原因一直被认为是那些确诊后存活率较低的急性疾病。年龄的增长通常也意味着在后生殖阶段早期疾病的发生及其所导致的功能丧失和死亡。然而，如今预防、诊断和治疗手段的进步已经将许多疾病转变为慢性病，包括心脏病和癌症在内。即使被诊断出罹患了某种曾经是致命性的疾病之后，实现相对正常的寿命也已变得司空见惯。因此，即使个体可能患有某些疾病，但衰老过程仍会继续。我们曾经疑惑"衰老如何影响疾病？"，而现在我们应该思考"疾病如何影响衰老？"

测量群体的发病率为人口统计学家提供了一个明确的、独立的且稳定的标志，用于估算一般人的衰老速率。正如在上一节中提到过的那样，精准医学时代将会带来一种新的疾病分类，这种疾病分类将是动态的，并包括了个体独特的基因组及其与环境相互作用的高度个体化变量。"平均人"对发生疾病的风险不再有多大意义，对确定群体衰老速率的价值也就丧失了。这意味着老年医学人口统计学家还必须成为信息共享社区的成员，并且需要为群体衰老速率开发新的统计学模型，以阐释个体的基因组、行为和环境状况。这些统计学模型会是什么样子，现在还只是众说纷纭。

未来之路

在结束本章"测量衰老"之际，我们需要强调的是，生物医学研究正在发生重大转变，这将从根本上改变生物老年学。PMI 及其对个体的关注，将为"衰老"的内涵带来新的定义，同时也带来了衡量个体和群体衰老速率的新方法。精准医学将导致生物医学研究的方向性转变，而这一转变只有两个历史事件可以与之相比拟：100 年前发展起来的**细菌理论**（**germ theory**）；60 年前 DNA 结构的解析。这两个历史事件引起的生物医学研究的根本性变化，不仅导致人类的平均寿命在短短 50 年内翻了一番，而且从根本上改变了社会与文化，且其影响至今不减。我们期待精准医学将对健康和社会发展产生类似的深远影响。

核心概念

- ➢ 生物老年学家习惯将时间的推移作为表示年龄相关改变的标准测量单位。然而，尝试研究在特定的时间点可能观察到的时间相关变化是否对生物学衰老有意义是很困难的，并且经常留下许多难以解决的问题。
- ➢ 由于我们与环境相互作用的不同，生物学衰老的速率是非常个性化的。
- ➢ 内源性衰老速率反映个体的基因型并且测量的精度相当高；而外源性衰老速率是环境与基因型相互作用的结果，也就是说是表型的结果，有多种可能性并且很难测量。
- ➢ 基因表达的调控导致表型的产生，也会受到表观遗传效应的影响。
- ➢ 个体的表型差异随着年龄增加而逐渐变大。随着年龄增加，表型变得越来越个体化。
- ➢ 最新的研究提示，衰老速率的轨迹早在胚胎发育和早期生长发育过程中就已建立。
- ➢ 横向研究比较的是单一时间点不同年龄组的平均值。横向研究因为一些因素（如内因性变量、群组效应和选择性死亡）的干扰等而精确度有限。
- ➢ 纵向研究显示，与年龄相关的生理功能的下降速率和时间点变化范围非常大。纵向研究还表明年龄相关的生理功能的衰退与时间是非线性关系。
- ➢ 精准医学倡议和标准化生物标志物检测程序的开发将使衰老研究进入一个可以独立预测衰老速率的时代。
- ➢ 生物老年学家可以通过计算死亡率来估算特定群体的衰老速率。
- ➢ 生命表的数据可以粗略估计当前死亡概率、年龄别死亡率（q_x）和个体的预期寿命（e_x）。
- ➢ Gompertz 死亡率函数[$m(t) = q_x e^{G(t)}$]描述了群体的死亡速率。
- ➢ 比较影响死亡的不同环境下群体间的死亡速率，必须引入非年龄依赖性死亡率的相关数据。
- ➢ 利用 Gompertz 分析来进行种间比较存在许多困难，因为其群体规模、初始死亡速率和最大寿命等都存在差异，这些困难可以通过计算死亡速率倍增时间（ $MRDT = \ln 2 / G$ ）来部分消除。
- ➢ 生存曲线是生存率随时间变化的图解表示法。当构建生命表和分析死亡速率不切实际时，生存曲线可以用来估算群体的衰老速率。
- ➢ 当今的数据表明，在许多种群中生命末期的生存率会有轻微增加，提示生命晚期死亡速率可能会降低。
- ➢ 为了更好地理解群体衰老，除了死亡率外，老年学家还会使用失能率（或功能丧失率）等概念。时间依赖的功能丧失为老年学家提供了一个跨越全生命周期的而不仅仅是生命终末期的群体衰老的标志。
- ➢ 医学科学正在从以疾病为中心的方式向以患者为中心的精准医学模式发展。患者的整体健康是最重要的，所有的预防、诊断和治疗都应该是针对每个具体的个体的。

讨论问题

Q2.1　　　定义基因型和表型。两者中哪一个对内因性衰老速率影响更大？哪一个对外因性衰老速率影响更大？

Q2.2　哪些因素是确定人类衰老的生物标志物的挑战？

Q2.3　思考如下关于衰老影响听力的实验研究设计。对象分为三组，分别为 20～49 岁、50～69 岁及 70～90 岁，这些人暴露于不同程度的声音中，然后比较他们的听力。这个例子属于横向研究还是纵向研究？解释队列效应和选择性死亡是如何影响结果与结论的。

Q2.4　在确定人类衰老的生物标志物时，纵向研究是否比横向研究更为有效？为什么是或者为什么不是？为什么利用纵向研究的参与对象进行横向研究会使选择性死亡和队列效应的影响降低？

Q2.5　请解释为什么精准的人类衰老生物标志物对有效的精准医学是必需的？

Q2.6　为什么利用实验动物来模拟人类衰老时，老年学家应该关注动物的生殖寿命？

Q2.7　哪三个因素导致了利用 Gompertz 模型进行物种间死亡速率比较时产生困难？

Q2.8　思考图 2.20 中所示的两组小鼠的生存曲线。你认为哪一组小鼠有较低的衰老速率？为什么？每组的平均寿命和最大寿命大致是多少？

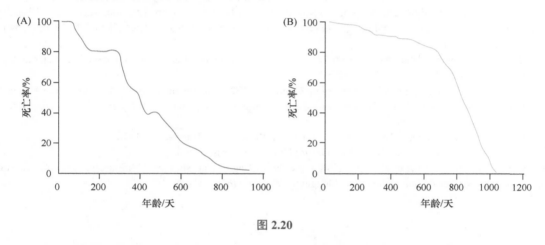

图 2.20

Q2.9　请阐述以疾病为中心的医学模式和以患者为中心的医学模式之间的区别。

Q2.10　为什么在老年人口中慢性病并不是一个很好的发病率指标？

延伸阅读

在个体中测定生物学衰老

American Federation of Aging Research. www.afar.org

Barker DJ, Winter PD, Osmond C et al. 1989. Weight in infancy and death from ischaemic heart disease. *Lancet* 2: 577–580.

Collins FS, Varmus H. 2015. A new initiative on precision medicine. *New Eng J Med* 372: 793–795.

Colman RJ, Beasley TM, Kemnitz JW, Johnson SC, Weindruch R, Anderson RM. 2014. Caloric restriction reduces age-related and all-cause mortality in rhesus monkeys. *Nat Commun* 5: 3557.

Ferrucci L. 2008. The Baltimore Longitudinal Study of Aging (BLSA): A 50-year-long journey and plans for the future. *J Gerontol A Biol Sci Med Sci* 63: 1416–1419.

Hampel H, O'Bryant SE, Castrillo J et al. 2016. Precision medicine—The golden gate for detection, treatment and prevention of Alzheimer's disease. *J Prev Alzheimers Dis* 3: 243–259.

Miller RA. 2006. Principles of animal use for gerontological research. In *Handbook of Models for Human Aging* (PM Conn, ed.), pp. 21–31. New York, NY: Elsevier.

Moffitt TE, Belsky DW, Danese AR et al. 2017. The longitudinal study of aging in human young adults: Knowledge gaps and research agenda. *J Gerontol A Biol Sci Med Sci* 72: 210–215.

National Academies of Sciences, Engineering, and Medicine. 2016. *Biomarker Tests for Molecularly Targeted Therapies: Key to Unlocking Precision Medicine*. Washington, DC: National Academies Press.

National Research Council. 2011. *Toward Precision Medicine: Building a Knowledge Network for Biomedical Research and a New Taxonomy of Disease*. Washington, DC: National Academies Press.

Newman AB. 2010. An overview of the design, implementation, and analyses of longitudinal studies on aging. *J Am Geriatr Soc* 58: S287–289.

Shock N. 1984. *Normal Human Aging: The Baltimore Longitudinal Study of Aging*. NIH Publication no. 84–2450.; Washington D.C: U.S. Department of Health and Human Services, Public Health Service, National Institutes of Health, National Institute on Aging, Gerontology Research Center, p. 399.

Wagner KH, Cameron-Smith D, Wessner B et al. 2016. Biomarkers of aging: From function to molecular biology. *Nutrients* 8(6).

在群体中测定生物学衰老

Carey JR, Liedo P, Orozco D, Vaupel JW. 1992. Slowing of mortality rates at older ages in large medfly cohorts. *Science* 25: 457–461.

Chiang CL. 1984. *The Life Table and Its Applications*. Malabar, FL: Robert E. Krieger Publishing.

Crimmins E, Levine ME. 2016. Current status of research on trends in morbidity, healthy life expectancy and the compression of morbidity. In *Handbook of the Biology of Aging* (M Kaeberlein, GM Martin, eds.), pp. 495–506. Amsterdam: Elsevier.

Fries JF. 2016. On the compression of morbidity. In *Handbook of the Biology of Aging* (M Kaeberlein, GM Martin, eds.), pp. 507–524. Amsterdam: Elsevier.

Gompertz B. 1825. On the nature of the function expressive of the law of human mortality, and on the mode of determining the value of life contingencies. *Phil Trans R Soc* 115: 513–585.

Kirkwood TB. 2015. Deciphering death: A commentary on Gompertz (1825) "on the nature of the function expressive of the law of human mortality, and on a new mode of determining the value of life contingencies." *Philos Trans R Soc Lond B Biol Sci* 370: 1–8.

Kochanek KD, Murphy SI, Xu J et al. 2016. Deaths: Final data for 2014. *Nat Vit Stat Rep* 65: 1–123.

Motulsky HJ. 2018. *Intuitive Biostatistics*. New York: Oxford University Press, p. 568.

Yashin AK, Arbeev KG, Arbeeva LS et al. 2016. How the effects of aging and stresses of life are integrated in mortality rates: Insights for genetic studies on human health and longevity. *Biogerontology* 17: 89–107.

第 3 章　寿命与衰老的进化理论

> "进化的秘密就在于死亡与时间——大量不完全适应环境的生命形式的死亡；一系列微小突变积累的时间。"

> ——卡尔·萨根（Carl Sagan），天文学家（1936—1994）

本 章 提 纲

寿命与衰老的进化理论的基础　　　　　　　　　进化与衰老
进化与寿命　　　　　　　　　　　　　　　　未来之路
检验寿命的进化模型

　　查尔斯·达尔文为人类提供的一种新的思考方式永远地改变了我们对生命的理解。达尔文提出，大自然本身对我们看到的地球上数不胜数的物种形成起到了决定性作用。他的自然选择进化论绝大部分至今仍然未被改变，并且在 1858 年 7 月 1 日英格兰林奈学会的一次会议中——该理论首次被提出的 150 年后，依然处于生命科学领域所有发现的理论核心地位。

　　达尔文在其《物种起源》一书中展开了他的自然选择进化理论。在这本著作中，他描述了一个种群中个体特征的多样性如何为地球上生命种类丰富的多样性提供了原始材料。因此，老年学研究者们会顺理成章地去寻找合适的进化学理论，以期为繁殖后寿命的延长、老化、衰老和长寿的成因建立生物学的理论基础。

　　在本章中，我们将考察进化理论和进化生物学如何被运用于解释我们为什么衰老以及衰老的原因。我们将从简短地回顾与寿命和衰老相关的进化理论的历史发展开始，继而细致地探索一些现代的进化模型。

寿命与衰老的进化理论的基础

　　寿命与衰老的进化理论深深扎根于进化生物学的基本概念中。在这一部分，我们将简要地探究普通进化理论中对寿命和衰老进化模型的发展有重大影响的若干问题。

Weismann 确立了体细胞与生殖细胞的区分

　　直至 1882 年达尔文去世时，自然选择进化理论仍未被生命科学界完全接受。尽管当时大多数的生物学家认同达尔文毫无疑问是对的，但该学说依然存在很多漏洞，从而妨碍了它被大家完全接纳。其中一个问题就是：个体特征是如何代代相传的？在达尔文的时代，大多数科学家认为体细胞直接将遗传性状转入生殖细胞或称**配子**（**gamete**）。直到伟大的德国理论家奥古斯特·魏斯曼（August Weismann）（1834—1914）证明后才确立了我们现在区分体细胞与生殖细胞的概念，这也为衰老学说奠定了基础。Weismann 将未到生育年龄前已经剪尾的两只小鼠配对，连续繁殖多达 22 代，而每对小鼠产下的幼崽都有尾巴（**图 3.1**）。这一实验表明体细胞并不会与性细胞沟通信息，且只有生殖细胞能将遗传物质传递给下一代。

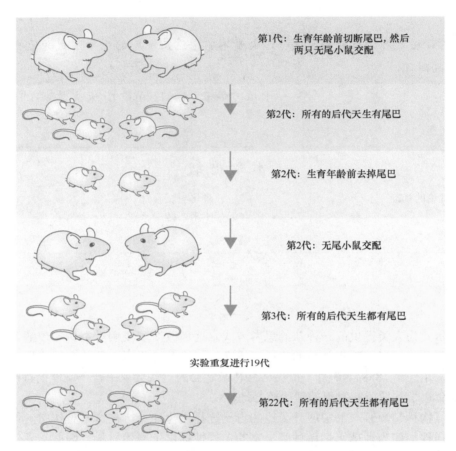

图 3.1　Weismann 的实验明确了生殖细胞（性细胞）与体细胞（身体细胞）的区别。Weismann 发现在开始繁殖之前将小鼠的尾巴切掉，并不会对其后代尾巴的长度和外观产生影响，这样的现象代代相传。

　　体细胞与生殖细胞间的分离使 Weismann 明白了在生物体中存在分工：体细胞的存在仅仅是为生殖细胞提供支持，而生殖细胞的功能才是传递遗传"物质"。基于这个证据，Weismann 提出体细胞的工作是保证个体能够活到足够生育的年龄。一旦这个工作得以完成，体细胞就不再被需要了，接下来机体就会走向衰老和死亡。正如在本章中稍后将要讨论的那样，Weismann 对衰老的猜想为之后被称为"权衡假说"的理论奠定了基础，该理论认为成功繁殖的代价就是死亡。

Weismann 提出衰老是一个非适应性特征

　　在 Weismann 首次撰写进化和衰老相关的主题时，他表述如下：

　　　　……在对生命时长的调节问题上，物种的利益比个体的利益更为重要，这一点只要统观一下自然选择的过程就显而易见。对于某一物种来说，个体存活时间的长短并不重要，重要的是个体需要为延续该物种而努力工作。这一工作就是繁殖，或者说要产生足够数量的新个体以补充该物种死亡的个体数量。只要个体完成了这个补偿性的工作，对物种来说它便丧失了价值，它已经尽到了自己的职责并终将死去。（Weismann，1891）

Weismann 这一早先的论述提出，衰老是缘于自然选择，作为一种积极的适应从而为物种的利益服务，这个笼统的概念被称为**种群选择（group selection）**。也就是说，选择发生在群体水平而不是个体水平。Weismann 最初相信衰老是用来淘汰掉老的群体和不再具有繁殖能力的个体的，不然它们仍会继续耗费有限但有价值的资源，如食物和水。淘汰种群中那些不再对物种延续有帮助的非繁殖期的成年个体，可以使资源倾向性地分配给种群中那些处于繁殖活跃期的个体，使得保留下来的种群**适应度（fitness）**能够提升。

为了种群利益而淘汰群组中繁殖期后的老年个体，Weismann 的逻辑虽然有明显的吸引力，但也还是一个常见的认识错误。分子进化学研究的证据已经毋庸置疑地肯定了个体，或者更精确地说是基因，才是适应性的核心，这恰恰是达尔文最初的观点。只有那些繁殖性活跃的个体才能够影响基因组的构成，并且它完全由"存活到繁殖年龄并延续基因"的个体需求所驱动。换言之，基因并不会"知晓"之后的事，种群需要自己来淘汰衰老个体。事实上，现在已有证据表明更年期（生殖衰老）和生育后寿命的延长可能是提高身体能力的一种适应（信息栏 3.1）。

信息栏 3.1　祖母假说和雌性寿命

纵观历史，人们始终将祖母看成是一个大家庭中极其慈爱的成员，她能给予孙辈很多照料。许多研究文化的人类学家认为祖母和孙辈的关系是人类区别于包括非人灵长类在内的其他物种而特有的。一些人类学家提出孙辈与祖母的关系超越了一种简单的情感联系，并可能在人类寿命的进化发展中扮演重要角色。**祖母假说（grandmother hypothesis）**提出，在早先的社会中，祖母对孩子的照料使其女儿们能够拥有更多的孩子，因此增强了物种的整体适应度。祖母活得时间越长，她的女儿们能够拥有的孩子就越多，适应度也就越强。长寿，至少说是人类生育后寿命的延长就成为被选择的性状，因为它对繁殖的成功是有帮助的。

祖母假说是乔治·威廉姆斯理论（the theory of G.C. Williams）的延伸，该理论提出更年期可能是增强整个物种适应度的一种适应形式。Williams 提出，在进化的历史上，年龄更大的母亲死于分娩过程的风险更大，这样就无法养育她们幸存的孩子，而这些后代的死亡将导致物种整体适应度的下降。但是，如果年龄更大的女性由于更年期而在生理上无法再生育，她们就可以把注意力放在为既有的后代提供资源上。与此相似，祖母假说认为更长的繁殖后寿命逐渐形成是因为祖母能够帮助她们的女儿抚养年龄较大的后代，这会使母亲可以将更多的资源集中于那些仍完全依赖她们年龄较小的后代身上。祖母对于她们孙辈的存活很重要，因此更长的繁殖后寿命增强了物种的整体适应度。

科学研究给出的 18 世纪和 19 世纪的图表数据可以大体上支持祖母假说。研究人员选择了若干衡量适应度的指标，包括：①拥有更多后代的母亲；②生育更早且更频繁的母亲；③生育间隔更短的母亲。研究人员发现孙辈的数量与祖母的寿命直接相关（图 3.2）：祖母的年龄越大，她的孙辈就越多。研究人员还发现，当祖母与她的女儿生活在同一居所并对她的孙辈提供照料时，相比于没有祖母的家庭，适应度指标会提高。基于这些研究，文章的作者得出结论："我们的结果为'雌性动物繁殖后寿命延长是环境适应性的'这一假说提供了有力的支持。据我们所知，这是首次明确雌性繁殖后继续生存对提高其健康水平大有裨益"。

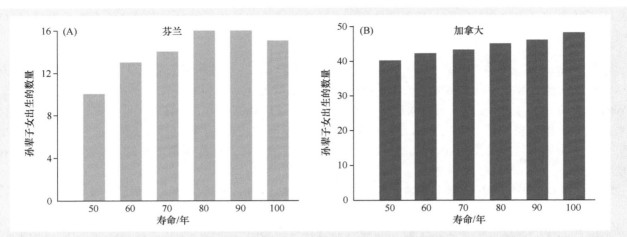

图 3.2　女性寿命和孙辈后代总数之间的关系，对下一代的成长有贡献。（A）图中所示是芬兰（1702—1823）的数据，（B）图中所示是加拿大（1850—1879）的数据。每组人群数据斜率的上升值，等于生育后超过 50 岁的女性每十年多两个孙辈子女。（From Lahdenpera M et al. 2004. *Nature* 428：178–181. With permission from Nature Publishing Group.）

其他的研究尚未发现物种适应度存在"祖母裨益"的现象，但是已有研究表明祖母对她女儿的孩子给予照料会缩短其生育间隔。如果祖母能够照料新出生的孩子，母亲就能够生育得更快，并且相比那些没有祖母照顾孙辈的女性，她们会拥有更多的孩子。更多的孩子意味着更强的适应度，而生育间隔缩短迟早会在群体中显现出优势。

祖母假说很吸引人而且具有科学可信度。但是，在这个假说被更广泛地接受之前仍有一些问题有待回答。首先，在进化史上，生育后寿命长的女性是否多到足以使适应度增强？回顾一下第 2 章中提到的历史上的平均寿命始终在 35～40 岁左右，只有不到 2% 的人能够活过 60 岁。在没有祖母的家庭中出生的孩子数目会大大超过有祖母家庭的孩子数目。因此，**选择压力**（selection pressure）——改变个体基因构成的事件（在此即指祖母提供照料），对于引起生育后寿命延长或增强寿命的基因来说，可能还达不到影响基因选择的强度。

其次，是否有可能年长的雄性和雌性的兄弟姐妹对尚未独立的孩子提供照料呢？如果是这样，比如主要由年长的兄姐来照顾弱小的弟弟妹妹，那么对寿命基因的选择压力就不只是较小的，而是根本就不会存在的。根据史前时代种群中老年人的稀缺性来判断，照料尚未独立的幼小孩子的任务更有可能会落在年长的兄姐身上而不只是一个祖母身上。最起码，照料尚未独立的幼小孩子的人存在多种可能，这点是需要考虑到的。

最后，家庭的结构和责任分工是怎样的？早期社会绝大多数都是父系氏族的，是雄性而不是雌性提供最重要的照料工作——为尚未独立的孩子获取食物。祖母可能会对尚未独立的孩子提供情感上的、护理性的和姑息性的照顾，这的确是个很重要的工作，但与生命所必需的食物相比就有些微不足道了。没有雄性为家庭提供食物，就不可能有祖母，那也就没有假说的基础了。

毫无疑问，纵观历史，祖母在照顾孙辈上扮演了重要的角色。在进化的历史上，甚至有可能祖母在抚养孩子上的投入更多，才使她们的女儿拥有更多的孩子。数量更多的孩子是否会提高物种适应度并最终产生繁殖后寿命延长的适应性特征，这仍需观察。支持祖母假说的数据既不广泛也不那么令人信服，它们所依赖的仅仅是相关的而不是因果的分析。但是，我们不该忽视任何一个至少有部分支持性研究存在的假说。在支持性的数学模型和高度可控的实验室研究帮助下，我们可能发现祖母在家庭中发挥的重要性不仅仅是能够准备一顿丰盛的晚餐那么简单。

Weismann 及时地意识到了，最初他提出的"种群选择作为衰老理论基础"这一观点有悖于达尔文提出的"自然选择依靠某一物种中个体特征多样性发挥作用"的假设。他不得不在反对达尔文的自然选择学说或者修正自己的衰老进化理论见解这二者中做出选择。他选择了后者。Weismann 系统地阐述了他的新理论，该理论的思想基础是：一旦某一特征对某一个体来说变得不再有用，那么自然选择也就不再主动去除或保持这一特征。回想一下 Weismann 关于"繁殖后阶段对生物体不再有价值"的观点。因为大多数衰老引起的身体问题发生在繁殖之后，衰老的特征既不会增加也不会降低适应能力，所以衰老（aging）或者叫老化（senescence）对自然选择的推动是没有倾向性的。Weismann 将这样的特征称为**非适应性特征**（**nonadaptive trait**）。衰老的中立性使 Weismann 既可以保留他的"繁殖后阶段对多细胞生物不再有用"的看法，同时也坚定地维护了达尔文的观点。

每当我们用达尔文对多样性、适应度和适应性的观点去看那些中立的或非适应性的特征时，不免会产生困惑。这样的困惑无疑是我们仅仅关注自然选择，并将其作为进化的唯一推动力而产生的。甚至达尔文自己也认为如果没有自然选择的力量，这些特征将固定不变：

> （对繁殖来说）无用也无害的变异则不受自然选择的作用，它们或者成为飘忽不定的性状，有如我们在某些多形的物种里所看到的，或者最终成为固定不变的性状，这是由生物的本性和外界条件来决定的。（达尔文，1859）

因此，衰老的出现对繁殖并不产生影响。衰老的中立特征要么是"为繁殖优势服务的基因"的副产物，要么是老龄群体中基因的随机表达产物，而 Weismann 有关非适应性衰老的思想为这些理论的建立奠定了基础。

种群生物学家开发出计算种群增长的逻辑方程

孟德尔的遗传定律直到 20 世纪初才被正式引入到进化理论中。因此，无论是达尔文还是 Weismann，都没能将孟德尔的发现融入自己的理论中。孟德尔在达尔文自然选择基本原则的前提下，为"多样性如何在某一物种中出现"提供了答案。根据孟德尔的理论，多样性的出现是因为某一特定基因的**等位基因**（**alleles**，也就是基因的不同版本）从父母遗传到后代时可能产生了些许不同。接着问题来了，"这些等位基因以怎样的速率和怎样的机制变成在群体中占据主导地位呢？"针对这些问题的研究兴起了一种进化学分析的新形式——**群体遗传学**（**population genetics**），一种聚焦于群体中等位基因多样性起源的科学。

衰老和寿命的进化理论依赖于一些群体遗传学的基本原则，从而更好地解释在群体中"提高繁殖能力的等位基因出现在物种基因组中的频率如何影响了种群的寿命"。要了解如何决定群体中一个等位基因出现的速率，首先需要理解基本的**繁殖潜能**（**reproductive potential**，一个物种在最优条件下繁殖的相对能力）和种群增长。

单细胞的物种（如酿酒酵母）、简单的多细胞生物（如秀丽隐杆线虫），以及在培养基上生长的来自多细胞物种的细胞，所有这些都可以被用来探究衰老和长寿的机制。尽管酿酒酵母、线虫和培养基上生长的细胞的繁殖机制不同，但它们具有相似的生长模式。这类生长模式对群体的寿命会产生显著影响。

简单生物体的种群生长速率反映的是出生率减去死亡率，称为**内因性自然增长率 _r_**（**intrinsic rate of natural increase**）。然而，所有物种的繁殖和生长，或简单或复杂，都会受到食物、空间和温度等环境因素的约束，这些因素显著影响着种群增长和生殖潜能。这些加上其他的一些约束条件统称为**种群承载能力 _K_**（**carrying capacity of a population**），或者说是由于环境因素对种群规模产生影响的约束条件。这些概念被用于费尔许尔斯特-珀尔（**Verhulst-Pearl**）**逻辑方程**（公式 3.1）以描述任何种群的增长，尤其是那些很少受迁移率影响或在高度控制条件下保持稳定的种群。

Verhulst-Pearl 逻辑方程如下：

$$\frac{dN}{dt} = rN\frac{(K-N)}{K}$$

（3.1）

其中，N 为种群大小；r 为自然增长的固有速率；K 为种群承载能力。

图 3.3 展示了约束条件是如何对简单生物体的生长和繁殖产生影响并最终影响基因选择的。培养的初始阶段，细胞群体的生长是缓慢的，因为只有一小群"母细胞"。随着细胞群体数目的增长，生长速率也随之增加，因为有了更多的"母细胞"可以产生后代。这一阶段，种群的生长动力几乎全部来自自然增长的固有速率，因为食物是充裕的，空间也是足够的。随着食物供给和生存空间逐渐萎缩，繁殖速率变缓，种群增长也随之变缓。最终，维持种群规模所必需的空间和食物耗尽。如果不能及时供给更多的食物和空间，细胞种群将走向衰老和死亡。这个种群生长的逻辑公式在我们第 4 章中讨论复制性衰老时显得尤为重要。

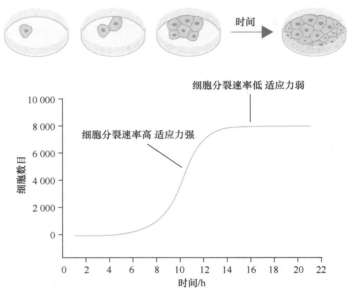

图 3.3　根据 Verhulst-Pearl 逻辑方程得到的一个假想的细胞群体增长图。在这个细胞群体中，约束群体增长的条件是空间（培养皿的大小）及食物。请注意，高适应度阶段发生在培养早期，也就是细胞分裂最旺盛的时候；低适应度阶段发生在晚期，此时群体增长变缓，继而进入平台期。

这个简单的例子说明了群体遗传学的一个基本原则，它对衰老和寿命的进化有着至关重要的作用：仅仅根据正在进行繁殖的个体数目来看，在繁殖速率高的年龄阶段具有最高水平的达尔文式适应度；随着繁殖变慢，适应度下降。因此，如果等位基因传递的特征对生存和繁殖来说更加重要，它将比传递长寿特征的等位基因更优先被选择。这个重要的概念帮助群体遗传学家们明确阐述了"为生存而选择的基因是如何同样地决定生命时长"的理论。

种群年龄结构反映了复杂真核生物的达尔文适应度

更高级的真核生物不会像前面我们举的例子中那样严格地被环境条件所约束。复杂的真核生物具有迁徙性，这使得动物们可以去寻找食物和水，热天可以找阴凉处，冷天可以转移到保暖的庇护所。因此，对于复杂的真核生物，迁徙性就意味着环境约束或者说 K 因子是多变的。要想确定等位基因在 K 因子多变的复杂真核生物中以怎样的速率固定下来，需要一套比简单生物体的逻辑公式更为复杂的公式。这些公式可以描述一个群体在存活寿命中的任何给定时段对后代的繁殖贡献，或者说是种群的适应度，这就建立了被称为**年龄结构分析（age-structure analysis）**的方法。

年龄结构分析可以用于确定一个种群中某一特定年龄群体是否对该种群的自然选择做出贡献。它也可以被用来回答如下问题："处在什么年龄的个体最有可能将对物种生存有利的特征传递下去？"了解特定的等位基因在什么时间最有可能被选择，可以为自然选择过程中是否发生老化、衰老以及/或者长寿提供信息。

在第 2 章关于生存率（l_x）的计算已经介绍了年龄结构分析的概念，使用的是生命表中的可变因素。作为适应度的组成部分，生存率预测了在一个特定的年龄群体中有多少个体是能够繁殖的。因为每个相继的年龄组的生存率都会随着繁殖的开始而下降，所以看上去适应度也在下降。然而生存率提供了唯一的潜在适应度的标志，因此为了计算一个群体中实际的适应度，我们需要将繁殖速率的指标纳入在内，这种指标被称为**繁殖力**（**fecundity**，m_x）。

在进行年龄结构分析时，种群被分成不同的年龄群体。这个将年龄分组的过程没有设定标准，但是基本反映了种群的繁殖特点。周期性繁殖的种群，如每个季节只繁殖一次的动物（大多数的鸟类和爬行动物），通常都是按照繁殖季的数目分组的。那些持续繁殖的种群（多数哺乳动物）一般是通过方便的时间间隔进行分组，以天、月、年为单位。

种群繁殖速率描述了年龄特异性的适应度

周期性繁殖种群的年龄结构分析被简化了，缘于它们的后代出生具有规律的时间间隔——繁殖季节。代数公式可以用于计算种群总数和繁殖季节——特定的繁殖速率。这些公式的数字化结果被定义为**净繁殖速率**（**net reproduction rate**）（公式 3.2）。一个种群的净繁殖速率（R_0）是所有繁殖季节的总和，即特定的生存率（l_x）乘以特定的繁殖力（m_x）。

$$R_0 = \sum_{x=0}^{x=\infty} l_x m_x \tag{3.2}$$

其中，R_0 为一个新生个体一生中可能产下的后代数目；l_x 为生存率，从生命表中计算；m_x 为繁殖力。

这个净繁殖速率提供了一种衡量繁殖能力和适应度的方法。这是对周期性繁殖种群最常用的分析方法。当这个净繁殖速率被应用于季节性繁殖的动物时，即为**繁殖季特异性繁殖速率**（**breeding season-specific reproduction rate**），从中可以看出哪个群体对生长和适应度具有最大的影响力。例如，图 3.4 给出了假想的季节性繁殖的种群。在每个相继的繁殖季，掠食和环境的艰难状况都会导致生存率的下降。然而，在最初的几个繁殖季里，种群中个体性发育的速度不同可以使繁殖力增强。在种群生活史的早期，繁殖力的增强将超越生存率下降的速度。在最初的几个繁殖季里，生存率和繁殖力之间的相反关系导致

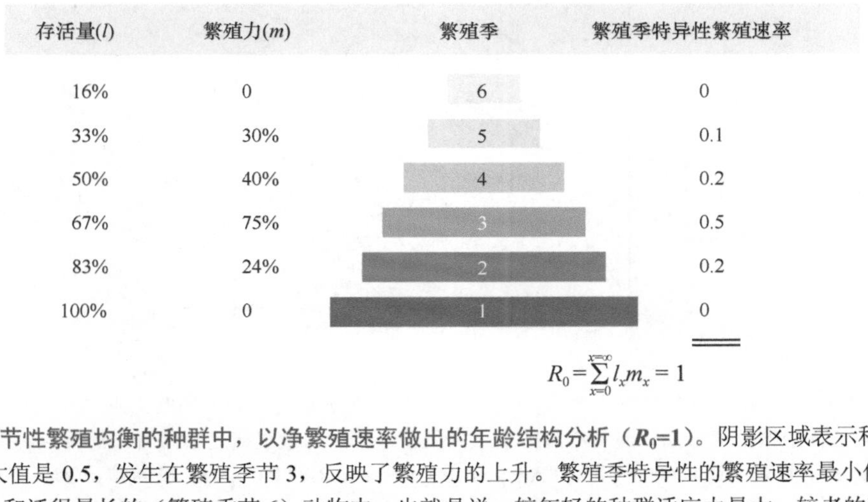

存活量(l)	繁殖力(m)	繁殖季	繁殖季特异性繁殖速率
16%	0	6	0
33%	30%	5	0.1
50%	40%	4	0.2
67%	75%	3	0.5
83%	24%	2	0.2
100%	0	1	0

$$R_0 = \sum_{x=0}^{x=\infty} l_x m_x = 1$$

图 3.4　在假想的季节性繁殖均衡的种群中，以净繁殖速率做出的年龄结构分析（$R_0=1$）。阴影区域表示种群大小。繁殖季特异性的繁殖速率最大值是 0.5，发生在繁殖季节 3，反映了繁殖力的上升。繁殖季特异性的繁殖速率最小值是 0，出现在最年轻的（繁殖季节 1）和活得最长的（繁殖季节 6）动物中。也就是说，较年轻的种群适应力最大，较老的种群适应力最低。

繁殖季特异性的繁殖速率上升。而在每个连续的繁殖季，随着生存率、生殖力和繁殖速率的下降，种群最终会剩下一小群生存时间长但不再繁殖的个体。再一次地，自然选择垂青了那些将生存时间提高到繁殖年龄的等位基因，而不是那些只增加物种寿命的特征。

描述连续繁殖的物种种群的公式需要整合各种因素来决定其增长速率。这个描述连续繁殖种群的种群增长的公式，是由统计学家艾尔弗雷德·洛特卡（Alfred Lotka）基于18世纪瑞士数学家莱昂哈德·欧拉（Leonhard Euler）的工作而提出的。因此，这个公式以他们二人的名字共同命名（公式3.3）。请注意公式（3.3）仅仅是公式（3.2）的整合，因此传递的关于繁殖潜能和适应度的基本信息是同样的。

种群增长的欧拉-洛特卡（Euler-Lotka）方程的一般形式如下：

$$1 = \int_0^\infty e^{-rt} l(_x) m(_x) \tag{3.3}$$

其中，e 为数学常数；r 为 t 时间点的种群固有增长速率；$l(_x)$ 为 t 时间点的生存率；$m(_x)$ 为 t 时间点的繁殖力。

Fisher 描述了种群繁殖潜能和达尔文适应度之间的关系

这个 Euler-Lotka 人口增长方程为 R.A.费希尔（R.A. Fisher）的数学模型发展奠定了基础，该模型可以用于解释衰老和长寿的进化理论。Fisher（1890—1962）首次提出了 r 这个自然增长的固有速率，为公式（3.3）提供了种群中个体适应度的衡量指标。因为 Fisher 最初的兴趣是预测性的统计学分析，所以他更加关心怎样用当前种群增长预测未来的个体繁殖力和适应度。最终，Fisher 导出了一个指标，叫做**繁殖值**（**reproduction value**，v_x），他提出"预测某个体未来的繁殖贡献与整个种群的繁殖产量相关"（公式3.4）。

$$v_x = \frac{e^{rx}}{l_x} \int_x^\infty e^{-rt} l(t) m(t) \tag{3.4}$$

其中，v_x 为 x 时间点某一个体的繁殖值；e 为数学常数；r 为自然增长的固有速率；l_x 为生存率；$l(t)$ 为 t 时间点种群剩余的总生存率；$m(t)$ 为 t 时间点种群的剩余繁殖力。

对于 Fisher 而言，v_x 为回答下面这个问题提供了思路："在一个连续繁殖的种群中，什么年龄的个体具有最强的适应度？"如图3.5所示，通过估算某一特定年龄群体的未来繁殖贡献，繁殖值给出了潜在适应度的一个衡量指标。

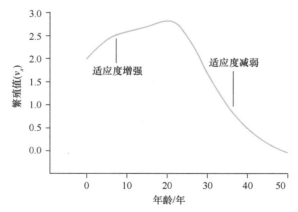

图3.5　1911年澳大利亚联邦共和国女性的繁殖值（v_x）。这个图是通过公式（3.4）中的出生率和死亡率绘制的。正如所预期的那样，在年轻的群体中繁殖值最高，随着年龄的增大繁殖值下降，并最终接近繁殖寿命的终点。请注意 v_x 的升高表明适应度的提高，而 v_x 的下降表明适应度的下降。（Adapted from Fisher RA. 1930. *The Genetical Theory of Natural Selection.* Oxford：Clarendon Press.）

尽管 Fisher 帮助建立了寿命和衰老相关进化模型的基础，但他只是提到了繁殖值和衰老之间的关系，这来自他观察到 v_x 在死亡率开始升高时下降（图 3.6）。他首次提出，长寿可能是控制机体生存到繁殖年龄的等位基因的副产物。一直等到彼得·梅达瓦（Peter Medawar）爵士的语言假定和 W.D.汉密尔顿（W.D. Hamilton）的数学理论出现，Fisher 的年龄结构分析才被正式应用于长寿的进化研究上。

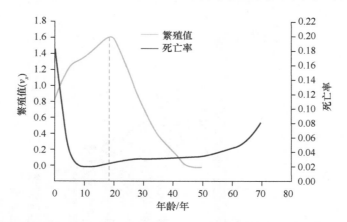

图 3.6　1906 年中国台湾女性的繁殖值和死亡率。请注意死亡率的上升与繁殖值 v_x 的下降大致在同一时间点，如虚线所示。（Adapted from Fisher RA. 1930. *The Genetical Theory of Natural Selection*. Oxford：Clarendon Press.）

进化与寿命

外因性衰老速率导致自然选择的效力下降

第一个正式应用 Weismann 和 Fisher 寿命假说理论的是 Peter Medawar（1915—1987）。Medawar 应用了一个简化版的年龄结构分析方法，提出"任何物体的寿命，无论是无机的还是有机的，都是外在因素导致的结果"。更重要的是，**外因性衰老速率**（**extrinsic rate of aging**，在环境危害的条件下种群的衰老速率）的论述，确立了被很多人认为是寿命进化基础的基本原则：**自然选择**（**natural selection**）的力量随着增龄而下降。

1951 年，Medawar 假设的一个实验说明了这个原则。假设一个新建立的实验室有一个具有 1000 个试管的"群体"。尽管试管并不会衰老，每个月也会有 10% 的试管因为随机事件而破损——外因性的、环境的因素。实验室工作人员将破损的试管替换掉，以保证种群总数在每月的月初始终是 1000 个。也就是说，试管的种群总数处于平衡状态。为了方便我们阐述，实验室的管理者需要将所有的试管标记上它们进入种群的日期。这样，我们就可以追踪最初的 1000 只试管所在种群的生活史，如图 3.7 所示。

图 3.7 中所展示的年龄结构分布描述了在一个种群中，任何年龄组幸存者的数目总是超过下一个年龄组的幸存者数目。在这个种群中，一个组与下一个组相比，试管的存活量更多，不可能是因为脆性的增加，因为这里没有衰老的情况——也就是说，并没有固有因素使死亡的概率增加。死亡仅仅是随着年龄的增加、试管暴露于外部环境危险的时间增长，从而被破损的危险也随之增加而发生的。尽管这一描述是对于一个不会衰老的、极度长寿的群体而言的，Medawar 还是确立了外因性衰老速率的概念。在第 4 章你会看到，只是随着时间的流逝，暴露于其环境中的外因性危险就会随之增加，形成了与增龄相关的生理衰退的基础。

现在我们稍微变化一下相关参数，不再由实验室工作人员替换新试管，我们假设在图 3.7 中描述的种群当中的每个年龄组都被神奇地赋予了繁殖能力，并且它们能够很幸运地持续保持每个月 10% 的繁殖率（图 3.8）。这些试管仍然不发生衰老，并且所有的个体（不管多老）都有相同的繁殖力。然而，这并不意味着每个年龄组对更新种群会有同等的贡献。很明显，1~2 月龄组（900 的 10%）的试管数目比 13~14 月龄组（273 的 10%）的试管数目要多很多。因此，更年轻的群体会对整个群体的更新做出更大的贡献，并不是因为它们生殖能力强，而仅仅是因为它们还没有像老的群体那样，暴露于环境危险的时间那么长。

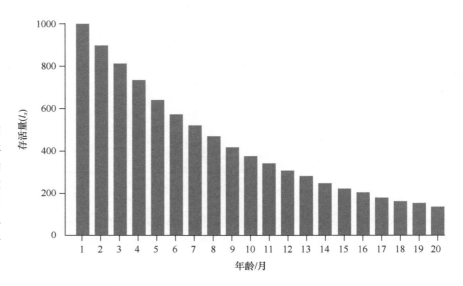

图 3.7 Medawar 假想试验中试管"种群"的生活史。该图所示为幸存试管的数量（存活量 l_x），从最初的 1000 个现存个体的种群开始，假定存在一个固定的死亡率（每个月 10%）。（Adapted from Medawar PB. 1952. *An Unsolved Problem of Biology*. London：H.K. Lewis and Company.）

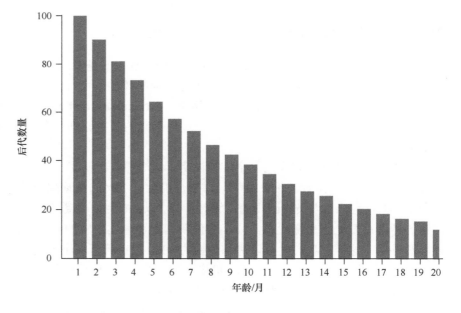

图 3.8 Medawar 试管"种群"的后代数量和年龄之间的关系。假定这些试管以每个月 10% 的恒定速度繁殖，同时死亡率也固定维持在 10%，那么更年轻的群体会产生比年老群体更多的后代，因为年轻的试管比年老的试管多。Medawar 这一简单的研究表明了自然选择力随增龄而下降的原因。（Adapted from Medawar PB. 1952. *An Unsolved Problem of Biology*. London：H.K. Lewis and Company.）

这一论证的下一步，就是假定所有的试管对衰老不再有内在的免疫力。在相同的年龄，它们会变得虚弱并丧失自我繁殖能力。它们的繁殖能力开始衰退的年龄大小，是否会影响试管群体的生存率呢？基本上是可以肯定的。设想一下繁殖力的丧失发生在生命的早期，比如 2~3 月龄的时候。那么接下来发生的事对物种的延续将是灾难性的，试管将很快从我们的实验室消失。但是，如果衰老和生殖能力的丧失发生在 15~16 月龄的时候，结果是后代的总数会很明显地减少，但不会对物种的延续产生显著性的影响。换句话说，年龄更大的群体是否衰老对于试管的基因库的贡献就变得无关紧要了。当适应度接近于零时，自然选择的力量就会下降。

Medawar 理论认为衰老是遗传漂变的结果

Medawar 对衰老和寿命如何在生物体中固定下来的进化过程的说明，与困扰 Weismann 的悖论是同样的。也就是说，如果自然选择的力量随着年龄而下降，并且衰老发生在繁殖开始之后，那么与衰老相关的生理功能衰退如何变成了生物体基因构成的一部分？回顾一下 Weismann 解决这个悖论的方式，他提出了衰老对于繁殖而言是中性的。因为 Weismann 的想法是在孟德尔的遗传定律被认识之前就发展起来的，因此他无法用经典遗传学的相关术语来解释他的理由。相反，Medawar 生活在遗传定律已经被牢固地建立起来之后的时代，而且大多数的科学家都相信**遗传决定论（genetic determinism）**，这是个只通过自然选择并且只针对特定生物学过程而选择基因的过程（我们现在知道基因选择还有其他的机制，而且一个基因可以被包含在几个相关但又独立的过程中）。因此，Medawar 需要一个理论来解释"衰老（作为一个与生存和繁殖相反的过程）是如何能够在不存在自然选择压力的情况下出现并被基因调控的"。他将自己对衰老出现的解释建立在**遗传漂变（genetic drift）**的原则上，该过程中基因可以在一个小的群体里定植下来，这是等位基因在**减数分裂（meiosis）**过程中随机排序的结果。Medawar 关于衰老的进化理论一开始被知晓时，叫做**突变积累的衰老理论（mutation accumulation theory of senescence）**。

我们来看一个例子。如果一个小的老龄群体中有某个基因的两个等位基因编码了繁殖后寿命：一个显性基因导致繁殖后寿命更短（*SL*），一个隐性基因导致更长一些的繁殖后寿命（*ll*）。正如图 3.9 中所示，这一小群衰老的个体根据遗传特点呈经典的孟德尔分布：1/4 隐性和 3/4 显性（1/4 *llll*，1/2 *SLll*，1/4 *SLSL*）。因为老年群体的非固有衰老速率高而适应度低，只有两两配对（四个个体）是可以繁殖的，这些配对完全是随机的。在导致 *ll* 等位基因固定下来的路径里（图 3.9 的左侧路径），一对中的两个个体都含有隐性等位基因的两个拷贝，而另外一对中的两个个体则都含有 *ll* 和 *SL* 的等位基因。对于完全隐性的配对（*llll*），唯一的可能是后代也是完全隐性的。通过在减数分裂时等位基因的随机排序，具有混合等位基因的配对也可能产生完全隐性的后代。因此，尽管纯粹是偶然的，但隐性等位基因 *ll* 成为显性基因 *LLLL* 仍然具有真实的可能性。一个类似的统计学策略可以用来解释 *ll* 等位基因的消除（如图 3.9 右侧路径所示）。

Medawar 提出在繁殖后群体中衰老与长寿是分别出现的

回顾一下我们就知道，Medawar 生活在一个遗传决定论已经完全被接受的时代。如果一个生物学事件被观察到——衰老就被看成是一个生物学事件，那么就会有一个基因调控这一过程。因此，Medawar 需要在遗传学范畴解释衰老——繁殖后功能的缓慢衰退——是如何被调控的。他解释为：一个单独的基因不能引起衰老，因为一个具有较大危害影响的、单一的基因最终将从基因组中消除。而衰老则更直接地反映了成百上千个很小的、非致死性但又具有负面影响的基因被固定下来了。Medawar 关于衰老的进化论基础的思想主要来自于一种疾病——亨廷顿舞蹈症。亨廷顿舞蹈症是神经系统病变，起因于一个隐性突变，它在中年时（35～45 岁左右）发病并且最终会导致死亡。因此，如果是一个单独的基因控制衰老，那些亨廷顿舞蹈症基因的携带者早在遗传漂变将该基因固定在基因组里之前就被从群体中淘汰掉了。而非致死性的有害基因之所以会被固定下来是：①由于参与这些基因传递的群体很小，因此其选择压力会变低；②因为遗传漂变。

Medawar 的论述并没有明确他是否理解外因性因素导致了分子结构的破坏，从而引发了生命个体的衰老。按照他所在年代的科学水平看，Medawar 极有可能已经认识到"生命体不会受到与导致非生命体衰老同样的物理性外力的影响"。现在我们知道，包括熵在内的热动力学的力量也可以影响到生命体（详见第 4 章）。但是，Medawar 建立起的理论基础认为，衰老的出现是热动力学随机过程的结果，而长寿是通过自然选择进化而来的，是使个体存活到繁殖年龄的重要基因的副产物。

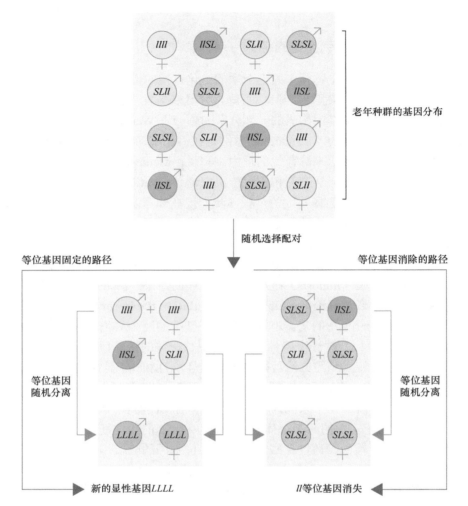

图 3.9 遗传漂变和突变积累使基因固定。在这个种群中，*SL* 是引起繁殖后寿命变短的显性等位基因，而 *ll* 是导致繁殖后寿命更长的隐性等位基因。图示的左侧路径表示随机配对并随机排序的等位基因，使隐性的 *ll* 等位基因变成显性的 *LLLL*基因。右侧路径表示了隐性的 *ll* 等位基因如何从种群中消失。

Hamilton 的自然选择压力对死亡率的影响完善了 Medawar 理论

突变积累学说的建立有赖于繁殖力和死亡率之间存在的权衡关系的发现。最高的繁殖力及适应度，都发生在死亡率最低的时间。在提出突变积累的概率时，Medawar 将 Fisher 的参数 *r* 和它导出的繁殖值 v_x 作为对适应力的量度。但是 Medawar 没有严格地用数学方法来解释他的理论，而这是理论进化生物学中不可或缺的步骤。之后，W.D. Hamilton（1936—2000）对长寿的进化理论做出了进一步科学地阐释。

Hamilton 意识到将繁殖潜能整合到整个生命周期中是衡量适应度时导致结果含糊不清的因素。他提出假设：任何种群，即使是一个稳定的种群，在不同的年龄段都会发生数量上的波动，这取决于年龄特异性的死亡率。适应度更可能只在特定的年龄段反映繁殖潜能，而不像 Fisher 提出的繁殖值那样，是整合到寿命全周期中的总值。

为了定量自然选择力，Hamilton 导出了适应度随着年龄特异性死亡率变化的曲线图。像 Fisher 的繁殖值 v_x 那样，Hamilton 提出的自然选择在死亡率上的作用力 s_x，在繁殖之后也开始下降（图 3.10A）。但和 v_x 不同的是，s_x 是恒定的并且在繁殖前最高。因为外因性因素使自然选择对死亡率的作用在繁殖之前最大，所以进化将会选择对存活到繁殖年龄来说所必需的那些基因。Hamilton 评估衰老和长寿的方法与之前的理论一致，都说明了选择压力对调控衰老和寿命的基因而言极其微弱。因此，如果基因为了长寿和（或）衰老而存在，它们就必须与那些能够使生物体生存到繁殖年龄的基因相关联。

Hamilton 关于长寿的数学理论是一个里程碑式的突破，让我们理解了寿命（而不是衰老）是如何进化而来的。想象一下，如果一个小群体当中的一些个体具有编码晚育的基因（图 3.10B），自然选择在死亡率上的作用将在生命的晚期才开始发挥。从理论上讲，如果没有繁殖，就不会有繁殖力和死亡率之间的权衡。对繁殖期内任意给定的年龄来说，这个小群体在更大的年龄段时具有更强的繁殖力。经过长时间的进化，又因为遗传漂变的存在，那些传递长寿的基因将在基因组中固定下来。Hamilton 提供了证明长寿通过进化而来的数学理论。

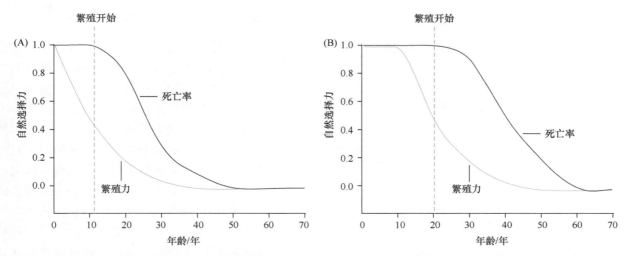

图 3.10　Hamilton 提出的自然选择对死亡率和繁殖力的作用力。（A）自然选择对死亡率的作用力 s_x 作用于一个假设的人类群体。请注意死亡率（棕色曲线）在繁殖开始前达到最高（虚线标出）。（B）同样，这个人类群体中的一部分人拥有编码晚育的基因。由于这一小部分人开始繁育的时间比群体的平均时间更晚，所以自然选择对死亡率的作用也会延迟。（Adapted from Hamilton WD. 1966. *J Theoret Biol* 12：12–45. With permission from Elsevier.）

检验寿命的进化模型

到目前为止，在我们的讨论中，寿命进化而来的可能性已经得到了理论假设和数学上严格计算的支持。所有这些理论，无论听上去怎么样，在完全被接受之前都必须经过现实生活的检验。因此，为了验证长寿进化的数学模型，已经进行了若干的实证研究。在本节中，我们将会讨论把长寿进化和繁殖相关基因关联起来的一些研究结果。

晚育生物体具有更低的固有死亡率

在给定自然选择引发适应性所需要的时长之后，对进化理论的检验便是一个极具挑战性的工作。其中一种模拟自然选择的实验室方法是加速该过程，即采集那些具有特定特征、寿命短且繁殖快的物种的卵（或者后代）。有些动物的卵不带有任何我们感兴趣的特征，就会被排除在外。这个过程要持续数代，直到该特征在群体中变为显性。这一检验过程，我们称之为**人工选择**（**artificial selection**），已被广泛应用于黑腹果蝇来验证长寿的进化模型。

因为人工选择往往不包括对环境的操控，所以这个方法最适合确定由基因组中现有基因产生的固有死亡率。在一个这样的实验中，收集果蝇卵并将其分为两组：①在生命早期开始繁殖的果蝇的卵；②在

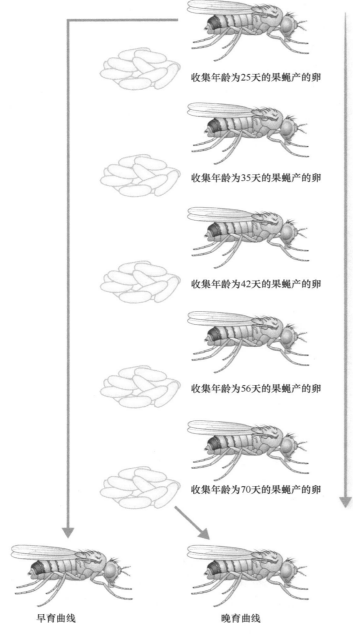

收集年龄为25天的果蝇产的卵

收集年龄为35天的果蝇产的卵

收集年龄为42天的果蝇产的卵

收集年龄为56天的果蝇产的卵

收集年龄为70天的果蝇产的卵

繁殖后代

早育曲线　　　　　晚育曲线

图 3.11　运用人工选择构建早育和晚育的果蝇种系。 收集果蝇卵并分成两个组：在生命早期开始繁殖的果蝇产的卵；在生命晚期开始繁殖的果蝇产的卵。两组卵都被允许孵化出来，经历幼虫和蛹的阶段长成成年果蝇，继而开始繁殖。这一过程一直持续到两个不同的果蝇种群形成，大概要花费 3 年的时间。

生命晚期开始繁殖的果蝇的卵（图 3.11）。在这两个群体被建立起来之后，检测每组果蝇的寿命（图 3.12）。结果正如 Fisher 和 Hamilton 通过数学计算预测的那样：相比 **孵化**（eclosion，从蛹中出来）后很快就达到最强繁殖力的果蝇，那些在生命晚期才生儿育女的果蝇明显要活得更长。这证明的确存在着繁殖力和寿命之间的权衡。

遗传漂变将寿命和繁殖联系起来

前述的这个人工选择实验说明了长寿的进化可能与为繁殖选择的基因有关联。但是，人工实验没有验证环境条件这个自然选择的源动力，是否能固定住延长寿命的基因。为了证明这点，我们需要看一下当引入外因性因素（如不同的掠食和饥饿情况）时，是否存在类似的繁殖和寿命之间的权衡。这可以在实验室条件下进行。例如，Sterns 和他的同事们孵化出两组果蝇卵，经过幼虫阶段，蛹羽化变为成虫。在开始繁殖之前，其中一组90%的成虫被杀死，这是一种模拟高被捕食率的方法。在另一组中，果蝇的居住密度被降低到所有的果蝇都有足够食物的水平，并且整个繁殖过程中不存在被捕食的情况，这是一种模拟环境条件使种群达到稳态的方法。进化理论预测被捕食率高的果蝇会繁殖得更早，并且会比不被捕食的、处于稳态的果蝇种群产生更多的后代。这一预测从这种研究所获取的实验数据得到了完美的支持。换句话说，这个实验的方法模拟了自然选择：无论被捕食率是高还是低，果蝇都会适应环境。

当然，我们更感兴趣的是，为特定的繁殖计划所选定的基因是否也可以决定生命的长度。长寿的进化模型预测早育的果蝇（高被捕食率组）会比晚育的果蝇（低被捕食率、稳定群体组）具有更快的死亡速率。这个预测再一次被数据所证实（图 3.13）。因此，固有的和外因性的死亡率都与繁殖的时机存在关联，继而又决定了寿命的长短。Fisher、Medawar 和 Hamilton 所提出的数学的和描述性的预测都已被证实。

更重要的是，要阐明繁殖和寿命在野生种群中的权衡关系，而不只是在实验室条件下的模拟。针对野生种群的研究比较了同一个物种在两个不同的环境下生活时的繁殖时间表和寿命。例如，在被捕食率较低的海岛上生活的海龟可以与在被捕食率较高的陆地上生存的相同物种作比较。在大多数情况下，被捕食率高（外因性死亡率高）的种群相比生活在被捕食率低（外因性死亡率低）地区的相同物种种群寿命明显更短。这个发现已经被几个不同的陆居动物门所证实，包括鸟类、哺乳动物和爬行类。但是，类似的研究在鱼类中却没能印证权衡假说。鱼类与陆居动物门不同的研究结果说明，这些被实验室检测验证的理论在野生条件下与预测可能并不完全吻合。即便如此，这些对野生群体的研究已获得足够的证据支持长寿进化论基础。

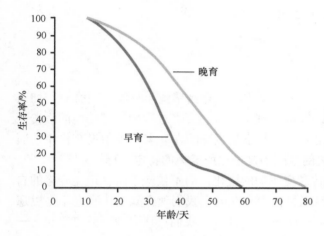

图 3.12　人工选择出的早育和晚育雌性果蝇的生存曲线。早育曲线（红色）中繁殖力最高的平均年龄为 4～5 天，晚育曲线（蓝色）中繁殖力最高的年龄为 8～12 天。这些结果说明选择繁殖开始时间的基因也会影响寿命的长短。（Adapted from Rose MR. 1984. *Evolution* 35：1004–1010. With permission from Wiley-Blackwell.）

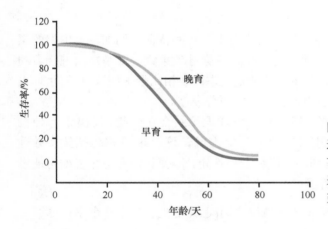

图 3.13　外因性死亡率和寿命长短之间的关系。正如文中所述，果蝇被置于受控的环境条件下。高被捕食模拟导致果蝇早育，而低或不被捕食模拟则产生了晚育的果蝇种系。此类实验采集到的数据表明晚育果蝇的平均寿命和最大寿命都会略有延长。

长寿进化理论的验证结果改变了生物老年学研究

在实验室验证长寿的进化理论之前，生物老年学仅仅是一门观察性的科学，缺乏对衰老和长寿清晰、精确的定义（详见第 1 章的讨论）。在缺乏关键定义的情况下，衰老和寿命内在的生物学机制很难解明，一部分是因为研究者们会将衰老和（或）寿命定义得符合他们自己的假设，而不考虑其他可能的思路。更重要的是，生物老年学缺乏研究方向的一致性。实验室对长寿进化理论的实验结果说明了衰老和长寿的生物学过程是相互独立的，因此现在应该有更精准的定义了。除此之外，对"长寿是通过选定的、有益于成功繁殖的基因进化而来"的理解，以及对衰老所反映的这种不受调控的、随机的、不确定的机制的认识，都为生物老年学提供了一个更明确的研究方向。

在进化的源头将衰老和长寿分开，这使生物老年学研究发生了重大变革。生物老年学研究者们现在可以将假说建立在一个精确的基础上，从而说明一个物种的寿命如何变成它整个生命史的一部分。为了这一目的，遗传学家们要寻找影响寿命的基因，他们的研究应该集中在那些将寿命和繁殖时间表相关联的基因上。在第 5 章中我们将会讨论到，很多基因都已经被鉴定出具有双重效应，也就是说，它们被选定为成功繁殖服务，但同时又能影响寿命。在第 7 章中，你将会看到长寿进化理论的实验室研究结果为**老年人口统计学**（gerontological biodemography）研究建立了坚实的基础，并为其学科发展提供了助力，该学科整合了人类寿命和生存率方面的生物学知识及人口统计学研究。

进化与衰老

正如我们所看到的那样，物种的寿命与那些被选择出来帮助生物生存到繁殖年龄的基因有着密切联系。长寿已经进化出来，相反，Medawar、Fisher 和 Hamilton 的理论则认为衰老过程中生理功能的缓慢衰退不可能是通过自然选择而发生的，衰老并没有进化出来。这并不是说基因在衰老过程中没有作用，而仅仅是意味着那些与细胞、组织、器官和机体衰老相关的基因不是进化所努力的特定目标。

回顾一下 Medawar 的突变积累理论，它依赖于遗传漂变驱动的进化，而不依赖于阐释进化衰老的自然选择。他的理论预测了一定有某些基因是为特定的衰老目标而存在的。我们现在知道了衰老不是以遗传决定论为基础的，衰老反映的是随机机制（详见第 4 章）。在这一部分，我们将探究两种衰老理论——拮抗多效性和一次性体细胞，从进化学上对衰老相关的生理学和生物学功能衰退进行解释。

拮抗多效性是一般多效性的一个特例

多效性（pleiotropy）是一种遗传学机制，指的是单个基因产生多于一种的特征。例如，野生型的黑腹果蝇胸部有光滑卷曲的毛，而 *singed* 突变型仅仅是一个单点突变，就会导致果蝇胸部是短而缠绕着的鬃毛。除此之外，雌性黑腹果蝇发生 *singed* 突变时可育但生产的卵是病态的（相比野生型），它们永远也不会被孵化出来。因此，在黑腹果蝇当中缺乏一个基因的表达会产生两种表型。

G.C. Williams 将多效性的总体概念与 Medawar 的自然选择力下降理论结合在一起，提出了一种机制，用以解释衰老为什么会在"为繁殖成功而选定基因"的群体中出现。这个理论称为**拮抗多效性**（antagonisitc pleiotropy），预测在生命早期对适应度有利的基因将会被选定，即使它们在生命晚期可能没有什么益处。Williams 总结了拮抗多效性理论，如下所述：

> 一个基因被选定的价值依赖于它是如何影响整体的繁殖概率的[也就是说在整个寿命中]。选择一个在某一年龄段有优势但在另一个年龄段没有益处的基因，不仅取决于该基因效应本身重要与否，还取决于效应发挥的时间。在繁殖概率最大的时间段，一个有利特征会提高总的繁殖概率，而无论相称的类似不利特征之后是否会降低繁殖概率。因此，自然选择总是会使年轻人的活力最大化，其代价就是之后活力的下降。（Williams，1957）

Williams 重申了"自然选择力下降是衰老的基础"这一理论的重要性，并将作用时点放在了首位。正如我们已经看到的那样，因为处于繁殖期的个体数目很多，出现在繁殖生命早期的效果会被重点选定。如果相同的基因在生命晚期表达负面特征，选择压力的缺失（缘于物种内可有效繁殖的成员个体数目有限）会使这个基因表达，这无论从哪个方面来看，在选择上都是中性的。这个基因将会被选定，因为利益出现在适应度最高的那个时段，即使该基因对个体的损害远远大于其在生命早期所呈现的益处。也就是说，一个多效性基因的益处和害处之间的权衡，如果刚好发生在繁殖时期，将总会倾向选择益处。

至少有两个实例提示了拮抗多效性在自然中存在的可能性。第一个例子是，在婴儿和幼儿时期的骨骼钙化进程对生育来说是有益的（保护内脏器官、维持身体稳定等），因此适应度很高。包括数百个被选定的基因在内的若干遗传机制用来确保骨骼精确地钙化。但是，同样这些基因在生命的晚期可能是有害的，它会导致生育后血管的钙化，而后者又会引发冠状动脉疾病和心肌梗死。第二个例子是，本章前面所述的果蝇实验也为拮抗多效性理论提供了证据。两个实验中，都是活得长的果蝇产的卵更少并且畸变（与那些活得短的果蝇相比）。因此，调控果蝇卵正常产生和发育的遗传机制在短命果蝇中肯定发生了与长寿的果蝇卵相关的某些问题。

一次性体细胞理论基于有限资源的分配

回顾一下 August Weismann 关于进化过程的理论，他认为体细胞走向死亡是为了支持那些永生的生殖细胞系。直到 20 世纪 80 年代初，科学家们才重拾 Weismann 的理论并在其基础上建立了一个假说来解释体细胞和生殖细胞之间权衡关系的内在机制。这个假说首先被托马斯·柯克伍德（Thomas Kirkwood）提出，被称为**一次性体细胞理论**（**disposable soma theory**）。

一次性体细胞理论建立在这样一个进化原则上，即所有环境都只能提供有限的资源，并且生物体都会竞争这些资源。那些能最有效地利用现有资源的生物体会存活下来，而不能有效利用环境资源的生物体就会死去。例如，想象一下在某个时刻**原生动物**（**protozoa**，单细胞生物体）刚开始进化到**后生动物**（**metazoa**，多细胞生物体），这将开启一个后生动物种类发生巨大变化的时期。选择压力将会变大，因为像食物这样有限的资源将被消耗殆尽。后生动物门中只有那些能最有效利用资源的物种才会成为幸存的物种并将它们的遗传物质传递给下一代。

那么，怎样才算是最有效地利用资源呢？一次性体细胞理论提出最好地利用资源就是要给予那些负责物种延续的细胞以最高的优先权，也就是那些用于繁殖的细胞，或者说是生殖细胞。支持细胞（也就是体细胞）只需要获取足够的资源来完成它们的主要工作，就是支持生殖细胞存活到繁殖的时间点。也就是说，一旦繁殖已经发生，体细胞就可以丢弃不用了。

但是，那些资源是在哪里、如何被消耗掉了呢？很显然，产生配子需要消耗的能量不比产生如肝细胞所需的能量更多。更确切地说，一次性体细胞理论预测早期的后生动物将现有的资源优先用于维持生殖细胞中的 DNA 修复机制。这个论述的出现来自近期的研究：确保 DNA 顺序正确需要大量能量维持。所以，如果我们假定生物体不得不做出一个"进化抉择"，在保证生殖细胞 DNA 精确性与某些体细胞功能二者之间做出选择的话，那么维护生殖细胞 DNA 无疑是维持物种生存最好的选择。

与拮抗多效性不同，一次性体细胞理论尚未被实验验证过。当然，一次性体细胞理论已经表现出理论上的可能性，其主体论述与已经建立起来的一般进化理论非常契合。尤其是这个理论可以被看成是约翰·梅纳德·史密斯（John Maynard Smith）优选理论的一个特例。**最优化理论**（**optimality theory**）认为个体会优化自身的行为以使与该行为相关的消耗根据所处环境最小化。

优选理论可以用那些把卵暴露于捕食环境中的物种加以说明。这些物种面临的问题是：如何能够将存活到孵化出来的卵的数量最大化，而又不必在繁殖过程中投入超过环境所允许的能量。如果产卵太少，可能就会全部损失在捕食者中；而如果产卵太多，又没有足够的营养供给卵的繁殖，就可能导致出现"坏"卵。生物个体必须找到一个折中的方案使其后代能够达到最优存活。

至于衰老，是在进化的某些时间节点上，一个生物体不得不在繁殖和维持体细胞所需能量的配比时必须要做的"抉择"。如果将太多的能量用于确保传递给下一代的基因组的精确性，那么结果可能就是没有足够的能量来维持体细胞，生物体可能也就无法存活到成功繁殖的那一天。如果太多的能量用于体细胞的维持，那么个体可能就会永生，而基因组的精确性就会妥协让步，最终导致物种的灭绝。一次性体细胞理论认为生物体会优化资源从而使配子的 DNA 高度保真，而将剩余的资源分配给体细胞的维持。在繁殖后阶段的一些时间节点上，外因性衰老会引起体细胞发生一些意外，体细胞不再有必需的资源来修复自身的功能，继而发生衰老。

未来之路

杰出的进化生物学家西奥多修斯·多布赞斯基（Theodosius Dobzhansky）（1900—1975）说："生物学中没有什么东西是有意义的，除非从进化的角度来看。"这些话对生物老年科学来说尤为真实。正是从 Fisher、Medawar 和 Hamilton 的研究开始，现代进化生物学家才得以解决了生物学中的一个根本问题——"为什么我们活得这么长久"。自然选择力和死亡率的下降强烈地影响了物种寿命及个体的衰老速率，这一进化认识彻底改变了生物老年学的研究方向。现在是时候让进化生物老年学再次引领人们回答生物老年学的下一个重大问题了——"是什么进化机制解释了物种内和物种间长寿的巨大多样性？"

进化生物学家和生物人口学家已经开始通过关注第 2 章中讨论过的晚年死亡率平台现象来评估长寿的多样性（见图 2.19 和图 3.14）。晚年死亡率平台也出现在人类群体中，表明一个物种中长寿个体的独特群体具有一种进化保守机制（见第 7 章）。这意味着肯定存在有一组独特的基因，使得长寿个体能够在自然选择力下降的群体中出现。从目前对自然选择力下降或死亡对自然选择力如何影响物种寿命的理解来看，我们还很难预测晚年死亡率下降的进化基础。确定这些基因是如何进入幸运的少数个体而不是整个群体的基因组中，是进化生物老年学家面临的一个重大挑战。

评估晚年死亡率平台的进化基础的研究，很可能会开启一系列的研究，这将会同时延长生物学寿命和健康寿命。进化科学家将为实验生物老年学家提供一个理论框架，通过这个框架可以检验假说，以评估与寿命延长有关的基因。其他生物老年学家无疑将评估这些检验出的长寿基因是否与时间依赖性功能丧失的基因相关。最近的研究表明，长寿基因是一个扩展的生物网络的一部分，也影响着时间依赖性功能丧失（见第 4 章和第 5 章）。进化和基础生物科学的发现将通过系统生物学整合起来，更精准地识别那些延长寿命、影响时间依赖性功能丧失和导致年龄相关疾病的基因。最终，临床医生和公共卫生官员将利用这些信息来制定适当的个体化策略，以预防和治疗与年龄相关的疾病，减缓时间依赖性功能丧失的发生。

核心概念

➤ August Weismann 提出体细胞只需要生存到确保能繁殖的年龄就够了。一旦这个任务完成了，便不再需要体细胞了——衰老随之来临。

➤ Weismann 认为由于衰老的不利影响发生在繁殖开始之后，所以选择压力是中性的，也就是说，他认为衰老既不会提高也不会降低适应度。

➤ 群体遗传学明确了两个影响种群增长的基本原则：①内因性自然增长率 r；②种群承载能力 K。

➤ 在 Verhulst-Pearl 逻辑方程 $dN/dt=rN(K-N)/K$ 当中的 K 和 r 值用来描述种群增长。

➤ 很多物种的 K 因子是多变的。对于 K 因子多变的物种来说，年龄结构分析可以用来确定种群增长及其对适应度的影响。

➤ 该逻辑公式和年龄结构分析表明，物种的适应度在种群增长（繁殖）速率最大的时间点也会达到最大值。这意味着那些携带有对个体存活到繁殖年龄来说更为重要的特征的等位基因会比传递寿命和衰老特征的等位基因更优先地被选择。

➤ Peter Medawar 阐述了自然选择力会随着增龄而下降。

➤ 遗传漂变预测了对自然选择力而言中性的基因会被固定在种群中，这是减数分裂时等位基因随机排序的结果。Medawar 提出，遗传漂变可能对衰老基因的选择有用。

> W.D. Hamilton 建立了寿命进化理论的数学模型，他通过应用被他称为 s_x 的值（自然选择对死亡率的作用力），说明了个体整个寿命中被赋予的基因都必须与那些使个体存活到繁殖年龄的基因相关联。

> 实验室结果支持了 Fisher、Medawar 和 Hamilton 的数学及论述性预测，并引出了这样的结论：内因性和外因性衰老速率都与繁殖的时间节点存在联系，而后者又反过来决定了寿命的长短。

> G.C. Williams 的拮抗多效性理论预测，在生命早期对适应力有益的基因会被选定，即使它们在生命晚期可能是无益的。

> T.B. Kirkwood 的一次性体细胞理论建立在这样的进化原则上，即所有的环境都只有有限的资源，生物体竞争这些资源。只有那些会最有效利用资源的生物体才能存活下来。

讨论问题

Q.3.1　August Weismann 提出了体细胞与生殖细胞分离的原则。他还提出了衰老是一种非适应性的特征。讨论为什么这两个原则可以建立衰老和寿命进化学现代思想的理论基础。

Q.3.2　考虑如**图 3.14** 中所示的两个种群分布。**图 3.14A** 表示理论上的细胞增长；**图 3.14B** 表示一个鸭子种群的分布，该种群在第三个繁殖季开始产卵。在适应度的范畴内，讨论这些数据能表明对寿命和衰老进化学而言非常重要的基本原则。

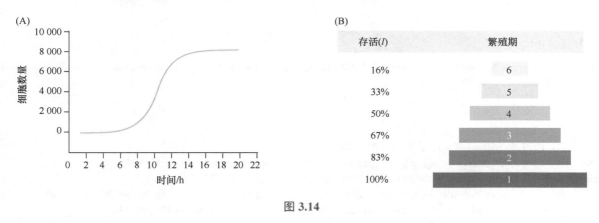

图 3.14

Q.3.3　讨论 Fisher 提出的繁殖值对 Medawar 和 Hamilton 的进化学说预测具有怎样的重要作用。

Q.3.4　解释为什么 Medawar 的试管假说确立了"自然选择力随衰老而减小"这个重要原则。

Q.3.5　讨论遗传漂变的基本过程，以及遗传漂变怎样影响衰老和寿命。

Q.3.6　解释为什么自然选择对死亡率的作用力在繁殖开始之前总是最高。此外，解释为什么自然选择对死亡率的作用力可以用来解释那些为存活到繁殖年龄而存在的基因与寿命之间的关系，以及寿命的遗传基础。

Q.3.7　讨论人工选择是如何被用于经验性地验证内因性衰老速率与繁殖的时间节点存在关联的。

Q.3.8　G.C. Williams 推断说"自然选择总是会将年轻人的活力最大化，并以之后的活力降低为代价"。请表述 Williams 所推断的衰老进化理论想要表达的内容。

Q.3.9　在一次性体细胞衰老理论的范畴内讨论如下表述："生殖细胞系永生是以体细胞的死亡为代价的"。

Q.3.10　我们目前对寿命和衰老进化学说的理解，展现了科学家们在寻找生物现象背后的真理时，是如何依靠他们的前辈的。从查尔斯·达尔文开始，画一条精确的时间线来描述对我们目前理解寿命与衰老进化学的重要概念相关的主要事件和人物。

延伸阅读

长寿与衰老的进化理论基础

Darwin C. 1958 [1859]. *On the Origin of Species*, p. 495. New York, NY: Signet Classic.

Fisher RA. 1930. *The Genetical Theory of Natural Selection*, p. 272. Oxford: Clarendon Press.

Lotka AJ. 1956. *Elements of Mathematical Biology*, p. 465. Mineola, NY: Dover Publications.

Weismann A. 1891. *Essays upon Heredity and Kindred Biological Problems*, p. 471. Oxford: Clarendon Press.

进化与寿命

Austad SN. 2016. The evolutionary basis of aging. In *Molecular and Cellular Biology of Aging* (Vijg J, Campisi J, Lithgow G, eds.) pp. 16–48. Washington, DC: Gerontology Society of America.

Burke MK, Rose MR. 2009. Experimental evolution with *Drosophila*. *Am J Physiol Regul Integr Comp Physiol* 296: R1847–R1854.

Cohen AA. 2015. Physiological and comparative evidence fails to confirm an adaptive role for aging in evolution. *Curr Aging Sci* 8: 14–23.

Hamilton WD. 1966. The moulding of senescence by natural selection. *J Theor Biol* 12: 12–45.

Medawar PB. 1952. *An Unsolved Problem of Biology*, p. 24. London: H.K. Lewis and Company.

Rose MR, Cabral LG, Philips MA et al. 2015. The great evolutionary divide: Two genomic systems biologies of aging. *Interdis Top in Geron* 40: 63–73.

检测寿命的进化模型

Stearns SC, Ackermann M, Doebeli M, Kaiser M. 2000. Experimental evolution of aging, growth, and reproduction in fruitflies. *Proc Natl Acad Sci USA* 97: 3309–3313.

进化与衰老

Kirkwood TB. 1977. Evolution of ageing. *Nature* 270: 301–304.

Kowald A, Kirkwood TB. 2016. Can aging be programmed? A critical literature review. *Aging Cell* 15: 986–998.

Mitteldorf JJ. 2012. Adaptive aging in the context of evolutionary theory. *Biochem* 77: 716–725.

Rose MR. 1984. Laboratory evolution of postponed senescence in *Drosophila melanogaster*. *Evolution* 38: 1004–1010.

Williams GC. 1957. Pleiotropy, natural selection and the evolution of senescence. *Evolution* 11: 398–411.

第 4 章 细胞衰老

"衰老是你无法控制的。不过，如何对待衰老，就在你的把握之中了。"

——黛安·冯·芙丝汀（Diane Von Furstenberg），时装设计师

本 章 提 纲

细胞周期与细胞分裂　　　　　　　　　　　　　细胞衰老的代谢基础

细胞周期的调控　　　　　　　　　　　　　　　端粒与细胞衰老

细胞衰老　　　　　　　　　　　　　　　　　　未来之路

细胞衰老的原因：损伤的生物分子的积累

　　细胞是生命的基本单位。每一个活的有机体都不过是从一个单细胞开始诞生的。即使是你，这个星球上最复杂的生命体之一，也是从一个单细胞开始的，即当你母亲生产的卵子被另一个单细胞——精子授精之际。你身体里所有其他的细胞都来自这个受精卵。研究细胞功能的细胞生物学提供了描述生命起源和维持生命机制的基本概念。我们对衰老的方式和原因的理解就是来自于对细胞的研究。

　　在这一章中，我们将描述衰老的原因以及衰老在细胞中的表现，同时探讨一种可能的衰老机制，即细胞衰老导致功能下降并决定整个有机体的寿命的内在原因。我们首先简要回顾一下普通细胞生物学中与细胞老化有关的基本概念。

细胞周期与细胞分裂

　　真核生物的复制和分裂遵循着一个有序的连续事件，我们称之为**细胞周期（cell cycle）**。这一节我们将介绍细胞周期的基本知识，而细胞周期的调控机制将在下一节进行讨论。

细胞周期包括 4+1 个阶段

　　真核细胞的细胞周期包含 4 个分开的阶段，如图 **4.1** 所示，即 G_1 期（第一时间间隔期，**gap 1**）、S 期（复制期，**synthesis phase**）、G_2 期（第二时间间隔期，**gap 2**）和 **M** 期（分裂期）。除此之外，还有 G_0 期（**静止期**），处于该时期的细胞会暂时离开细胞周期。G_1 期、S 期和 G_2 期统称为**分裂间期**，而对于正常进行有丝分裂的细胞来说，处于 G_1 期的时间最长。

　　在 G_1 期，细胞增加酶和其他必需的蛋白质为染色体复制做准备，G_1 期还作为检验点来考量现时条件是否适合细胞进行复制。S 期是 DNA 复制期。G_2 期与 G_1 期类似，细胞在此期间为下一个时期，

也就是**有丝分裂**（mitosis）期准备相关的蛋白质，并确定细胞是否应该进入下一阶段。M 期细胞由一变二，是细胞分裂的最后一个时期。G_0 期的细胞仍处于代谢活跃的状态，但暂时离开了细胞分裂的循环。

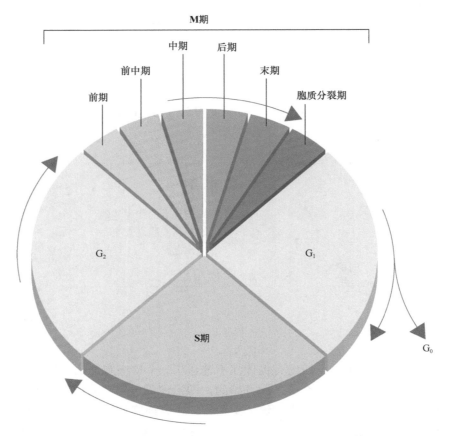

图 4.1　细胞周期。细胞周期包括 4 个时期：G_1 期、S 期、G_2 期和 M 期。G_0 期表示细胞离开细胞周期。

DNA 复制发生在 S 期

在细胞分裂前需进行 DNA 复制，该复制过程发生在细胞周期的 S 期。真核细胞中 DNA 碱基对呈线性长链的双螺旋结构，储存在细胞的染色体中。DNA 的双螺旋被氢键结合在一起，单个碱基虽然脆弱而结合起来很牢固，因此要将螺旋双链打开成单链进行 DNA 复制需要相当大的能量，远远大于单个酶促反应所需的能量。真核细胞将解链过程分解为成千上万个小的反应单元，从而解决了能量供应的问题，解链从**复制起始位点**（replication origin）（图 4.2）开始，通常这些位点的 A-T 碱基对含量较高（相对 G-C 碱基对来说，A-T 碱基对结合较弱，解链所需的能量较少）。

双链 DNA 上的复制起始位点可以招募称为**起始点识别复合体**（origin recognition complex，**ORC**）的蛋白质，该复合体结合到双链 DNA 上标志着 G_1 期的结束和 S 期的开始。起始位点识别复合体内蛋白质的磷酸化会使该复合体解体，进而引起复制起始位点双链 DNA 的分离，做好 DNA 复制的准备。

细胞分裂发生在 M 期

当 G_2 期的细胞分裂调节蛋白接收到相应的胞内信号后，细胞开始进入 M 期来完成由一变二、产生两个新细胞的过程。M 期可划分为 6 个阶段（图 **4.3**），前 5 个阶段通常称为**有丝分裂**（**mitosis**），最后一个阶段称为**胞质分裂**（**cytokinesis**），就是一个细胞变成两个细胞的阶段。**前期**（**prophase**）是有丝分裂的第一个阶段，该时期两个**中心体**（**centrosome**）分离形成**纺锤体极**（**spindle pole**）并分别向核膜的两极移动。在中心体分离的同时，**纺锤体**（**mitotic spindle**）开始多向生长，**凝集素**（**condensin**，一种蛋白复合体）在该时期将染色体压缩。接着，在有丝分裂的第二个阶段**前中期**（**prometaphase**），核膜破裂，纺锤体连接到**姐妹染色单体**（**sister chromatid**）上。

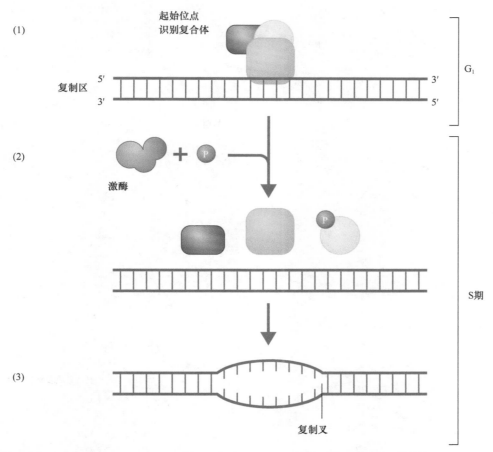

图 4.2　S 期 DNA 复制的准备。（1）G_1 期，起始位点识别复合体结合到双链 DNA 的复制起始位点上。（2）起始位点识别复合体的蛋白质被激酶磷酸化，引起该复合体的降解和 DNA 双链的分离。（3）DNA 复制起始位点处形成复制叉。

　　前期和前中期为染色质分离提供了姐妹染色单体。染色体分离前最后的准备发生在**中期**（**metaphase**），这个时期染色单体排列在位于两个纺锤体极中间的赤道面上，与此同时，两个纺锤体极开始拔河比赛，分别将姐妹染色单体努力向自己拖拽。染色体真正的分离发生在**后期**（**anaphase**），后期促进复合物（**anaphase-promoting complex**，**APC**）释放蛋白水解酶，降解将姐妹染色单体连接起来的黏连蛋白。黏连蛋白的降解致使姐妹染色单体分离，新产生的两组染色体开始向纺锤体极迁移。下一个阶段即**末期**（**telophase**），核膜开始包被新产生的两组染色体且慢慢扩大，染色体解固缩，基因开始转录产生细胞核、细胞质蛋白。

　　最后一个阶段是胞质分裂期，**肌动蛋白**（**actin**）和**肌球蛋白**（**myosin**）在即将分开的两个细胞中间形成收缩环，收缩环形成与纺锤体相垂直的分裂沟。肌动蛋白和肌球蛋白能够形成强大的收缩力，"掐断"分裂沟使其分离，产生两个新的细胞，每一个新细胞都包含完整的染色体和细胞器。

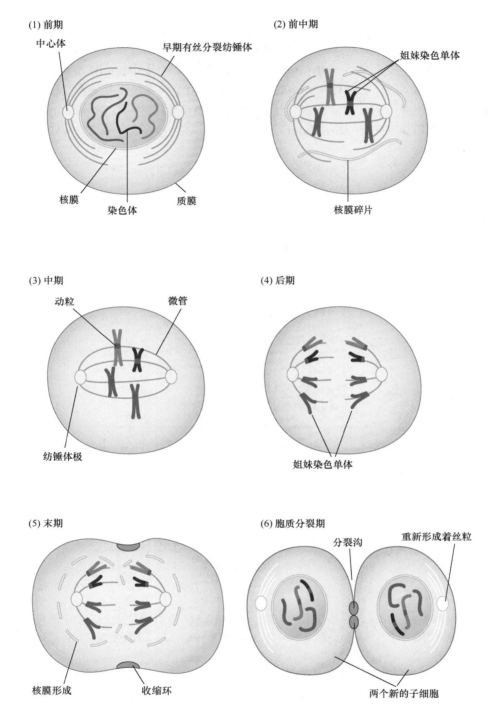

(1) 前期
中心体
早期有丝分裂纺锤体
核膜
染色体
质膜

(2) 前中期
姐妹染色单体
核膜碎片

(3) 中期
动粒
微管
纺锤体极

(4) 后期
姐妹染色单体

(5) 末期
核膜形成
收缩环

(6) 胞质分裂期
分裂沟
重新形成着丝粒
两个新的子细胞

图 4.3　M 期的 6 个阶段。①前期：两个中心体分离，纺锤体膨胀。②前中期：核膜分解，纺锤体连接到着丝粒上。③中期：姐妹染色单体排列在赤道面，纺锤体间相互连接。④后期：姐妹染色单体分离形成两个新的子代染色体，有丝分裂极向两端分离。⑤末期：在细胞中部形成收缩环，核膜在两组新生的子代染色体周围形成。⑥胞质分裂期：收缩环将细胞"掐成"两个新的子细胞。

细胞周期的调控

精确的 DNA 复制和适当的细胞分裂是有机体内最重要的过程，任何一个环节出现问题都有可能导致细胞功能失调,甚至在某些情况下发生诸如肿瘤之类的疾病。真核细胞有一套复杂的调控系统以确保 DNA 复制的准确性,在这一复杂的系统中有许多各种各样的"检验点"来评估细胞分裂过程是否应该进行到下一步。在调控系统正常运转的情况下,一旦检测到 DNA 中有错误,染色体复制和细胞分裂会暂停直至 DNA 中的错误被修复。由检验点调控导致的 DNA 复制暂停也经常被称为**分子刹车**(**molecular brake**)。

在本节中,我们将简要讨论调控细胞周期的分子机制,该调控过程也被称为细胞周期调控系统。我们会按照细胞周期的顺序,从起始细胞周期的细胞信号到胞质分裂过程中的子细胞分离,来讨论该调控系统。

S 细胞周期蛋白和细胞周期蛋白依赖性激酶启动 DNA 的复制

DNA 复制被称为**细胞周期蛋白**(**cyclin**)的核蛋白所启动,胞外的有丝分裂信号通过如生长激素等物质诱导核内有丝分裂信号蛋白的合成,进而启动细胞周期。信号蛋白会随着胞外有丝分裂信号的不同而变化,就是说,有多种不同类型的 S 周期蛋白被表达。核有丝分裂信号蛋白与 DNA 上的**启动子区域**(**promotor region**)相结合,启动子能够"开启"基因表达的开关,诱导 S 周期蛋白的表达(图 4.4)。S 周期蛋白结合到**周期蛋白依赖性激酶**(**cyclin-dependent kinase,Cdk**)上,该磷酸化酶常表达于细胞核内。细胞周期蛋白与 Cdk 复合物催化核内其他信号蛋白的磷酸化,向细胞核发出信号使细胞周期向 S 期推进并开始细胞复制。蛋白磷酸化作为一种细胞信号方式在真核生物中十分常见,在线虫细胞中发现的这一信号通路是最早发现的将复制与寿命长短联系在一起的生化机制,我们将在下一章中进行系统的讨论。

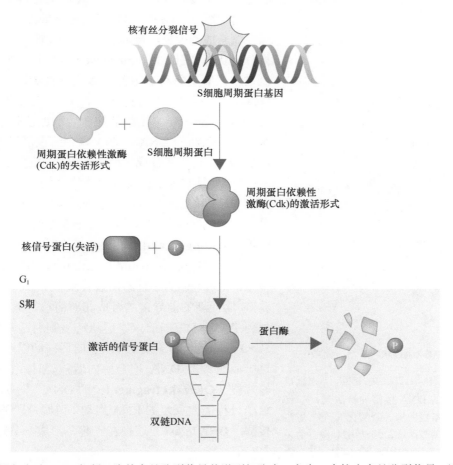

图 4.4 **细胞周期蛋白启动 DNA 复制**。胞外有丝分裂信号传递到细胞内,产生一个核内有丝分裂信号,诱导 S 细胞周期蛋白表达。S 细胞周期蛋白与周期蛋白依赖性激酶(Cdk)结合并激活其活性,后者再将其他蛋白质磷酸化,使得细胞周期进入 S 期并启动 DNA 复制。一旦 DNA 复制开始后,S 细胞周期蛋白被蛋白酶降解,Cdk 蛋白随即失活。

当细胞进入到 S 期后，DNA 的复制刺激细胞内**蛋白酶**（**protease**）的表达，蛋白酶能够将结合在 Cdk 上的细胞周期蛋白分离并诱导其降解，这最后一步反应能够保证在一个细胞周期中只进行一次 DNA 复制。

p53 信号通路能够阻止 G₁ 到 S 期过渡时的 DNA 复制

在细胞周期中存在若干检验点来保证 DNA 在合成时其复制的准确性，p53 通路就是这种检验点之一，有助于防止损坏的 DNA 进行复制。例如，当 DNA 受到自由基（关于"自由基"，将在本章稍后进行介绍）的破坏而导致某片段发生损伤时，DNA 损伤修复系统在检测到该损伤后会对该区域进行修复，激活某种磷酸化核蛋白 p53 的蛋白激酶。p53 的激活会引起其与 p21 蛋白基因的启动子区域相结合，p21 蛋白能够抑制细胞周期蛋白-Cdk 复合物的活性进而暂停了细胞周期的进行（图 4.5）。当修复完成后，蛋白酶被激活并使得 p21 与细胞周期蛋白-Cdk 复合物分离，细胞周期得以向 S 期进行。此外，p53 信号通路还与端粒缩短相互作用进而影响细胞衰老（参考后述内容）。

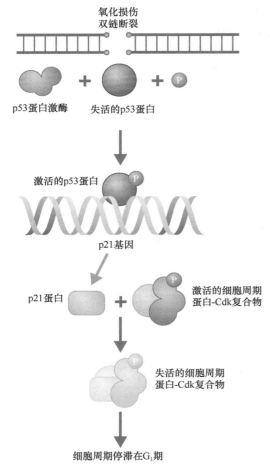

图 4.5　p53 是细胞周期 G₁ 期的检验点。当超氧自由基（O_2^-）等引起的 DNA 损伤被检测到，修复机制就会激活 p53 蛋白激酶。磷酸化的 p53 蛋白结合到 p21 的基因调节区域，激活 p21 蛋白的表达。p21 蛋白又结合到细胞周期蛋白-Cdk 复合物上，使该酶失活并使细胞周期暂停在 G₁ 期。一旦 DNA 损伤被修复后，p21 蛋白就会被蛋白酶降解，细胞周期得以继续向 S 期进行。

许多蛋白质参与 DNA 的复制

完成 DNA 的精确性检验后，细胞周期蛋白-Cdk 复合物被激活，DNA 开始复制。DNA 的复制机构中包含的多种蛋白质有序合作来复制染色体（图 4.6A），其中**解旋酶**（**helicase**）利用三磷酸腺苷（ATP）水解释放的能量将 DNA 分离为单链作为复制合成的模板，单链 DNA 结合蛋白使两条 DNA 单链保持分离状态。**引发酶**（**primase**）产生短序列 RNA 来起始复制过程，解旋酶和引物合成酶组成的复制复合物称为**引发体**（**primosome**）。在双链打开且被 RNA 起始后，DNA **聚合酶**（**polymerase**）开始在单链的 3′ 端添加**核苷酸**（**nucleotides**）来合成一条新的 DNA。DNA 聚合酶仅能沿 5′→3′ 方向移动，所以 DNA 新链的合成仅能沿 5′→3′ 的方向进行。

DNA 复制可以在复制起始位点处双向进行。引发体首先产生 DNA 单链模板，这些模板可以是 5′→3′ 方向的，也可以是 3′→5′ 方向的（图 4.6A）。5′→3′ 方向的模板链称为**前导链模板**（**leading strand template**），3′→5′ 方向的模板链称为**后随链模板**（**lagging strand template**）。由于 DNA 聚合酶只在新生的 DNA 链的 3′ 端添加核苷酸（在母链上沿 5′→3′ 方向移动），因此新的前导链的合成相对简单。然而，DNA 聚合酶如何沿 3′→5′ 方向的亲本后随链复制新链？复制系统通过在 5′→3′ 后随链模板（图 4.6B）上向后移动以产生滞后链来解决这一问题。当 DNA 聚合酶向后移动时，它产生一种称为**冈崎片段**（**Okazaki fragment**）的 DNA 短小片段（图 4.6C）。这个过程需要反复的 RNA 启动。冈崎片段随后通过 **DNA 连接酶**（**DNA ligase**）连接在一起，形成一条连续的链。

黏连蛋白和凝缩蛋白有助于染色体的分离

在 S 期结束时，新生的两条姐妹染色单体被**黏连蛋白**

（**cohesin**）紧密地粘合在一起（图 **4.7**）。然而姐妹染色单体比较大，相对来说比较杂乱，在一定程度上会抑制有效的分离过程。G_2 期合成的叫做**凝缩蛋白**（**condensin**）的蛋白质能够减小染色单体的体积使得 M 期的分离过程能够顺利进行。另一个对于染色体正常分离起到重要作用的复合物是**着丝粒**（**centromere**），着丝粒能够将两个染色单体牵连在一起，同时也是**着丝点**（**kinetochore**）形成的位置，着丝点能够将着丝粒与纺锤体相连。

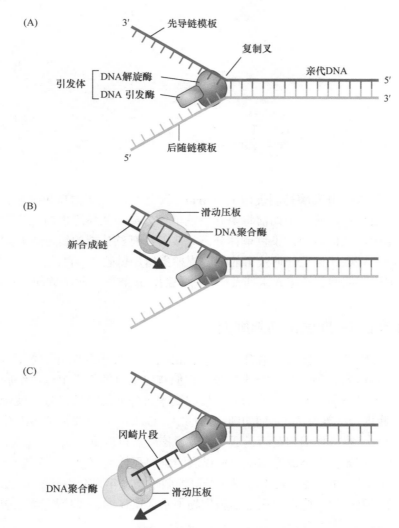

图 **4.6** DNA 复制。（A）解旋酶将 DNA 双链分离为单链，引物合成酶准备所需的 RNA 引物来起始复制过程。（B）在前导链模板上，DNA 聚合酶沿 5′→3′方向合成新的 DNA，只需要一个引物来起始这一过程。（C）在后随链合成中，DNA 聚合酶逆向移动，合成若干叫做冈崎片段的 DNA 短小片段，冈崎片段再"倒缝"起来形成完整的 DNA 链。在 DNA 聚合酶沿亲代模板移动时，滑动压板将其保持在模板链上。

分裂中期到后期的过渡标志着细胞周期最后的检查点

G_2 期到 M 期的过渡需要细胞周期蛋白-Cdk 复合物的调节，该过程与图 4.4 的描述相类似，只不过此时表达的细胞周期蛋白为 M 周期蛋白（而非 S 周期蛋白）。当通过该过程的细胞周期检验点后，细胞周期开始进入 M 期。细胞周期中最后的调节步骤发生在中期到后期的转变过程中，该过程利用细胞周期蛋白-Cdk 复合物的磷酸化-去磷酸化调节系统，而分裂中期到后期的转变涉及蛋白水解过程（proteolytic process）。**后期促进复合物**（**anaphase-promoting complex，APC**）是其中发挥重要作用的蛋白质之一，该蛋白质是**泛素连接酶**（ubiquitin ligase）家族中的一员，该蛋白家族中的很多酶都参与到错误折叠蛋白的识别和降解过程中。在第 9 章中我们将讲到，泛素连接酶在阿尔茨海默病和帕金森病的形成过程中也发挥着重要作用。

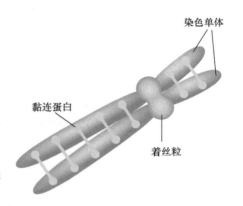

图 4.7　S 期末期出现的姐妹染色单体。着丝粒和黏连蛋白将姐妹染色单体连接在一起。

APC 标记那些需要降解的**分离酶抑制蛋白**（securin，保全素），该蛋白质包围在黏连蛋白周围以使姐妹染色单体连在一起，阻止蛋白酶在中期前将姐妹染色单体分离。从黏连蛋白上移除分离酶抑制蛋白则会使蛋白酶出现在细胞中，从而将姐妹染色单体分离。接着，有丝分裂的纺锤体开始朝中心体收缩，独立的染色单体开始分离。APC 还标记任何残留的细胞周期蛋白加以破坏，再次确保一个细胞周期内 DNA 仅复制一次。此后，细胞周期顺利地进入末期及胞质分裂期，最终产生两个新的、相同的细胞。

功能完善的细胞能够在 G_0 期退出细胞周期

在多细胞生物中，细胞只有在接收到来自**丝裂原**（mitogen）发出的胞外信号后才能起始细胞周期。丝裂原有多种形式，包括激素、神经肽、类固醇等，它们有些来自解剖学上远离细胞的位置，有些是邻近细胞所分泌的因子。如果细胞没有在合适的时候接收到来自外界的分裂信号，就会解散细胞周期调控系统，进入到 G_1 期的修饰版、被称为 G_0 期的细胞周期中。G_0 期可以使细胞完成其生理功能而不需要将能量浪费在细胞分裂上。一些成体细胞在给予适当的分裂信号后可以重新进入 G_1 期，G_0 期与 G_1 期的转换可以迅速并持续发生，正如在人类肠道细胞中可以观测到的那样（每 3～4 天进行一次转换），而其他组织细胞大多数处于 G_0 期，并不经常发生分裂（肝脏细胞平均每年只分裂一次）。虽然完全有丝分裂类型的细胞多于后有丝分裂类型的细胞，但在多细胞生物中永久留在 G_0（即后有丝分裂）期的细胞的绝对数量要大得多。

表 4.1 列举了一些不同 G_0 期长度的细胞。完全有丝分裂细胞在整个成体细胞的生命周期内均可进行复制；半有丝分裂细胞复制频率较低；后有丝分裂类型的细胞在成体细胞周期内不再进行复制。G_1 期与 G_0 期转化的机制尚不十分明确，但被认为在细胞复制性衰老中发挥着重要作用。

程序性细胞死亡（即凋亡）是发育和组织维持的正常部分

每天都会发生数以百万计的细胞分裂来取代已经死亡的细胞。需要有新的细胞来确保有丝分裂组织保持高效运转，同时细胞所处的器官保持形态稳定，既不收缩也不生长。为了在生长和死亡之间实现平衡，多细胞生物体已经进化出一个受高度调控的程序化细胞死亡系统——凋亡（希腊语为"衰落"），以除去那些受损的细胞。胎儿的发育也依赖于细胞凋亡来塑造身体结构。在胎儿组织和器官发育过程形成的所有细胞中，大约有 50%是通过凋亡而被除去了。

表 4.1　完全有丝分裂细胞、半有丝分裂细胞、后有丝分裂细胞举例

完全有丝分裂细胞	半有丝分裂细胞	后有丝分裂细胞
成纤维细胞	肝细胞	心脏细胞
胶质细胞	视觉细胞	骨骼肌细胞
角质细胞	毛囊细胞	脑细胞
血管平滑肌细胞		
晶状体细胞		
内皮细胞		
淋巴细胞		
肠道细胞		
生殖细胞		
干细胞		

　　细胞凋亡可由两种机制引发，即外源性途径（extrinsic pathway）和内源性或者叫线粒体途径（intrinsic or mitochondrial pathway）。在这两种情况下，胱天蛋白酶（caspase）在调节导致细胞死亡的事件中起着至关重要的作用。当来自邻近细胞或免疫细胞（称为杀伤性淋巴细胞，killer lymphocyte）的细胞外信号激活一个称为 Fas 的跨膜"死亡受体"时，外源性途径开始；Fas 属于肿瘤坏死因子（tumor necrosis factor，TNF）受体家族（图 4.8）。在无论哪种情况下，细胞外信号蛋白都携带一个 Fas 配体，它与死亡受体结合。Fas 配体与 Fas 受体的结合，启动了细胞内蛋白质与启动性胱天蛋白酶的结合，形成死亡诱导信号复合体（death-inducing signaling complex，DISC）。接下来 DISC 激活胱天蛋白酶，致使细胞成分的蛋白质降解，最终导致细胞的凋亡。

　　细胞浆内的 DNA 和细胞器受到各种应激而产生损伤，就会激活细胞凋亡的内源性途径。该途径又称为线粒体通路，因为细胞色素 c 是线粒体内膜上的一种蛋白质，它诱发了导致细胞凋亡的最初事件。一个叫做 Bcl2 的蛋白家族通过阻止或诱导细胞色素 c 的释放来调节内源性途径，因此 Bcl2 蛋白既可以是促凋亡的也可以是抗凋亡的，并共同努力确保只有严重受损的细胞才会发生凋亡。抗凋亡的 Bcl2 蛋白通常存在于线粒体外膜上，其排列方式使细胞色素 c 不能离开细胞（图 4.9）。当细胞受到的损伤压倒细胞内修复系统时，细胞浆中发现的高度保守的促凋亡蛋白 BH3 与抗凋亡蛋白结合并抑制其作用。然后线粒体膜开放其渗透性，使得膜间蛋白能够被释放到细胞的胞浆中。细胞色素 c 随后与一种叫做 Apaf1（apoptotic protease activating factor-1，凋亡蛋白酶激活因子-1）的蛋白质结合，后者反过来又招募了一个启动性胱天蛋白酶。Apaf1、细胞色素 c 和启动性胱天蛋白酶形成一个称为**凋亡体（apoptosome）**的大的蛋白质复合体，激活下游的执行性胱天蛋白酶，启动凋亡的蛋白质降解级联反应。

　　凋亡蛋白降解级联反应导致细胞内部组织片段化。在一个尚未完全阐明的过程中，细胞内部的片段化导致细胞表面蛋白质的重排，进而招募组织内的吞噬性细胞（巨噬细胞）。由于巨噬细胞是由细胞凋亡的特异性动因而非免疫系统从组织内部招募的，因此受损细胞被清除的同时不会引发炎症反应。这意味

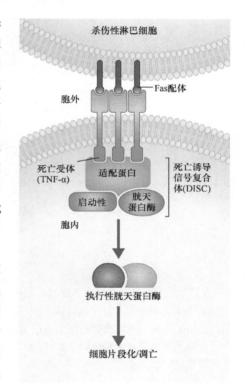

图 4.8　外源性细胞凋亡。杀伤性淋巴细胞是一种主要对病毒感染细胞应答的免疫细胞，携带有 Fas 配体。Fas 配体与受到感染的细胞膜上 TNF 受体的 Fas 结构域结合，该结合诱导了细胞胞浆中 DISC（死亡诱导信号复合体）的形成，随后 DISC 激活执行性胱天蛋白酶，引起细胞片段化和凋亡。

着在细胞凋亡过程中，邻近细胞并不会受到损伤。下一节我们会讨论另一种类型的细胞死亡形式，即细胞衰老（cell senescence），它会引起周围组织的损伤，因为它会诱发炎症反应。

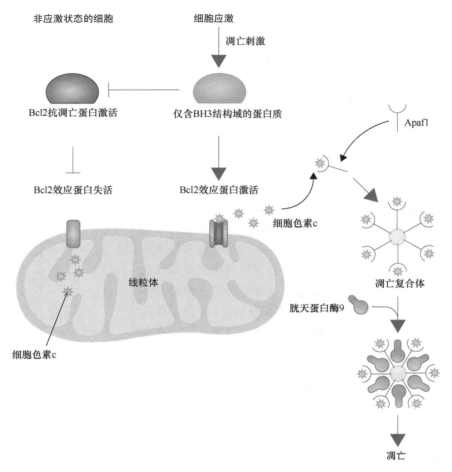

图 4.9　内源性细胞凋亡。在非应激状态的细胞（左）中，Bcl2 抗凋亡蛋白抑制位于线粒体外膜上的 Bcl2 效应蛋白。这些蛋白质确保细胞色素 c 留在线粒体中。在应激状态的细胞（右）中，凋亡刺激激活仅含 BH3 结构域的蛋白质，进而抑制抗凋亡蛋白的作用。抑制抗凋亡蛋白引起 Bcl2 效应蛋白构象改变，使细胞色素 c 得以离开线粒体。细胞色素 c 结合并激活凋亡蛋白酶激活因子-1（Apaf1）。7 个单独的 Apaf1 蛋白聚集在一起形成凋亡复合体。凋亡复合体招募执行者胱天蛋白酶 9，导致细胞凋亡。

细胞衰老

细胞衰老理论认为细胞功能的失调会引起或"驱动"有机体的衰老。因为有机体的衰老反映了繁殖期过后细胞功能的逐渐减退，细胞分裂能力的减退直至丧失通常被认为标志着细胞的衰老，我们将这一时期称为细胞衰老或者复制性衰老（replicative senescence）。在本节中，我们将讨论细胞寿命是否是有限的，如果是，将如何影响生物体整体的衰老或寿命。细胞衰老很可能反映了进化上的保守机制，这有助于防止有丝分裂组织中肿瘤的发生。

一个错误使得细胞衰老的发现推迟了 50 年

1912 年，亚历克西斯·卡雷尔（Alexis Carrel）将分离出的一片鸡心组织放置在鸡血浆和液态化的鸡胚组织形成的混合物上。尽管其确切的成分和性质还未知，但血浆中含有蛋白质，可以形成细胞生长的基质，液态化的鸡胚组织可以提供细胞生长所需的营养物质。数天后，鸡心组织上长出了新的细胞。在蒙特罗斯·伯罗斯（Montrose Burrows）的帮助下，Carrel 成为第一个在体外成功培养正常细胞的人。

在接下来的几天，细胞生长变得缓慢并逐渐停止，液化的鸡胚组织耗尽且没有了更多的细胞生长空间。Carrel 将一部分细胞移到新的培养皿中，并更换了新的鸡血浆和鸡胚组织。与之前一样，细胞在新环境中继续分裂直到新的培养皿也长满了。1912 年开始的细胞培养工作一直进行到 1946 年 Carrel 去世，将人们引入了细胞是永生的这个误区。然而，科学家们意识到，Carrel 的细胞培养方法中采用的液态鸡胚组织可能并没有完全除去血清中的活细胞，也就是说，细胞并不是永生的，而是在每次更换培养基的时候无意加入了新的细胞。但近 50 年来体外培养的细胞可以无限传代的学说被广泛接受，几乎无人质疑。而且这个学说实在太深入人心了，以至于所有挑战此学说的实验证据都被认作是系统误差或者人为操作失误。因此我们就不难理解，为什么直到 1961 年，宾夕法尼亚州费城威斯达研究所的 Leonard Hayflick 和保罗·穆尔黑德（Paul Moorhead）才终于谨慎地发表了他们的发现，证实人胚成纤维细胞会在数次传代后死亡。

Hayflick 和 Moorhead 的研究发现开创了细胞老年学研究领域

Hayflick 和 Moorhead 对于正常细胞向恶性肿瘤转变的生物化学机制非常感兴趣。他们选择人胚成纤维细胞作为研究对象（在 1961 年是合法的），原因是他们认为这类细胞没有过多地暴露在会扰乱其内部生物机制、诱发癌症的外界环境中。他们没有再像 Carrel 那样直接将细胞培养在切碎的组织上，而是利用结缔组织消化酶——**胰蛋白酶**（**trypsin**）将从胚胎组织获取的细胞进行相互分离，再在培养瓶中进行培养（图 4.10）。于是，细胞悬浮在含有必需营养物和细胞生长因子的培养基中。

实验工作进行了几个月后，Hayflick 和 Moorhead 发现细胞经过数次群体倍增后，其中一些细胞就不再分裂了，仔细观察发现细胞在大约 40～60 次群体倍增后便停止分裂了。在随后的几年中，这种细胞群体倍增的有限次数被称为**海弗利克极限**（**Hayflick limit**）。然而，细胞永生化的教条在当时的生物学家脑海中已经根深蒂固，科学委员会无法接受细胞培养会达到群体倍增终点的实验结果，他们认为 Hayflick 和 Moorhead 的细胞培养过程中可能会引起染色体的损伤进而导致细胞群体死亡，并且这种培养过程中的染色体损伤存在性别差异。Hayflick 和 Moorhead 因此受到了该领域专家们的质疑和批判。为解决这些质疑，Hayflick 和 Moorhead 做了另外一个实验，在该实验中对两种性别来源的细胞均进行了染色体结构完整性检测来探究性别是否对于存活率有影响。按照 Hayflick 自己的描述，实验是这样进行的（图 4.11）：

"我们将 10 代（年轻的）女性细胞和 40 代（年老的）男性细胞（均经性染色体分析确定）等量混合，同时分别培养没有混合的细胞作为对照。再经过 30 次传代培养后我们观察到，混合组只有女性细胞存活，男性细胞在几周前当它们到达约 55 代后就已经全部死亡；男性年老细胞纯培养组几周前也已

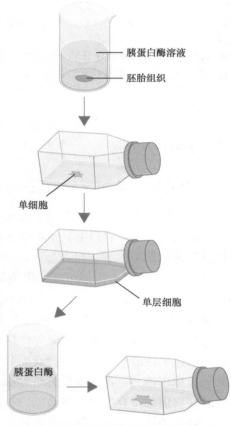

图 4.10　体外培养检测细胞寿命的方法。 成纤维细胞被胰蛋白酶消化、分离为单个细胞，培养在无细胞的含胎牛血清的培养基中。当细胞长满、不再有生长的空间后（到达汇合点），再次用胰蛋白酶消化、分离部分细胞重新接种。从胰蛋白酶消化到生长至汇合点，每次传代都可以认为是一次群体倍增。

全部死亡；女性年轻细胞纯培养组与混合组中的女性细胞一样依然生机盎然。"（Hayflick and Moorhead，1961）

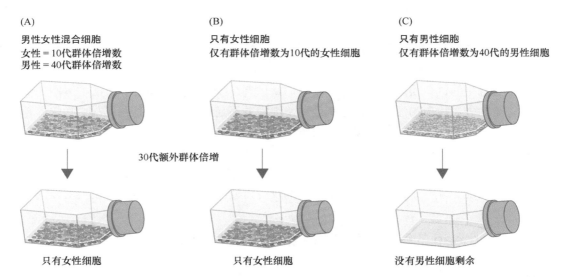

图 4.11 Hayflick 和 Moorhead 用实验验证细胞体外传代培养是否存在有限寿命。Hayflick 和 Moorhead 设计了三个实验组。（A）10 代年轻的女性细胞（红色）和 40 代年老的男性细胞（蓝色）等量混合，再经 30 次群体倍增后，只有女性细胞可以继续分裂。（B）10 代年轻的女性细胞纯培养，再经 30 次群体倍增后，细胞仍保持分裂能力。（C）40 代年老的男性细胞纯培养，再经 30 次群体倍增后已没有细胞存活。

毫无疑问，体外培养的细胞其寿命确实是有限的。至少对体外培养的细胞来说，衰老的进化理论对细胞具有有限寿命的预测是准确的。这些结果是如此重要，因此诞生了一个新的研究领域——**细胞老年学**（**cytogerontology**），一个专门研究细胞衰老的学科分支。

体外培养细胞的生长分为三个阶段

除了证明细胞寿命是有限的之外，Hayflick 和 Moorhead 还首次对培养细胞的生长特征进行了描述。从同质胚胎细胞中获得的一小群细胞在培养过程中有三个不同的生长阶段（**图 4.12**）。第一阶段是细胞刚从供体移取出来接种到培养基中，其特征是细胞立即进入了一个相当缓慢的生长期，这种缓慢增长可能会持续 2～3 个月，期间可能会出现最初的 10～12 次群体倍增。第一阶段很可能是反映细胞对新的体外环境的适应期。到第二阶段，细胞从第一阶段的缓慢增长进入了一个快速而稳定的增殖时期，这可能会持续 8～9 个月，期间细胞大约会发生 30～40 次群体倍增。在第二阶段的培养过程中，细胞有可能会发生突变，使培养的细胞从有限寿命转变为无限寿命（永生化）。最后，细胞培养进入第三阶段，该阶段细胞增殖速率逐渐变慢，并最终丧失分裂的能力。Hayflick 和 Moorhead 起初认为培养细胞在大约 12 个月时失去增殖能力，第三阶段即告结束。随后的研究发现，有些细胞亚群即使停止增殖，但在此后很长一段时间内仍保持有生理活性。

培养的细胞群体的复制寿命是有限的，这一结论已经被广泛接受。如果 4 周之内培养细胞不能倍增群体，即可认为是到了培养细胞的寿命极限，但这并不意味着群体中所有的细胞都丧失了分裂的能力，而只是大多数细胞丧失了分裂能力。与整个有机体一样，细胞衰老的速率也不是均一的。事实上，一些无法再进行群体倍增的衰老细胞仍具有分裂的潜能（相对应的，一些倍增次数并不多的年轻细胞却丧失了分裂能力）。若从一个 4 周时间没有进行增殖的细胞群体中移出一部分继续培养，就可以培养出具有第二阶段复制特征的新群体，也就是说，被认为已丧失分裂能力的细胞群体中仍可能包含有分裂能力的细胞个体。与人类群体的寿命特征相类似，细胞群体中也存在着衰老速率及个体细胞寿命的显著差异。

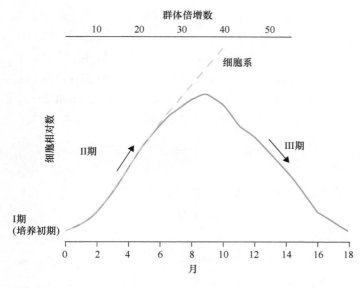

图 4.12　**Hayflick** 和 **Moorhead** 最初描述的有丝分裂细胞培养的生活史。Ⅰ期细胞处于培养初期，增殖速率和倍增速率都很慢；Ⅱ期细胞快速增殖，达到其最大群体倍增数的 75%。该阶段的细胞有可能因为自发或干预而永生化成为一个细胞系；随着群体倍增次数进一步增加，培养细胞开始出现死亡的阶段即为Ⅲ期。（From Hayflick L，Moorhead PS. 1961. *Exp. Cell Res* 25：585–621. With permission from Elsevier.）

　　种间比较显示，群体倍增速率在不同物种中差别较大（表 4.2）。并且，群体倍增速率和寿命之间也没有明显联系。实验室常用的小鼠平均寿命是 3～4 年，其成纤维细胞约进行 15 次倍增；人类的最大寿命是 115～120 年，其成纤维细胞约倍增 45～50 次（图 4.13）；而鸡的最大寿命为 6～10 年，但其群体倍增数相比小鼠来说却更接近于长寿的人类。

表 4.2　若干物种的胚胎成纤维细胞群体倍增速率及其最大寿命

物种	群体倍增速率	物种最大寿命/年
蝙蝠	16～29	3～10
鸡	35～40	6～10
马	30～40	35～40
人类	45～60	115～120
小鼠	12～15	4～5
家兔	21～27	10～15

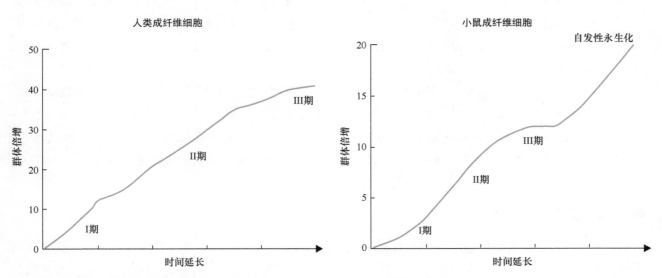

图 4.13　人类和小鼠胚胎成纤维细胞群体倍增速率的描述。人类成纤维细胞最大群体倍增数可达 45～50 次，相反地，小鼠成纤维细胞分裂速率比人类要慢很多，并经常在 15～20 个群体倍增之后出现自发性永生化的现象。

并不是所有细胞的传代寿命都是有限的，从某些小鼠中分离得到的成纤维细胞就显示出无限的群体倍增能力，这一过程就是自发性永生化。灵长类和禽类细胞在培养过程中自发突变为永生化的概率较低，但是可以通过对其基因组进行操纵使其获得永生化。例如，将猿猴病毒 SV40 T 抗原基因**转染**（将某一物种细胞的 DNA 导入到其他物种的细胞中）到人类或其他灵长类的成纤维细胞中，即可导致该种群的永生化。如信息栏 4.1 中所描述的那样，癌细胞能够无限传代，这种永生化的细胞被称为**细胞系**（**cell line**），细胞系由于其易于繁殖且基因构成较为一致的特性，在生物学研究中被广泛应用。

信息栏 4.1　海拉（HeLa）细胞：她的还是大家的？

现代分子生物学家已经利用永生化的细胞系来解决几乎所有可以想到的科学研究问题，这些通过基因工程构建的或者来源于恶性肿瘤的细胞系可以从商业机构购买或从国家的保存机构获得。可是，这样的细胞系曾经是不存在的，直到 1951 年的一个冬日。

34 岁的海瑞塔·拉克斯（Henrietta Lacks）是 5 个孩子的母亲。1951 年 2 月 9 日，她因患宫颈癌而在巴尔的摩医院开始进行放射治疗。医院的住院医师乔治·盖（George Gey）对于肿瘤细胞的生长非常感兴趣，在化疗开始前他请求留存一小块肿瘤样品。此前他都没能从其他种类的肿瘤细胞中培养出能够长期生存的细胞，但 Henrietta Lacks 的宫颈癌细胞与其他细胞不同，在细胞接种到培养基仅仅几个小时后就开始生长。Gey 很快发现该细胞能够无限传代，他将细胞命名为 HeLa（代表来源于 Henrietta Lacks）并将其提供给其他科学家进行继代培养。其中最著名的是，乔纳斯·索尔克（Jonas Salk）曾用该细胞系进行了脊髓灰质炎疫苗的临床前实验。

Henrietta Lacks 于 1951 年 10 月 4 日去世，而 HeLa 细胞成为世界上科学研究中应用最广的细胞系，为科学家们研究一些特异性课题源源不断地提供了可信赖的工具。奇怪的是，直到 1975 年 Henrietta Lacks 的丈夫和家人才知道 HeLa 细胞的存在。这很大程度上是由于 HeLa 细胞的应用十分广泛，并开始污染其他细胞系，而研究者需要利用 Henrietta Lacks 近亲的 DNA 作为分析工具来从其他细胞中将 HeLa 细胞鉴别出来。

毫无疑问，很多人和公司通过 HeLa 细胞的使用及销售获得了利润，然而，Lacks 家族却没有从 Henrietta 的细胞中得到一分钱，也不可能得到一分钱。因为美国最高法院规定从个体身上分离获得的细胞、组织不再属于该个体的所有物，而属于进行细胞分离或者组织获取的人，因此必须在知情同意书签署时详细说明谁将从该细胞/组织的销售中获利。由于在 Henrietta 的细胞分离获取时并没有相关文件的说明，所以 Lacks 家族无法获得任何报酬。

HeLa 细胞为我们理解细胞生物学做出了巨大贡献，同时也引起了在捐赠者去世后组织细胞所有权的争议。如今，争议仍在继续，但陆续出台了有关捐赠者权益的法规条例，患者与捐赠者的权力已经成为科学研究领域不可或缺的一部分，这一切我们都应该感恩于 Henrietta Lacks 的癌细胞。随着基因工程技术的发展直至人类自身的克隆，有关组织和细胞治疗的伦理讨论将会变得更加重要。

衰老细胞的若干共同特点

复制停滞是传代末期细胞（濒临海弗利克极限的群体中的那些细胞）的主要特点，但对于衰老细胞群体来说还有其他的一些共同特征，包括形态学的改变、细胞功能的改变、细胞分裂阻滞，以及免疫相关功能改变等（表 4.3）。衰老细胞典型的表现是细胞体积膨大，包括细胞核增大并出现多核现象，同时由于细胞分泌细胞外基质蛋白酶及胶原酶增加而导致细胞间距变大，以及可用的细胞基质蛋白减少，使细胞无法良好地锚定，从而导致了细胞复制的减缓。

表 4.3　衰老细胞群体的表型

细胞分裂阻滞	细胞周期延长 G_1-S 期的分子刹车 细胞仍能响应胞外有丝分裂信号
细胞功能改变	DNA 复制相关蛋白减少 RNA 合成及相关蛋白减少 整体蛋白合成效率下降
免疫相关功能改变	细胞内垃圾增多——无功能蛋白质残留 细胞整体代谢功能下降 促炎细胞因子分泌增多
形态学改变	细胞体积增大 出现多核细胞 细胞外基质的分解

G_1 期到 S 期过程中分子刹车的激活进而导致细胞周期变长或许是复制减缓的主要原因。研究表明，由于衰老细胞内的有丝分裂信号仍可对胞外的分裂素做出响应，提示衰老细胞群体的复制阻滞应该发生于 G_1 期，这一结果进一步表明细胞衰老是复制机制发生错误所导致的，尽管还没有更充分的数据来证实该理论。

衰老细胞群体中的细胞功能普遍下降，包括 DNA、RNA 和蛋白质合成速率的下降。鉴于这些重要的细胞成分的合成速率在很大程度上调节着细胞的整体功能，因此在衰老细胞群体中发现生理功能的普遍下降就不足为奇了。此外，衰老细胞群体的特征是胞内"垃圾"的增加。这些垃圾堆积反映了衰老细胞分解和代谢那些无功能蛋白质的能力下降。最后，衰老细胞分泌的某些蛋白质增加，其中包括多种炎症细胞因子，就是那些激活炎症反应的蛋白质。这些由衰老细胞释放的蛋白质非常普遍，人们将其概括命名为**衰老相关分泌表型**（senescence-associated secretory phenotype，SASP）。

细胞衰老能够保护细胞免受癌症侵袭

自 Hayflick 和 Moorhead 提出细胞衰老的理论后，许多科学家开始质疑用体外培养模型来描述机体整体衰老的可行性。毫无疑问，生物体的衰老必然反映着细胞功能的障碍，但事实仍然是成年真核生物中的大多数细胞是有丝分裂后的。因此，目前尚不清楚基于细胞分裂停止的衰老模型如何才能更加有效地用于研究主要发生在没有细胞分裂情况下的衰老过程。尽管支持细胞衰老的研究者经常指出，群体倍增速率与一个物种的寿命相关，但这些相关性实际上是非常微弱的，而且并非所有物种都存在这种相关性。此外，从衰老个体中提取的有丝分裂体细胞通常显示出强大的群体倍增速率。

大多数生物老年学家都认为，细胞衰老本身并不能直接反映主要是有丝分裂后的生物体的衰老机制。相反，细胞衰老似乎是一种抑制肿瘤形成的机制。回想一下，如果没有及时收到有丝分裂信号，有丝分裂细胞在胞质分裂后将进入 G_0 期，有丝分裂沉默，但仍具有代谢活性。这些细胞将保持在 G_0 期（也称为静止期），直到收到有丝分裂信号，然后再进入细胞周期。一些细胞可能在细胞周期中遭受了未修复的损伤，在胞质分裂后就会转化为衰老细胞。衰老细胞保持着新陈代谢的活性，但会被永久性地从细胞周期中去除，这一阶段被称为永久性生长停滞。永久性生长停滞将消除细胞转化为（以无限生长潜力为特征的）癌细胞的任何机会。此外，衰老细胞似乎有它自己的自杀程序，能够将其自身从组织中清除，并且这一程序与凋亡截然不同。也就是说，SASP 引起的炎症反应会将衰老细胞从组织中移除，让一个没有损伤的新细胞来取代它。

诱导细胞衰老的机制有待阐明

描述细胞如何选择进入衰老途径的分子机制尚不清楚，因为我们的知识通常是观察性的，而非机制性的。而且，关于细胞衰老的绝大多数知识都来自于培养的未分化成纤维细胞。也就是说，细胞进入衰老的途径是在体内发生的抑或仅仅是反映了培养条件所限还不能明确。这不是可以忽略的小事情。培养条件在同一实验室内部和不同实验室之间的实验中可能存在很大差异，甚至常常导致相互矛盾的结果。虽然许多不同的分子途径参与了从受损细胞到衰老的转变，但在分析因果关系时还应慎之又慎。

细胞衰老的诱导需要激活两条重要的抑瘤途径。一个是 p53 途径，在之前章节已有描述（参见"p53 信号通路能够阻止 G_1 到 S 期过渡时的复制"一节和图 4.5）。回想一下，在 G_1-S 期过渡过程中，DNA 复制错误会导致 p53 蛋白分子制动机制的激活。一旦错误被修复，p53 就会被降解、细胞周期就会继续。然而，如果损伤无法修复，p53 就会保持活性并抑制细胞周期的进展。细胞周期的抑制加上 DNA 的损伤往往会引发凋亡反应。由于目前尚不清楚的原因，有些细胞会被诱导衰老而不是凋亡。我们将在下一节具体阐述 DNA 不稳定性是如何导致细胞选择衰老的。

第二个重要的细胞衰老途径涉及 p16 肿瘤抑制蛋白家族中的两种蛋白质，即 p16^{ink4a}（也称为 cyclin-dependent kinase inhibitor，**周期蛋白依赖性激酶抑制剂**）和 ARF（alternate reading frame，**读码框移位蛋白**）。p16^{ink4a} 蛋白能够通过抑制周期蛋白依赖性激酶（S 细胞周期蛋白和周期蛋白依赖性激酶启动 DNA 复制）延缓 G_1 期细胞周期的进程；而 ARF 则可以通过抑制 p53 降解所必需的标记蛋白来阻止细胞周期的进程，导致 p53 积聚并阻止细胞进入 S 期。

细胞衰老的原因：损伤的生物分子的积累

在第 1 章中，我们强调了衰老的原因（其中可能只有一个）和衰老的机制（被认为是无限的）之间的区别。我们现在来详细阐述一下衰老的根本原因。不管细胞经历了什么样的衰老机制，人们普遍认为细胞衰老是受损蛋白质在细胞内积累的结果。因此，在本节中，我们将探讨生物分子损伤累积的方式和原因，以及为什么这种损伤会导致老化速率的改变。

生物分子服从于热力学定律

与宇宙中的其他事物一样，分子生物学也遵循**热力学定律**（law of thermodynamics，这些物理学定律将做功、能量和热量联系了起来）。其中**热力学第一定律**（first law of thermodynamics）描述的是能量可以从一个物质转移到另一个物质，能量转移前后的总量保持不变，也就是说能量既不会产生也不会消失（能量守恒定律）。在能量从一种形式转换到另一种形式的过程中，我们就会遇到**热力学第二定律**：能量从一种形式转换到另一种形式并不是 100%有效的，一些能量会变得不可用。除非系统接收到一个新的可用能量的输入，以取代作为热量损失的不可用能量的数量，否则系统将会随机重排，也就是说，它将朝无序（熵）的方向移动。这种熵增的运动会使受损蛋白质积累，从而导致衰老。

一个生物过程中的全部能量可用**焓**（enthalpy，H）来表示，其与可用的**自由能**（free energy，G）和不可用的**熵**（entropy，S）之间的关系可用公式（4.1）描述。

系统中的全部能量

$$H = G + TS \tag{4.1}$$

其中，H 是焓，为系统中能量总和；G 为可用能量，或称为自由能；S 为不可用能量，或称为熵；T 为系统的温度。

由于能量储存于分子间的键能中，生命系统中的 H、G 和 S 是无法直接测量的，但只要反应发生的温度是可知的，我们就可以测量每种能量的变化量（用希腊字母 Δ 表示）。首先我们要测量反应是释放能量还是消耗可用能量，也就是计算 $\Delta G = G_{产物} - G_{反应物}$。如果反应是增加可用能量的，那么 ΔG 是正值；如果反应是减少可用能量的，那么 ΔG 是负值。热力学第一定律告诉我们，反应体系的总能量是不会发生变化的，G 的任何改变都会引起 H 和 S 发生与之对应的对等变化，但是 H 无法测量，因此我们可以通过测量 ΔG 和 ΔS 来计算 ΔH（公式 **4.2**）。

一个化学反应中可用能量的改变

$$\Delta G = \Delta H - T\Delta S \tag{4.2}$$

其中，ΔG 为反应前后自由能的改变（$G_{产物} - G_{反应物}$）；ΔH 为系统在反应前后能量的增加或释放的总量；ΔS 为熵的改变；T 为系统的温度。

生命需要持续地保持秩序与自由能的平衡

在生物过程的反应中需要使用具有大量可用能量（高度有序）的分子来满足有机体的生产力、生长和修复的需求。在这些反应中，根据热力学第二定律，不可用的能量被释放出来，这降低了维持生命活动而进行的生物化学反应所需的可用能量。根据热力学第一定律，当可用能量减少时，系统的熵和无序度（或不可用能量）必然增加。为了恢复秩序以维持生命，有机体必须不断地提供新的可用能量来补充熵的流失。肌肉收缩就完美地阐明了生物过程中的热力学原理。

肌肉细胞（肌肉纤维）将**三磷酸腺苷**（**adenosine triphosphate，ATP**）的化学能转化为机械能，形成收缩（图 **4.14**）。当 ATP 转化为二磷酸腺苷（adenosine diphosphate，ADP）+P_i（无机磷酸盐）时，就会释放出可用能量来驱动收缩。同时依据热力学第二定律，以热的形式释放出不可用的能量。事实上，打开磷酸键所产生的能量有 80%是以热的形式释放出来的；肌纤维的每一次收缩都伴随着熵和无序性的增加，以及可用能量的减少。如果该系统能够提供一种机制来弥补熵增所造成的可用能量的损失，那么肌肉就可以放松，并为下一次收缩做准备。也就是说，随着 ADP 向 ATP 的转化（即更多的键、更多的可用能量和更有序），由于熵增导致的失序得以恢复（图 **4.14**）。相反，如果由于熵增而失去的能量不能恢复，肌肉纤维就会保持在收缩状态，导致缺氧，细胞就会开始死亡。如果永远失去额外的自由能补给，也就是说在机体死亡的情况下，热力学定律也完成了使命，肌肉纤维就会达到能量平衡。

衰老的基本机制是分子保真度的丧失

分子中的原子结构决定其功能，这是结构与功能关系的基本原则。蛋白质中甚至某个单一氨基酸序列的错误也会导致该蛋白质生物学活性的降低。维持分子的正确结构，即**分子保真度**（**molecular fidelity**），对有机体生存非常重要，需要持续不断地有可用能量的输入。换句话说，机体需要长时间地与熵增做斗争，能够通过保持分子保真度来赢得这场战争的才是真正成功的有机体。

机体要保持因熵增而丧失的自由能能够及时得到补充并维持机体秩序直到生殖年龄是需要投入大量资源的。在最简单的意义上，成功存活至生殖年龄仅仅反映了被选择来维持蛋白质分子保真度的基因。然而正如我们在第 3 章中所讲到的，在生殖年龄过后，维持这种高水平的资源投资将不再具有生殖优势。宇宙的法则最终会统治一切，缓慢地走向能量平衡，这将导致分子保真度逐渐丧失，造成细胞内秩序紊乱，以及由于受损蛋白质的积累而导致细胞功能的下降。细胞衰老反映了宇宙的基本规律——熵增的无序，引起受损蛋白质的积累。

衰老反映了细胞内受损生物分子的积累

已有大量证据表明，随着细胞传代的进行，细胞内的分子结构会发生变化，但其变化机制尚不明确。实际上，在性成熟之后，细胞内受损生物分子积累的速率增加。由于结构决定功能，衰老细胞自身的正常运作能力下降。我们可以这样认为，体细胞衰老就是分子保真度（有序）和熵（无序）之间的平衡维

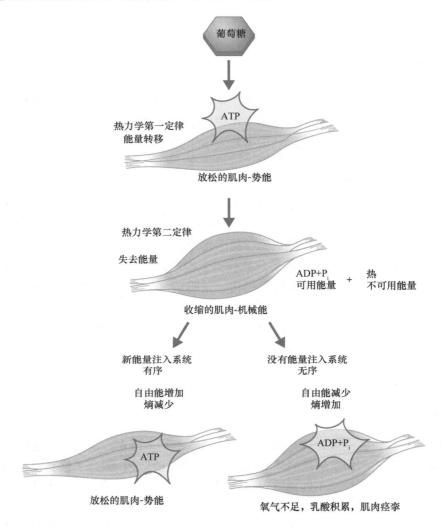

持的过程（图 4.15）。依据自然选择学说，基因在发育期间会被选择来维持分子保真度，使细胞功能能够保持高效运作。随着传代次数增加，外因性的衰老进程引起生物分子损伤，这与第 3 章中提到的一次性体细胞理论相一致。此时，维持分子保真度的蛋白质遭遇热力学第二定律，其修复或替换受损生物分子的功能下降，导致细胞内受损生物分子随着时间的推移越积越多。当熵增的速率快于分子保真度维持的速率时，细胞便无法再保持正常的细胞功能，最终导致细胞死亡。

图 4.14　热力学第一定律和第二定律应用于肌肉细胞。依据热力学第一定律，肌肉细胞能够将来自葡萄糖的能量转换为 ATP 用于肌肉收缩。ATP 向 ADP 和 P_i 的转换可以释放出可用能量以驱动肌肉收缩。依据热力学第二定律，在此过程中伴随着热量的释放。如果有更多的葡萄糖进入该系统，及时弥补由于产生收缩而致的能量损失，那么肌肉就可以放松并为下一次收缩做准备。如果没有可用的葡萄糖来转换为 ATP，那么肌肉将维持在收缩状态。

　　我们没有强调引起分子保真度下降进而导致细胞衰老损伤的确切类型，究其原因，细胞损伤的确切类型对衰老过程基本不重要，而损伤的类型和数量在不同的细胞类型中存在很大的差异，没有哪一种损伤过程可以被认为是细胞衰老的主要原因。例如，在本章中，我们用正常代谢过程中氧化中心自由基对于细胞的损伤作为损伤积累进而引起细胞衰老的随机事件来进行讨论，在其他章节中则描述了**糖基化**（**glycosylation**）是如何改变蛋白质的结构进而引起损伤积累的。第 9 章中，我们会讨论蛋白质的错误折叠导致不溶物聚集，这或许正是导致神经系统疾病的前体。我们很难证明氧化中心自由基所带来的衰老相关损伤比糖基化蛋白和不溶性蛋白聚集物在衰老进程中更为重要。

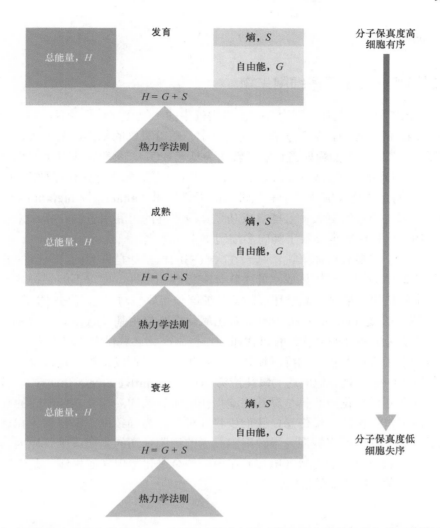

图 4.15　生命过程中分子保真度变化与能量平衡。分子保真度和细胞内的秩序在生殖年龄之前（发育过程）都可以很好的维持。可用自由能的供给速率快于由于熵增导致的能量损失。在生殖年龄后（成熟期）衰老开始发生，熵增使得分子保真度下降和受损蛋白质的积累——细胞失序。衰老发生时，分子保真度变低，胞内无序性增加，这是熵增的速率大于新的可用自由能摄入速率的结果。

　　本章讨论的重点并不是引起损伤积累的具体类型，而是要阐明细胞损伤同样遵循宇宙的基本法则。与物理世界中的其他物质一样，我们也无法去更多地控制发生在人体内衰老的恶化效应。我们也许可以阻止某种类型的损伤，但会发现又有新的损伤类型出现，这种情况会一直持续下去直到细胞屈从了热力学第二定律为止。当一个或者多个器官中有足够多的细胞由于分子保真度下降而停止发挥功能时，机体就会死亡。在第 10 章中我们会讨论到，有很多方式可以使我们延缓衰老的脚步，可以活得更长久、更健康，但衰老终将降临，我们终将回归宇宙。

细胞衰老的代谢基础

　　你已经了解到衰老的原因与物理学的基本定律有关，细胞失序的时间依赖性增加导致受损蛋白质的累积。受损蛋白质的累积，即分子保真度丧失，导致细胞功能失调并最终导致细胞自我毁灭，即细胞衰老（随着时间的推移，细胞凋亡在细胞死亡中的作用似乎越来越小）。我们现在把注意力转向可能导致分子保真度丧失的衰老机制。在这一节中，我们来看看细胞最基本的功能——能量代谢，是如何产生有可能造成损伤的副产品的。

当大气中氧含量增加时诞生了多细胞生物

大约 25 亿～30 亿年前，蓝藻开始利用太阳能将大气中的二氧化碳转化为葡萄糖。在这个被称为**光合作用**（**photosynthesis**）的过程中，氧气被释放到大气中。随着氧气的积累，两个关键事件的发生导致了更大的生命多样性。首先，太阳的辐射能将氧气转化为臭氧（O_3），臭氧在大气上层积累可以捕获有害的紫外线，生命得以离开海洋的保护开始在陆地上生活。其次，基于氧气进行的代谢称之为**有氧代谢**（**aerobic metabolism**），这种代谢形式比不需要基于氧气进行的**无氧代谢**（**anaerobic metabolism**）效率要高得多。进行有氧代谢的单细胞生物长得更大，且能更成功地竞争外界的可利用资源。相比无氧代谢的细胞，有氧代谢的单细胞生物的这种优势也导致了其向多细胞生物的进化。

然而不幸的是，对于很多有机体来说，氧气在大气中的积累却是致命的。氧气的分子结构使其对于不能安全地将有氧代谢中的副产物转化成水的生物体有极端的毒性，使得不能保护自己免受氧化损伤的有机体很快死亡。也就是说，最适应此时环境的就是能够使得氧气对自己有利的生物体。

1956 年，德纳姆·哈曼（Denham Harman）提出**氧化中心自由基**（**oxygen-centered free radical**）导致细胞衰老理论，他认为随着细胞老化，有氧代谢的一些副产物（氧化中心自由基）、氧代谢的产物中有一个或多个不成对的电子会逃逸正常的降解途径，并对生物分子造成损害。反过来，这些受损的分子在细胞内积聚，又导致了细胞老化。他的这一**氧化应激理论**（**oxidative stress theory**），曾经被认为是衰老的基本机制。我们现在知道氧化应激只是导致细胞损伤进而导致增龄相关功能障碍的众多机制之一。由于已有关于氧化应激引发损伤的大量信息，我们仅将此过程作为导致细胞损伤累积和诱导细胞衰老的衰老机制的一个例子。这一过程不应被视为导致细胞衰老的细胞损伤的主要或唯一原因。我们在这一章的结尾提出了这个案例，表明包括活性氧（ROS）在内的一个进化上保守的机制，是细胞抵御应激的途径之一。我们认为氧化应激是拮抗多效性的一个例子。

氧化代谢产生活性氧

在解释氧化自由基原理前，我们需要简要回顾一下将有机燃料转化为细胞能量的氧化-还原反应。我们将摄取的营养（脂肪、**碳水化合物**和蛋白质）转化为可用的细胞能量并确定一个物质的反应性，期间电子从一个物质向另一物质的流动就构成了氧化-还原反应的基本原理。当物质失去一个或多个电子的时候，该物质被氧化；当其得到一个或多个电子的时候，该物质被还原。当两个物质间的反应涉及电子流动时，氧化反应和还原反应是同时发生的，一个物质失去电子（被氧化）的同时，就有其他物质得到了电子（被还原）。被氧化的产物通常具有更高的活性，因为它们总是在寻找机会从其他物质获取电子以使自身的电子构型更加稳定；被还原的产物相对被氧化的产物来说更加稳定，因为它们的电子构型更接近于基态。

生物学过程中的氧化-还原可以描述为氧原子或氢原子的得失。如果一个化合物得到氧原子或失去氢原子时，它就被**氧化**（**oxidized**）；当其失去氧原子或得到氢原子时，它就被**还原**（**reduced**）。在生物化学反应中，物质的氧化还原过程中通常会涉及第三个分子，称为**耦合氧化还原反应**（**coupled oxidation–reduction reactions**）。图 4.16 描述的耦合氧化还原反应中涉及丙酮酸和乳酸，其中当**烟酰胺腺嘌呤二核苷酸**（**nicotinamide adenine dinucleotide，NAD$^+$**）得到氢原子变为 NADH + H$^+$时，乳酸被氧化（失去氢原子）为丙酮酸；相反的，当 NADH + H$^+$被氧化为 NAD$^+$时，丙酮酸被还原为乳酸（得到氢原子）。

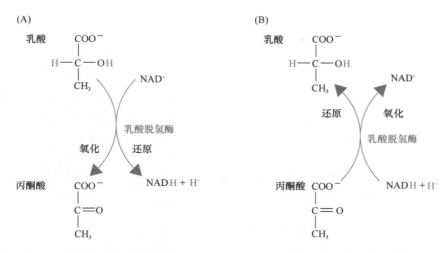

图 4.16　耦合氧化还原反应中涉及丙酮酸和乳酸。（A）在乳酸氧化为丙酮酸的过程中，乳酸中的两个氢原子（红色）被剥离，使得氧化状态的烟酰胺腺嘌呤二核苷酸（NAD$^+$）还原为 NADH + H$^+$。（B）相反的，在丙酮酸被还原为乳酸时会获得从 NADH + H$^+$ 转化为 NAD$^+$ 的反应过程中释放的两个氢原子。

氧化-还原反应的简要描述可以帮助我们更好地理解抗氧化剂是如何工作的，这是自由基化学中的一个重要内容。我们已经知道，氧化产物比还原产物含有较少的电子，使它们更加活跃。抗氧化剂就是可以将电子捐赠给被氧化的分子、使其被还原并降低其活跃程度的化合物。在本章中我们将探讨抗氧化剂如过氧化氢酶、维生素 E 及维生素 C 等是如何保护细胞免受氧化产物及自由基的损伤的。

氧化自由基也被称为**活性氧**（**reactive oxygen species，ROS**），包括超氧自由基（$^{\cdot}O_2^-$）、过氧化氢（H_2O_2）以及羟自由基（$^{\cdot}OH$）。尽管处于基态的二价氧气（O_2）也被划分为自由基物质，但它仅温和地发生反应。氧气含有两个孤电子，它们在不同的平面上形成旋转配对，因此氧气仅可以和也含有两个在相对平面上旋转的孤电子的物质发生反应，这在自然界中很少发生。因此，氧气的还原，这一有氧代谢中的重要过程，每次只发生一个电子的反应。氧气的单电子还原形成了一个具有高度活性的产物——超氧自由基（$^{\cdot}O_2^-$），该物质仅有一个孤电子环绕（之前我们提到过电子丢失和反应性）。除此之外，超氧自由基的单电子还原还会产生同样具有破坏作用的过氧化氢（H_2O_2）分子。有氧代谢的机体已经建立了酶促代谢体系使得氧气能够完全还原为无害的物质，如水分子（图 4.17）。活性氧的产生及其还原可以发生在细胞的不同位置，如线粒体、细胞核和细胞质。

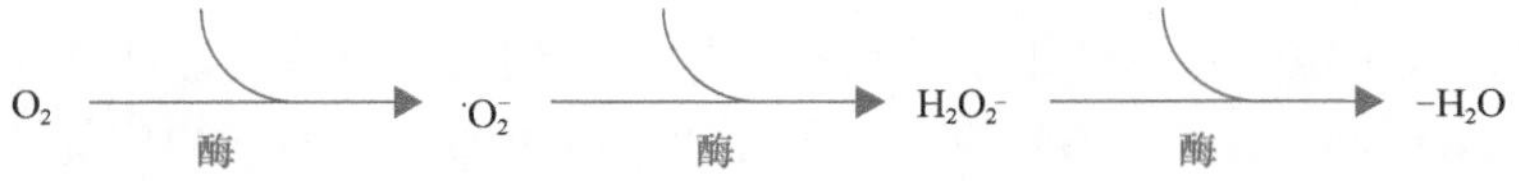

$$O_2 \xrightarrow[\text{酶}]{e^-} {\cdot}O_2^- \xrightarrow[\text{酶}]{H^+} H_2O_2^- \xrightarrow[\text{酶}]{2\,e^-} {-}H_2O$$

图 4.17　氧气酶促还原为水的反应概述。在通常的有氧代谢过程中，氧气发生单电子还原成为超氧自由基（$^{\cdot}O_2^-$）。几乎在瞬间，酶促反应会将 $^{\cdot}O_2^-$ 转化为过氧化氢（H_2O_2），随后其他的酶又会催化 H_2O_2 发生两电子还原形成 H_2O。

线粒体 ATP 合成产生大多数的超氧离子

有氧代谢器官的线粒体（图 4.18）会消耗机体耗氧总量的 95% 来合成**三磷酸腺苷**（**adenosine triphosphate，ATP**）。该分子（图 4.19）是为细胞内的各类反应提供化学能的首要分子。其基本形式就是氧化代谢，即将营养成分（主要是碳水化合物和脂肪。在有氧代谢中，蛋白质很少被用来提供能量）中的碳-碳键能转化为 ATP 这种细胞可以利用的潜在能量形式。ATP 向**二磷酸腺苷**（**adenosine diphosphate，ADP**）转化的过程中就会释放能量驱动各种生化反应的发生。

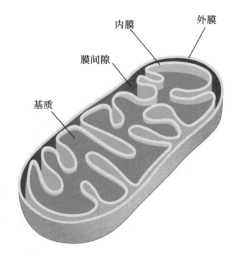

图 4.18　线粒体。线粒体外膜将线粒体与胞浆分开，外膜上包含与脂肪代谢相关的酶。内膜向内折叠以增加表面积，使得电子传递和 ATP 合成更易于进行。线粒体基质包含氧化磷酸化所需的酶，并含有线粒体 DNA。膜间隙内含有将 ATP 运输到线粒体外所必需的酶。

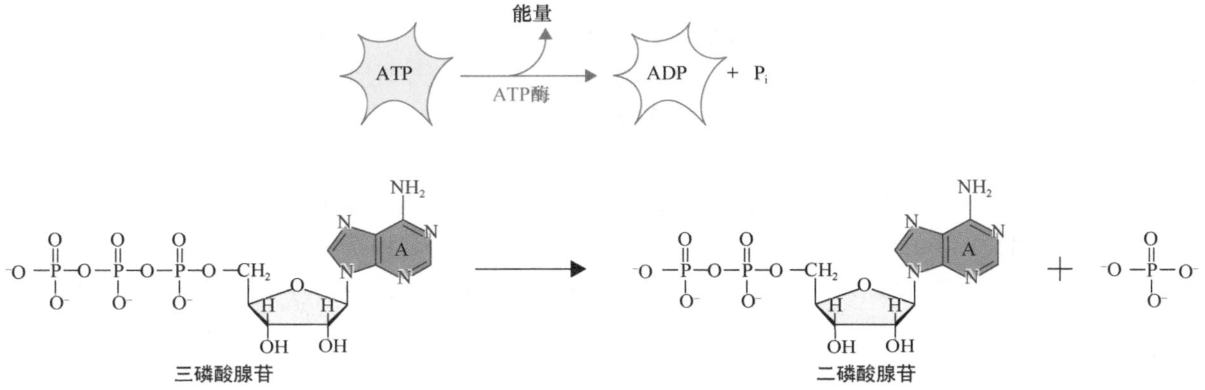

图 4.19　ATP 和 ADP 的结构。ATP 向 ADP 转化的过程中，一个磷酸键断裂释放出能量，为细胞代谢提供化学能。

　　能量从营养物质向 ATP 的转移过程发生在线粒体中两个相对独立又耦合的系统中，第一个系统通过一系列的氧化还原反应产生电子，这是**三羧酸循环**（**tricarboxylic acid cycle，TCA cycle**；三羧酸循环又称为克雷布斯循环或柠檬酸循环）的一部分。三羧酸循环发生在线粒体的基质中，通过一系列酶促氧化级联反应从碳-碳键中释放出电子，这些电子随后被"摆渡"到第二个系统，即位于线粒体内膜的**电子传递系统**（**electron transfer system，ETS**）中。电子传递系统再通过一系列的酶促还原反应，利用这些电子为 ATP 的合成提供必需的能量（图 4.20）。以上全过程统称为**氧化磷酸化**（**oxidative phosphorylation**）。

　　如图 4.21 所示，氧化磷酸化开始于利用营养物质（碳水化合物和脂肪）来产生**乙酰辅酶 A**（**acetyl-CoA**）分子之际。在三羧酸循环的特定位点，称为电子（能量）携带者或还原当量物的化合物[如烟酰胺腺嘌呤二核苷酸（NAD⁺）和黄素腺嘌呤二核苷酸（FAD）等] "捡起" 这些在氧化反应中释放出来的电子，然后将其转运到电子传递系统。

　　理解电子传递系统在 ATP 合成中的作用，最好用物理学的表达方式思考并记住三个关键点：①电子携带的自由能驱动该系统；②必须在线粒体基质和线粒体膜间隙之间建立稳定的质子（H⁺）梯度；③线粒体基质的质子浓度要大于线粒体膜间隙质子浓度。三羧酸循环产生的电子由还原当量物 NADH+H⁺和 FADH₂转送到电子传递系统，并通过氧化反应得以释放（图 4.22）。来自这些反应的质子随后通过一些特定蛋白质透过内膜被"泵"至内膜间隙，这些特定蛋白质的作用是非常必要的，因为对于质子来说内膜是无法透过的。内膜的非透过性对于建立稳定的质子梯度非常必要。电子提供自由能驱动质子泵入，随着电子自由能的释放，质子梯度逐渐加大。随着电子在电子传递系统中的传递，保存在质子梯度中的自由能逐渐降低，使得质子重新回流到线粒体基质当中。但是，该流动仅能在 ATP 合酶（催化 ATP 合成反应的酶）所在的那一侧膜部位发生。

任何系统中的能量状态总是努力维持其平衡的，因此即使是低自由能状态的线粒体基质，也要尽量将剩余的自由能消耗一空来维持其稳定。在这个过程中，氧气发挥了重要的作用，氧气通过产生水成为最终的接受者来接受电子和质子形式的自由能。虽然这个系统在氧完全还原为水方面非常有效，但是一些氧只会被一个电子还原，并且会产生一个超氧自由基。

在 ATP 合成过程中，利用氧作为最终电子接受者，三羧酸循环与 ETS 的耦合是非常有效的。也就是说，当三羧酸循环活跃时，很少（如果有的话）会产生超氧自由基（$\cdot O_2^-$）。然而，当 ATP 合成速率较低、线粒体基质中 ATP-ADP 比率较高时，ETS 中的条件有利于产生超氧自由基（图 4.23）。线粒体基质中的高 ATP-ADP 比率抑制了三羧酸循环，使电子无法转移到 ETS，也无法驱动 ATP 合成使质子回流，导致基质中质子浓度降低，氧气无法被还原成水。因此，氧可以从富含电子的（还原的）ETS 络合物中得到一个电子而被还原，形成 $\cdot O_2^-$。据估计，细胞耗氧总量的 0.5%～1% 会产生超氧自由基。

酶催化超氧自由基还原为水

如前所述，$\cdot O_2^-$ 可在正常有氧代谢过程中产生。如果不加注意，这些自由基就会与其他原子迅速反应，导致细胞损伤的可能性。幸运的是，对于需氧生物来说，线粒体中含有两种酶——**超氧化物歧化酶**（**superoxide dismutase**，**SOD**）和过氧化氢酶，能够将 $\cdot O_2^-$ 还原为水。其中，超氧化物歧化酶对 $\cdot O_2^-$

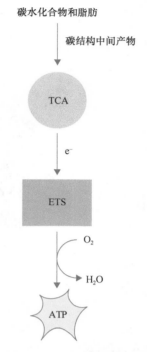

图 4.20　从食物能量（碳水化合物和脂肪）向细胞能量（ATP）的转化。碳水化合物和脂肪中的碳-碳键能无法被细胞直接利用。然而三羧酸循环中的含碳中间产物通过还原过程释放出电子，并与电子传递系统中的氧气进行反应，合成了三磷酸腺苷（ATP）。

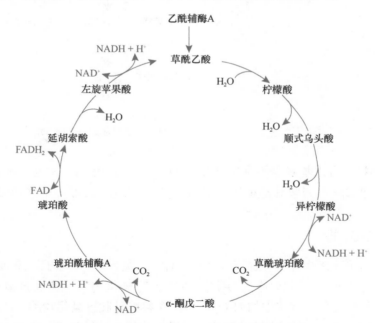

图 4.21　三羧酸循环（**TCA cycle**）。食物（碳水化合物和脂肪）被氧化为乙酰辅酶 A，进入到三羧酸循环中。经过一系列的氧化还原反应，电子产生并被电子携带者 NADH + H⁺ 和 FADH₂（红色）转送到电子传递系统（见图 4.19）。

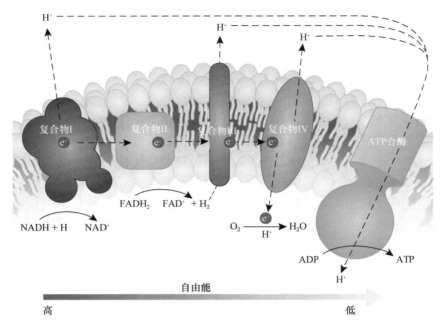

图 4.22 **电子传递系统（ETS）与 ATP 合成简图。** 电子携带的高能量通过三个呼吸链复合物驱动质子泵入线粒体内膜间隙，形成质子梯度。在该过程中，随着自由能的降低，伴随 ATP 的合成质子（H^+）逐步回流，为 ATP 合成提供所需的能量。ATP 合成后残留的自由能在氧气接收到电子和质子后合成水的过程中被消耗掉。

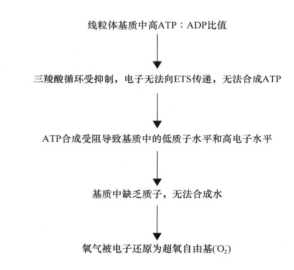

图 4.23 线粒体中超氧自由基的产生步骤。

有很高的亲和力，能够将该自由基立即还原为 H_2O_2（图 4.24）。然而，H_2O_2 也会对细胞造成严重的伤害。还原级联反应中的第二种酶——过氧化氢酶则会对 H_2O_2 进行双电子还原，最终形成水。

胞浆还原也会产生自由基

尽管胞浆中的氧气浓度较线粒体中低得多，但超氧离子仍会通过单电子还原而产生。当这种情况发生时，与在线粒体中的反应相似，胞浆中的 O_2^- 仍可以通过超氧化物歧化酶和过氧化氢酶的作用还原为水（如图 4.24 所示）。除此之外，胞浆中的 H_2O_2 还可以在**谷胱甘肽过氧化物酶**（**glutathione peroxidase**）的帮助下还原为水（图 4.25）。然而，在某些胞浆内，过氧化氢会被转化成具有高度反应活性的羟自由基（`OH）。该反应在以下两种情况下无需其他酶参与就能发生：①在铁离子（Fe^{2+}）或铜离子（Cu^{2+}）以及

H_2O_2 共同存在于胞浆内的情况下，会发生如图 **4.26A** 所示的**芬顿反应**（**Fenton reaction**）；②在铁离子（Fe^{2+}）、H_2O_2 以及 $\cdot O_2^-$ 共同出现在胞浆内时，会发生如图 **4.26B** 所示的**哈伯-韦斯反应**（**Haber-Weiss reaction**）。

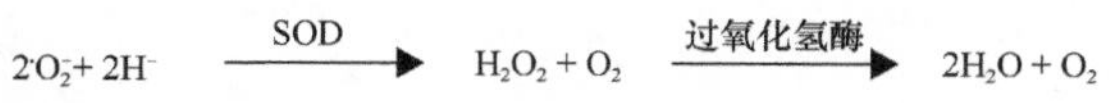

$$2\cdot O_2^- + 2H^- \xrightarrow{\text{SOD}} H_2O_2 + O_2 \xrightarrow{\text{过氧化氢酶}} 2H_2O + O_2$$

图 4.24　超氧自由基在线粒体中还原为水。超氧化物歧化酶（SOD）将两个超氧自由基还原为过氧化氢（H_2O_2），进而在过氧化氢酶的作用下还原成水。

图 4.25　超氧离子在胞浆中还原为水。氧气被还原为 $\cdot O_2^-$ 后进而被胞内的超氧化物歧化酶还原为过氧化氢，过氧化氢在过氧化氢酶或谷胱甘肽过氧化物酶的作用下还原成水和氧气。

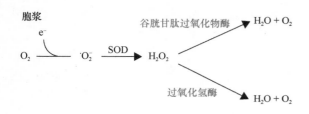

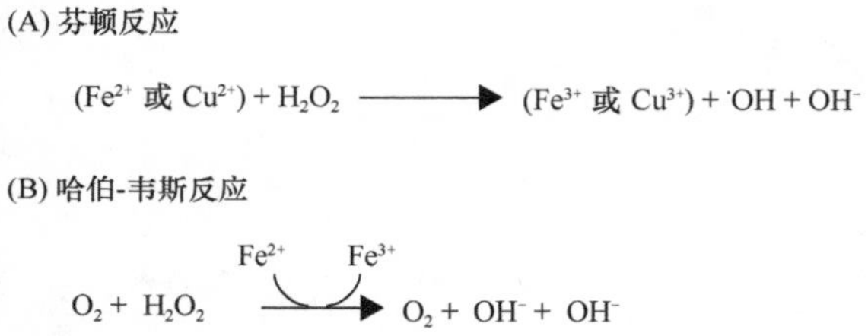

(A) 芬顿反应

$$(Fe^{2+} \text{ 或 } Cu^{2+}) + H_2O_2 \longrightarrow (Fe^{3+} \text{ 或 } Cu^{3+}) + \cdot OH + OH^-$$

(B) 哈伯-韦斯反应

$$O_2 + H_2O_2 \xrightarrow{\quad Fe^{2+} \quad Fe^{3+} \quad} O_2 + OH^- + OH^-$$

图 4.26　胞浆内羟自由基（$\cdot OH$）的产生。过氧化氢可以通过芬顿反应（A）或哈伯-韦斯反应（B）转化为具有高度反应活性的羟自由基 $\cdot OH$，两个反应都不需要酶来催化。

氧自由基导致损伤的生物分子的积累

自由基有高度的反应活性，可以使多种生物分子（如核酸、脂类、蛋白质）的结构发生重要改变。这些结构的改变又会使得这些分子的生物活性降低。这些损伤在细胞的各个层面都可以观察到（图 4.27）。脂质过氧化物在膜磷脂中的累积使得细胞膜和线粒体膜维持胞内外屏障的作用减弱，因此，对溶剂和水浓度敏感的化学反应便会受到影响。细胞内 DNA 转录和翻译过程中的氧化损伤会导致蛋白质中出现错误的氨基酸序列。并且，由于 ROS 可以影响在 DNA 修复机制中发挥作用的蛋白质，使得错配的碱基无法被及时修复。除此之外，ROS 也会影响到受损蛋白质的清除功能，也就是说，细胞内损伤蛋白质会因细胞清除废物功能的下降而过度积累。

尽管线粒体产生了细胞内大部分的 ROS（$\cdot O_2^-$），但线粒体内抗氧化系统（SOD 和过氧化氢酶）的高效工作使得仅有很少的超氧离子可以引起损伤。然而，胞浆内的 ROS（H_2O_2 和 $\cdot OH$）似乎是自由基引发细胞损伤的主要因素，尽管它们仅占细胞总 ROS 的 15%。这主要是因为 $\cdot OH$ 的反应非常迅速，它可以在 1×10^{-12} 秒内与多不饱和脂肪发生作用。不饱和脂肪在细胞内普遍存在，但主要存在于生物膜上（详见本章稍后的讨论）。

氧自由基还可以导致 DNA 序列中碱基对的改变。虽然大多数研究发现，在衰老细胞中，由于自由基损伤导致的 DNA 错误很少见，但羟基自由基（$\cdot OH$）确实对 DNA 糖骨架和鸟嘌呤之间的键具有很高的亲和力（图 4.28）。例如，若在复制过程中发生了错误，腺嘌呤也许会取代鸟嘌呤的位置，那么在 DNA 复制过程中，腺嘌呤就会取代鸟嘌呤导致 A-T 配对而不是 G-C 配对，从而导致蛋白质由错误的氨基酸序列组装而成，致使蛋白质生物活性降低和（或）受损蛋白质的积累。

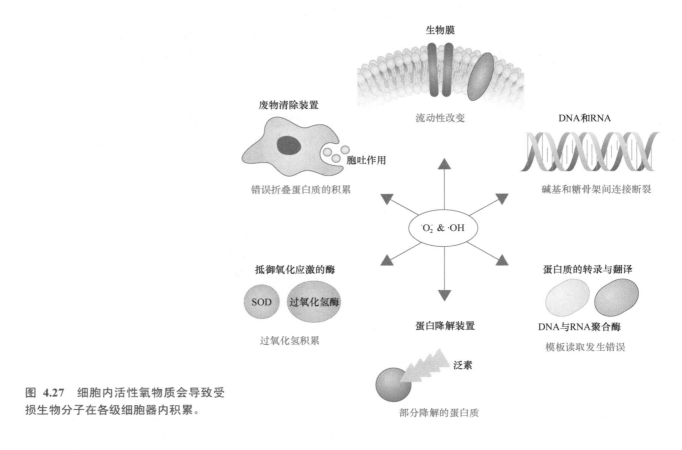

图 4.27　细胞内活性氧物质会导致受损生物分子在各级细胞器内积累。

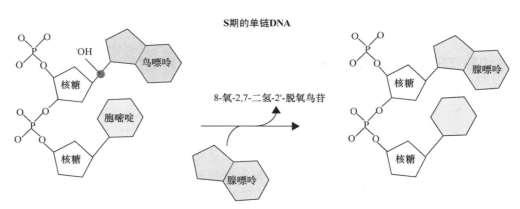

图 4.28　羟自由基（·OH）对 DNA 的影响。羟自由基（红点所示）能够在 DNA 复制过程中打破 DNA 链中的糖骨架与鸟嘌呤之间的连接，使腺嘌呤取代鸟嘌呤。如果 DNA 修复机制没有识别出该替换，那么复制出的 DNA 序列就会出现错误。碱基对破裂的副产物 8-氧-2,7-二氢-2'-脱氧鸟苷可以作为 DNA 损伤的检测指标。

细胞膜容易受到活性氧的损伤

　　细胞膜是细胞内与细胞外之间的一个高效屏障，同时也允许必需的分子交换来满足细胞的生理功能。细胞膜的特性是由脂肪酸（**fatty acid**，即脂质 **lipid**）以及多种嵌入膜内的分子的化学结构和物理排列所决定的。膜脂也被称为**磷脂**（**phospholipid**），含有一个亲水的磷酸头和两个疏水的脂肪酸尾（图 4.29）。细胞膜又被称为**脂质双层膜**（**lipid bilayer**），磷脂呈双层排列，其中一层的磷酸端朝向细胞外，而另一层的磷酸端朝向细胞内。磷脂的脂质成分在膜的内部，相对排列。这样的结构可以使水以及水溶性的分子无法自由穿过，从而维持了细胞内外适当的化学平衡。水溶性分子只能通过嵌在膜上的特殊结构进出细胞。

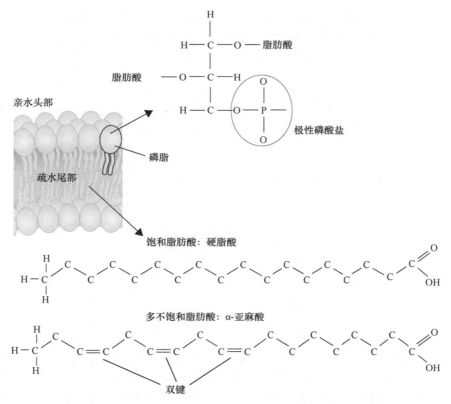

图 4.29　细胞膜上的磷脂结构。 磷脂结构具有极性，包含一个亲水的磷酸头和一个疏水的脂肪酸尾。磷脂可以含有两个饱和脂肪酸和两个不饱和脂肪酸，或者各有一个。而在生物膜中发现的大多数磷脂一般拥有一个饱和脂肪酸和一个不饱和脂肪酸。

　　膜的高效功能很大程度上依赖于磷脂的物理性排列及嵌入膜内的结构。如果磷脂及膜上的嵌合结构排列过于紧密，那么疏水分子就无法自由通过细胞膜；如果排列过于疏松，那么就会有超出合理数量的水及水溶性分子进入细胞或从细胞中逸出。因此，脂质双层膜结构已经进化到使得脂质和蛋白质处于完美的平衡状态，以维持合适的电化学组成，从而达成合适的膜结构。这种平衡的任何改变都会导致膜功能的改变，进而影响到细胞的功能。由 ROS 引起的生物膜的改变可导致膜通透性的破坏、电解质梯度失衡、正常膜蛋白流动性的抑制，以及对正常细胞活动至关重要的多种其他功能的破坏。

　　细胞膜的流动性很大程度上反映了磷脂中脂肪酸的结合特性。磷脂是**饱和脂肪酸（saturated fatty acid）** 和**不饱和脂肪酸（unsaturated fatty acid）** 的混合物，它们以不同比例结合在一起，使细胞膜具有了特定的黏度。在体温条件下，饱和脂肪酸较不饱和脂肪酸而言有更大的黏度。因此，磷脂中两种脂肪酸的组合可以使细胞膜的流动性保持在最佳的功能状态。

　　细胞膜脂类成分中，多不饱和脂肪的双键结构很容易受到·OH 的攻击。·OH 对多不饱和脂肪的攻击会引起一个链式反应，进而释放更多的自由基，使多不饱和脂肪形成了一个新的分子，即脂质过氧化物（lipid peroxide）。如**图 4.30** 所示，·OH 贡献它的孤电子给一个多不饱和脂肪（LH）的双键，形成脂质自由基（L·）和水，该反应标志着自由基链式反应的起始。胞质中的 O_2 进而被 L· 还原，形成脂质过氧自由基（LOO·），随后，脂质过氧自由基又攻击其他 LH，继续生成 L· 和脂质过氧化物（LOOH），并继而参与反应生成 LOO·、LOOH 和 L·。

　　如果产生脂质过氧化物的脂质自由基反应不受调控，细胞功能将受到极大阻碍，甚至完全失效。幸运的是，细胞已经建立了一套相关机制来阻止脂质过氧化物的形成，其中包括维生素 E（生育酚）和维生素 C（抗坏血酸）。维生素 E 存在于细胞膜附近或细胞膜内，对羟自由基和脂质自由基的亲和力远远大于膜中多不饱和脂肪的双键亲和力。如**图 4.31** 所示，通过将 α-生育酚还原为 α-生育酚自由基，脂质过氧自由基被氧化为 LOOH，从而终止了脂质过氧化物的链式反应。然而，α-生育酚自由基需要被氧化成还原的 α-生育酚，这是通过包括维生素 C（抗坏血酸）、谷胱甘肽和 NAD⁺在内的多步骤过程来完成的。

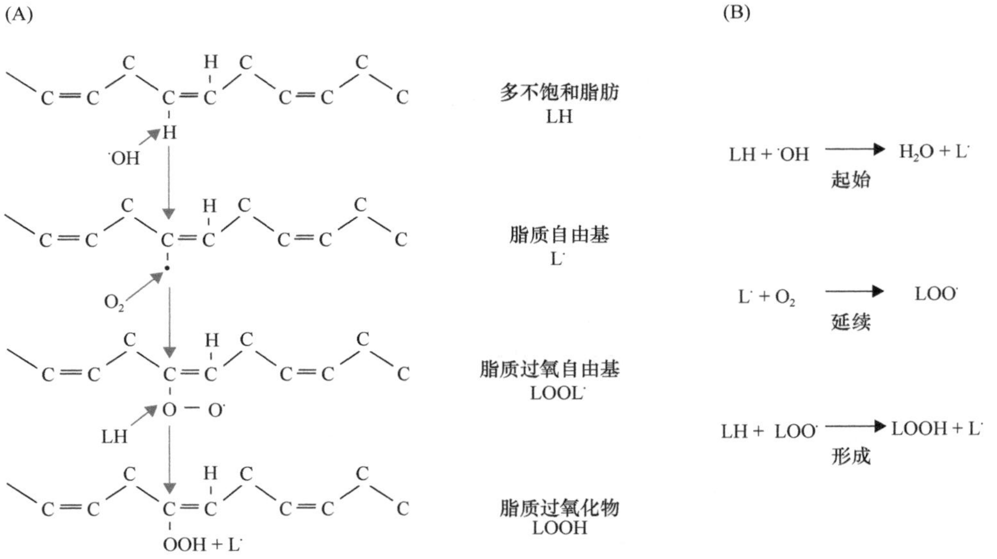

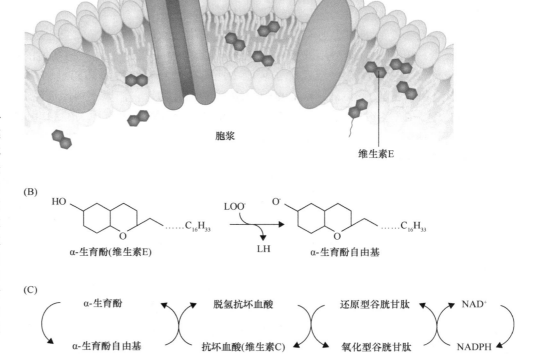

(A)

多不饱和脂肪
LH

脂质自由基
L·

脂质过氧自由基
LOOL·

脂质过氧化物
LOOH

(B)

$$LH + ·OH \longrightarrow H_2O + L·$$
起始

$$L· + O_2 \longrightarrow LOO·$$
延续

$$LH + LOO· \longrightarrow LOOH + L·$$
形成

图 4.30 脂质过氧化物的形成。（A）羟自由基"攻击"多不饱和脂肪中的一个双键位置，形成脂质自由基（L·）。接着，胞质中的 O_2 与脂质自由基的孤电子反应形成脂质过氧自由基（LOO·）。脂质过氧自由基攻击其他的多不饱和脂肪，产生脂质过氧化物（LOOH）和一个新的脂质自由基，反应如此持续发生。（B）自由基链式反应的起始与延续，形成脂质过氧化物。

图 4.31 维生素 E（α-生育酚）终止自由基链式反应。（A）维生素 E 存在于细胞膜内或靠近细胞膜的位置。（B）如果自由基出现，在脂质过氧自由基被氧化的过程中，维生素 E 就会被还原为维生素 E 自由基。（C）维生素 E 自由基由维生素 C、谷胱甘肽和 NAD⁺共同参与的多步骤反应再氧化为维生素 E。

(A)

胞浆

维生素E

(B)

α-生育酚(维生素E)

α-生育酚自由基

(C)

α-生育酚 → α-生育酚自由基

脱氢抗坏血酸 → 抗坏血酸(维生素C)

还原型谷胱甘肽 → 氧化型谷胱甘肽

NAD⁺ → NADPH

拮抗多效性解释了活性氧所造成的损害导致衰老的机制

到目前为止，我们对 ROS 的讨论描绘了一幅相当暗淡的图景。这种负面的景象很可能是由于过去 50 年里人们对活性氧的破坏性研究所引起的。从 Harman 的氧化衰老理论开始，许多生物学家就质疑 ROS 损伤作为衰老机制的进化基础。也就是说，即使只会对细胞造成最轻微损害的基因，自然选择也不会允许其保留下来，同时它也不会有生殖优势。因此，活性氧必须有一个有益的目的，即必须是能够为发育中的有机体提供益处的。如果活性氧对机体是有益处的（而且如后文所述，它们确实是有益处的），那么在衰老细胞中观察到的活性氧损伤就可以用拮抗多效性来解释了（见第 3 章）。

回想一下 G. C. Williams 的拮抗多效性理论，该理论认为那些哪怕只是在生命早期有益于种群适存度的基因都将被选择保留，即使这些基因在生命晚期可能是不利于适存和健康的。活性氧有若干个有益的作用会给有机体带来一个生殖优势。例如，免疫系统利用活性氧作为一种破坏外来有害物质的机制。当外来入侵者（如细菌）进入到血液或组织中时，免疫系统会通过淋巴结释放一系列细胞来攻击并摧毁这些入侵者。其中之一就是巨噬细胞，它能够有针对性地释放酶促产物分子来瓦解入侵者的细胞结构，$^{\cdot}O_2^-$ 就是这些分子之一，它的主要任务是通过生成脂质过氧化物来破坏入侵者的细胞膜（图 4.32，上图）。近期研究表明，ROS 及其一些还原型副产物如 H_2O_2，能够进一步通过诱导抗氧化物（如超氧化物歧化酶和过氧化氢酶）的表达来预防氧化损伤（图 4.32，下图）。尽管其机制尚不明晰，但在培养细胞中诱导超氧自由基产生，似乎能够激活 SOD 和过氧化氢酶基因的启动子区域来诱导其表达。与巨噬细胞功能或 SOD 和过氧化氢酶表达有关的蛋白质分子保真度的随机丢失，可导致细胞和组织中的 $^{\cdot}O_2^-$ 平衡瓦解和氧化损伤。

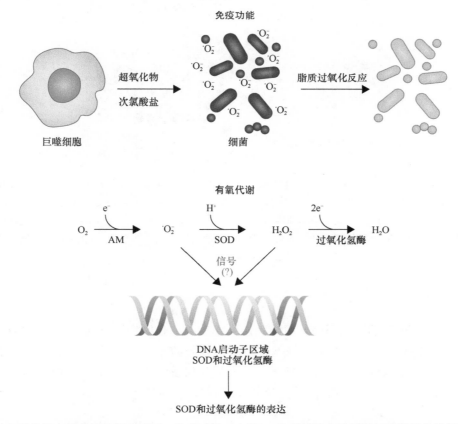

图 4.32　ROS 对有机体的有益作用的两个例子。免疫功能（上图）：免疫系统中的巨噬细胞能够分泌超氧自由基及次氯酸盐等毒性因子来对抗入侵者。超氧离子能够通过在细菌细胞膜形成脂质过氧化物的方式使其降解。有氧代谢（下图）：正常有氧代谢过程中产生的 ROS 也能够刺激 SOD 和过氧化氢酶的表达，但其确切机制尚不明确。

也就是说，即使在生命的后期可能会造成危害，即拮抗多效性，进化依然会选择那些 ROS 发挥益处的相关基因。

ROS 损伤反映了为繁殖优势而选择的蛋白质分子保真度的随机损失，这一理论随着 ROS 介导缺氧反应（**hypoxic response**，细胞对低氧水平的保护机制）的发现而变得相当有说服力。缺氧反应由缺氧诱导因子 1α（HIF-1α）调节（图 4.33）。正常的氧水平下，在氧化磷酸化增加过程中的某段时间内极少会产生 ROS，HIF-1α 在完全达到其功能状态之前就会被胞浆内的酶降解（蛋白质降解机制将在第 5 章中讨论）。在缺氧或低水平的氧化磷酸化过程中，胞浆中 ROS 的存在抑制了 HIF-1α 的降解。一个功能完备的 HIF-1α 随后进入细胞核，刺激与增加氧摄取和保护细胞免受氧化损伤有关的几种蛋白质的表达。有 600 多种蛋白质参与维持细胞内适当的氧水平，毫无疑问，ROS 在正常细胞功能中起着重要的作用。在第 5 章中我们会讨论 HIF-1α 通路的改变对寿命有着显著的影响，这种影响与 ROS 损伤无关。

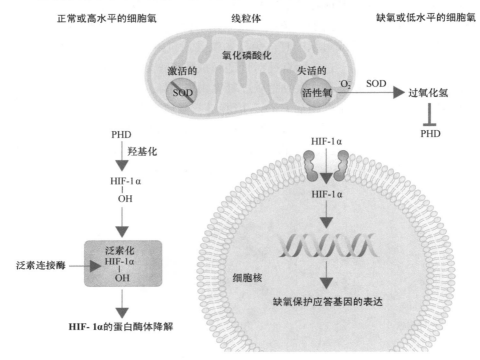

图 4.33　活性氧在缺氧反应中的作用。当细胞中的氧浓度处于正常浓度或增加（如运动）时（图左），HIF-1α 被脯氨酰羟化酶结构域蛋白（PHD）羟基化。HIF-1α 的羟基化状态作为泛素-蛋白酶体蛋白质降解途径（见第 5 章）的标记，在 HIF-1α 完全发挥功能之前就被降解了。缺氧或低水平的细胞氧能够减少氧化磷酸化，从而增加 $^{\cdot}O_2^-$ 并被 SOD 还原为 H_2O_2，H_2O_2 可以穿透线粒体膜进入胞浆，抑制 PHD 的作用，阻止 HIF-1α 成为功能完备的蛋白质。HIF-1α 进入细胞核，与 DNA 上的某些特定位点相结合，引发几种缺氧保护蛋白的表达。

端粒与细胞衰老

端粒是染色体末端重复的非编码碱基对序列，在本节中，我们将探讨细胞衰老与端粒之间的关系。我们将阐述在每一轮的细胞周期中端粒的丢失是如何触发导致永久性生长停滞（细胞衰老）的生化通路的。我们还将讨论时间依赖性疾病（如癌症等）的发展如何反映了在一个高度保守的通路中分子保真度的丢失，而这些通路本来是被进化选择来保护组织从而发挥生殖优势的。

端粒能够阻止后随链去除关键的 DNA 序列

回顾一下，真核生物线性 DNA 的复制是从复制起始位点开始向两个方向进行的，原始 DNA 的每一条链都被用作模板来合成新的 DNA 链。由于 DNA 聚合酶只能沿 5′→3′的方向合成新的 DNA 链，后随链模板就需要使用"回缝"操作在冈崎片段上来完成染色体复制。这一机制需要为形成每一个新的冈崎片段先合成一段 RNA 引物来引导。因此，当 DNA 聚合酶到达染色体末端时，可能就会缺乏足够量的 DNA 来起始后随链模板上最后一段 RNA 引物的合成，该现象通常被称为"末端复制问题"。

在有丝分裂的真核细胞中，端粒巧妙地解决了末端复制问题。端粒中含有大量的胸腺嘧啶（T）和鸟嘌呤（G），这在真核生物中非常保守。对于一个新复制的人类 DNA 来说，其端粒含有 5000～10 000 个碱基对。当 DNA 聚合酶到达后随链模板编码区域末端时，便可以使用端粒作为模板，为最后一段冈崎片段的起始合成 RNA 引物（图 4.34）。然而，会有一小段（10～50 个）端粒碱基对由于"回缝"操作而丢失，复制过程中这一小部分端粒序列的丢失可以防止染色体末端遗传物质的丢失。

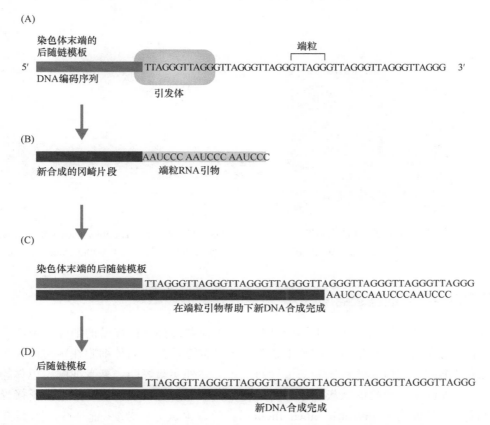

图 4.34　端粒如何解决末端复制问题。引发体识别染色体末端后随链模板上的端粒序列（A）并为下一段冈崎片段合成 RNA 引物（B）。（C）将新合成的冈崎片段连接到新形成的 DNA 末端。（D）最后，以端粒为模板产生的 RNA 引物被去除，新 DNA 链合成完成。

由于后随链模板的复制会导致端粒小片段的丢失，连续的细胞分裂最终甚至会完全丧失端粒。然而，在活跃的有丝分裂细胞中，端粒的长度能够通过**端粒酶**（**telomerase**）的作用而得以维持。端粒酶有一个独特的结构，其中包含一个 RNA 亚基和一个蛋白催化亚基（图 4.35）。也就是说，端粒酶含有一个用于合成自身的 RNA 模板，该 RNA 亚基中含有相应物种的端粒序列。对于人类来说，该 RNA 长约 450 个碱基，含有 AAUCCC 的重复序列（相应 DNA 序列为 TTAGGG）。其催化亚基是一个**逆转录酶**（**reverse transcriptase**），称为**端粒逆转录酶**（**telomerase reverse transcriptase，TERT**），该酶可以读取该段 RNA 序列作为模板来合成相应的 DNA 序列。

端粒的延长机制确保了染色体的 3′端比 5′端更长，这为后随链的复制提供了便利。但是请注意，如果 3′端保持原样，DNA 修复机制可能会将 3′端延伸出来的那一段判读为双链断裂。端粒通过在 3′端形成一个称为 t 环的环状结构来解决该潜在的问题，其像一个帽子一样盖在末端（封端结构），使得 DNA 的修复机制误以为它就是双链 DNA（图 4.36）。

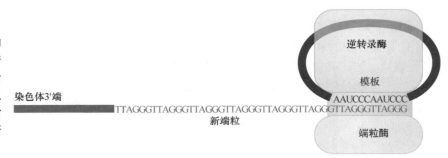

图 4.35 端粒酶和端粒的延长。S 期的 DNA 在进行复制之前，端粒酶会附着到后随链模板的 3′端。端粒酶中包含一个逆转录酶，该酶的催化亚基可以以 RNA 为模板合成 DNA（转录通常是以 DNA 为模板来合成 RNA 的，所以称其为"逆转录"）。

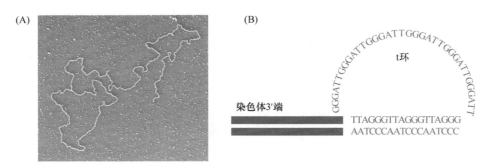

图 4.36 端粒 t 环。（A）染色体末端 t 环的电镜照片。（B）端粒末端的封端（end capping）结构示意图，该结构可以防止 3′端的延长被识别为 DNA 双链断裂。（A，from Griffith JD et al. 1999. *Cell* 97：503–514. With permission from Elsevier.）

端粒的缩短可能导致体细胞衰老

端粒酶延长端粒长度的机制仅适用于那些复制过程中需要维持高保真度的细胞，也就是说端粒酶仅在有限数量的细胞中表达，包括生殖细胞和干细胞。大多数有丝分裂的体细胞在正常情况下并不表达端粒酶，因此在这些细胞中端粒会随着复制的进行而缩短。体外实验表明，衰老细胞染色体的端粒长度较衰老前细胞短。体细胞中端粒酶的缺失以及衰老细胞中端粒缩短的发现都提示了被广泛接受的复制性衰老理论，即**有丝分裂时钟理论**（**mitotic clock theory**），该理论认为衰老细胞感知到端粒缩短，进而会引起细胞周期的阻滞（图 4.37）。

尽管有丝分裂时钟理论的机制尚不明确，但目前的研究表明，缩短的端粒或无封端端粒都会诱导细胞周期的抑制。衰老细胞中 p53 蛋白的上调，提示我们该抑制与细胞周期检验点相关。图 4.38 描述了 G_1 期端粒缩短或无封端端粒导致细胞衰老的机制。经过数次复制周期之后，缩短的端粒或无封端端粒就会出现在体细胞中，DNA 损伤修复机制将这样的端粒判读为双链断裂，通过多个信号起始 p53 蛋白的磷酸化，进而抑制细胞周期蛋白-周期蛋白依赖性激酶复合物（cyclin-Cdk complex）的形成，使细胞周期停滞在 G_1 期。由于没有端粒酶，因此修复机制无法延长端粒或使端粒末端重新形成封端结构，细胞就会永久性地进入 G_0 期，导致细胞衰老的发生。

有丝分裂时钟理论将衰老和长寿的进化理论与细胞衰老联系了起来。第 3 章关于长寿的进化理论中提到，体细胞的死亡是能量资源在体细胞和生殖细胞中的 DNA 修复系统之间消耗权衡的结果。体细胞中端粒的缩短导致了细胞衰老，而生殖细胞中端粒长度却能够得以维持，与上述模型的理论范围是相符合的。也就是说，生殖细胞倾入了大量的能量用于端粒酶发挥作用，从而维持端粒长度和 DNA 复制的高保真度，确保将正确的遗传信息传递给下一代。而体细胞没有将能量和资源用于端粒的延长，因为其不表达端粒酶。一次性体细胞理论提示我们，体细胞只需要存活足够长的时间来支持个体成功繁殖即可。虽然还没有被证实，但似乎端粒会告诉细胞它们什么时候就活得足够长了。

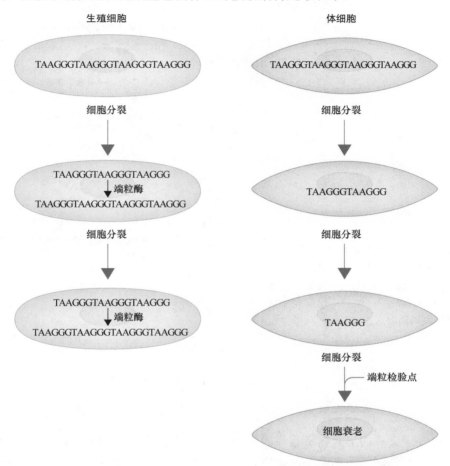

图 4.37　细胞衰老的有丝分裂时钟理论。在生殖细胞和体细胞中，端粒都会随着每一次的分裂而缩短。在生殖细胞中，端粒酶可以及时修复细胞复制时端粒长度的损失，但体细胞中不含有端粒酶，后随链中端粒的缺失无法得到弥补。当端粒检验点检测到明显缩短的端粒时，细胞就会衰老，其机制有待进一步阐明。

端粒短缩与时间依赖性功能丧失和疾病相关

我们已经看到端粒的逐渐丢失会导致细胞衰老和组织功能障碍。那么，问题就变成了"端粒缩短引起的细胞衰老是如何导致时间依赖性功能丧失的？"虽然这个问题的答案还没有完全阐明，但大多数研究结果提示了端粒相关的细胞衰老可能导致组织和器官时间依赖性功能丧失的三个可能原因。首先，有确切的证据表明，随着时间的推移，衰老细胞在有丝分裂组织中逐渐增多。由于衰老细胞处于永久性生长停滞状态，它们不会从组织中被移除，从而阻止了组织中健康、正常功能细胞的更新。与端粒缩短相关的衰老细胞积累造成的有害影响在干细胞中尤为明显。衰老细胞的时间依赖性积累加剧了 SASP（见前面的讨论），这反过来又增加了组织的炎症和损伤。SASP 招募到该区域的免疫细胞将影响邻近细胞的功能，进而加剧了组织炎症和损伤。

最后，一些研究也证实了端粒长度与某些疾病之间的相关性。从患有心血管疾病、肝硬化、2 型糖尿病、骨质疏松症和癌症的老年患者身上提取的细胞中发现了缩短的端粒。然而，端粒缩短是这些疾病的原因还是疾病的结果仍有待进一步的观察。这一问题对于具有重要的外界环境影响的疾病（如这里所列的疾病）具有特别重要的意义。我们现在知道，长期暴露于环境中的病原体和不健康的生活方式会增加端粒变短的风险。吸烟、酗酒、肥胖和不运动是老年常见疾病最主要的危险因素，包括这里提到的其他因素。

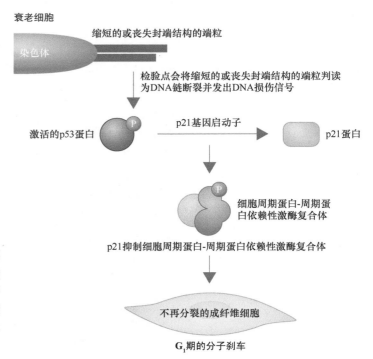

图 4.38　细胞衰老中 p53 蛋白可能的调节机制。 经历了足够多次数的细胞分裂之后，缺乏端粒酶的体细胞中的端粒会缩短并丧失封端结构。DNA 修复机制将这样的端粒判读为 DNA 链断裂，信号传递至 p53 蛋白级联通路，使得细胞周期阻滞在 G_1 期，并最终永久性进入 G_0 期。

未来之路

　　毫无疑问，以分子失真的形式随机累积的细胞损伤，即使是不完全的，也会对细胞衰老起重要的作用。在这一章中，我们强调细胞功能障碍是由无数种可能的衰老机制造成的。即使在已经进行了大量研究以证明导致细胞损伤的衰老机制情况下，譬如氧化应激和端粒缩短等，这些机制主要反映的还是拮抗多效性、一次性体细胞理论或两者兼有的最终结果。越来越多的证据表明，所有为繁殖优势而选择的细胞特征都容易受到时间依赖性分子失真的影响。

　　我们仍然不太可能找到一个单一的衰老机制来完美地解释时间依赖性细胞功能障碍。我们现在知道的是多种衰老机制相互作用从而导致了细胞功能的丧失。此外，即使导致细胞损伤的衰老机制是在同一组织，不同细胞之间也存在着显著的差异。"正常"或通用的衰老相关细胞表型的概念可能并不存在，就是说细胞衰老是非常个体化、极其复杂的。因此，细胞衰老的研究无疑将会转向系统生物学的方法（见第 1 章 "生物老年学家如何研究衰老：系统生物学" 一节），开发相关的定量模型有助于评估导致细胞衰老的多种生物网络之间的相互作用。

　　用系统生物学的方法来评估为什么细胞选择用衰老而不是凋亡来清除受损的细胞大有裨益。目前的证据虽然粗浅且实证不足，但均表明损伤的类型可能是细胞决定实施凋亡还是衰老的一个关键的因素。细胞衰老似乎在阻止肿瘤形成中起着特殊的作用。凋亡似乎更适合于清除那些在发育上不那么重要的细胞，或者细胞周期之外的细胞损伤，或者两者兼而有之。确定引起细胞衰老的损伤类型将有助于更深入地了解导致细胞转化为细胞系并最终转化为癌症的机制。然而，有大量的内源性和外源性因子都能对细胞造成损伤。只有依靠计算机模拟的系统生物学才能找出导致细胞衰老和肿瘤抑制的最重要因素。

核心概念

➢ 真核细胞周期包含四个不同的时期：G_1 期、S 期、G_2 期和 M 期。此外，还有一个额外的时期 G_0 期，表示细胞离开了细胞周期。

➢ 如果细胞没有在正确的时间接收到有丝分裂信号，那么细胞周期调控系统就会被取消，细胞就会进入修饰版的 G_1 期，即 G_0 期。

➢ 体外培养的体细胞具有有限的传代寿命。

➢ 细胞凋亡即细胞程序性死亡，是发育和组织维持的正常组成部分。细胞凋亡是由外源性和内源性或线粒体途径启动的。

➢ 体外培养的衰老细胞具有若干共同特点，包括：细胞膨大，细胞核尺寸增大，出现多核，DNA、RNA 及蛋白质的合成效率降低，炎症因子分泌增加等。

➢ 不同物种的群体倍增速率不同，并且与机体寿命关联不大。

➢ 受损蛋白质积累并导致细胞衰老的机制是熵增导致的失序。

➢ 细胞衰老的氧化应激理论表明氧化自由基引起的反应会造成损伤生物分子在细胞内的积累。

➢ 有氧代谢机体合成 ATP 的过程中会因为 O_2 发生单电子还原而产生氧化中心自由基或活性氧，如 $\cdot O_2^-$、$\cdot OH$ 和 H_2O_2。

➢ 细胞膜内多不饱和脂肪中的双键结构容易受到羟自由基的攻击而引起链式反应，反应中生成的额外自由基使多不饱和脂肪发生结构改变而形成一种新的脂质过氧化物分子。

➢ ROS 对于有氧代谢生物体也有益处，包括：①巨噬细胞用来破坏细菌的细胞膜；②刺激 SOD 和过氧化氢酶的表达；③参与缺氧反应的部分调节。由于活性氧在生命早期具有有益的作用，而在生命后期具有有害的作用，因此活性氧引起的损伤可以用拮抗多效性来解释。

➢ 端粒短缩理论表明，染色体的反复复制会导致端粒持续缩短，直到在不影响 DNA 编码序列的前提下无法继续复制为止。

➢ 染色体末端端粒的重复序列可以解决末端复制问题。

➢ 在高度有丝分裂的细胞中，端粒长度可以通过端粒酶来保持。

➢ 有丝分裂时钟理论显示，在老的、有丝分裂细胞检测到较短的端粒时就会发生细胞衰老，并会因此导致细胞周期阻滞在 G_1 期向 S 期的转换过程中。

➢ 端粒缩短引起的衰老细胞累积与永久性生长停滞、炎症增加和多种疾病有关。

讨论问题

Q4.1 描绘并解释有丝分裂细胞培养的三个生长时期，描述体外培养细胞与细胞系的区别。利用第 3 章中学到的知识解释你认为哪个时期具有最大适存度？为什么？

Q4.2 列举几个接近复制寿命终点的衰老细胞的生物学特征。

Q4.3 请解释衰老细胞是如何有助于防止肿瘤在老化的有丝分裂组织中发生的。

Q4.4 请解释为什么衰老相关的熵增会导致细胞内损伤蛋白的积累。

Q4.5 将氧气还原为水是有氧代谢系统合成 ATP 中的重要过程。请描述在氧气还原过程中氧化中心自由基是如何产生的。

Q4.6 请简要阐述 ROS 引起的蛋白质结构-功能改变如何导致了细胞衰老。

Q4.7 羟自由基 $\cdot OH$ 会引起严重的细胞损伤。哪个细胞结构最容易受到羟自由基的攻击呢？这些细胞结构的损伤是如何导致细胞功能紊乱并进而引起细胞衰老的？细胞怎样保护自己免受羟自由基的损害呢？

Q4.8 请思考以下陈述：ROS 引起的细胞损伤可以用拮抗多效性来解释。举例来支持这一说法。

Q4.9 什么是末端复制问题？端粒是如何解决该问题的？

Q4.10 请描述细胞衰老的有丝分裂时钟理论以及该理论是如何支撑衰老的进化理论的。不能将细胞衰老的有丝分裂时钟理论作为整体衰老评价模型的主要论据是什么？

延伸阅读

细胞周期、细胞分裂与细胞周期调控

Alberts B, Hopkins K, Johnson A et al. 2018. Essential Cell Biology, 5th ed. New York, NY: W.W. Norton & Company.

细胞衰老

Campisi J. 2013 Aging, cellular senescence, and cancer. *Annu Rev Physiol* 75: 685–705.

Childs BG, Gluscevic M, Baker DJ et al. 2017 Senescent cells: An emerging target for diseases of ageing. *Nat Rev Drug Discov* 16(10): 718–735.

Carrel A, Ebeling A. 1921. Age and multiplication of fibroblasts. *J Exp Med* 34: 599–623.

Hayflick L, Moorhead PS. 1961. The serial cultivation of human diploid cell strains. *Exp Cell Res* 25: 585–621.

Sharpless NE. 2016 Cellular senescence. In *Molecular and Cellular Biology of Aging* (Kaeberlein M, Martin GM, eds.), pp. 347–386. Amsterdam: Elsevier.

海拉细胞：她的还是大家的？

Skloot R. 2010. *The Immortal Life of Henrietta Lacks*, p. 369. New York, NY: Crown Publishers.

细胞衰老的原因：受损生物分子的累积

Hayflick L. 2007. Biological aging is no longer an unsolved problem. *Ann NY Acad Sci* 1100: 1–13.

Hayflick L. 2007 Entropy explains aging, genetic determinism explains longevity, and undefined terminology explains misunderstanding both. *PLOS Genet* 3: e220.

Mitteldorf J. 2010. Aging is not a process of wear and tear. *Rejuvenation Res* 13: 322–326.

氧化应激与细胞衰老

Alberts B, Hopkins K, Johnson A et al. 2018. *Essential Cell Biology*, 5th ed. New York, NY: W.W. Norton & Company.

Harman D. 1956. Aging: A theory based on free radical and radiation chemistry. *J Gerontol* 11: 298–300.

Leiser SF, Miller HA, Kaeberlein M. 2016. The hypoxic response and aging. In *Handbook of the Biology of Aging*, 8th ed. (Kaeberlein M, Martin GM, eds.), pp. 133–160. Amsterdam: Elsevier.

Miwa S, Johnson TE. 2016. Stress and aging. In *Molecular and Cellular Biology of Aging* (Vijg J, Campisi J, Lithgow G, eds.), pp. 221–254. Washington, DC: Gerontology Society of America.

Sanz A. 2016. Mitochondrial reactive oxygen species: Do they extend or shorten animal lifespan. *Biochim Biophys Acta* 1857: 1116–1126.

端粒长度缩短与复制性衰老

Blackburn EH, Epel ES, Lin J. 2015. Human telomere biology: A contributory and interactive factor in aging, disease risks, and protection. *Science* 350: 1193–1198.

Harley CB, Futcher AB, Greider CW. 1990. Telomeres shorten during ageing of human fibroblasts. *Nature* 345: 458–460.

Martinez P, Blasco MA. 2017. Telomere-driven diseases and telomere-targeting therapies. *J Cell Biol* 216: 875–887.

Yang TB, Song S, Johnson FB. 2016. Contributions of telomere biology to human age-related disease. In *Molecular and Cellular Biology of Aging* (Kaeberlein M, Martin GM, eds.), pp. 205–240. Amsterdam: Elsevier.

第5章　寿命的遗传学

"青春永驻，至死方休……"

——阿什利·蒙塔古（Ashley Montagu），美国人类学家（1905—1999）

本 章 提 纲

在第 3 章中，我们建立了基因选择的理论基础，即基因选择对生存至生殖年龄的影响（也就是适存度）是如何决定寿命的，我们展示了数学理论和实验研究是如何证明"修正"那些延迟生殖开始的基因也可以延长寿命。然而，我们并没有讨论到底是哪些基因、哪些遗传通路或两者都与长寿有关。本章中，我们将更深入地研究一些可以改变寿命的特定基因和遗传通路。

我们对长寿遗传基础的探索主要集中在基因和通路上，通过反复实验研究，人们对这些基因和通路已经达成了共识。当我们学习本章时，要牢记我们的结论主要来自三种简单的、短命的生物体——酵母、线虫和果蝇，它们是在高度控制的实验室条件下饲养和研究的。尽管至少有 200 个基因被鉴定为对衰老和长寿有一定影响，但这里展示的只是少数研究得比较深入和详细的基因。虽然我们可以证明操控某些特定的基因可以影响寿命，但重要的是你要记住，所有基因的选择都是因为它们能够提高生殖期的存活率，而不是为了长寿。也就是说，这些基因之所以被稳定地遗传下来是因为其能够提供生殖优势，而不是因为它们延长了物种的寿命。

首先，我们回顾了在真核生物中基因的表达及其调控，然后简要介绍一些用于基因表达分析的方法，然后分别考察影响酿酒酵母（*Saccharomyces cerevisiae*）、秀丽隐杆线虫（*Caenorhabditis elegans*）、果蝇（*Drosophila melanogaster*）和小鼠（*Mus musculus*）寿命的一些特定的基因和遗传通路。

真核生物基因表达概述

从 19 世纪中叶直至 20 世纪 40 年代中叶，在以达尔文为首的许多生物学家共同努力下，发现了存在于真核细胞染色体中的基因是生物体构建和维持生命的操作指令，然而当时还存在不少的争议，比如基因是细胞内**脱氧核糖核酸**（**deoxyribonucleic acid，DNA**）还是蛋白质的构件？这些争议在 20 世纪 40 年代后期便慢慢消失了，因为 DNA 的结构已经被研究得越来越清晰，罗莎林德·富兰克林（Rosalind

Franklin）和莫里斯·威尔金斯（Maurice Wilkins）所演示的 DNA 的 **X 射线晶体学**（**X-ray crystallography**，一种显示分子中原子排列的方法）在很大程度上帮助詹姆斯·沃森（James Watson）和弗朗西斯·克里克（Francis Crick）更明确地定义了 DNA 的结构，提示 DNA 能够比较容易地进行重排，肯定就是基因所在。在 1953 年的 4 月和 5 月，沃森和克里克发表了两篇论文，详细描述了 DNA 的结构，以及构建蛋白质指令的四种**碱基对**[腺嘌呤（**A，adenine**）与**胸腺嘧啶**（**T，thymine**），**鸟嘌呤**（**G，guanine**）与**胞嘧啶**（**C，cytosine**）]是如何形成的。

沃森和克里克描述 DNA 结构的论文给生物学研究带来了革命性的巨变。60 年后的今天，DNA 中的信息如何转移到一种蛋白质的氨基酸序列上的基本机制已经完全得以阐明。在本章的第一节我们就来探索这一过程。

DNA 转录产生互补 RNA

当 DNA 通过一种称为**转录**（**transcription**）的过程将其信息传递给**核糖核酸**（**ribonucleic acid，RNA**）时，基因表达就开始了（**图 5.1**）。从 DNA 模板合成 RNA 与我们在第 4 章中所学的 DNA 复制过程有许多相似之处。DNA 必须打开并解旋其双链、双螺旋结构以暴露其碱基对，其中一条（但也只能是一条）DNA 链充当合成 RNA 分子的模板，然后与 DNA 复制时一样，核苷酸被一个接一个地串起来。也就是说，RNA 是与 DNA 互补的。然而，DNA 复制和 RNA 转录之间存在着一些显著的差异。DNA 中的腺嘌呤与尿嘧啶（而不是与胸腺嘧啶）配对形成 RNA 中的碱基序列（**图 5.2**）。也就是说，RNA 中的 4 个碱基是腺嘌呤、尿嘧啶、胞嘧啶和鸟嘌呤。转录完成的 RNA 分子称为 **RNA 转录本**（**RNA transcript**），是一个单链分子（相比复制之后的 DNA 分子是双链的）。DNA 复制和 RNA 转录之间另一个重要区别是完成该过程所需的时间和产生的分子数量。RNA 分子的长度通常只有几千个核苷酸，而在中等大小的染色体上发现的 DNA 却有 2.5 亿个碱基对。

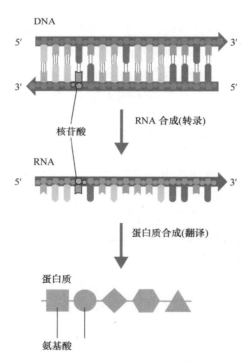

图 5.1 转录与翻译。遗传信息从 DNA 传递到蛋白质中。

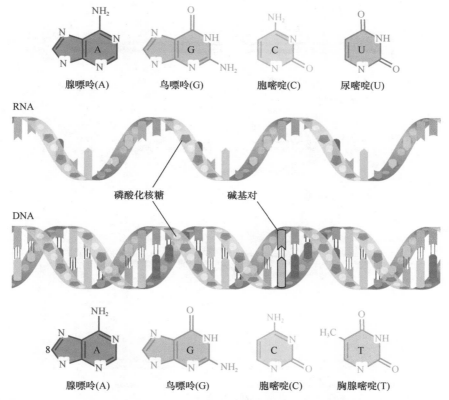

磷酸化核糖　　碱基对

图 5.2　RNA 和 DNA。RNA（顶部）和 DNA（底部）由核苷酸长链组成，每个核苷酸都包括一个含氮碱基、一个核糖和一个磷酸基。DNA 中的 4 个碱基分别为腺嘌呤、鸟嘌呤、胞嘧啶和胸腺嘧啶，RNA 中则含有尿嘧啶而不是胸腺嘧啶。

DNA 复制的时间是以小时为单位的，而 RNA 转录则以分钟为单位。一些 **RNA 聚合酶**（**RNA polymerase**，起始转录的酶）分子可以同时在同一个基因上工作。当一个 RNA 聚合酶正在完成一个转录本时，另一个就已经开始了。这使得在相对较短的时间内能够产生多个 RNA 转录本，从而加快了蛋白质的合成。

当 RNA 聚合酶识别一个 DNA 上的**启动子区域**（**promoter region**）时，就开始了转录工作，这个特定的核苷酸序列指示着 RNA 合成的起点（**图 5.3**）。一个单一的 RNA 聚合酶也能在构建 RNA 转录本中发挥多种功能。首先，它打开 DNA 的双链以暴露碱基；然后，酶的活性部位催化一个反应，向正在合成的 RNA 末端添加一个与 DNA 模板中的核苷酸互补的核苷酸，沿 5′→3′方向一次添加一个核苷酸；最后，RNA 聚合酶将 DNA 恢复成双螺旋结构。RNA 转录本的延伸一直会持续下去，直到 RNA 聚合酶遇到 DNA 上另一个被称为**终止子**（**termination site**）的特定核苷酸序列。

RNA 聚合酶通过其特定的形状来识别 DNA 的启动子区域（**图 5.4**），该形状是由叫做**一般转录因子**（**general transcription factor**）的特异化蛋白质结合到启动子上而形成的。一般转录因子通过定位一个叫做 **TATA 框**（**TATA box**）的序列来识别基因的启动子区域，因为其序列主要由胸腺嘧啶（T）和腺嘌呤（A）组成。一般转录因子与启动子区域的 TATA 框结合导致 DNA 向外弯曲，RNA 聚合酶则将这个弯曲作为开始转录过程的标志。一旦 RNA 聚合酶与 DNA 结合并开始转录，一般转录因子就会被释放出来，再用于另一个基因转录过程。

真核细胞在转录后对 RNA 进行修饰

RNA 转录本既包含基因的整个碱基序列，也包括其非编码区即**内含子**（**intron**）。另一种由 RNA 转录本产生的 RNA 称为**信使 RNA**（**messenger RNA，mRNA**），是细胞用来作为蛋白质合成模板的 RNA。

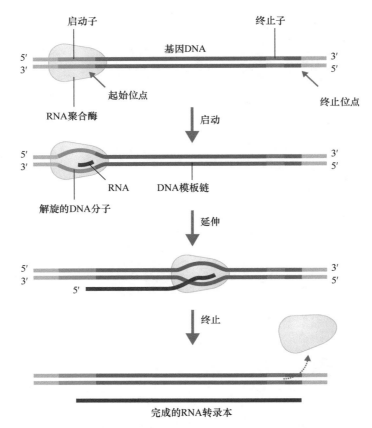

图 5.3 DNA 转录。RNA 聚合酶结合至 DNA 启动子区，启动时 RNA 聚合酶解开 DNA 的两条链，开始合成 RNA；在延伸期间，RNA 聚合酶持续不断地将与 DNA 模板链序列互补的核苷酸装配到 RNA 分子上；当 RNA 聚合酶到达 DNA 上的终止位点后，它与 DNA 模板分离，释放出新生成的 RNA 转录本。

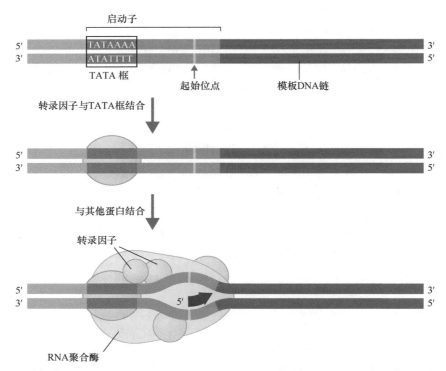

图 5.4 转录因子和转录起始复合体。转录因子结合至启动子区的 TATA 框，介导 RNA 聚合酶与位点结合并启动转录。

mRNA 只包含**外显子**（**exon**），即基因的编码区。因此，在 RNA 分子离开细胞核之前，必须从 RNA 转录本中除去内含子。去除内含子的机制被称为 **RNA 剪接**（**RNA splicing**，图 5.5），这是由称为**小核 RNA**（**small nuclear RNA，snRNA**）的另外的 RNA 分子来执行的。snRNA 与其他蛋白质一起包装形成小的核糖核蛋白（small nuclear ribonucleoprotein，snRNP，发音为 snurups），snRNP 再与其他蛋白质结合形成剪接体（spliceosome），即执行 RNA 剪接的结构。剪接体在 RNA 转录本（或 mRNA 前体）内含子的 5′端进行切割，这是由绝大多数内含子所共有的几个短核苷酸序列识别的。然后 snRNA 沿着 RNA 向下滑动，直到它们在内含子的 3′端遇到另一组独特的核苷酸序列，然后切割并将内含子从 RNA 中释放出来，剩下的外显子的末端则连接在一起。这个过程一直持续到所有的内含子都从 RNA 中移除出去，mRNA 前体变为成熟的 mRNA。

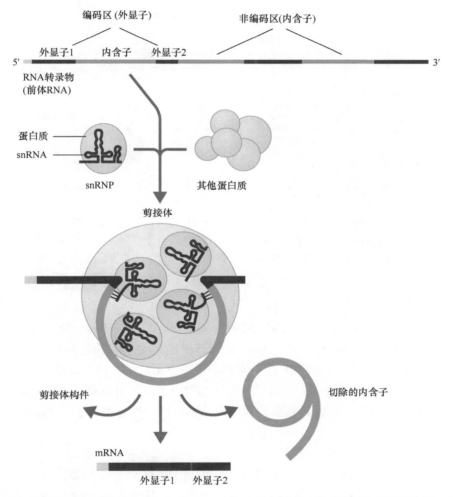

图 5.5　RNA 剪接。RNA 转录本与小核糖核蛋白（snRNP）及其他一些蛋白质结合在一起形成剪接体，剪接体切断内含子序列的每一端，将它们从转录产物中移出。外显子则被拼接在一起，形成信使 RNA（mRNA）。

mRNA 的合成发生在细胞核中，而**翻译**（**translation**，DNA 编码合成蛋白质）发生在细胞质中，这才是 mRNA 的基本宗旨。因此，mRNA 必须被转运出细胞核。mRNA 向胞浆的转运对细胞来说是一个潜在的问题，因为许多 RNA 片段，如切除的内含子，在剪接完成后都还存在于细胞核中。换句话说，细胞核应该如何仅识别 mRNA，并只将这种分子运出细胞核呢？

细胞核核膜上含有叫做**核孔复合体**（**nuclear pore complex**）的开口（图 5.6），这些孔隙允许具有特定结构的分子通过，因为核孔复合体中含有能够对 mRNA 进行特异识别的结合蛋白。例如，完整的、有活性的 mRNA 包含有一个独特的核苷酸区域，其特征是具有一个 **poly-A 尾巴**（**poly-A tail**，由多个腺嘌呤组成的独特核苷酸序列）。在核内无所不在的 poly-A 结合蛋白与这些区域结合形成复合物，而核孔复合体将之识别为 mRNA。Poly-A 结合蛋白只是在细胞核中发现的几种仅能与完整的、有活性的 mRNA 结合的蛋白质之一。一旦 mRNA 进入细胞质，结合蛋白就会被去除和降解，残留在细胞核中的 RNA 片段也会被去除和降解。

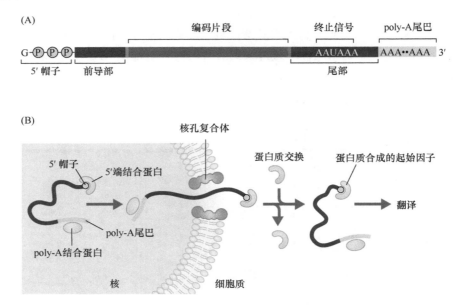

图 5.6　转录后 RNA 修饰。（A）酶修饰 mRNA 分子的末端，把一个修饰过的鸟苷酸"帽子"加到 5′端，一个多聚腺苷酸"尾巴"加到 3′端；（B）多聚腺苷酸结合蛋白和 5′端结合蛋白与 mRNA 分子共同组成一个复合体，使核孔复合体能够区分出 RNA 片段和完整的 mRNA。进入细胞质后，mRNA 复合体中 5′端结合蛋白被蛋白质合成起始因子所替代。

翻译是 RNA 引导的蛋白质合成

　　mRNA 的核苷酸序列是用来进行蛋白质合成的密码。核苷酸每三个为一组（称为密码子）被读取，每个**密码子**（**codon**）对应一个特定的氨基酸，密码子和氨基酸之间的这种对应关系被称为**遗传密码**（**genetic code**）（表 5.1）。一个单一的氨基酸可能有不止一个密码子，例如，密码子 ACU、GCC、GCA 和 GCG 都能够编码丙氨酸。密码子 AUG 为甲硫氨酸的密码子，同时也是启动蛋白质编码的密码子；而 UAA、UAG 和 UGA 三个密码子能够终止蛋白质编码信息，称为**终止密码子**（**stop codon**）。

表 5.1　遗传密码

氨基酸	缩写		密码子				
丙氨酸	Ala	A	GCU	GCC	GCA	GCG	
精氨酸	Arg	R	AGA	AGG	CGU	CGC	CGA	CGG
天冬酰胺	Asn	N	AAU	AAC			
天冬氨酸	Asp	D	GAU	GAC			
半胱氨酸	Cys	S	UGU	UGC			
谷氨酸	Glu	E	GAA	GAG			
谷氨酰胺	Gln	Q	CAA	CAG			
甘氨酸	Gly	G	GGA	GGC	GGG	GGU	
组氨酸	His	H	CAU	CAC			
异亮氨酸	Ile	I	AUU	AUC	AUA		
亮氨酸	Leu	L	UUA	UUG	CUU	CUC	CUA	CUG

续表

氨基酸	缩写		密码子				
赖氨酸	Lys	K	AAA	AAG			
甲硫氨酸	Met	M	AUG[a]				
苯丙氨酸	Phe	F	UUU	UUC			
脯氨酸	Pro	P	CCU	CCC	CCA	CCG	
丝氨酸	Ser	S	AGU	AGC	UCU	UCC	UCA	UCG
苏氨酸	Thr	T	ACU	ACA	ACC	ACG	
色氨酸	Trp	W	UGG				
酪氨酸	Tyr	Y	UAU	UAC			
缬氨酸	Val	V	GUU	GUC	GUA	GUG	
终止子			UAA	UAG	UGA		

a 它同时也是起始密码子。

mRNA（信使 RNA）并不直接与氨基酸结合，相反，两个专门的连接物——**转运核糖核酸（transfer RNA，tRNA）**和**氨酰 tRNA 合成酶（aminoacyl-tRNA synthetase）**，负责将 mRNA 中的核苷酸信息翻译成蛋白质中正确的氨基酸序列。tRNA 是大约含有 80 个核苷酸的小分子，其中包含一个能够与 mRNA 密码子结合的特殊位点，在另一个位置上含有一个能与对应氨基酸特异结合的位点（**图 5.7**）。氨酰 tRNA 合成酶是将 tRNA 和与它相对应的氨基酸共价连接起来的酶。带有氨基酸的 tRNA 叫做**负载 tRNA（charged tRNA）**。

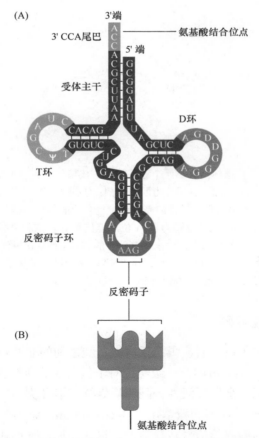

图 5.7　tRNA 的结构。（A）tRNA 由一个 RNA 单链构成，其中有几个区域存在碱基配对成双链段的情况。在分子的一个末端上有一个单链的环包含三个成组的碱基，叫做**反密码子（anticodon）**；在另一个末端存在一个单链，是氨基酸的结合位点，从而形成 tRNA。（B）tRNA 分子结构示意图。

　　到目前为止，我们已经知道 mRNA 包含指导蛋白质合成的遗传密码，tRNA 和氨酰 tRNA 合成酶一起能够将氨基酸运送至 mRNA。将氨基酸联结在一起形成蛋白质的实际过程要更加复杂，需要 50～80 种不同的蛋白质，以及一个能够容纳各种酶和其他蛋白质等分子的物理位置。容纳所有这些蛋白质并为这一过程提供物理空间的蛋白质制造复合体被称为**核糖体**（**ribosome**）。每个细胞都含有数百万个核糖体，以便很多不同的蛋白质或同一蛋白质的多个拷贝可以同时、快速合成（**图 5.8**）。

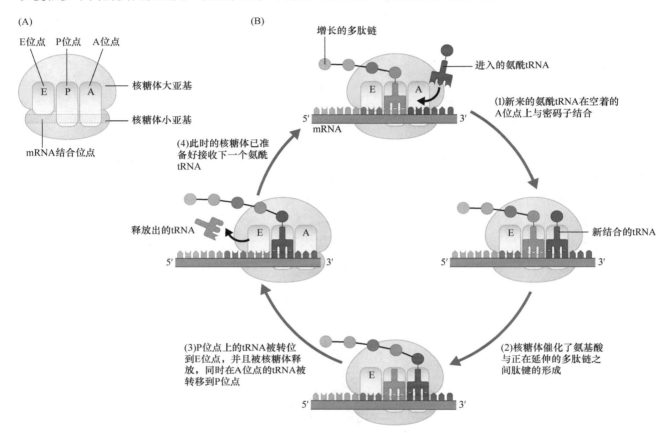

图 5.8 核糖体上蛋白质的合成。（A）核糖体由大小两个亚基构成。核糖体上有一个结合 mRNA 的位点和三个结合 tRNA 的位点（P 位点、A 位点和 E 位点）；（B）翻译过程分为四个步骤：①进入核糖体的氨酰 tRNA 的反密码子和核糖体 A 位点的 mRNA 密码子配对；②氨酰 tRNA 利用负载时产生的高能键中包含的能量将其携带的氨基酸移送到正在合成的肽链上；③大亚基向右移动（如图）将两个 tRNA 分别从 P 位点和 A 位点转位到 E 位点和 P 位点，从而使 A 位点空出，为下一个载有氨基酸的 tRNA 提供结合位点。在酶的作用下，原来在 E 位点的 tRNA 被从核糖体中转移出去。小亚基也配合大亚基沿 mRNA 向右移动；④核糖体准备好在 A 位点接收下一个氨酰 tRNA，这个过程又从第一步开始。这个周期一直持续到核糖体遇到 mRNA 中的终止密码子，届时合成的蛋白质被从核糖体中释放出来。

翻译后蛋白质能够被修饰或降解

　　当核糖体释放出翻译完成的蛋白质后，蛋白质内氨基酸之间的非共价相互作用会导致蛋白质自身折叠，形成其**三级结构**（**tertiary structure**）。三级结构对于蛋白质的活性状态是至关重要的。有些蛋白质在翻译过程结束后需要修饰才能完全发挥活性。翻译后修饰有多种类型，但最常见的两种修饰是**磷酸化**（**phosphorylation**，添加一个磷酸基团）和**糖基化**（**glycosylation**，添加一个葡萄糖分子）。通常情况下，蛋白质的翻译后修饰可以作为细胞内的信号转导信使，也就是说，它们通过调控与蛋白质结合的非氨基酸分子的存在或缺失，来向其他蛋白质发送信号指令。正如我们将在本章后面学习的一种叫 DAF-16 的蛋白质，其翻译后修饰状态对线虫寿命的延长具有重要作用。

一个正常、高效运转的细胞在很大程度上取决于它调节其组成蛋白质的数量和结构的能力。真核细胞已经进化形成了复杂的机制来确保不适当折叠或损伤的蛋白质被及时清除，同时也能够保证单一蛋白质的浓度保持在适宜的水平。这些机制涉及数千个参与数百种生化反应的蛋白质。在这里我们简要讨论一下大多数蛋白质降解过程中的一些共性（图 5.9）。

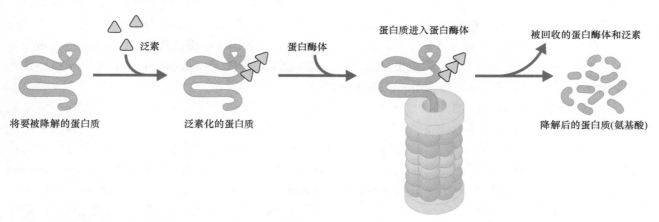

图 5.9　通过蛋白酶体降解蛋白质。小的泛素蛋白附着到需要被降解的蛋白质上，蛋白酶体识别泛素标记的（泛素化的）蛋白质，破坏其结构，并将其放入中心腔中，然后蛋白酶体中的酶将蛋白质分解成短肽和氨基酸，再释放回细胞质。

为了维持一个蛋白质正确的三级结构（即其活性形式），需要胞质中一组类似于"监护人"一样的调节蛋白来协助，被称为**伴侣蛋白**（chaperone）。伴侣蛋白发挥两大主要功能：①帮助蛋白质正确折叠；②如果蛋白质没有正确折叠或受到损伤，它们就会用一个叫做**泛素**（ubiquitin）的蛋白质对其进行标记以便降解。**蛋白酶体**（proteasome，由酶和其他蛋白质组成的较大的复合体）能够识别被泛素标记的蛋白质。圆柱形的蛋白酶体中含有**蛋白酶**（protease），这种蛋白酶能够断开蛋白质氨基酸之间的肽键，将蛋白质分解释放出氨基酸，随后氨基酸被送回到细胞内的氨基酸库（在另一轮蛋白质合成中可以重复使用）。如我们将在第 9 章描述的那样，涉及伴侣蛋白和泛素化的蛋白质降解通路功能障碍，可能是导致老年痴呆症和帕金森病潜在的生化原因。

基因表达的调控

在正确的时间，适量地表达正确的基因对细胞的正常运行是至关重要的。基因表达调控的中断会导致细胞内严重的功能障碍，改变代谢状况，进而影响有机体的寿命。在确定人类**基因组**（genome）24 000 个基因中哪些是影响寿命的基因时，生物老年学家所面临的一个问题是，不同类型的细胞内表达的基因种类很不相同。肝细胞和心肌细胞具有完全不同的功能，因此它们有着完全不同的基因表达谱，尽管每个细胞都包含有完全相同的基因组 DNA 序列，并使用相同的转录和翻译过程将 DNA 的遗传密码转译为蛋白质。正如我们在第 4 章中讨论过的，因为两种类型的细胞都是体细胞，因此都会死亡。在不同的细胞内基因表达情况不同，正常体细胞都会死亡，这两个事实使很多生物老年学家坚信寿命不是取决于某一个基因或者某一组基因的差异，我们现在知道，长寿反映了基因表达与否及基因表达调控过程之间复杂的相互作用。

在本节中，我们将深入探讨调控基因表达的基本机制。控制基因表达的过程几乎发生在遗传密码转化为功能蛋白质的每一个步骤，然而，调控长寿基因的研究是一门非常年轻的科学，这里只能讨论一些到目前为止已有比较充分的证据阐明基因表达中一些调控通路的研究，这些研究主要都集中在转录调控上，而转录后调控（发生在 RNA 聚合酶与一个基因的启动子结合以后）对衰老速率和寿命的影响一直都没有被明确描述。因此，我们从转录调控的描述开始，然后简短概述一下转录后调控机制（这类研究刚刚开始，有待进一步发展）及其在调节寿命中的作用。

核小体结构的改变可以调控基因的表达：表观基因组学

在真核生物中，细胞已经进化到可以高效地处理巨大的 DNA。如果以线性形式存在，DNA 会轻易地占据整个细胞的体积（图 5.10），因此 DNA、RNA 和各种蛋白质有序结合组成了**染色质**（chromatin）。DNA 进一步折叠、压缩到**染色体**（chromosome）里，与叫做**组蛋白**（histone）的蛋白质结合。没有折叠压缩的染色质呈串珠状，每个"珠子"都是由 DNA 缠绕在一种叫做**组蛋白八聚体**（histone octomer）的组蛋白上组成的，缠绕的 DNA 和组蛋白结合在一起构成了**核小体**（nucleosome）。核小体与核小体之间的 DNA 短片段或串珠链称为**接头 DNA**（linker DNA）。

染色质的组织结构使真核生物比原核生物具备了更加显著的进化优势，因为它能够保护基因免受意外的化学反应损伤。然而，核小体也可以成为基因转录的障碍，因为它们可能会阻断与基因转录密切相关的 TATA 区域（启动子区）使其无法暴露。为了使转录继续下去，组蛋白必须被修饰以使它们放松对 DNA 的把控，将 DNA 双链暴露出来。这主要是通过两种调控方法——**组蛋白甲基化**（histone methylation）和**组蛋白乙酰化-去乙酰化**（histone acetylation-deacetylation），即通过将甲基（—CH$_3$）或乙酰基（—COCH$_3$）连接在组蛋白的某些氨基酸上来实现（图 5.11）。组蛋白修饰是基因表达的一个强有力的调控因子，是**表观基因组**（epigenome）的一个重要部分，即在不改变 DNA 序列的情况下对基因表达进行调控。

大约 90% 的表观基因组是由可遗传的 DNA 甲基化（甲基基团的添加）组成的，主要发生在胎儿发育期间。尽管体细胞中的甲基化可以发生在整个生命周期的任何阶段，但这些变化不太可能在世代之间遗传（只有生殖细胞系的甲基化模式可以遗传）。组蛋白甲基化通过阻止 DNA 从组蛋白中解绕而导致该 DNA 区域的基因表达永久关闭，并且这种甲基化无法逆转。DNA 甲基化在胎儿发育过程中对细胞分化至关重要。例如，通过永久性地关闭那些在其他类型的细胞中表达的基因，DNA 甲基化能够确保肌肉细胞只表达对肌肉功能不可或缺的基因（正如肌肉细胞中不会产生肝酶）。

另外 10% 的表观基因组让表观遗传特征在生命周期的适时阶段出现，包括胎儿发育期间，也就是说，这些特征在很大程度上不是遗传而来的。这部分表观基因组似乎受到环境条件的严重影响。在组蛋白中加入乙酰基（—CH$_3$CO）可以解开 DNA 的缠绕并促进基因表达。去除乙酰基（称为组蛋白去乙酰化）会导致 DNA 重新缠绕到组蛋白上并因此抑制基因的表达（图 5.11C，D）。组蛋白乙酰化和去乙酰化的能力意味着，其与甲基化不同，这种调控基因表达的表观遗传机制是可逆的。

对表型的表观遗传效应的研究几乎完全集中在胎儿和儿童发育过程中与 DNA 甲基化相关的机制上。直到最近才有重要的研究聚焦在影响成体表型的表观遗传效应上，对衰老表型的关注就更为稀少。大多数研究表明，体细胞中组蛋白的时间依赖性甲基化（即非遗传的甲基化模式）主要是由环境因素驱动的。也就是说，在老年动物中观察到的甲基化模式是由随机的环境损伤引起的，并且在不同的组织类型之间有很大的差异。关于衰老对甲基化模式影响的研究目前还远远没有进展到值得在此进行讨论的地步。我们在本章稍后会了解到，通过组蛋白甲基化和乙酰化-去乙酰化来抑制基因的表达会影响简单生物体（如芽孢酵母和线虫）的寿命。

蛋白质与 DNA 的结合能够调控基因的表达

基因的表达能被打开或者关闭是通过基因调控蛋白与特异的非编码 DNA 片段（也被称为**控制元件**，**control element**）之间的相互作用来完成的（信息栏 5.1），这是遗传学和细胞生物学中更为重要的发现之一。真核细胞中蛋白质的编码基因可能包含两个类型的控制元件：**增强子**（enhancer，能增加 RNA 转录）和**沉默子**（silencer，能减少 RNA 转录）。能够与增强子结合来刺激基因转录的转录因子叫**激活因子**（activitor）。与沉默子结合来抑制基因转录的转录因子叫**阻遏因子**（repressor）。激活因子和阻遏因子都

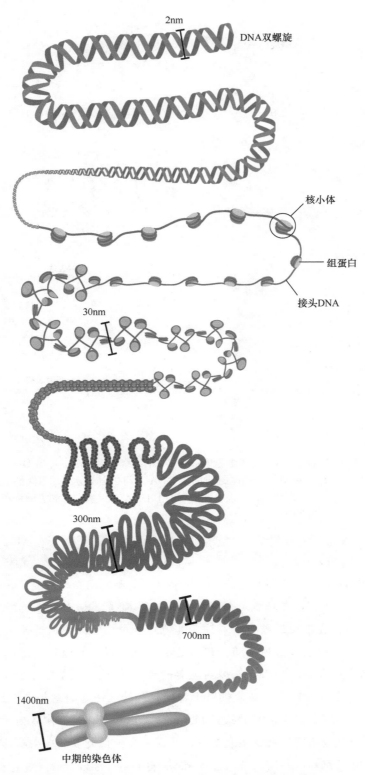

图 5.10　真核细胞染色体内 DNA 的包装。 真核生物已经进化出一种精细的 DNA 组织方案，允许其在需要基因表达的时候暴露其双螺旋，而在需要细胞分裂的时候极度压缩自身的体积。从上往下看，首先 DNA 出现在转录过程中。处于双螺旋状态的核 DNA 总量远远大于细胞体积，使 DNA 暴露于不必要的化学反应中。真核生物通过将 DNA 包裹在称为组蛋白的蛋白质上来解决这两个潜在的问题。DNA 和组蛋白组装起来形成核小体，后者又由一种称为接头 DNA 的特殊 DNA 片段连接在一起。当细胞收到信号开始分裂时，核小体进一步堆叠在一起，形成中期出现的染色体。

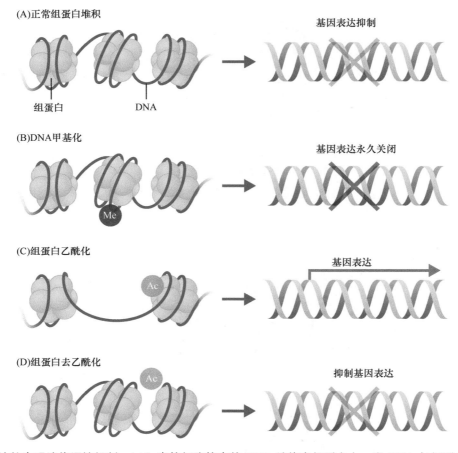

(A)正常组蛋白堆积

基因表达抑制

组蛋白　　　DNA

(B)DNA甲基化

基因表达永久关闭

Me

(C)组蛋白乙酰化

基因表达

Ac

(D)组蛋白去乙酰化

抑制基因表达

Ac

图 5.11　基因表达的表观遗传调控机制。（A）真核细胞核中的 DNA 缠绕在组蛋白上。当 DNA 与组蛋白分离时，基因表达就会发生；（B）在组蛋白上的 DNA 甲基化（Me）通过阻止 DNA 与组蛋白的分离，永久性地关闭了特定基因的基因表达；（C）组蛋白乙酰化-去乙酰化是一种表观遗传调控机制，有助于 DNA 在组蛋白上的去缠绕和再缠绕。乙酰化促进了基因的表达；（D）去乙酰化抑制了基因的表达。

信息栏 5.1　保守的遗传开关：从果蝇到人类

继沃森和克里克对 DNA 结构的描述之后，生物学中最重要的问题之一是"一个动物的两个细胞怎么可能含有完全相同的 DNA，但在功能上却有如此根本的不同"。例如，人类肝脏细胞（肝细胞）和肌肉细胞（肌细胞）之间存在很大的差异。在许多其他功能中，肝细胞通过使用一组特殊的酶来解毒血液中的有害化合物。肌细胞也含有这些酶，但是这些细胞中解毒蛋白的表达水平极低，使得这一通路几乎不起作用。肌动蛋白和肌球蛋白是人体内主要的收缩蛋白，它们在肌肉细胞中的表达水平比在肝脏中高出数百万倍，其在肝细胞中的功能仅限于将细胞聚结在一起的结构支撑作用。

1960 年之前人们普遍认为，不同细胞中表达模式的差异源于分化过程中基因的丢失。这种观点和观察到的结果是一致的，虽然没有明确的证据表明特定基因丢失，但大多数后生动物的细胞在分化后失去了分裂能力。然而到了 20 世纪 60 年代初，弗朗索瓦·雅各布（Francois Jacob）和杰克·莫诺（Jacques Monod）的开创性工作至少部分解开了关于基因表达调控的一些谜团。这些诺贝尔奖获得者[以及安德烈·利沃夫（André Lwoff）]在培养的大肠杆菌中观察到，β-半乳糖苷酶（切断乳糖中葡萄糖和半乳糖之间连接键的酶）只在培养基中有乳糖存在时才会被表达。Jacob 和 Monod 使用不同的大肠杆菌突变体进行了深入观察，发现乳糖能够影响某个蛋白质与 DNA 的结合。当没有乳糖存在时，该蛋白质与 DNA 紧密结合，阻

止 β-半乳糖苷酶的表达；相反地，当有乳糖存在时，该结合蛋白从 DNA 上脱落，β-半乳糖苷酶就会被表达，从而使细胞能够分解利用乳糖。而后，Jacob 和 Monod 发现了第一个调控基因表达的开关——乳糖阻遏因子，这个发现证明了细胞中基因表达情况的差异是源于基因表达调控过程，而不是基因本身的不同。自从 Jacob 和 Monod 在细菌上有了初步结论以来，几乎所有被研究的物种中都发现了数以万计的基因开关。

更重要的是，随后的研究表明，在基因调控开关的结合位点处的 DNA 序列是高度保守的。例如，在胎儿发育时期确定人体形状的基因（*Hox* 基因）与果蝇中发现的同样功能的基因相差不超过一或两个碱基对，也就是说，负责保证我们的腿、手臂和手指生长在正确位置的基因与保证果蝇翅膀、腿和触角正确生长的基因不仅仅是相似的，而且几乎是完全相同的。在这个结论被提出之前，大多数科学家都认为不同物种之间的差异是因为其含有的基因不同，也就是说，人类的基因与果蝇截然不同。*Hox* 基因的发现改变了这个观点，表明尽管果蝇和人类在大约 5 亿年前走上了完全不同的进化之路，但这两个物种都保留了调控蛋白表达的相同的碱基序列。物种之间的差异并不是因为具有不同的基因，相反，它们反映的是蛋白表达时间和表达量的差异。从生化角度来看，果蝇和人类是一样的。事实上，我们对蛋白表达的认识发生了根本性的改变，所以 Monod 说（并且理应如此）：“在大肠杆菌上获得的结论也同样适用于大象”。

可能离启动子区成百上千个核苷酸那么远，转录调控主要产生于激活因子和阻遏因子与增强子和沉默子的结合，进而间接影响到结合在启动子区的蛋白质。控制元件在确定某些物种的寿命方面似乎有重大的作用，在本章稍后会有所述及。

激活蛋白是对激素、激素代谢产物、氨基酸、个体营养以及数千种其他类型的分子刺激做出应答的表达产物。当一个激活蛋白与增强子位点结合，基因的启动子区域弯曲以暴露出 TATA 框与一般转录因子相结合（图 5.12）。DNA 链的弯曲可以使结合的激活蛋白能够更靠近启动子，DNA 链的这种物理形变

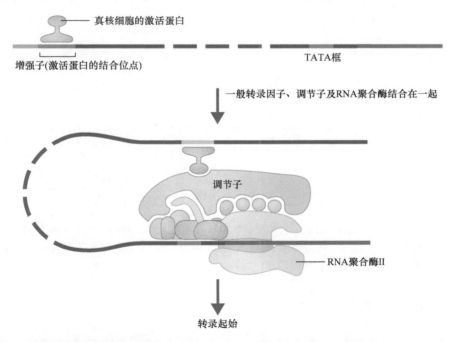

图 5.12　基因转录过程中激活因子和增强子的作用。激活蛋白与 DNA 上的增强子序列结合，增强子位点离启动子区可能有成千上万个碱基的距离，基因通过弯曲成环使增强子与启动子区靠近。增强子位点一旦在启动子可接触范围内，调节子蛋白辅助增强子与启动子区结合。启动子区、增强子位点和 RNA 聚合酶共同组成了转录起始复合体。

能够吸引 RNA 聚合酶Ⅱ以及其他有助于转录的转录因子和蛋白质（超过 100 种蛋白质参与了这一过程），其中有一种称为**调节子**（**mediator**）的蛋白质能促进增强子和启动子区的结合。RNA 聚合酶Ⅱ、一般转录因子和调节子一起共同构成**转录起始复合体**（**transcription initiation complex**）。

在基因转录调控中，阻遏蛋白与激活蛋白同样重要。在真核生物用来抑制基因转录的多种机制中，最常见的有四种，阻遏蛋白可能：①对于增强子位点比激活蛋白具有更高的亲和力；②通过结合到靠近激活位点的阻遏位点来遮盖增强子位点（从而阻挡激活蛋白与增强子结合）；③阻止转录起始复合体的形成；④阻止基因激活复合物的形成。最后这一机制是通过组蛋白乙酰化-去乙酰过程间接地来完成的，前面三种机制如**图 5.13** 所示。在本章的后面，我们还会继续探讨**基因沉默**（**gene silencing**，基因转录的抑制）在寿命遗传学中起到的重大作用。

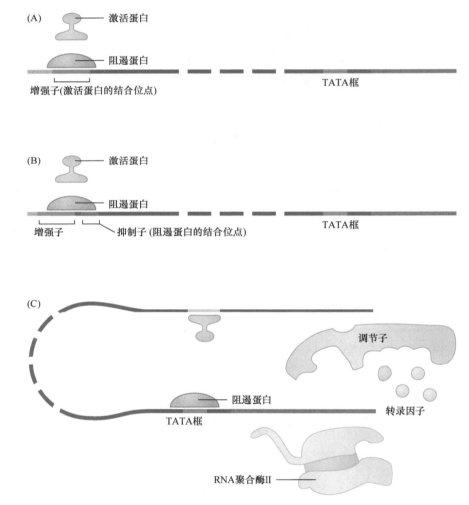

图 5.13 基因转录阻遏的一般机制。（A）阻遏蛋白和激活蛋白具有相同的结合位点，存在竞争，但阻遏蛋白比激活蛋白对结合位点具有更强的亲和力；（B）阻遏蛋白与增强子位点附近的一个区域结合，通过遮盖增强子位点阻止激活蛋白与增强子的结合；（C）阻遏蛋白阻止转录起始复合体的形成。

转录后机制也能够调控基因的表达

尽管大多数基因调控发生在转录水平，但在 RNA 聚合酶结合到基因启动子区域之前，重要的调控都发生在转录之后。在这里，我们将简要介绍两种类型的转录后调控（**图 5.14**）——选择性 **RNA 剪接**（**alternative RNA splicing**）和**翻译起始**（**translational initiation**），这将有助于评估衰老速率和长寿的遗传调控。

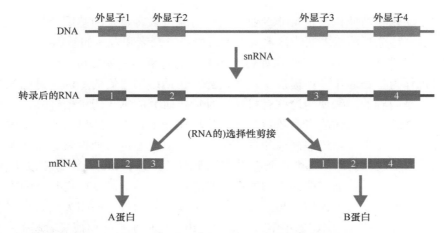

图 5.14 选择性剪接可以使同一基因产生不同的 mRNA 产物。 20 世纪 70 年代完成的研究发现，一个基因的结构单元可能包括内含子（这里显示的是连接外显子之间的线条）以及彼此相隔一定距离的外显子，即断裂基因（split gene）。由于 mRNA 只包含外显子，这些发现提出了一个假设，即一个基因可以编码多个蛋白质，这取决于 snRNA 从何处开始切除内含子。随后的研究证实，80%～95%的人类基因都存在这种选择性剪接。

回想一下，在 mRNA 被翻译之前，内含子通过 RNA 的剪接加工从 mRNA 转录前体中被去除。进行剪接的核内小 RNA（snRNA）通过对"**共有序列**"区域（**consensus sequence**）的识别，来判断一段内含子的始端和末端。然而，这些共有序列具有很大的可塑性，允许 snRNA 在稍有不同的位置开始剪接内含子，如此就会发生选择性 RNA 剪接加工，致使完工的 mRNA 中核苷酸序列发生变化，进而导致产生功能活性略有不同的蛋白质。也就是说，选择性 RNA 剪接加工允许细胞从同一个基因中转录翻译出一个蛋白质的数个变异体，从而大大增加了基因组的编码潜力。

选择性 RNA 剪接加工的调控是通过调节蛋白与 mRNA 前体的结合来实现的，并且可以随细胞的不同类型或发育的不同阶段而变化。例如，果蝇基因 *dsx* 编码一种对第二性征非常重要的蛋白质。如果 RNA 剪接导致 6 个外显子被翻译，那么雄性的性别特征就会被表达出来；相反，如果 RNA 剪接导致 mRNA 中有 4 个外显子被翻译，则其表达为雌性性别特征。因此，一个基因可以产生两种不同的蛋白质，表明不同的基因型。

细胞也可以通过调控翻译的起始来控制蛋白质的合成量。在 mRNA 离开细胞核之前，RNA 聚合酶在 5′端带有一个甲基化的鸟苷酸，就好像戴了一顶帽子一样（见图 5.6）。这种帽子一样的封盖是另一种区别 mRNA 与细胞核中其他 RNA 片段的方法，因此只有 mRNA 能够通过核孔复合体。甲基鸟苷帽也可以作为抑制翻译的一个位点。帽状结构通常与第一个 AUG（起始）密码子离得很近。在细胞信号应答中表达的阻遏蛋白能够识别甲基鸟苷帽，并恰恰在 AUG 之前与 mRNA 结合，这种结合阻止了核糖体将碱基序列翻译成氨基酸序列。当细胞条件改变时，阻遏蛋白降解，翻译即可开始。

生物老年学研究中基因表达的分析

生物学最重要的进展之一发生在 20 世纪 70 年代，当时科学家们能够从染色体上取出一段 DNA 并确定其序列。提取和鉴定 DNA 片段的能力导致了生物技术的发展，使得科学家们能够操纵基因序列或开发全新的基因，然后研究这些处理方法如何影响细胞和生物体的功能。这些技术[统称为**重组 DNA 技术**（**recombinant DNA technology**）]将改变所有生物学研究的方向。生命科学从生态学发展到分子遗传学，科学家们现在已经能够识别特定的基因，因此，对生命产生的原因及方式等基本机制有了更完整的理解和认识。

重组 DNA 技术也催生了生物技术产业的繁荣。曾经只有最训练有素和技术最熟练的科学家才能掌握的技术现在已经被自动化和商业化，使得非专业人员轻易就可以将复杂的基因分析技术应用于特定的研究中去。生物老年学家甚至开始运用这些技术来识别可能影响衰老和寿命的基因。

在第 1 章中，我们学习了生物老年学家如何利用简单的有机体（如酵母、线虫和果蝇）来研究衰老的遗传学，这些有机体为生物老年学家提供了几个优势，包括：①它们的基因组是已知的，也就是说，所有基因序列和位置是明确的；②使用这些有机体进行遗传研究的悠久历史使得其目前具有了各种基因型和表型的突变体；③这些有机体的寿命较短，允许我们在一个月内（酵母）或一年内（线虫和果蝇）进行几项寿命研究。我们还学过，这些简单的真核生物中任何被鉴定为调控衰老和寿命的基因，在更复杂的生物体中给定的系统发育关系下都会找到**直系同源基因**（**gene ortholog**，有相似功能的基因）。一旦在简单的真核生物中某个基因被证明能够影响寿命，其类似的基因就可以在更复杂的生物（比如小鼠）中被鉴定出来，进一步就可以用于评估它与人类衰老速率或寿命的可能的相关性。利用对这三种模式生物的遗传学研究积累的大量知识，生物老年学家已经鉴定出一些似乎直接调控衰老速率和寿命的基因。这些发现的具体细节将在下面的章节中介绍。首先，我们来介绍一下发现这些长寿基因的通用技术和方法。

调控衰老速率和寿命的基因的鉴定过程一般需要以下几个步骤（图 5.15）。这一过程的复杂性导致没有任何一个研究者或实验室可能独立完成所有的研究步骤，基因发现的过程表明全世界研究者共同体需要依赖彼此的科研技术和能力，才能完成这一研究过程中的关键步骤。虽然这里简要介绍的技术和方法好像是一个单一的、连续的过程，但我们仍要谨记，绝大多数情况下，每一个步骤可能都需要一些独立的实验室用多年的时间来协作完成。

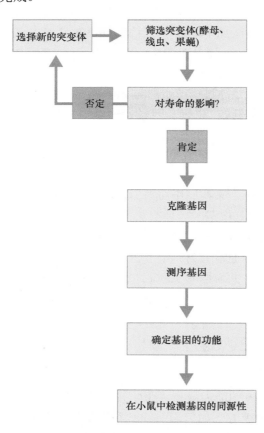

图 5.15 鉴定寿命相关基因的一般方案。研究人员查询计算机数据库或研究文献选择有可能影响寿命的基因型或表型突变株，一旦选定，下一步就是克隆这个基因，克隆就是制造出一些完全相同的拷贝以便有足够的遗传物质用于基因测序。一旦基因被测序，它的功能就能被确定。这一过程的最后一步是在小鼠体内鉴定该基因的同源基因，并评估它是否对长寿有类似的影响。

生物老年学中的遗传分析始于突变体的筛选

到目前为止，使用酿酒酵母、线虫、果蝇进行衰老研究中的基因分析，最大的优势就是其整个基因组已经被测序。然而，基因测序并不能提供有关该基因功能的信息。为了获得这方面的信息，遗传学家首先要构建这些有机体的突变株，其中某个基因被改变，产生一个特定的基因型。研究突变株和**野生型**（**wild type**，即处于正常或自然状态的有机体，不同于非典型或突变型）的基因型之间的差异，为科学家们提供了有关该基因功能的第一个信息。如果一个生物老年学家提出了一个关于基因如何影响衰老速率和寿命的特定假设，那么他可以选择一个与他的科学假设相一致的突变株（由于大多数研究是用公共资金进行的，研究人员有义务向其他科学家提供他们的突变株）进行研究。一般来说，生物老年学家选择的突变株会影响有机体的生长或（和）繁殖（回顾一下第 3 章中生长、繁殖和寿命之间的密切关系）。由于许多基因影响生长和繁殖，生物老年学家必须选择若干不同的突变体，然后比较它们的寿命特征，以确定哪一个最适合他或她的需要。

对突变株进行比较（即所谓的**基因筛查，genetic screening**）似乎相对容易和直接。然而，遗传分析的这些起始步骤是最关键也是最困难的。大多数基因是多效性的（一个基因产生一个以上的表型），突变株往往表现出与单个基因突变相关的几个表型。即使其中一个突变株具有理想的长寿特征，但它也可能含有另一个扰乱寿命表型的特征，造成结果上有显著的差异性。因此，遗传生物老年学家可能必须改进突变，以便只允许长寿表型存在。细化基因组，使一个基因突变只产生一个基因型或表型，需要细致的研究，往往还伴随着大量的尝试和最终以失败告终的代价。研究人员可能需要耗费数年时间才能成功开发出一种可以提供合适而可靠的实验系统的突变体模型，来验证基因对寿命影响的某个假说。

鉴定基因功能需要进行 DNA 克隆

即使科学家已经开发出了一种具有延长寿命表型的可靠的突变株，基因的功能和调控以及它编码的蛋白质的结构还是未知的。为了确定一个基因的功能，它必须被克隆，也就是说，必须制造出相同的基因拷贝。研究人员通过克隆一个基因产生足够多的 DNA 材料来确定基因的碱基对序列。明确了碱基对序列，研究人员就可以确定它编码的蛋白质的氨基酸序列，进而确定蛋白质可能的功能。

克隆过程曾经是一项非常烦琐而艰巨的工作，它需要几个不同的程序，也许需要数天的时间才能完成。如今，这些程序都已实现自动化，合并为一个称为**聚合酶链反应（polymerase chain reaction，PCR）**的过程，只需要几小时就能完成基因的克隆（图 5.16）。这个过程开始于从组织或细胞中分离 DNA 或 mRNA，操作相当简单。如果科学家需要克隆该基因的整个基因组序列，就要用 DNA 作为起始序列，因为基因组 DNA 包括外显子（mRNA 编码序列）和内含子。如果目的是确定一个蛋白质的氨基酸序列，那么只需要基因的外显子序列即可，起始序列就可以选用 mRNA（回忆一下 mRNA 只是外显子的互补产物）。这里我们阐述的是以 RNA 作为起始模板的过程。

在开始 PCR 扩增之前，研究人员必须设计并用化学方法合成一组寡核苷酸片段，它们与被分离出来的基因的 3'端完全互补。由于用来产生突变体的基因序列是已知的，所以基因 3'端的序列也是明确的。在日常实践中，研究人员通常将设计好的寡核苷酸序列发送给某家公司进行合成。当这些叫做"引物"（primer）的寡核苷酸片段被添加到含有 mRNA 的溶液中时，它们会引导一种名为**逆转录酶（reverse transcriptase**，能够将 RNA 转换成 DNA，与细胞中通常的过程相反）的酶开始复制需要扩增的基因，制造 DNA 所需的脱氧核糖核酸也加入到溶液中。逆转录酶使用 mRNA 为模板制造出一条新的互补 DNA（cDNA）链，其中只包含被分离基因的外显子。

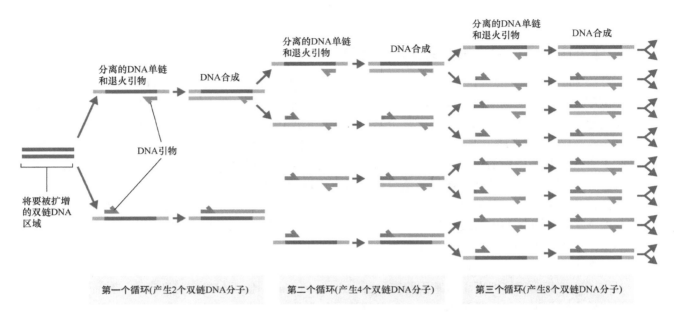

第一个循环(产生2个双链DNA分子)　　第二个循环(产生4个双链DNA分子)　　第三个循环(产生8个双链DNA分子)

图 5.16　用 PCR 克隆一个基因。在确定了将要克隆的 DNA 片段后，DNA 在加热条件下打开双链，被称为引物的、短的互补序列结合到目标序列的 3′端。引物将逆转录酶引导到基因的起始处，然后将 DNA 与 DNA 聚合酶和脱氧核糖核苷三磷酸盐混合，复制 DNA 产生两个子 DNA 分子。多次重复这个过程，用新合成的片段作为模板，可以快速增加复制产物的数量。

在这个过程中，mRNA 和新产生的 cDNA 通过氢键以双链的形式结合在一起，但它们必须分离以便只有 cDNA 被扩增。为打开氢键，PCR 仪器需将溶液加热到大约 90℃。然后加入 DNA 聚合酶和与 cDNA 的 3′端互补的第二组引物，生产出与第一个 cDNA 互补的新的 cDNA 链。PCR 仪器慢慢冷却溶液，两条互补的 cDNA 链结合在一起形成双螺旋。在脱氧核糖核酸和 DNA 聚合酶存在下，扩增过程其实就是加热和冷却溶液的简单事情，每个周期都会使相同基因的数量翻倍。大约需要 30 个周期才能产生出足够用于基因测序的原料。

基因序列可以部分确定该基因的功能

像 PCR 一样，基因测序也已经实现自动化（信息栏 5.2）。新合成的基因拷贝被添加到一种溶液中，在 cDNA 特定的终止碱基位置上将其切成片段，因为有数以亿计的基因拷贝生成，这些 cDNA 片段可以是在基因上每个碱基位点切断产生的。测序仪能够自动地混合试剂，并在 cDNA 片段的末端碱基上添加荧光染料，每个碱基都用不同的颜色标记，然后使用凝胶电泳（图 5.24）根据原子量分离这些片段，这也是由测序仪自动进行的。根据荧光染料的呈现，测序仪中的检测器读取凝胶上每个片段相对于其他片段的位置，并借助于计算机，由测序仪确定该基因的序列。

信息栏 5.2　基因组测序

我们在第 2 章中了解到，实现精准医学计划的目标在很大程度上取决于快速、经济地对每个人的独特基因组测序（PMI；信息栏 2.2）。美国国立人类基因组研究所（隶属于美国国立卫生研究院）建议，基因组测序必须低于每人 1000 美元才能成为临床常规检查。我们正在迅速接近这一目标，因为人类基因组测序的成本目前略高于 1000 美元，大约需要 24 小时（图 5.17）；该新技术发表后，人类基因组测序的成本极有可能会低于目标价格。这是一个相当了不起的成就，因为人类基因组的第一个序列是在经过 13 年的集中研究后于 2003 年完成的，花费了 5 亿~10 亿美元。

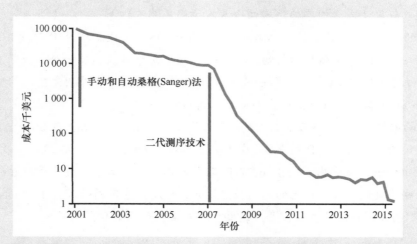

图 5.17　人类基因组测序成本——2001～2016 年。（Wetterstrand KA. DNA Sequencing Costs. 来源：NHGRI Genome Sequencing Program（GSP）. https：//www.genome.gov/sequencingcostsdata.）

　　在此，我们简要介绍一下 DNA 测序技术的过去、现在和未来。由于 DNA 测序的所有方面都不能在这篇简短的信息栏中被涵盖，因此这里只能是点到为止。例如，现在普遍使用的方法要求将完整的 DNA 链分为成千上万个不同的片段进行测序。人类基因组的 30 亿个碱基对（bp）太大了，目前的方法无法对其进行端到端的整体测序。通常的方法需要扩增原始的 DNA 片段，也就是说，克隆 DNA 以提供足够的材料进行测序。片段化和扩增方法已经很成熟了，这里不再赘述（关于每种方法的简要说明，请参阅"鉴定基因功能需要进行 DNA 克隆"一节）。此外，本栏也没有讨论将片段定位到染色体上精确位置的技术。

DNA 测序的桑格法

　　两次荣获诺贝尔奖的弗雷德·桑格（Fred Sanger，1918—2013）在 20 世纪 70 年代后半期开发了一种 DNA 测序方法，该方法利用 DNA 聚合酶和一种独特的链终止核苷酸，称为**双脱氧核苷三磷酸**（**dideoxyribonucleoside triphosphate**，图 5.18）。回想一下，DNA 聚合酶需要在核糖分子的 3′ 位上有一个羟基才能够继续延伸一条新的 DNA 链。如果没有羟基，DNA 的延伸就会终止。在特定碱基终止单链 DNA 片段的能力是实现精确测序的关键突破。

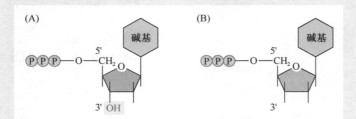

图 5.18　桑格 DNA 测序法中使用的核苷三磷酸。（A）脱氧核苷三磷酸（dNTP）含有一个 3′羟基，使 DNA 链在 3′端得以延伸；（B）双脱氧核苷三磷酸（ddNTP）则能够阻止片段的延伸。附着在每个脱氧核糖核酸上的三磷酸通过 DNA 聚合酶为延伸反应提供能量。（Adapted from figures in Panel 8.1 of Alberts B，Johnson A，Lewis J et al. 2018. Molecular Biology of the Cell，6th ed. New York，NY：W.W. Norton & Company.）

DNA 测序的双脱氧法或者叫桑格法有四个基本步骤（图 5.19）。

1. 在要测序的单链 DNA 片段的 5′端添加引物。原始 DNA 片段扩增至 $1×2^{30}$（1 073 741 824）个克隆，在其 5′端添加一个 3～4 个碱基的引物。回想一下，DNA 聚合酶需要一个引物来启动延伸过程（见第 4 章"许多蛋白质参与 DNA 的复制"一节）。引物是在实验室用体外杂交技术构建的，这种方法与原位杂交方法相似（见本章"原位杂交能够揭示基因功能"一节）。

2. 与原始引物单链 DNA 形成互补链。带引物的片段放置于 4 个不同的反应管中，4 个碱基各一个。将 DNA 聚合酶、过量的正常 dNTP 和少量（少于碱基总添加量的 1%）的 A-、T-、C-或 G-特异性 ddNTP 添加到 4 个试管中的一个试管内。由于 ddNTP 只是偶尔用于构建互补链，反应管应包含有原始引物 DNA 的拷贝，这些拷贝能够在片段上的不同位点终止，从而产生不同长度大小的 DNA。谨记，4 个反应管中的每一个都包含有相同的片段，并且这些片段在染色体上的位置是已知的。

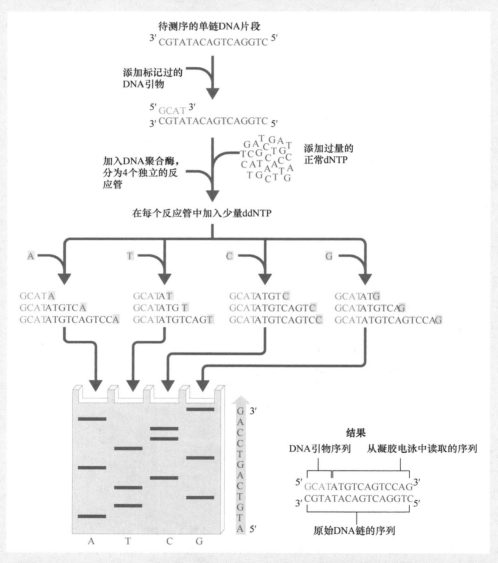

图 5.19 DNA 测序的双脱氧法或桑格法。（Adapted from figures in Panel 8.1 of Alberts B，Johnson A，Lewis J et al. 2018. Molecular Biology of the Cell，6th ed. New York，NY：W.W. Norton & Company.）

3. 通过凝胶电泳分离互补链。将来自每个反应管的样品置于聚丙烯酰胺凝胶中彼此分隔的泳道上，分别代表 4 种碱基中的每一种。当电流作用于凝胶时，碎片按大小分开，最小的在凝胶底部，最大的在顶部。聚丙烯酰胺凝胶之所以被广泛使用，是因为它们的灵敏度足以区分只有一个碱基不同的片段。

4. 原始 DNA 片段的序列可以由其在凝胶上的电泳位置来确定。由于 ddNTP 终止于不同的位置，我们现在有了一种相当简单的方法来读取原始 DNA 片段的序列。从凝胶的底部（也就是说从最小的片段）开始，记录下来凝胶上每个条带的终止碱基。当引物碱基添加回凝胶上测定的碱基时，互补序列即可完成（引物碱基在 DNA 聚合酶反应中丢失）。

自动化的桑格测序法被用来确定人类基因组的第一个完整碱基对序列。超过 150 000～200 000 个不同的片段被测序，然后按照其正确的顺序组合在一起。整个 DNA 序列的最终组装是通过计算机算法比较染色体上共同存在片段的重叠碱基序列来完成的。被称为高通量 DNA 测序的第二代测序技术，在很大程度上就是基于桑格开创的链终止反应建立起来的。

高通量 DNA 测序

尽管桑格技术的自动化形式是对手工方法的巨大改进，但对单个基因组进行测序仍然是耗时且昂贵的。最新的自动测序技术于 2005 年开始出现，能够同时对多个基因组的数十亿个片段进行测序（称为大规模并行测序，massive parallel sequencing）。这里简要讨论目前使用的其中两种最常见的大规模并行测序平台 Illumina 和 Ion-Torrent 技术（图 5.20）。

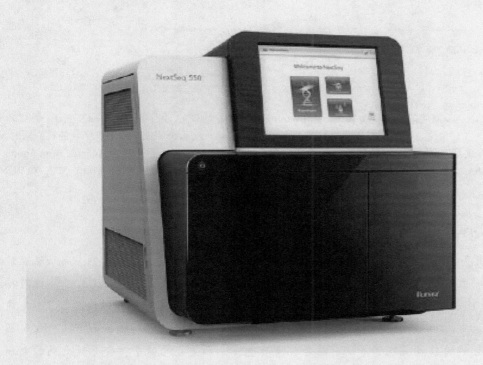

图 5.20　Illumina® 测序系统。如图所示的基因测序仪很容易安装在实验室的工作台上。第二代测序仪的台式特性是全基因组测序技术在临床应用中的一个重要进展。

Illumina 测序

Illumina 测序方法与桑格技术非常相似，原始的总 DNA 分子被分离成一条单链，再分成小的片段（长度约为 200～300bp），每个片段都被扩增。扩增后的片段以约 1000 个相同拷贝的簇状连接在一起。这些簇为进一步分析提供了足够多的信号。然后将这些簇放在显微镜载玻片大小的玻璃板上进行测序反应，每个玻璃板上有超过 10 亿个簇。也就是说，机器每次运行都可以确定超过 10 亿个的片段序列。

Illumina 自动化方法背后的测序策略与桑格法很相似，但有一个主要区别——Illumina 一次只构建一个核苷酸的互补链，而不是以不同长度来终止互补链。Illumina 和 Ion Torrent 测序（见下文）都使用这种合成测序策略。Illumina 方法使用具有荧光分子和附着在其上的可移动链终止加合物的核苷酸（图 5.21）。四个核苷酸中的每一个都含有不同颜色的荧光分子，链终止加合物能够确保 DNA 聚合酶反应在加入一个核苷酸后终止。当含有 10 亿个簇的载玻片充满过量的 DNA 聚合酶和四个荧光-链终止标记的核苷酸时，互补反应开始。添加与原始片段互补的适当碱基，通过链终止加合物终止反应。然后，将未使用的核苷酸洗脱干净并拍照。去除荧光标记和链终止加合物，重复该过程直到互补序列完成。一旦完成，就只需要一台计算机跟踪片段序列中的颜色（即不同的核苷酸），并将所有片段拼接在一起形成完整的基因组序列。

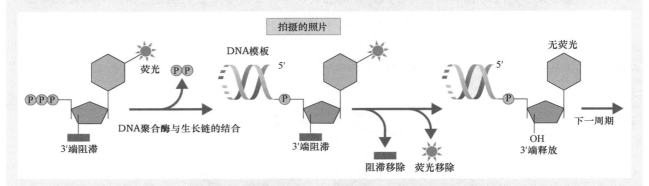

图 5.21 大规模并行 DNA 测序的 Illumina 策略。在 Illumina 大规模并行 DNA 测序仪中，反应发生在一个 200～300 bp 长度的核苷酸片段上（有关该方法的详细说明请参阅正文）。在测序运行的一个周期中，数以亿计的反应同时发生，因此被称为大规模并行处理。像这样的测序策略大大降低了成本，提高了 DNA 测序的速度。（Adapted from figures in Panel 8.1 of Alberts B，Johnson A，Lewis J et al. 2018. Molecular Biology of the Cell，6th ed. New York，NY：W.W. Norton & Company.）

Ion Torrent 测序

Ion Torrent 测序使用每次添加核苷酸后发生的 pH 变化来确定扩增片段的序列。离子流在玻璃微珠表面聚集了数千个相同的引物序列。每次有超过 10 亿个的玻璃微珠被单个地放入计算机芯片上的微孔中（图 5.22）。微孔底部的传感器工作起来就像一个超级微小的 pH 计，能够检测到 DNA 聚合酶将核苷酸连接到生长中的 DNA 链上时氢离子（H^+）浓度的变化。pH 被转换成一个电压，该电压与每个珠子上结合的核苷酸的数量成比例，没有结合就没有电压，而重复的碱基对会导致更高的电压。将核苷酸和 DNA 聚合酶按顺序添加到反应室中，然后在添加下一个核苷酸之前冲洗掉，直到完成 200～300bp 的互补片段。

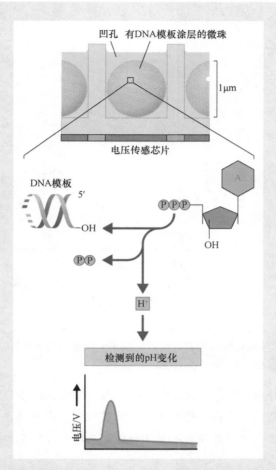

图 5.22 用于离子流测序的微芯片上的反应室。芯片上的每个微珠都含有一个 200～300bp 的 PCR 扩增而来的片段，用于启动 DNA 合成。当四种碱基 A、T、G 或 C 加入到 DNA 链中时，凹孔底部的电压感应芯片可以检测到它们各自特有的 pH 变化。这里我们用腺嘌呤来证明该原理。（Adapted from figures in Panel 8.1 of Alberts B，Johnson A，Lewis J et al. 2018. Molecular Biology of the Cell，6th ed. New York，NY：W.W. Norton & Company.）

第三代测序

在过去十年中，DNA 测序速度的大幅提升（图 5.23）和成本的大幅下降（见图 5.17）在很大程度上反映了技术的进步，大规模并行测序使得数十亿个 DNA 片段可以同时进行分析。速度的持续提高主要来自两个方面的进步：①增加片段的读取长度；②不再需要扩增 DNA 片段。处于第二代和第三代测序技术过渡期的一种方法是单分子实时测序（single-molecule real-time sequencing，SMRT）。尽管 SMRT 对于临床应用来说仍然过于昂贵，但它已经实现了读取长度的增加和从单个 DNA 分子（即没有扩增）产生互补链的能力。简单地说，一个原始的、未扩增的、单链 DNA 片段被放入一个 20 仄升（20 zeptoliter。1 仄升=1×10⁻²¹L）大小的、内有荧光标记的核苷酸微室中，微室中的一个平台上有一个 DNA 聚合酶分子和一个光敏的"数码相机"。当互补链产生时，核苷酸上的荧光分析标签被显现出来并被光敏相机捕捉到。

真正的第三代测序将不再需要通过分析核苷酸构建互补链。也就是说，碱基序列将直接从长的、未扩增的片段或整个 DNA 分子中读取。目前正在开发的一种方法是通过一个非常细小的通道（称为纳米孔）传递单个 DNA 片段。当它通过纳米孔时，会产生与特定核苷酸序列相对应的电流，然后可以

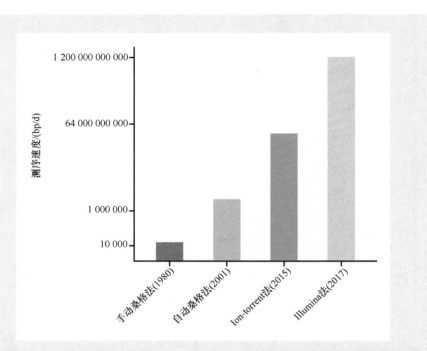

图 5.23　DNA 测序速度（bp/d）。 Illumina 法每天大约能完成 5 个人类基因组的测序，每个基因组的测序成本略高于 1000 美元。（AllSeq，http：//www.AllSeq.com. With permission.）

对电流进行分析以确定碱基序列。尽管纳米孔技术和其他直接读取原始 DNA 分子序列的方法大大提高了速度并降低了成本，但问题仍然存在，错误率令人无法接受，有些错误率甚至高达 20%。尽管如此，错误的问题终将得到纠正，我们可以期待有一天 DNA 测序将成为医生常规诊断方法的一部分。

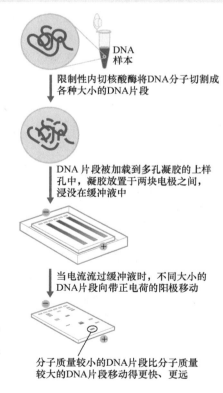

DNA
样本

限制性内切核酸酶将DNA分子切割成各种大小的DNA片段

DNA片段被加载到多孔凝胶的上样孔中，凝胶放置于两块电极之间，浸没在缓冲液中

当电流流过缓冲液时，不同大小的DNA片段向带正电荷的阳极移动

图 5.24　凝胶电泳分离。 凝胶电泳分离法是基于它们的大小和电荷的不同来物理性地分离 DNA 分子的。

分子质量较小的DNA片段比分子质量较大的DNA片段移动得更快、更远这一过程的最后一步是将遗传密码（见表 5.1）对应于基因序列来确定其编码蛋白质的氨基酸序列，从而确定其可能的功能。然而，原始的基因序列并不能告诉我们编码特定氨基酸的第一组三个碱基（即第一个密码子）从何处开始。在这一阶段，研究人员只能根据以往遗传学工作积累的知识，对基因的功能进行有根据的预测。美国国立卫生研究院拥有一个大型计算机数据库，其中包含已知功能的基因序列（一旦一个基因的功能被确定，研究人员就会把他们的基因序列提交给这个数据库），相关的计算机软件也已经被开发出来，使研究人员能够将他们的序列与已知基因的序列进行比较，并获得目标基因可能功能的有关信息。研究人员可以利用这些信息有针对性地进行研究，利用重组技术，就可以更精确地确定其基因的某些特征，包括起始密码子和终止密码子。

原位杂交能够揭示基因功能

确定一个基因的功能常常是从评估基因表达的位置和时间开始的。为了完成这个工作，可以利用一项被称为**原位杂交**（*in situ* hybridization）的技术。既然基因序列是已知的，基因的片段可以用可检测的、可计量的化合物（如放射性同位素或荧光染料）进行标记，并导入细胞、组织或整个有机体。当这些标记的核酸探针遇到一个互补的 mRNA 序列时，它们就会与该序列结合并产生一个杂交分子，然后使用合适的检测仪器，就能检测和分离出来这些杂交分子。

原位杂交是另一种可以用来评估基因表达模式的技术。比如说，我们可以使用计算机数据库来确定从线虫中提取的一个基因最有可能的功能。我们的分析表明，该基因的序列与在某种特定环境温度条件下表达目标 mRNA 的基因具有高度的同源性。由于我们的基因是独一无二的，因此并不清楚在什么温度条件下，这种基因的表达水平最高。我们可以通过将带有标记的 DNA 探针注射给线虫，然后把动物暴露在不同环境温度下，当达到该基因表达的最适温度时，就会在最大程度上发生原位杂交，从而使我们能够获知这种基因表达所对应的最适温度。另外，这个实验还可以提供哪些细胞或组织中该基因表达量最大等信息。正如我们将在本章看到的，与这个实验设计相似的另一个实验确定了线虫中哪些细胞表达与长寿相关的蛋白质。

转基因生物有助于评估某个基因对人类寿命的影响

回顾一下，生物老年遗传学家开始对简单生物体进行基因分析的众多原因之一是它们的寿命比更复杂的生物体短，这意味着科学家可以在相对较短的时间内筛选长寿基因。一旦某个基因被克隆和测序，并在简单的生物体中确定其功能，进而我们就可以培育出与人类生理机制更接近的复杂动物的突变体。一般来说，小鼠一直都是研究哺乳动物衰老速率和寿命相关遗传分析的首选。

评估某个基因对衰老或寿命影响的一种常用方法就是构建突变株小鼠，人为地使这些小鼠体内的这种基因要么有额外的拷贝（基因敲入），要么完全没有该基因的拷贝（基因敲除）。将这些突变体与野生型小鼠进行比较，可以证明该基因是否会改变衰老速率或寿命。在确定了小鼠的哪个基因被修改了之后，还有必要弄清楚是基因表达还是基因沉默会导致寿命的延长（从简单生物体的分析中获得的知识）。如果抑制（基因沉默）促进了小鼠寿命延长，那么就将该基因的同源基因从小鼠基因组中完全去除，这种突变体叫做**基因敲除**（gene knockout）；如果表达这种基因可以促进寿命增加，那么就通过增加这种基因的拷贝数使其比在野生型小鼠上看到的表达更高，这种突变体叫做**转基因生物**（transgenic organism）。

移除或插入一个基因以创造一个突变株的小鼠品系，虽然在今天的研究环境中司空见惯，但曾经是一个充满艰辛的过程，需要耗时若干个月的数代杂交。2012 年，随着一种新的基因编辑方法的出现，这一切彻底发生了变化。这种方法使用了一种在细菌中发现的称为 **CRISPR**（规律间隔成簇短回文重复序列，发音为"crisper"。见图 5.25）的防御机制。突变株小鼠现在只需一代繁殖就可以培育出来，也就是说，3 周即可。

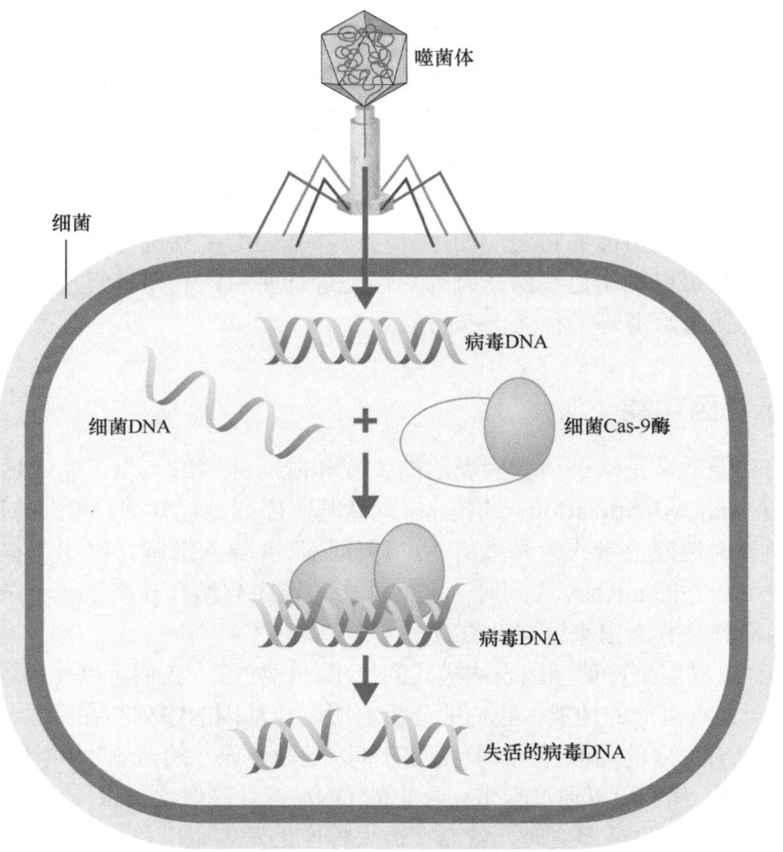

图 5.25 CRISPR 是细菌抵御病毒感染的防御系统。当噬菌体（一种感染细菌的病毒）将其 DNA 注入细菌中时，细菌识别该序列并产生一种与病毒 DNA 序列互补的 RNA。RNA 与核酸酶 Cas-9 结合，通过匹配序列一起来搜寻病毒 DNA。一旦发现并附着上去，Cas-9 就会切断病毒 DNA，使其失去功能，从而防止病毒感染。

CRISPR 是在科学家观察到某些细菌对病毒感染具有免疫力时发现的。令人惊讶的是，这种免疫力是有进化基础的。细菌在自己的 DNA 中储存了前几代病毒感染的 DNA 序列记录，这种“DNA 史”使细菌能够及时检测病毒 DNA 的出现并启动免疫反应。当病毒将其 DNA 注入细菌时，细菌就会产生一条与病毒 DNA 互补的 RNA 分子（图 **5.25**），又称为指导 RNA。指导 RNA 与**核酸酶**（**nuclease**，一类切割 DNA 的酶）结合，开始“搜索”病毒 DNA，一旦发现，指导 RNA 就会附着在病毒 DNA 上，细菌核酸酶 Cas-9 则切割病毒 DNA 来使其失活。

科学家们很快认识到 CRISPR-Cas-9 系统可以作为一种 DNA 编辑工具，用于快速培育突变株小鼠。例如，也许我们想培育一种转基因小鼠，它能够过表达一种在线虫中可以延长寿命的基因（图 **5.26**）。利用实验室中的分子生物学工具，我们可以先设计一个与小鼠直系同源基因序列互补的指导 RNA，并将其连接到 Cas-9 酶上（Cas-9 核酸酶是从细菌的菌落中分离出来的）。RNA 同源序列还包含 2～6 个碱基，与紧邻基因起始位点的 DNA 序列相匹配，这个序列称为前间区序列邻近基序（protospacer adjacent motif，PAM）。然后将含有 RNA 和 Cas-9 的 CRISPR 复合物与克隆基因的 DNA 序列一起注入小鼠胚胎。CRISPR-Cas-9 分子找到匹配的 DNA 序列，解开其螺旋并连接到 PAM 处的单链 DNA 上。接着 Cas-9 核酸酶切开 DNA，使克隆的基因插入。新的单链序列被用作同源重组的模板，插入的基因成为生物体基因组的一部分。我们现在就有了这样一个胚胎，它有一个额外的基因拷贝，据报道可以延长寿命。然后我们采用体外受精的方法使小鼠受孕，并在 3 周内即小鼠妊娠期，成功构建出一个转基因小鼠。

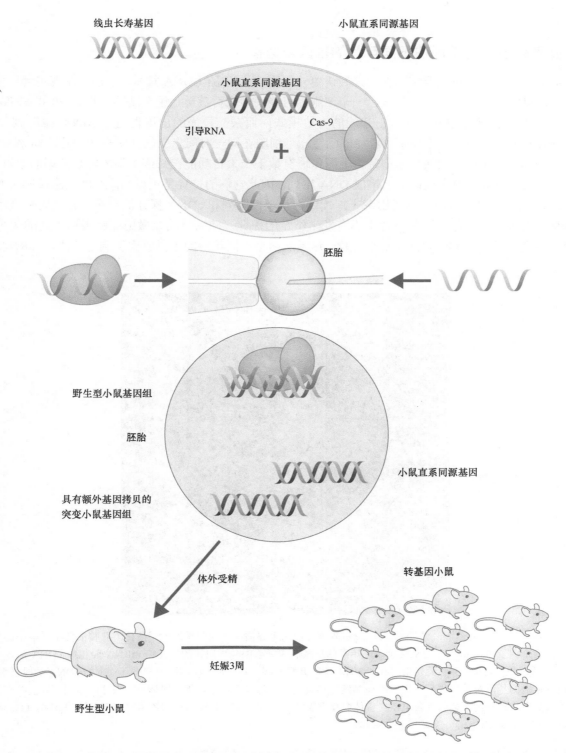

线虫长寿基因　　　　　　　　　　　小鼠直系同源基因

小鼠直系同源基因

引导RNA　　　　　　　　　Cas-9

胚胎

野生型小鼠基因组

胚胎

具有额外基因拷贝的
突变小鼠基因组

小鼠直系同源基因

体外受精

转基因小鼠

妊娠3周

野生型小鼠

图 5.26　利用 CRISPR-Cas-9 方法构建用于衰老研究的转基因小鼠的简略说明。首先用计算机检索鉴定线虫长寿基因在小鼠体内的直系同源基因。然后，用实验室方法构建一个该小鼠基因的指导 RNA 并将其连接到 Cas-9 核酸酶上，再将指导 RNA/Cas-9 复合物和小鼠直系同源 DNA 的单链拷贝注入小鼠胚胎。指导 RNA 定位于小鼠中的目标基因序列并切开 DNA 以插入小鼠的直系同源基因。以单链 DNA 为模板，同源重组修复切口，新合成的基因拷贝就成为小鼠基因组的一部分。基因敲除小鼠也可以用类似的方式制备，只向胚胎注射指导 RNA/Cas-9 复合物，并让非同源重组在基因被去除后修复切口即可。

DNA 微阵列技术用于评估不同年龄的基因表达模式

我们对这一点的讨论主要集中在用来确认单一细胞功能的重组 DNA 技术，然而，在现实世界里，即使对单一的刺激或细胞活动做出反应，一个细胞也可能表达成百甚至上千个基因。直到 20 世纪 90 年代中期，仍然不能够确定在单一刺激下基因的表达模式，而杂交技术的出现促进了 **DNA 微阵列（DNA microarray）** 工具的开发，它使研究者能够确定一个细胞在同一时间点上的基因表达模式。DNA 微阵列是大约一张邮票大小的一块块玻璃薄片，上面包埋有数千个来自功能已知或未知的特定基因的单链 DNA 序列，机器人可以准确地在玻璃板上排放 DNA 序列，因此它们的位置是预设的。然后从感兴趣的细胞中提取 mRNA 并转变成 cDNA，同时用荧光探针做标记。微阵列和 cDNA 探针混合在一起共同孵育，使其发生杂交。通过清洗去除微阵列玻片上没有发生结合的探针，随后自动显微镜能够根据不同的荧光鉴别出不同的杂交分子。图 5.27 显示了这个过程，这是从两个不同年龄的小鼠肌肉细胞中分离出 mRNA 分子的一个示范。

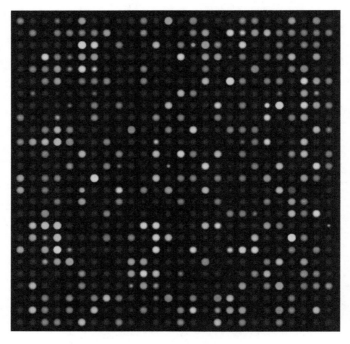

图 5.27　DNA 微阵列揭示基因表达模式。 DNA 微阵列常被用来评估在不同刺激或不同条件下获得的两个样本中的基因表达模式。在这个例子中，mRNA 是从两个不同年龄的小鼠肌肉细胞中分离出来的。在将 mRNA 转化成 cDNA 后，用红色（年轻小鼠）或绿色（老年小鼠）荧光染料标记 DNA 片段并将其混合在一起，在溶液中使微阵列上的 cDNA 片段发生杂交。当没有被标记上的片段被冲洗掉后，用自动检测器扫描荧光。绿色点表示在老年小鼠体内高表达的基因，红色点表示在年轻小鼠体内高表达的基因，黄色点表示在二者体内都有表达的基因，褐色点表示在二者体内都不表达的基因。（Courtesy of Alila Medical Images/ Shutterstock.）

根据图 5.27 所展示的范例，科学家们进行了类似的实验。实验结果参差不齐，年轻小鼠（3～6 个月）和老年小鼠（26～30 个月）的基因表达差异非常小，并且还与分离获取 mRNA 的器官来源有关。在年轻小鼠和老年小鼠之间没有一个器官的基因表达差异超过微阵列上所列的总基因的 3%，大多数器官显示的基因表达差异仅为 1.0%～1.5%。我们认为这些差异是微不足道的。另外，老年小鼠的基因表达模式在不同器官中是不一致的，也就是说，随着年龄的增加，心脏中基因的表达情况和大脑中基因的表达情况是不同的，与肌肉细胞基因的表达也是不同的。这些结果再次证明了这样一个理论——衰老不是遗传程序的结果，而更倾向于是随机事件的反映，并且这些事件在不同组织中又是参差不同的。旨在评估与年龄相关的基因表达模式的研究结果表明，微阵列技术在生物老年学研究中的用途可能主要是确定延缓衰老的干预措施是如何改变基因表达模式的。例如，我们现在知道减少热量摄入、维持健康的体重可以显著减缓人类许多器官系统的衰老速度，与基因表达模式的增龄性改变直接相关的这种效应，主要就是来源于采用热量限制小鼠的 cDNA 进行的微阵列研究的结果。将热量摄入限制在小鼠正常摄入热量的 70%～80%范围内，会大大降低生理系统功能丧失的可能性（第 10 章中有更深入的说明）。自由进食和热量限制衰老小鼠之间基因表达谱的比较显示出显著的差异。尽管不同器官间基因表达谱的差异有所不同，这些差异如何直接影响衰老速率也尚待确定，但这些结果为基因可以影响衰老速率和寿命提供了确凿的证据。对干预措施作出应答的特定基因的鉴定将大大提高我们对导致衰老速率遗传差异的相关因素的认识。

酿酒酵母寿命的基因调控

单细胞真核生物酿酒酵母在衰老研究上已应用多年，是衰老研究的模式生物之一，主要是因为其寿命较短，繁殖与培育花费较低，并且具有良好的遗传学和生理学特征，俗称啤酒酵母或面包酵母。酿酒酵母是第一个全基因组被测序的真核生物（1996 年完成）。在其 16 条染色体组成的单倍体序列中共有 12 495 568 个碱基对、5000～6000 个已知基因，平均大小为 490 个密码子（1.47kb）。这种酵母的基因组非常紧凑，75%的 DNA 序列是外显子。尽管研究人员已经鉴定出许多酵母菌株具有影响寿命的突变，但只有少数菌株得到了足够详细的筛选，值得我们在这里深入讨论。与酿酒酵母长寿相关的遗传机制包括基因组不稳定性、基因沉默和营养应答通路的突变等。在本节中，我们将更加详细地讨论每一种有关机制，当然首先我们需要简要地讨论一下酵母是如何繁殖的，因为它的繁殖周期会影响到它的寿命。

酿酒酵母既进行无性繁殖也进行有性繁殖

酵母可以以两种染色体状态存在，一种是**二倍体**（diploid，含有两组染色体），一种是**单倍体**（haploid，仅含一组染色体）。单倍体细胞进行有丝分裂繁殖，通过出芽从母体细胞中产生一个新的细胞。在出芽期间，母细胞的核进行有丝分裂，形成一个子核，子核迁移到正在形成的芽中（图 5.28A），在芽和母细胞之间形成几丁质（chitin，一种含氮的糖聚合物）。有丝分裂完成后，新的子细胞与母细胞分离（图 5.28B）。分离后，**牙痕**（bud scar，一个圆形甲壳素残余物）会永久地留在母细胞表面。

在某种程度上，受到环境条件的影响，酵母的二倍体繁殖偶然也会发生。芽殖会产生两种类型的子细胞 a 和 α。如果两种相反的交配型相遇，它们可以融合并进入细胞周期的二倍体阶段。在有利于子细胞存活的环境条件下，二倍体酵母通过有丝分裂或出芽繁殖。然而，如果环境条件使子细胞的存活受到威胁，二倍体酵母就会产生 4 个配子，称为**子囊孢子**（ascospore），即 2 个带有 a 染色体，2 个带有 α 染色体。当环境的条件变得有利了，孢子就会萌发并产生 4 个单倍体酵母细胞。

芽殖酵母的生命史可以用 Gompertz 死亡率方程来描述，它可以将单细胞真核生物酵母的复制性衰老与多细胞生物组织中的细胞有丝分裂区分开来。如图 5.29 所示，芽痕的数量和母细胞的大小为估计母细胞的繁殖年龄提供了便利的标记。在进入复制性衰老之前，酿酒酵母平均产生 20～30 个新的子细胞（留下 20～30 个芽痕）。然而，不管芽痕的数量还是母细胞的个体大小都不是衰老的直接原因。增加芽痕数量、改变细胞个体大小或两者同时发生的突变并不影响酵母的寿命。

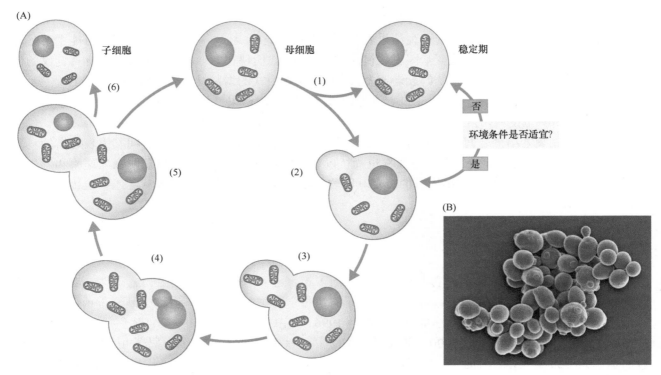

图 5.28 酿酒酵母的无性繁殖周期。 (A) 无性繁殖通过出芽形式进行。(1) 母细胞能感知环境条件是否适合繁殖。如果条件不是最适宜的，母细胞可能会进入稳定期直到环境改善；(2) 如果环境条件适合繁殖，母细胞的细胞质向外伸展形成一个芽；(3) 细胞质中新的细胞器被合成并迁移到刚形成的芽中；(4) 有丝分裂开始，遗传物质被复制，一个新的细胞核从母核中分裂出来；(5) 新形成的细胞核迁移入芽内；(6) 细胞质开始分裂，母细胞与子细胞分离。(B) 新酵母细胞（子细胞）的扫描电子显微镜结果显示，母细胞上的芽正在形成。一个母细胞生产的子细胞的数量，与分离后在细胞膜上留下的芽痕数量是一致的，这样能够大致估计酵母细胞的年龄。注意新分离出的子细胞尺寸比母细胞更小一些。(B, courtesy of S. Gschmeissner/Getty Images.)

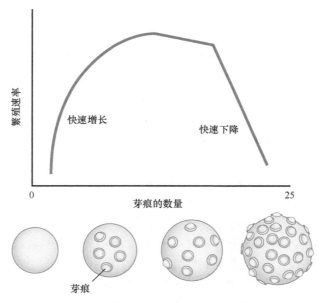

图 5.29 酿酒酵母的芽痕和复制性衰老。 年轻的酵母细胞个头较小，没什么芽痕，出芽的速率很快。如图所示，在最初的快速繁殖之后，会有比较长的时间保持稳定的繁殖率。当酵母接近其出芽的最大值时，繁殖能力迅速下降，有机体出现死亡。

环境条件影响繁殖与寿命

在第 3 章中，我们说明了近端环境对单细胞生物（如酿酒酵母）种群中生活史模式和成功繁殖有较大的影响。酿酒酵母表现出与野生单细胞种群的生活史密切相关的典型模式：①当资源（食物、空间等）充足时，种群迅速增加；②当资源与内在增长率相匹配时，种群规模稳定（r=繁殖率−死亡率=0）；③随着资源开始减少，种群规模减小（繁殖率下降）；④资源枯竭时，种群发生复制性衰老和死亡。

酿酒酵母有两种繁殖策略有助于延长其繁殖寿命，防止在环境资源短缺或枯竭时导致群体灭亡。二倍体酵母在有性繁殖时产生子囊孢子，子囊孢子能存活数年，并能承受多种不同类型的环境条件，这为在环境胁迫时期延长繁殖期提供了一个长期的解决方案。而单倍体酵母的出芽则是为延长繁殖期提供了一个短期的解决方案，即当芽殖酵母检测到环境条件对子细胞的存活不利时，无性繁殖（出芽）就会自动关闭，芽殖酵母进入一个不发生细胞分裂的状态（叫稳定期），但新陈代谢仍然是活跃的。如果环境条件在 1～2 周内得以改善，酵母就恢复繁殖活动；否则，细胞就会死亡。

在稳定期，酵母的氧自由基水平在其寿命走向结束时会显著升高。在这个阶段，没有超氧化物歧化酶（SOD）基因的突变酵母细胞的寿命较短，而过度表达 SOD 的突变酵母细胞的繁殖后寿命显著延长。非分裂酵母中氧自由基的增加似乎刺激了 p53 检查点蛋白，这进而又导致了细胞凋亡样死亡。非分裂酵母具有与更为复杂的生物相似的衰老特性，从而为研究人员提供了一种简单的真核生物，用于研究长寿的遗传学。

DNA 结构的改变影响寿命

芽殖酵母复制性衰老的遗传机制在很大程度上还是未知的。然而，以 DNA 结构改变为特征的基因组不稳定性似乎在酵母寿命中起着根本性的作用。与酵母老化相关的基因组不稳定性发生在位于核仁内的**核糖体 DNA（rDNA）**上。酵母 rDNA 位点是染色体 XII 上的一个片段，包含 100～200 个 9 kb 的重复序列，它们串联排列，编码 rRNA。rDNA 的重复性使得这些区域非常容易受到染色体内**内源重组（homologous recombination；也称为一般性重组，general recombination）**的影响。虽然一般性重组是减数分裂的一个重要组成部分，但酵母中的这一过程也会产生潜在的、具有破坏性的**染色体外 rDNA 环（extrachromosomal rDNA circle，ERC，如图 5.30 所示）**。ERC 包含一个复制起始位点，可以自我繁殖，因此导致这些结构在母体酵母中的积累。ERC 的积累与复制性衰老高度相关，但 ERC 是如何引起复制性衰老的尚待阐明。酿酒酵母的相关研究表明，ERC 的产生及随后的复制性衰老可能与基因表达调控的乙酰化-去乙酰化机制有关。

ERC 可以看成是一种"生物钟"，与酿酒酵母的寿命有关。这个结论是由两个发现得出的。第一，一种含有能阻止 ERC 形成的突变型芽殖酵母，其寿命比野生型酵母长很多；第二，接受了来自老年酵母母细胞 ERC 的子细胞，其寿命明显短于不含 ERC 的酵母子细胞。

SIR2 通路与长寿相关

rDNA 转录成 rRNA 的沉默似乎受到了一个高度保守的、称为沉默信息调节因子 2（silent information regulator 2，*sir2*）的调控。*sir2* 的过表达会导致 rDNA 表达降低、ERC 形成减少，使酵母的复制性寿命延长了一倍。*sir2* 基因及其编码的蛋白质延长了酵母复制性寿命的机制尚未完全阐明。然而，我们知道 SIR2 蛋白就是一种组蛋白去乙酰化酶，能够导致染色质致密化和基因沉默。

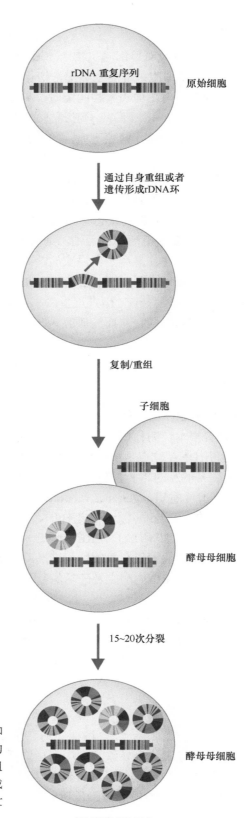

图 5.30　染色体外 rDNA 环（ERC）的形成和
酵母的复制性衰老。芽殖酵母含有高度重复的
rDNA 序列，它们串联排列，通过一般性重组
形成 ERC。每轮出芽后在母细胞中都会形成
ERC，ERC 的积累与酵母的复制性衰老和死亡
有关。

SIR2 诱导的基因沉默似乎与将食物转化为能量的途径有直接关联。如前面第 4 章中所述，葡萄糖氧化产生的电子能够通过电子载体穿梭到 ATP 合成装置。其中的一种载体——氧化型烟酰胺腺嘌呤二核苷酸（NAD⁺），能够激活或"开启"SIR2 蛋白。因此，细胞中 NAD⁺ 的浓度直接影响着 SIR2 的活性水平；低浓度的 NAD⁺ 使 SIR2 蛋白失活，而高浓度的 NAD⁺ 则能激活 SIR2 蛋白。NAD⁺ 浓度随酵母生存环境中食物的量而波动。食物充足时会导致酵母繁殖增加和相对较高的代谢活动率，进而使代谢通路产生更多的电子流，以及更低的 NAD⁺/NADH + H⁺ 的比率（图 5.31）。因此，SIR2 蛋白的活性下降，rDNA 被转录，繁殖（出芽）进行；相反，当食物变得稀缺时，新陈代谢减少，由此产生的电子流减少会增加 NAD⁺/NADH + H⁺ 的比率，进而 NAD⁺ 与 SIR2 结合，引起组蛋白去乙酰酶的激活和染色质的致密化，rDNA 位点被沉默，出芽过程减少，酵母的复制性寿命得以延长。

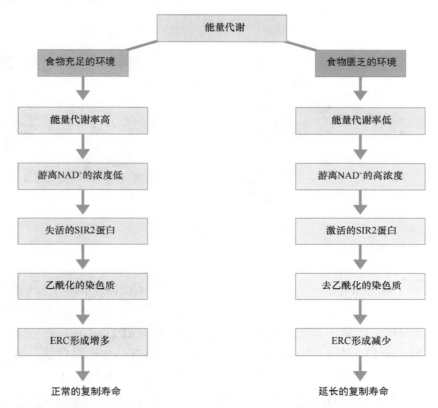

图 5.31　酿酒酵母能量代谢与其寿命延长关系的可能机制。充足的食物会导致酵母繁殖增加和相对较高的代谢活动率（左）；而在食物供给匮乏和低生育率期间，酵母的能量代谢降低（右），rDNA 转录下降，出芽减少，ERC 形成被抑制。

营养响应通路上的功能失活突变可能延长寿命：以雷帕霉素为靶标

在最后这一节中，我们展示了一种表观遗传机制——组蛋白乙酰化和去乙酰化，是如何调节寿命的。我们现在说的是一种遗传机制，同时它也将营养物质的可获得性与雷帕霉素的机制靶点（mechanistic target of rapamycin，mTOR）联结了起来。请注意，mTOR 基因只代表了酵母中 200 多个已被证明能调节寿命的基因中的一个。我们之所以选择 mTOR 作为这些基因的一个范例来进行讨论有两个主要原因：①越来越多的证据表明，mTOR 等基因通过营养感应参与到了生物体的生长和繁殖过程中；②从酵母到小鼠，mTOR 对寿命的影响似乎是高度保守的，提示在人类中也可能存在类似对寿命的影响。mTOR 基因和代谢通路的名称来源于一种名为雷帕霉素（也称为西罗莫司，sirolimus）的免疫抑制性药物，该药物被广泛用作器官移植后组织抗排异剂（图 5.32）。雷帕霉素的结合靶点是在 20 世纪 90 年代通过基因筛选鉴定酿酒酵母的雷帕霉素耐受株而发现的。随后对 mTOR 基因的克隆表明，mTOR 的作用方式是根据营养物质的可用性来调节细胞生长的。充足或丰裕的营养物质——主要是酵母中的葡萄糖，导致 mTOR 基因的表达，进而促进细胞的生长和繁殖；如果酿酒酵母缺乏可用的营养素，就会抑制 mTOR 的表达，导致细胞生长和繁殖减缓。

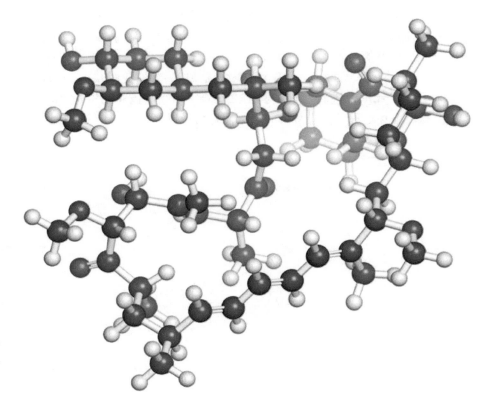

图 5.32　雷帕霉素（西罗莫司）的结构。（Courtesy of Shutterstock. With permission.）

　　mTOR 基因编码一种高度保守的蛋白激酶，参与两种完全不同但又相互关联的代谢途径：mTOR1（图 5.33）和 mTOR2。这里我们主要讨论一下 mTOR1 通路，下一节再介绍 mTOR2 通路。简而言之，充足的营养供应或细胞内的高能量状态导致 mTOR 伴随一种称为 **RAPTOR** 的蛋白质（**一种支架蛋白**）的表达。支架蛋白为核心蛋白（在本例中为 mTOR）与其靶蛋白的结合提供空间。另外两种蛋白质——PRAS40 和 mLST8，也是 mTOR 激活所必需的，尽管它们在 mTOR1 复合物中的确切作用仍有争议。mTOR1 复合物结合靶点是控制核糖体蛋白翻译和溶酶体自噬的各种胞浆蛋白，这是细胞正常生长所必需的两种极其重要的功能。

　　充足的营养可使各种胞浆蛋白被 mTOR1 复合物磷酸化，细胞生长和繁殖正常进行。缺乏可用性营养和（或）低细胞内能量则会抑制 mTOR1 复合物的形成，控制蛋白翻译和自噬的胞浆蛋白无法被磷酸化，细胞生长和繁殖受到抑制。

　　根据汉密尔顿的自然选择力量对死亡率的预测，抑制 mTOR 通路导致细胞生长和繁殖的减缓将延长酵母的寿命（见第 3 章 "Hamilton 的自然选择压力对死亡率的影响完善了 Medawar 理论" 一节；另见图 3.10）。一些实验室已经通过培育出 mTOR 缺陷基因或与 mTOR1 复合物结合的一种蛋白质酵母突变株来验证这一预测。如图 5.34 所示，mTOR 的缺失显著增加了复制性寿命和时序性寿命，支持了进化预测。类似的抑制 mTOR 通路的实验及在随后章节中的描述，证明了使用该方法在线虫、果蝇和小鼠等模式动物中也延长了它们的寿命。

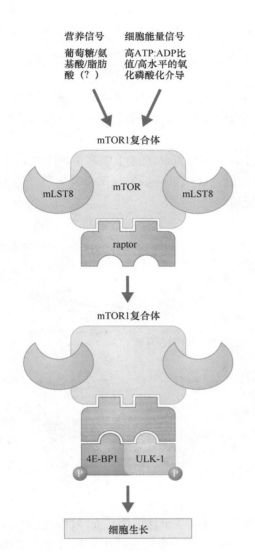

图 5.33　mTOR1 通路调节细胞生长。充裕的可利用营养素、细胞的高能量状态或两者共同导致了 mTOR1 复合物的形成。mLST8 和 PRAS40 蛋白有助于稳定 mTOR 蛋白与胞浆蛋白 4E-BP1 和 ULK-1 的结合，4E-BP1 和 ULK-1 分别是抑制蛋白质翻译和自噬的蛋白质。这些抑制蛋白的磷酸化标志着它们的降解，并引起正常的细胞生长。

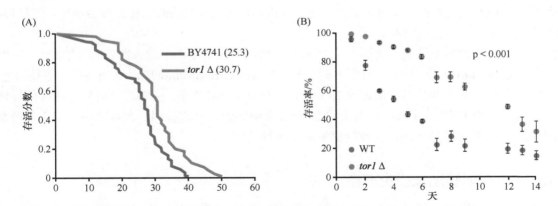

图 5.34　mTOR 敲除（*tor1*Δ）和野生型酿酒酵母的复制性寿命（A）与时序性寿命（B）的比较（[A]：BY4741；[B]：WT）。平均复制性寿命显示在图 A 的圆括号内和图 B 的线条上。酵母复制性寿命代表在母体酵母细胞周期停止之前产生的子细胞数；时序性寿命是指酵母细胞在平稳期保持存活的天数。（From：A，Kaeberlein M et al. 2005. *Science* 310：1193. With permission from AAAS；B，Bonawitz ND et al. 2007. *Cell Metab* 5：265. With permission from Elsevier.）

秀丽隐杆线虫寿命的基因调控

秀丽隐杆线虫（*C. elegans*）只有 1mm 长，主要生活在若干个不同气候区的土壤中，作为长寿遗传学的模式生物已有 30 多年的历史。这种线虫主要以细菌为食，但它也可以在实验室的几种不同的培养基上生长。

线虫有两种性别形式，即雌雄同体和雄性。雌雄同体的线虫既产生精子也产生卵子，并通过自我受精进行繁殖（图 5.35），而雄性只产生精子。雄性线虫以极低的频率自发出现（约 1/500），并能使雌雄同体受精；而雌雄同体不能使其他雌雄同体受精。

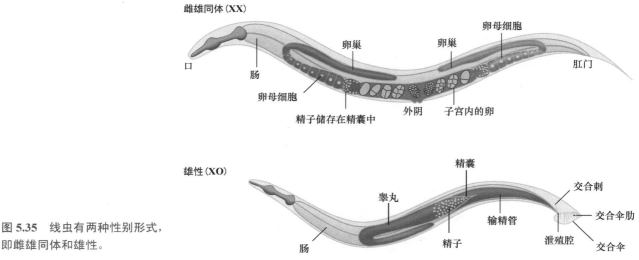

图 5.35　线虫有两种性别形式，即雌雄同体和雄性。

在线虫的发育过程中，雌雄同体的成熟线虫有 959 个体细胞，而雄性成虫有 1031 个体细胞，这些细胞都是通过有丝分裂产生的。完全的细胞分裂后还有一个较长的生殖后寿命，使得线虫成为研究多细胞生物寿命遗传调控的一个非常重要的模型。利用线虫研究寿命还有另外一个重要的优势是，线虫中每个细胞的谱系和功能都是已知的。非常有意思的是，线虫体内大约 1/3 的细胞都是神经细胞，这使得线虫特别适用于研究细胞调控和信号通路。

线虫的基因组大约为 1 亿 bp，是酵母基因组的 8 倍，是果蝇基因组的大约 3/4。线虫有 6 对染色体，包括 5 对**常染色体**（**autosome**）和一对或一条**性染色体**（**sex chromosome**）。雌雄同体有两条性染色体（指定为 XX），雄性有一条 X 染色体（指定为 XO）。雄性不能使自身受孕，但它们可以使雌雄同体异体受精。线虫的基因组测序于 1998 年完成，拥有大约 20 000 个编码蛋白质的基因。在本节中我们主要考察 dauer 形成基因（*daf-2*）及其相关基因，以及线虫中的生物钟基因。

调控 dauer 形成能够延长线虫寿命

线虫从卵到成虫的发育包含 4 个幼虫阶段，大约需要 3～4 天才能完成。成虫在成年后的前 4 天内生殖活跃，在这 4 天的生殖期后差不多可以再存活 10～15 天。当线虫发现自己处于一个适合后代生存的环境中时，一般情况下它会在 3～4 天的时间里经过 4 个幼虫阶段进入成年期并开始繁殖；然而如果环境条件不适合繁殖，发育就会在幼虫期的第 3 阶段停顿下来，这种代谢活跃但繁殖沉默的幼虫就称为 **dauer 型**（图 5.36）。

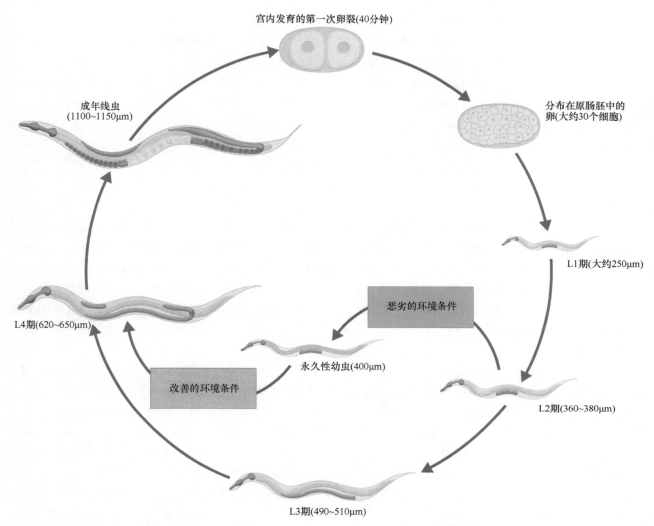

图 5.36　线虫的发育阶段。卵在成年雌雄同体线虫中受精约几个小时后，在 30～40 个细胞的阶段，受精卵铺列（着床）。当卵孵化后，线虫发育要经过 4 个幼虫阶段（L1、L2、L3 和 L4），每个阶段都以蜕皮结束。成年后，每个线虫产生大约 300 个后代，它们的寿命大约为 2 周。如果环境条件在第 1 阶段不适宜继续生长，那么线虫的生长将会被抑制在第 3 阶段，形成 dauer。线虫可以保持这种发育停滞状态数月之久，一旦环境条件得以改善，dauer 恢复发育进入成虫阶段。

　　性未成熟的 dauer 幼虫通常比正常生长周期中第 3 阶段的 dauer 幼虫的体型要小一些，可以在食物匮乏并且不适合繁殖的温度和土壤条件下存活数月。它主要是通过降低代谢率、限制蛋白质合成和依靠储存的脂肪来实现长期生存这一壮举的。dauer 幼虫解剖结构的改变增加了它对环境胁迫的抵抗力，从而提高了其生存机会。这些变化主要包括：①角质层厚度增加；②关闭颊（口）腔；③在某些情况下增加内源性抗氧化剂的浓度。这些形态学的变化非常有效，可以使 dauer 线虫能在洗涤剂、辐射和许多其他有害物质的侵害下存活数小时。尽管如此，当环境条件得以改善时，dauer 可以迅速恢复到发育状态。如果其周边环境有了充裕的食物，遗传和生化机制可以使 dauer 在 1 小时内重新进入幼虫阶段，并在获取喂养后的短短 8 小时之内完成从蜕皮到幼虫阶段 4 的发育。

调控 dauer 形成的遗传途径

　　有几种蛋白质已被确认在线虫 dauer 的形成中非常重要（表 5.2），其中涉及的 dauer 形成的遗传途径及其在极端胁迫下的生存能力，为至少一种延长寿命的机制提供了一些重要的见解。

表 5.2 在线虫 dauer 形成和寿命延长中有重要作用的蛋白质简表

蛋白质名称	蛋白类型	一般功能
DAF-2	胰岛素/IGF-1 受体	胰岛素/IGF-1 蛋白的受体
AGE-1	磷脂酰肌醇-3-激酶（PIK-3）	从受体蛋白到胞内信号通路的信号转导，主要参与转导促进有丝分裂的信号
PDK1	依赖磷脂酰肌醇的蛋白激酶	在 AGE-1 和 AKT-1 之间转导信号；将 AKT-1 磷酸化
AKT-1、2、3 等（也称 PKB）	蛋白激酶 B	涉及细胞生长和凋亡的信号转导通路中的一组蛋白质
DAF-16	叉头转录因子	抑制与生长和发育相关的基因表达
Clk-1	去甲胺苯醌单氧酶	与泛醌（辅酶 Q）生物合成有关的酶
RAGA-1	GTP 酶	mTOR 通路中的信号转导

对线虫突变体的遗传育种已经鉴定出两个在同一信号通路中的基因：*age-1*（因其衰老表型而命名）和 **dauer** 形成基因 *daf-2*，它们是正常生长和繁殖所必需的基因。没有这些基因，线虫就会形成 dauer。*age-1* 基因的克隆显示其蛋白产物（AGE-1）是高度保守的磷脂酰肌醇-3-激酶（PI3K）家族的一员，这些蛋白质是非常重要的多种膜受体之间的胞内中介体，负责启动信号和所需的胞内作用。*daf-2* 基因的克隆表明它编码一种跨膜受体蛋白（DAF-2），与其他物种中发现的**胰岛素/胰岛素样生长因子**（IGF-1，insulin/insulin-like growth factor）**受体**具有同源性。*daf-2* 是一个高度保守的基因，与它的同源基因一样，对正常的生长和繁殖非常重要。

生存环境适宜时，传递给线虫的信号就会使 DAF-2 结合蛋白表达（图 5.37）。DAF-2 结合蛋白与 DAF-2 受体的结合会导致 AGE-1 蛋白从胞浆内部迁移到细胞膜。这一发现提供了一个重要线索，dauer 的形成是由与内分泌信号相关的基因抑制所调控的。也就是说，PI3K 在很大程度上被激素激活了。

在研究人员发现 DAF-16 的磷酸化是正常生长和繁殖所必需之际，我们对线虫 dauer 形成及其与寿命延长的关系的认识也就取得了下一个重大进展。如图 5.37 所示，DAF-16 的磷酸化阻止其从胞浆迁移到细胞核，因此，DAF-16 不能对生长繁殖相关基因发挥抑制作用；线虫正常发育，通过 4 个幼虫阶段进入成年期，正常寿命为 10～15 天。如果环境条件不足以支持繁殖，那么 DAF-2 结合蛋白就不会合成，也没有信号通过 DAF-2 受体传递到 AGE-1。DAF-16 蛋白没有磷酸化，就会进入细胞核，在那里它抑制调节生长和繁殖的基因。如果 DAF-16 对基因的抑制发生在幼虫第 3 阶段，线虫进入 dauer 状态。

daf-16 基因的克隆实验表明，DAF-16 蛋白是**叉头框转录因子家族**（forkhead box transcription factor family，FOXO）中的一个成员，这个独特的转录因子抑制那些在食物短缺状态下支配生长和繁殖的基因。FOXO 是一组高度保守的蛋白质，参与许多不同物种的繁殖，包括一些哺乳动物。

daf-2 基因的弱突变能够延长寿命

调控 dauer 形成的关键基因的弱突变会引起成虫寿命延长。**弱突变**（weak mutation）是指由于基因的改变导致其表达量减少但不是完全消除。当 *daf-2* 弱突变被诱导发生时，DAF-16 的磷酸化减少但并没有被完全阻止。与野生型相比，第 3 阶段幼虫的新陈代谢略有下降，不能满足 dauer 形成的条件。相反，DAF-16 磷酸化的减少使线虫能够正常地通过幼虫发育的 4 个阶段进入成虫。虽然进入成年期可能是正常的，但突变的影响却是非同寻常的：*daf-2* 弱突变的成虫比野生型线虫寿命延长了 50%～300%！

线虫长寿突变体的表现和行为在很大程度上与一个正常寿命的成虫没有什么不同。成虫仍能生育，雌雄同体的后代只会稍微有所减少，尽管对突变的一些轻微修改可能会导致不育，表明繁殖和延长寿命之间有着密切的关系。与 dauer 不同的是，含有 *daf-2* 弱突变的成虫进食正常，但对环境的变化（包括温度和触觉）反应强烈。

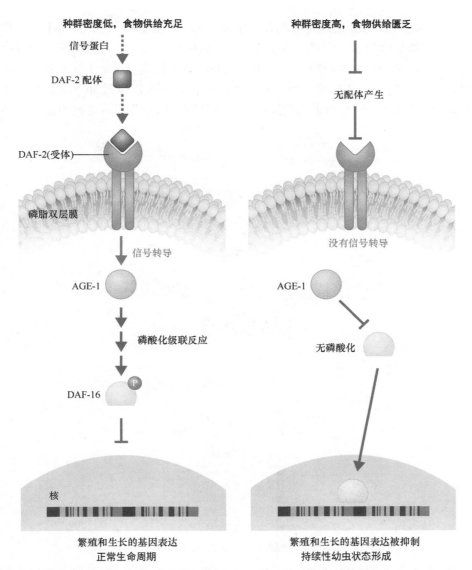

图 5.37　线虫成虫繁殖与 dauer 形成过程中基因表达的调控。最佳环境条件刺激胰岛素样配体与 DAF-2 受体相结合（左）。信号通过膜传播并吸引细胞内的 AGE-1（磷脂酰肌醇-3-激酶）到膜上，随之激酶启动磷酸化级联反应。级联反应以 DAF-16 的磷酸化结束。DAF-16 是一类参与调节繁殖的蛋白质，其磷酸化阻止了它进入细胞核，在没有 DAF-16 的情况下，参与繁殖和生长的基因就可以被表达。恶劣的环境条件阻止了 DAF-16 的磷酸化，后者进入细胞核并抑制参与繁殖的基因（右），这就导致了 dauer 的形成。

daf-2 基因联结了长寿与神经内分泌调控

daf-2 基因的克隆和作为胰岛素/IGF-1 样受体的 daf-2 蛋白的鉴定表明，导致成虫寿命延长的基因调控涉及神经内分泌系统的控制。*daf-2* 的神经内分泌调控的进一步证据来自于信号转导通路涉及 PI3K（AGE-1）的发现，这是一种在细胞周期的激素调节中经常会看到的磷酸化机制。定位于不同谱系（神经细胞和肌肉细胞）的 *daf-2* 突变线虫实验证实，*daf-2* 突变导致寿命延长的环境感知和信号转导仅限于神经组织。当突变仅限于肌肉细胞时，寿命并不会增加；然而，将突变限制在神经内分泌细胞，则可以延长寿命。也就是说，神经内分泌机制似乎能调节线虫 dauer 形成并延长其寿命。

研究表明，mTOR2 通路能够对胰岛素/IGF-1 样受体的信号作出反应（**图 5.38**），这是 DAF-2 蛋白参与衰老的神经内分泌机制的进一步证据。虽然对 mTOR2 的了解远不如对 mTOR1 了解得那么多，但我们确实知道一个功能正常的 mTOR2 通路对细胞存活至关重要。大多数研究表明，mTOR2 有助于维持细胞骨架（细胞结构）、抵御细胞应激。因此，毫不奇怪，mTOR2 通路上不同组成部分的敲除突变都会导致线虫寿命的缩短。然而，在 mTOR2 通路中一个微弱的功能缺失性突变（见上文）似乎可以延长线虫的寿命。这个有趣的悖论还有待进一步阐明，但已有一些研究表明，部分抑制 mTOR2 通路可能会同时抑制 DAF-2/DAF-16 通路（如前所述）。衰老的神经内分泌机制将在以下两节讨论黑腹果蝇和小鼠时进行更加详细的介绍。

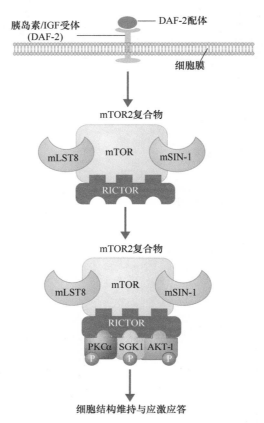

图 5.38 mTOR2 通路简图。线虫中的 DAF-2 配体与 DAF-2 受体（胰岛素/IGF 受体）结合导致 mTOR2 复合物形成。RICTOR 是一种支架蛋白，为 mTOR2 复合物与其靶蛋白的结合提供反应空间。与 mTOR 蛋白相连的 mLST8 和 mSIN-1 有助于靶蛋白 PKCα、SGK-1 和 AKT-1 的磷酸化，PKCα、SGK-1 和 AKT-1 的磷酸化进而激活了对细胞存活至关重要的其他信号通路。

线粒体蛋白可能连接着代谢与寿命延长

线虫的能量代谢和寿命延长之间的直接联系已经通过另一个基因调控通路得到证实，该通路发现于线粒体中的**时钟基因**（clock gene，clk-1、clk-2、clk-3 和 gro-1）。时钟基因是多效性很强的一组基因，之所以这样命名，是因为它们主要调节线粒体中一些功能活动的时间和协调。clk-1 功能缺失突变会影响多个系统，并导致许多功能"减慢"，包括幼虫发育、产卵和一窝孵化数。clk-1 突变体功能减缓也导致了一种比野生型体型稍小的线虫，但其寿命却比野生型线虫长 15%~30%。由于其多效的特性，最有可能与长寿相关的 clk-1 遗传通路尚未被确定。

最普遍接受的关于时钟基因的理论将代谢率降低与长寿联系了起来。Clk-1 蛋白被证明是一个去甲氧基泛醌单加氧酶（demethoxyubiquinone monooxygenase，DMO），是一种泛醌生物合成时所需的酶，也叫辅酶 Q（CoQ）。辅酶 Q 在线粒体内膜中大量存在，并在那里充当黄素蛋白和细胞色素 b 之间的电子转移蛋白。clk-1 功能缺失性突变会导致辅酶 Q 的水平降低，减缓（但并不终止）通过 ETS 的电子转移。最终导致生物体能量储备下降，生理机能随之降低。

调控来自 *clk-1* 的 DMO 的基因表达途径尚不清楚，因此其延长寿命的机制也不明确。然而，有两种理论认为线粒体中辅酶 Q 的作用是非常关键的。一种理论认为，辅酶 Q 水平的降低会减弱 ETS 的活性，进而减少氧中心自由基的产生。自由基的减少将减少细胞损伤，并可能延长寿命。然而，这种解释并不能说明 *clk-1* 基因在减缓多种不同系统衰退中的多效性效应。第二种理论认为，细胞核中的调控过程能够"感知"细胞的慢性低能状态，即低 ATP 能够导致发挥各种生理功能不可或缺的蛋白质的基因表达减少，这就像是一种能量调节器。这一理论解释了 *clk-1* 基因的多效性，但未能解释延长寿命的原因。与许多延长线虫寿命的基因一样，时钟基因延长寿命的更精确机制还有待于基因表达调控途径的阐明。

黑腹果蝇寿命的基因调控

在像酿酒酵母和线虫这样简单的有机体中，单基因突变说明长寿可以有一个受到高度调控的遗传成分。这些简单生物体的使用得益于这样一个事实，即它们的大多数基因都具有单一功能，并在对单一的生化途径或环境刺激应答时表达。也就是说，与更复杂的生命形式相比，导致寿命改变的基因调控通路在这些简单的生物体中很容易被分离出来。随着我们在进化阶梯的上升，解剖学和生理学的复杂性水平是基因表达调控水平提高的结果。复杂生物中的基因往往具有高度的多效性——它们影响多种生理功能，任何一种基因的表达都可能通过多种途径进行调控。因此，分离和鉴定长寿的基因调控途径在复杂生物中往往比在简单生物（如酿酒酵母或线虫）中更为困难。

研究复杂有机体（如果蝇）中寿命的基因调控，多半局限于对选定的突变株进行寿命分析，这些结果清楚地表明，很多不同基因的突变都可以延长寿命（表 5.3）。这样的结果虽然证明了基因可能调控寿命，但是不能最终证明编码特定蛋白的特定基因与寿命延长有直接关联。鉴于我们对基因调控机制的新的理解和认识（见前面的"基因表达的调控"），导致寿命改变的突变基因可能只是更为复杂的通路的一部分。因此，为了在研究基因对寿命的影响时尽量减少不必要的猜测和不确定性，我们对复杂生物寿命的遗传调控的探索主要集中在那些从酵母到人类都高度保守的通路上。这些通路与神经激素信号转导有关，就像在线虫实验中观察到的那样。我们首先对长寿的果蝇突变体开始进行探索，为更深入的分析奠定基础。然后我们着重讨论了在果蝇中证明神经激素信号和寿命之间联系的三种途径。

表 5.3　果蝇中一些延长寿命的基因突变

基因名称	功能或蛋白产物	突变类型	增加寿命/%
dsir2	组蛋白去乙酰化酶	过度表达	57
Dts3	激素受体	基因敲除	29
MnSOD	抗氧化	过度表达	33
hsp70	热激蛋白	过度表达	4
chico	信号转导受体	功能丧失	48
dFOXO	转录因子	过度表达	56
InR	胰岛素/IGF-1 受体	功能丧失	85
mth	信号转导受体	基因敲除	35
mei-41	DNA 修复	过度表达	22
Dtor	细胞生长	功能丧失	20

果蝇在遗传学研究中的应用历史悠久

我们对经典遗传学和分子遗传学的了解大多来自于对黑腹果蝇的研究。100 多年前，科学家首次成功培育出了具有特定特征的果蝇。托马斯·亨特·摩尔根（Thomas Hunt Morgan，1866—1945）对果蝇的研究证明了基因是包含在染色体中的，并因此获得了 1933 年的诺贝尔生理学或医学奖，这是有史以来第一位遗传学家获得该奖项。在所有多细胞生物中，调节身体部位位置的 *Hox* 基因（见信息栏 **5.1**）几乎是相同的，这一发现在很大程度上是来自于对果蝇的研究。

果蝇的基因组包含约 1.25 亿个碱基对，其中大约 20%构成了 1.5 万～1.7 万个基因。DNA 包含在 4 条二倍体染色体、3 条常染色体和 1 条性染色体中。果蝇的生命周期由 6 个阶段组成：胚胎发生、三个幼虫阶段、蛹阶段和成虫阶段（**图 5.39**）。在理想温度（25℃）并有充足食物供应的条件下，从卵到成虫的发育时间约为 9 天，但如果温度和食物供应不够理想，可能就会需要更长的时间。雄性果蝇比雌性体型要小。雌性在羽化后 12h 就具有了交配能力，并能在 15～25 天内保持可育性。野生型果蝇的平均寿命为 40～50 天。

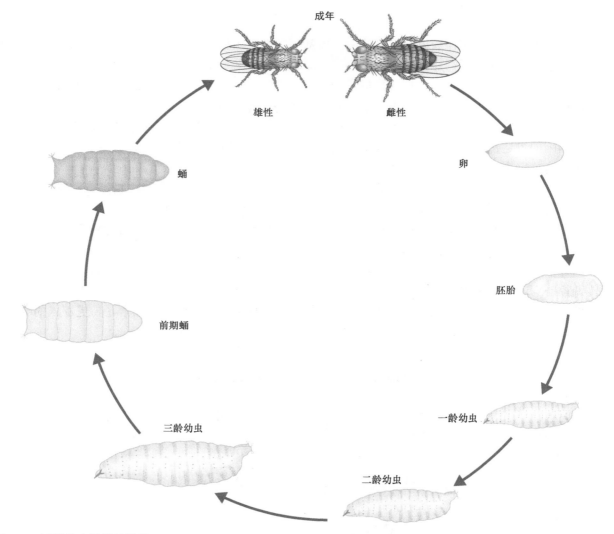

图 5.39　果蝇生命周期的阶段。

延长寿命的基因与抗逆性的增加相关

表 5.3 列出了一些已被确认能够延长果蝇寿命的基因。其中许多基因都有一个共同的功能，这个功能就是抗应激。例如，由 *hsp70*（热激蛋白基因）编码的伴侣蛋白可以标记那些错误折叠或受损破坏的蛋白质，以便通过泛素途径将其降解（参见本章前面的"翻译后蛋白质能够被修饰或降解"小节）。在果蝇和

小鼠中已经完成的大量研究工作表明，*hsp70* 过表达可以延长寿命。另一组参与抗应激功能并被反复证明对果蝇衰老和寿命有显著影响的蛋白质是内源性抗氧化剂，即降解氧中心自由基的蛋白质。超氧化物歧化酶是一种能够将超氧化物自由基还原为水的酶，它的过表达能够持续（但并不总是）延长果蝇的寿命。虽然很清楚热激蛋白和内源性抗氧化剂与果蝇寿命的延长有关，但它们实际上是对细胞内其他信号的应答。也就是说，这两种蛋白质的基因上游的一些基因一定是导致长寿的因素，而这些基因还有待鉴定。

随着**玛士撒拉基因**（*Methusela*，*mth*，长寿基因。玛士撒拉是圣经中的人物，据记载活了 969 年）的发现和克隆，抗应激基因与长寿之间的联系变得更加清晰。在对果蝇突变体的严格筛选中发现了一种能够耐热的长寿果蝇。*mth* 转基因果蝇的寿命明显长于野生型果蝇（**图 5.40**），并且在抵抗百草枯（一种诱导氧中心自由基过量产生的化学物质）、饥饿和高温（**图 5.41**）等环境胁迫方面更为有效。*mth* 基因的克隆揭示其与 G 蛋白偶联受体有显著的同源性。回想一下，在酵母中就有一个 G 蛋白偶联受体被确认具有延长寿命的作用。配体与 G 蛋白偶联受体特异性结合延长了 *mth* 转基因果蝇突变体的寿命，证实了 G 蛋白偶联受体在长寿调控中的核心作用。

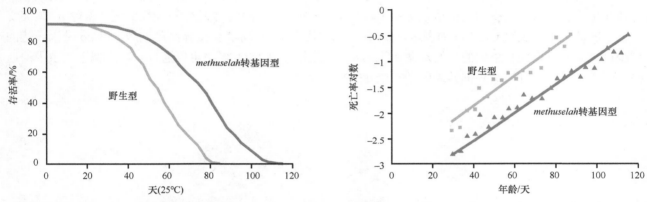

图 5.40　野生型和 *mth* 转基因果蝇的生存曲线及死亡率对数。请注意，*mth* 转基因果蝇的死亡率对数曲线向右移动，表明衰老速率减慢。（From Lin YJ et al. 1998. *Science* 282：943–946. With permission from AAAS.）

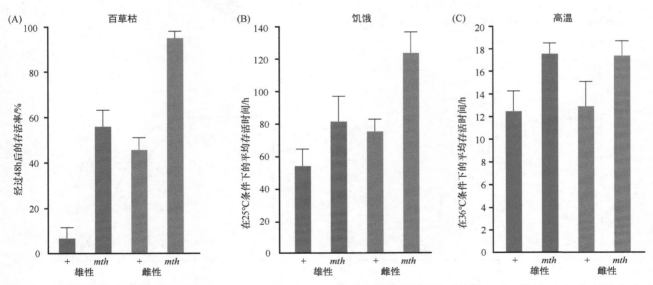

图 5.41　环境胁迫下果蝇的生存。这些图显示了野生型和 *mth* 转基因突变型果蝇在百草枯（A）、饥饿（B）和高温（C）的环境胁迫条件下的生存状况。在所有上述的环境条件下，*mth* 基因突变型果蝇都比对照组的野生型果蝇生存时间要更长些。（From Lin YJ et al. 1998. *Science* 282：943–946. With permission from AAAS.）

调控果蝇生长的基因也能够延长寿命

酿酒酵母和线虫的寿命延长似乎与环境条件密切相关，进而长寿又会影响到其繁殖。对动物形成胁迫的环境条件如食物匮乏，会引起基因表达抑制、生长和繁殖停滞等，等待环境条件改善直到其对后代的生存更为有利。抑制酿酒酵母和线虫生长与繁殖的信号通路也延长了它们的寿命。基于线虫的研究发现，起始 dauer 形成和延长寿命的信号都来源于神经内分泌。果蝇和许多昆虫一样，也已经进化出了一种在恶劣的环境条件下延缓繁殖的策略。这种被称为**滞育（diapause）**的策略似乎能够受到神经激素信号的严重影响，其特点是繁殖沉默、能量代谢降低和胁迫抵抗。生物老年学家利用果蝇的滞育优势来评估影响寿命的基因。

一种被称为 *chico*（西班牙语中"小男孩"的意思）的果蝇突变株提供了进一步的证据，表明胰岛素相关的基因调控通路（即与生长和繁殖相关的基因调控途径）可能在比线虫更复杂的物种的衰老速率调控中发挥着重要作用。*chico* 果蝇大约只有野生果蝇的一半大小，体型大小的差异是这种突变体的细胞本身体积更小、数量也更少的直接结果（图 5.42）。*chico* 突变体包含一个功能缺失性突变（敲除），该突变降低了胰岛素受体底物 CHICO 的表达。*chico* 基因与线虫里的 *daf-2* 突变体高度同源，*chico* 基因表达的减少已被证明可以延长果蝇的平均寿命（图 5.43）。此外，CHICO 蛋白可以通过一种类似于线虫中的通路来刺激生长，即抑制叉头框转录因子家族 dFOXO。

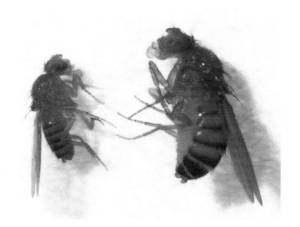

图 5.42 雌性 *chico* 突变体（左）和野生型（右）果蝇成虫。（From Piper MD et al. 2008. J Intern Med 263：179–191. With permission from Wiley.）

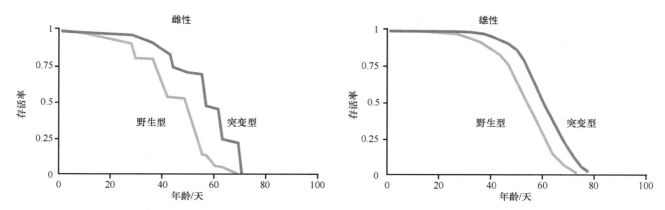

图 5.43 带有和不带有 *chico* 基因的果蝇的寿命。*Chico* 基因敲除只能延长平均寿命，提示 *chico* 基因在延缓衰老速率上比直接延长寿命发挥了更大的作用。（From Clancy DJ et al. 2001. *Science* 292：104–106. With permission from AAAS.）

　　胰岛素通路受体 InR 功能缺失性突变也能够延长寿命，这一发现进一步支持了涉及胰岛素通路的进化保守机制参与寿命调节的可能性。这种突变导致激酶样活性显著降低。这种功能丧失性突变体的一个独特特征是，与野生型果蝇相比，产卵量显著减少，这一发现将该突变与滞育联系了起来（图 5.44）。繁殖滞育与寿命之间的联系变得更加紧密，因为发现用一种参与幼虫发育的激素**保幼激素**（**juvenile hormone，JH**）进行处理，可以恢复成年果蝇 InR 的功能并缩短其寿命。此外，对果蝇的另外一些研究表明，mTOR 通路功能的丧失抑制了胰岛素/胰岛素样生长因子通路，致使寿命延长。mTOR 与胰岛素/胰岛素样生长因子通路之间的关系是非常复杂的，需要进一步的研究。

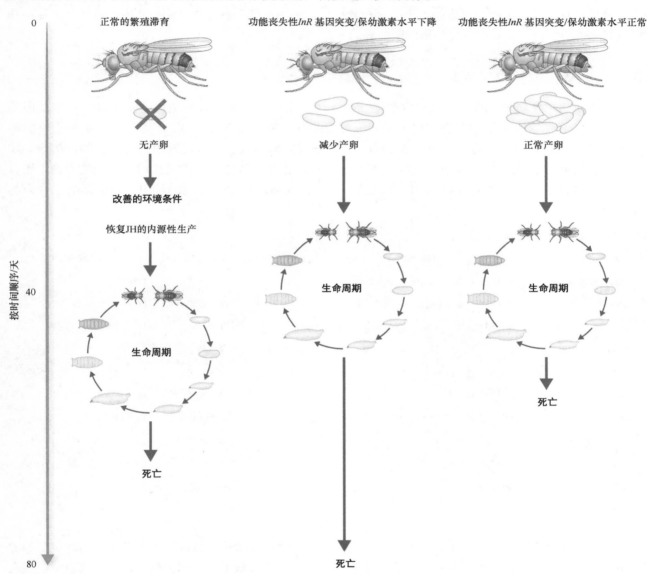

图 5.44　繁殖滞育、保幼激素（JH）和寿命之间的关系。繁殖滞育的果蝇不产卵，当环境条件改善后恢复产卵，相对于野生型果蝇其寿命得以延长（左）。在胰岛素样受体（InR）发生功能丧失性突变后，其产卵率降低，寿命延长（中）。用 JH 来处理 InR 突变的果蝇能够恢复其正常产卵（右），但同时这种处理会缩短其寿命。

小鼠寿命的基因调控

　　简单的生物如酿酒酵母和线虫提供了有价值的信息来支持繁殖、发育和长寿之间相互关联的可能性，这反过来又支持了衰老的进化理论。这些对衰老和长寿生物学的认识在对更为复杂的果蝇的研究中得到了进一步的支持。现在我们把注意力转向普通的实验室小鼠。小鼠有 25 亿碱基对的基因组，包含 19 个二倍体常染色体和 2 个二倍体性连锁染色体。小鼠体内约有 23 000 个基因，占整个碱基对序列的 4%。

转基因小鼠的使用大大增加了我们对影响寿命的遗传途径的理解。总的来说，使用转基因小鼠进行长寿研究的结果与从酿酒酵母、线虫和果蝇所获研究发现是一致的。也就是说，经过基因改造以抑制对正常生长非常重要的神经内分泌途径的小鼠比野生型小鼠的寿命要长得多。本节主要探讨这些研究的结果。首先，我们简要了解一下生物老年学家在分辨哪些基因可能影响寿命、哪些基因在减慢衰老速率和延缓老年疾病方面可能发挥更大作用时所面临的挑战。

许多小鼠基因能够影响寿命

随着重组 DNA 技术的自动化和商业化，非遗传学家也能够相对容易地构建基因敲除和转基因小鼠了。许多遗传修饰小鼠都在生物老年学研究方面起到了非常大的作用。已经有 30～40 种不同的基因被确认对小鼠寿命有一定的影响（表 5.4）。一些基因修饰小鼠已经被开发用来评估在酿酒酵母、线虫和黑腹果蝇中发现的长寿基因，或与这些基因相关的信号通路是否也能延长哺乳动物的寿命。还有一些基因修饰小鼠也已被开发出来，以评估已知在特定疾病过程中起作用的基因是否也影响了寿命的差异。

表 5.4　小鼠中一些延长寿命的基因突变

基因或突变名称	功能或对表型的影响	突变类型	寿命近似增加量
Ames dwarf（df/df）	缺乏生长激素、催乳素和甲状腺激素	遗传育种	40%[a]
FIRKO	脂肪特异性胰岛素受体	基因敲除	18%[a]
GHR/GP（GHRKO）	生长激素受体（GHR）与生长激素结合蛋白（GP）结合	基因敲除	25%～30%[b]
GPx4	谷胱甘肽过氧化物酶	基因敲除	10%[b]
Irs1⁻ᐟ⁻	胰岛素受体底物	基因敲除	32%[a]（仅雌性；雄性无差异）
Irs2⁻ᐟ⁻	胰岛素受体底物	基因敲除	18%[a]
PAPP-A	与妊娠有关的离子蛋白体 A；抑制 IGF-1 的结合	基因敲除	30%～40%
Snell dwarf（Pit-1）	与生长激素有关的转录因子	基因敲除	23%[a]
S6K1	核糖体蛋白激酶	基因敲除	17%[a]（仅雌性；雄性无差异）
mTOR^{Δ/Δ}	蛋白激酶	亚等位基因	20%～25%

a 平均和最大寿命；b 平均寿命。

近年来，评估单个基因对小鼠寿命影响的研究几乎呈爆炸式增长，这极大地推进了生物老年学的进步和发展。同时，它也给阐释和确定这些研究与寿命的关联性带来了巨大的挑战。许多研究表明，过表达某个基因（转基因株系）或消除（敲除）某个基因可能会延长寿命，但这些研究并未遵循第 2 章所讨论的在生物老年学实验中必须遵守的动物养护和使用程序标准（参考信息栏 2.1）。这些缺陷包括动物数量不足致使无法进行合理的统计分析、只对单一性别的动物进行了研究、饲养条件不够充分细致，以及缺乏基本的病理学数据等。缺乏病理学数据和死亡原因不明可能是确定基因在延长寿命方面相关性的最大挑战。所有与长寿相关的基因都具有高度的多效性，因此过表达或敲除某个基因可能会对机体的免疫系统和疾病等产生多方面的影响。例如，一项缺乏病理学数据的研究列出了基因敲除小鼠和野生对照组之间 8 种不同的表型差异。如果没有病理学描述、死亡原因分析或两者共同观察，就不可能确定基因是否影响了寿命本身（这是一种遗传效应），或者这种差异只是由于衰老速率或疾病预防的不同而产生的改变（这是一种随机效应）。

科学家们面临的另一个挑战是，他们试图确定基因操纵小鼠研究的结果与长寿的相关性，而这些发现大都缺乏可重复性。重复实验以确认数据的准确性是科学研究的基石；如果没有重复实验，那么得到的结果必定是粗浅的。对于寿命较短的物种如酿酒酵母、线虫和果蝇，可以在几年内完成数百项长寿实验，只需在饲养条件和照护动物方面投入很少的资金即可。相比之下，仅仅在小鼠身上进行两次长寿实验可能就需要将近 10 年的时间，而在饲养条件和照护动物方面的费用会超过 13 万美元。实验室最常用的非遗传变异的小鼠品系 C57BL/6 的平均寿命为 26～28 个月，最大寿命可达 40 个月；而通过一个基因修饰的 C57BL/6 小鼠，其寿命通常都会延长 25%，这意味着其最大寿命可能长达 50 个月（4 年）。此外，在寿命研究所需的适当条件下饲养一只小鼠的平均成本可能高达 400 美元。如果用小鼠进行寿命研究，最基本的实验也需要分为 4 组、每组 40 只小鼠（大多数统计学家认为这是进行寿命研究分析所需的最小数量）的话，仅饲养费用就要花费 6.4 万美元。

这些方法学上的问题与利用基因修饰小鼠进行的多项长寿研究有关，但并不会削弱它们对生物老年学研究的重要性，只是提示它们可能不太适用于长寿研究。许多基于转基因和基因敲除品系动物的研究已经为与增龄相关疾病的潜在机制提供了重要的见解。当然，这里我们主要关注的是长寿的遗传学，这一过程与导致增龄相关疾病的过程有着显著的不同。基于这个原因，我们在这里仅讨论那些被证明不受影响也不影响特定病理学的长寿促进基因，并且这些基因功能已经在小鼠或其他物种中被重现。

胰岛素信号的降低连接了缓慢生长与寿命延长

前面我们了解到，靶向胰岛素/IGF-1 样信号通路的线虫和果蝇基因敲除突变体能够延缓发育、生长或两者兼有，从而延长了其寿命。这些结果很重要，因为影响生长的胰岛素信号通路在系统发育上高度保守，在脊椎动物和无脊椎动物中都有发现（表 5.5）。因此，抑制小鼠的胰岛素信号很可能也会延长其寿命。

表 5.5 胰岛素对蛋白质代谢和生长的影响

功能	对生长的意义
增加细胞对氨基酸的吸收	增加氨基酸在蛋白质合成中的可利用性
提高 DNA 转录为 RNA 的速率	促进蛋白质的合成
加快核糖体上 mRNA 的翻译	加快新生蛋白质的合成
抑制蛋白质的分解代谢	阻止氨基酸从细胞内过度释放；影响新生蛋白质的合成

删除编码细胞内信号蛋白和胰岛素受体的基因可以延长小鼠的寿命，这与在线虫和果蝇中观察到的研究结果是一致的。就像在线虫和果蝇中所看到的现象一样，这两种敲除基因改变的小鼠都比野生型小鼠的体型小得多，这再一次提示了生长滞缓与长寿之间的密切关系。在一个系列研究中，一个编码胰岛素受体结合的主要细胞内**效应因子**（**effector**）的基因（即胰岛素受体底物 1，*Ins1*）被敲除，而在这种基因敲除小鼠中观察到的寿命延长仅见于雌性。基因修饰小鼠中寿命的性别差异并不少见，其原因还有待发现。

另一株显示长寿表型的基因改造小鼠缺乏一种编码脂肪组织特异性胰岛素受体的基因，即脂肪特异性胰岛素受体敲除（fat-specific insulin receptor knockout，FIRKO）。FIRKO 小鼠寿命的延长（图 5.45）再次证明了胰岛素信号通路与寿命之间的密切关系，同时提示脂肪储存的减少可能也影响寿命。除了在生长中的作用外，胰岛素还能增加进入脂肪细胞的葡萄糖量。虽然只有极少量的葡萄糖转化成了脂肪，但葡萄糖为复合甘油提供了碳骨架，而甘油是甘油三酯的主要成分，是脂肪组织中脂质的储存形式。由于 *FIRKO* 突变株小鼠体内的脂肪组织缺乏胰岛素受体，这些小鼠只有很有限的脂肪组织，脂肪组织的缺乏解释了它们体型较小的原因。第 9 章和第 10 章将会讨论肥胖对死亡率的重要影响，以及健康体重是如何降低个体罹患多种增龄相关疾病的风险的。

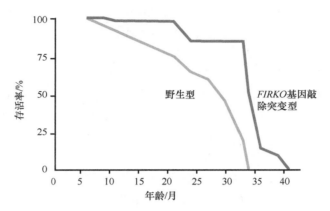

图 5.45 胰岛素信号通路减缓能够延长寿命。野生型和 *FIRKO*（表达脂肪特异性胰岛素受体的基因敲除）小鼠的生长曲线。（Adapted from Bluher M et al. 2003. *Science* 299：572–574. With permission from AAAS.）

生长激素信号的降低将胰岛素样信号通路与寿命延长联系了起来

由于胰岛素或胰岛素样信号通路的中断而导致的体型缩小和寿命延长在线虫、果蝇和小鼠中高度保守。在哺乳动物中，胰岛素和胰岛素样信号通路是调控生长发育的更大系统中的一个部分，涉及垂体生长激素的分泌（图 5.46）。因此，突变引发生长激素信号停顿、导致小鼠生长迟缓，从而延长了寿命，这并不奇怪。

三个侏儒突变体——Ames 侏儒鼠、Snell 侏儒鼠（*Pit-1*）和 GHR/GP 突变鼠（也叫 GHRKO，其生长激素受体基因被敲除）都存在启动细胞内信号转导的生长激素中断，因此与野生型品系相比，这些突变体会导致更小的体型和更长的寿命（图 5.47 和图 5.48）。Ames 侏儒鼠和 Snell 侏儒鼠的突变具有高度的多效性，导致血液中生长激素、催乳素和甲状腺激素的浓度降低。GHR/GP 突变体没有显示其他激素的变化，但是像 Ames 侏儒鼠和 Snell 侏儒鼠一样，它血液中的 IGF-1 浓度也降低了。

此外，侏儒突变似乎减缓了衰老的速率，延迟了某些与增龄有关的疾病的发生。例如，胶原蛋白变性所需的时间已被证明是小鼠衰老速率的一个指标。这是因为，其尾部的胶原蛋白一旦被合成就会终生留在那里，随着时间的推移，变性会变得愈加困难（其原因将在第 8 章中详释）。因此，越容易变性的胶原蛋白，其在生物学上就越年轻。19 个月龄的 *Pit-1* 突变小鼠的胶原蛋白变性时间几乎是对照组小鼠的 4 倍。此外，虽然野生型小鼠和侏儒型突变小鼠的肿瘤（癌症）发病率几乎相同，但突变小鼠出现肿瘤的平均年龄明显偏大。此外，在任何一个年龄段，侏儒型突变小鼠在生物学上都显得更为年轻。虽然寿命延长推迟了年龄相关的功能丧失，其中的机制还有待确认，但这些突变能够给生物老年学家提供一个同时研究寿命（遗传的）和衰老速率（随机的）的方法。

我们已经看到，在线虫和果蝇中观察到的胰岛素/胰岛素样生长激素信号通路与 mTOR 通路有密切的关系，基于此，研究人员又进一步评估了 mTOR1 和 mTOR2 通路的组成部分单基因突变小鼠的寿命。迄今为止的结果好坏参半。完全敲除 mTOR1 和 mTOR2 通路的各个组成部分的基因已经证明是胚胎致死的；然而，与野生型小鼠相比，*mtor1* 亚型（基因表达功能降低的一个突变型，mTOR$^{\Delta/\Delta}$）小鼠则

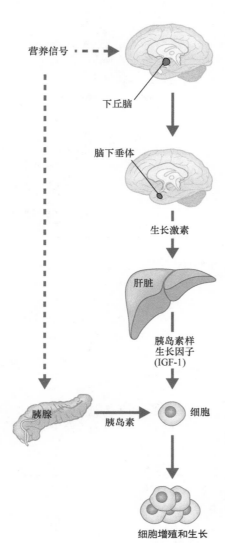

营养信号

下丘脑

脑下垂体

生长激素

肝脏

胰岛素样
生长因子
(IGF-1)

胰腺　胰岛素　细胞

细胞增殖和生长

图 5.46　哺乳动物生长激素/胰岛素样信号通路简图。下丘脑将信号传递给位于下丘脑下部的垂体，促进其分泌生长激素（somatotropin）到血液中。生长激素刺激肝脏合成胰岛素样生长因子 1（IGF-1），并将该因子释放到全身循环中。同时，营养信号促进胰腺分泌胰岛素参与全身循环。胰岛素和胰岛素样生长因子共同诱导有丝分裂和有机体的生长。

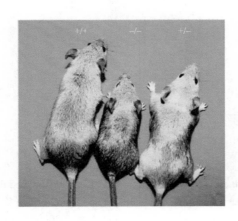

图 5.47　GHR/GP 敲除小鼠与野生型小鼠以及杂合小鼠的比较。结果显示 GHR/GP 敲除小鼠（–/–）比同窝的正常小鼠（+/+）或者杂合小鼠（+/–）的体型更小。这三种不同基因型小鼠在体型上的差异与在其他侏儒小鼠（如 Ames 小鼠和 Snell 小鼠）身上观察到的现象是一致的。（From Coschigano KT et al. 2000. *Endocrinology* 141：2608–2613. With permission from the Endocrine Society.）

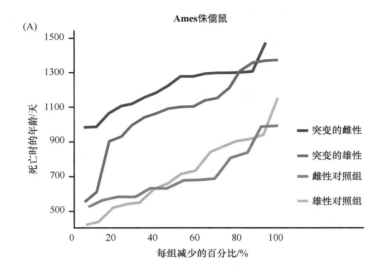

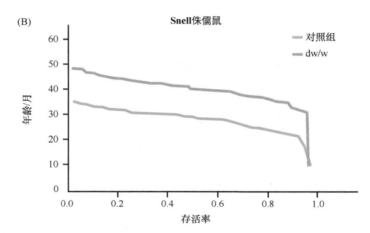

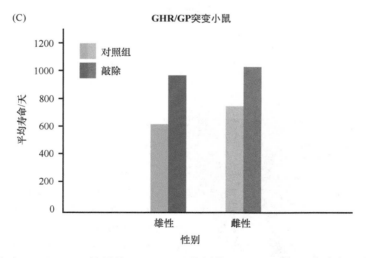

图 5.48 三种侏儒小鼠的寿命。（A）Ames 侏儒鼠；（B）Snell 侏儒鼠；（C）GHR/GP 突变鼠。在 Ames 侏儒鼠和 GHR/GP 突变鼠中发现雌性鼠明显比雄性鼠寿命更长。对于 Snell 侏儒鼠，只分析了雄性鼠。（A，adapted from Brown-Borg HM et al. 1996. *Nature* 384：33，1996. With permission from Macmillan Publishers；B，adapted from Flurkey K et al. 2001. *Proc Natl Acad Sci USA* 98：6736–6741. With permission from PNAS；C，data from Coschigano KT et al. 2000. *Endocrinology* 141：2608–2613. With permission from the Endocrine Society.）

寿命延长。小鼠 mTOR 相关基因的其他突变型显示，寿命延长只出现在某一种性别的小鼠中，且只是中位寿命延长，而最大寿命并没有延长。小鼠与酵母、线虫和果蝇的单基因突变在寿命调节方面的结果不尽一致说明了基因的高度多效性以及哺乳动物中细胞通路之间的相互作用。此外，这些单基因突变并不能持续延长小鼠的寿命，这支持了进化理论，即肯定有成百上千的基因参与控制了衰老速率和寿命进程。

小鼠中寿命相关基因的调控对人类衰老研究有一定意义

抑制了生长激素/胰岛素样信号通路的基因改造小鼠的寿命延长是非常重要的，因为这表明存在着一个系统发育非常保守的影响寿命的机制。众多研究结果的一致性加强了这个基于进化的预测，即寿命是成长过程中为了保证生育期的存活率而进行的基因选择的副产品。小鼠的实验结果也证实了其他一些对生物老年学和人类衰老研究至关重要的结论。例如，单个基因的突变可以影响哺乳动物的寿命。尽管这种突变延长寿命的机制细节仍有待阐明，但人类的衰老速率显然可以在基因水平上进行评估。在未来的几年里，研究很可能会发现针对特定基因调控途径的药物，并有可能改变人类衰老的速率。

小鼠的数据也证实寿命延长是受神经内分泌调控的，这是一个对人类有重大意义的发现。某种程度上，人类作为一个成功的物种体现了我们在几乎所有环境中生存和繁衍的能力。在严酷的环境下生存的能力是神经通路系统高度整合的结果，该系统能够识别环境条件，诱导激素分泌，维持体内平衡，这就是神经内分泌系统。例如，当孩子吃了一顿饭后，营养物质就会被吸收到血液中；营养物质浓度的增加通知大脑构建机体组织所需的各种材料都已经准备现成了，随时可以使用；大脑通知其他组织分泌激素，诱导有丝分裂和组织增殖，这就是生长。我们已经看到，中断这个通路是如何影响衰老和寿命的。可以肯定的是，其他的神经内分泌系统也会有类似的效果。

关于寿命的遗传调控还要强调最后一点：尽管高度保守的生长激素/胰岛素样信号通路一直是本章的重点，但它并不是延长寿命的唯一途径。从简单到复杂，其在真核生物中的观察与研究反映了良好规范的科学程序在生物老年遗传学研究中的实际应用。其他保守的通路肯定也都与寿命有关。为了发现这些通路，更深入的研究就必须以与鉴定生长激素/胰岛素样信号通路完全相同的方式来完成。也就是说，首先要筛选那些能够提高短命物种的寿命的突变体，然后建立长寿哺乳动物的系统发育树，按照进化理论扩展到更长寿的哺乳动物中去。

未来之路

本章提出的证据让人坚信不疑，衰老的生物学过程涉及数百个基因。因此，我们认为生物老年遗传学的研究应当开始更多地关注衰老过程中基因的相互作用，而不是简单地描述某一种调节寿命的遗传通路。直到最近，开发测试衰老对基因相互作用影响所需的动物模型一直都很困难。在实验室里构建能够影响衰老通路的突变型小鼠的方法通常仅限于一两个基因，而培育出这样的动物需要数年的时间。随着 CRISPR 基因编辑方法的引入（见"转基因生物有助于评估某个基因对人类寿命的影响"一节），生物老年遗传学家现在终于有了一个得力的工具，可以帮助他们在某个物种的一个妊娠周期内创建具有多个突变的动物模型。考虑到遗传通路之间可能的相互作用等于 $2x$（其中，x 为突变的数目），对同时包含多个突变的动物模型所获实验数据的分析和解明可能会带来巨大的挑战。显然，这样的遗传复杂性需要使用计算机算法，就像那些正在为系统生物学开发的算法一样。了解衰老如何影响基因间的相互作用，需要生物老年遗传学家与那些传统上所忽略的领域合作者如数学家、计算机科学家、工程师等建立更加密切的关系。尽管谁也不知道这些新的关系会把生物老年学研究带到哪里去，然而有一点是清楚的，我们正处在一场革命当中，生物老年学家们正在探索衰老的机制。

核心概念

➢ 信使核糖核酸（mRNA）是转录的最终产物。当其从细胞核释放到细胞质中时，它只包含与 DNA 外显子互补的核苷酸，即基因的编码部分。

➢ 在遗传密码中，三个连续的核苷酸（称为密码子）对应一个氨基酸。

➢ 蛋白质生产过程中每次只添加一个氨基酸。当在 mRNA 上读取到终止密码子（UAA、UAG 或 UGA）时，核糖体认定该蛋白质完成合成。

➢ 组蛋白乙酰化就是乙酰基与组蛋白尾部的某些氨基酸结合，打开紧密堆积在一起的组蛋白，使 DNA 的激活位点和启动子区域暴露；组蛋白去乙酰化就是去除乙酰基，并阻止基因表达。

➢ 一个基因能够通过聚合酶链反应（PCR）过程快速、自动地被克隆（制作相同的副本）。一旦一个基因被克隆，即可以通过密码子的对应关系，从核苷酸序列预测该基因的功能。这个过程也已经实现自动化。

➢ 功能未知的某个基因片段可以用荧光染料标记出来，并注射到细胞、组织或整个有机体中以确定基因表达发生的地点和时间，这种方法称为原位杂交。

➢ 在复杂的真核细胞中可以通过移除基因或者插入基因的额外拷贝来判断某基因的功能。该基因被去除的突变体称为基因敲除，一个带有额外基因拷贝的突变体称为转基因突变。

➢ 芽殖酵母经过 20～30 个周期后会出现死亡，可作为研究细胞复制性衰老的模型。当环境条件不适合繁殖时，芽殖酵母也可以进入一个稳定期。这个稳定期可以作为研究时序性衰老的模型。

➢ 酵母体内的基因沉默被证明是延长寿命的重要机制，一些其他基因的沉默途径已被证实与环境中食物水平低有关。

➢ mTOR 通路似乎能够通过改变生长和繁殖来影响寿命。越来越多的证据表明，mTOR 与营养感应有关，这些基因在人类中也是保守的。

➢ 线虫具有延长发育和延缓繁殖的机制。幼虫在不适合繁殖的环境中能够进入一种被称为 dauer 的状态并存活数月。当环境条件改善后，dauer 重新进入幼虫期，并发育成繁殖活跃的成虫。

➢ 生物老年学家已经确定了两种与 dauer 状态形成有关的基因（*age-1* 和 *daf-2*），它们能够延长寿命。这两种基因都能够编码高度保守的蛋白质。

➢ *Daf-2* 的弱性突变能够延长寿命，并且不抑制繁殖。

➢ 线虫体内的时钟基因（*clk-1*）也能延长寿命。由于 *clk-1* 基因具有多效性，使研究寿命延长的潜在机制变得困难，因为 *clk-1* 能够调节线粒体的很多功能，普遍认可的理论是基因和寿命之间的联系通常与能量生产有关。

➢ 果蝇中的几种基因已被确认能够影响衰老和寿命。一般来说，这些基因编码的蛋白质能够帮助细胞抵御引发细胞损伤和死亡的应激。

➢ 果蝇的长寿突变体——*Methuselah*（*mth*）转基因突变体能够延长寿命，并且显著提高其抗应激能力。*Mth* 基因的克隆结果显示其与 G 蛋白偶联受体基因具有显著的同源性。

➢ 一种名为 *chico* 的果蝇突变株含有一种功能缺失性突变（敲除），该突变降低了胰岛素受体底物 CHICO 的表达。*chico* 基因与线虫的 *daf-2* 突变高度同源。

➢ *chico* 果蝇的寿命延长与神经内分泌机制产生的生长停滞有关。保幼激素缺乏是 *chico* 果蝇的一个表型，而这种激素对于正常的生长和发育是必需的。

➢ 抑制胰岛素样信号通路能够延长寿命，这在小鼠身上已被证实。这些突变体寿命的延长与生长激素/胰岛素样信号通路中断所造成的发育迟缓有关。

> 从简单到复杂的真核细胞，影响寿命的基因具有保守性，这对研究人类衰老有许多启示，包括：①单一的基因突变就能够影响寿命；②至少部分反映出寿命是受神经内分泌系统调节的；③一定存在其他与寿命相关的基因通路，还有待发现和阐明。

讨论问题

Q5.1　细胞为应对不断变化的细胞内环境变化常常需要进行蛋白质的快速合成，简要列举并描述有助于蛋白质快速合成的因素。

Q5.2　你已做过这样的实验，证明了抑制基因表达实际上是某些特定细胞事件发生的机制，你也知道这种抑制作用发生在阻遏蛋白存在时。然而，阻遏蛋白并不是通过阻止激活蛋白与增强子位点的结合来发挥阻遏作用的，那么请推测阻遏蛋白是怎样来抑制基因表达的，简要解释该过程。

Q5.3　解释并概述利用 CRISPR－Cas-9 系统构建基因工程生物的程序。

Q5.4　酿酒酵母已经进化出两个延长其繁殖期的策略，简要描述这两种策略，为什么这两个策略使酵母成为进行寿命和遗传研究强大的实验模型？其进化原理是什么？

Q5.5　提供证据说明"减少芽殖酵母的食物供应可延长其寿命。"

Q5.6　线虫的研究对农民来说非常重要，因为线虫是以生活在土壤里的某些细菌为食而生存的。当捕食这些细菌的时候，线虫会间接损害植物的根部。根据你在本章学到的知识，提供一个阻止线虫造成这种损害的方法。

Q5.7　简要解释为什么用 *daf-2* 弱突变（与基因敲除突变作对比）实验证明了该通路对整个生物老年学研究的重要性。

Q5.8　长寿基因（*mth* 基因）通过保护果蝇免受外来环境的压力而延长其寿命。其他的物种是否也有类似的延长寿命的机制？简要讨论这个发现的重要意义。

Q5.9　*Irs1* 和 *Pit-1* 基因敲除小鼠都表现为体型矮小，尽管这两种突变发生在基因组的不同位置，而且两个基因有不同功能。简要解释为什么这两种不同的基因都会导致侏儒型小鼠。

Q5.10　本章强调了在遗传研究中，确定影响寿命基因的一些特别方法是非常重要的。列举从酵母到小鼠中已被证实能够延长寿命的高度保守的信号通路，同时说明为什么要用某些特定的实验动物模型来研究寿命。

延伸阅读

真核生物基因表达概述

Alberts B, Hopkins K, Johnson A et al. 2018. *Essential Cell Biology*, 5th ed. New York, NY: W.W. Norton & Company.

Watson JD. 1968. *The Double Helix: A Personal Account of the Discovery of the Structure of DNA*. New York, NY: Simon and Schuster.

基因表达调控

Alberts B, Hopkins K, Johnson A et al. 2018. *Essential Cell Biology*, 5th ed. New York, NY: W.W. Norton & Company.

Carroll SB. 2005. *Endless Forms Most Beautiful*. New York, NY: WW Norton and Company.

Jacob F, Monod J. 1961. Genetic regulatory mechanisms in the synthesis of proteins. *J Mol Biol* 3: 318–356.

生物老年学研究中基因表达的分析

Alberts B, Hopkins K, Johnson A et al. 2018. *Essential Cell Biology*, 5th ed. New York, NY: W.W. Norton & Company.

Mullis KB. 1990. The unusual origin of the polymerase chain reaction. *Sci Am* 262(4): 56–61, 64–65.

National Human Genome Research Institute. https://www.genome.gov/.

Various authors. 2016. CRISPR everywhere: Special issue explores CRISPR. *Nature* 531 March 9.

酿酒酵母寿命的基因调控

Arriola Apelo SI, Lamming DW. 2016. Rapamycin: An InhibiTOR of aging emerges from the soil of Easter Island. *J Gerontol A Biol Sci Med Sci* 71: 841–849.

Goffeau A, Barrell BG, Bussey H et al. 1996. Life with 6000 genes. *Science* 274: 546, 563–567.

Polymenis M, Kennedy BK. 2017. Unbalanced growth, senescence and aging. *Adv Exp Med Biol* 1002: 189–208.

Schreiber KH, O'Leary MN, Kennedy BK. 2016. The mTor pathway and aging. In *Handbook of the Biology of Aging*, 8th ed. (M Kaeberlein, G Martin, eds.), pp. 55–82. Amsterdam: Elsevier.

秀丽隐杆线虫寿命的基因调控

Altintas O, Park S, Lee SJ. 2016. The role of insulin/IGF-1 signaling in the longevity of model invertebrates, *C. elegans* and *D. melanogaster*. *BMB Rep* 49: 81–92.

Bansal A, Zhu LJ, Yen K et al. 2015. Uncoupling lifespan and healthspan in *Caenorhabditis elegans* longevity mutants. *Proc Natl Acad Sci USA* 112: E277–E286.

Friedman DB, Johnson TE. 1988. A mutation in the *age-1* gene in *Caenorhabditis elegans* lengthens life and reduces hermaphrodite fertility. *Genetics* 118: 75–86.

Kenyon C, Chang J, Gensch E et al. 1993. A *C. elegans* mutant that lives twice as long as wild type. *Nature* 366: 461–464.

Pan H, Finkel T. 2017. Key proteins and pathways that regulate lifespan. *J Biol Chem* 292: 6452–6460.

Sell C. 2015. Mini-review: The complexities of IGF/Insulin signaling in aging: Why flies and worms are not humans. *Mol Endocrinol* 29: 1107–1113.

黑腹果蝇寿命的基因调控

Adams MD, Celniker SE, Holt RA et al. 2000. The genome sequence of *Drosophila melanogaster*. *Science* 287: 2185–2195.

Kahn AJ. 2015. FOXO3 and related transcription factors in development, aging, and exceptional longevity. *J Gerontol A Biol Sci Med Sci* 70: 421–425.

Tower J. 2017. Sex-specific gene expression and life span regulation. *Tren Endocrin Metab* 28(10): 735–747.

Waterson MJ, Pletcher SD. 2016. The role of neurosensory systems in the modulation of aging. In *Handbook of the Biology of Aging*, 8th ed. (M Kaeberlein, G Martin, eds.), pp. 161–177. Amsterdam: Elsevier.

小鼠寿命的基因调控

Bartke A, Westendrop RGJ, van Heemst D. 2015. Endocrine systems. In *Molecular and Cellular Biology of Aging* (J Vijg, J Campisi, G Lithgow, eds.), pp. 253–278. Washington, DC: Gerontological Society of America.

Riera CE, Merksirth C, De Magalhaes CD et al. 2016. Signaling networks determining life span. *Annu Rev Biochem* 85: 36–64.

Sun L, Bartke A. 2014. Tissue-specific GHR knockout mice: Metabolic phenotypes. *Front Endocrin* 5: 1–4.

Swindell WR. 2017. Meta-analysis of 29 experiments evaluating the effects of rapamycin on life span in the laboratory mouse. *J Gerontol A Biol Sci Med Sci* 72: 1024–1032.

第6章 植物衰老

"衰老固然令人难过，但成熟却是件好事。"

——布里吉特·巴尔多特（Brigitte Bardot），演员（1934—）

本 章 提 纲

基础植物生物学　　　　　　　　　　　　　　　　启始植物衰老

植物衰老生物学　　　　　　　　　　　　　　　　未来之路

也许有人会问，为什么在一本主要关注哺乳动物衰老的教科书中有一章是论述植物衰老的。我的答案是，深入了解植物衰老机制，将提高世界许多地区的健康水平和寿命。因为当农作物的叶片开始死亡时，它们的营养物质，如蛋白质、矿物质、维生素和其他大分子，都会转移到我们所吃的植物、种子（玉米粒、小麦粒、坚果等）、蔬菜和水果中。我们的食物在发育成熟过程中，叶片衰老是必然要发生的，并产生一定的营养。一些研究表明，植物的过早衰老会导致种子和果实营养不良，以及作物产量下降。相反，通过基因工程来延缓植物衰老，可以提高种子和果实的营养含量，并提高作物产量。作物产量的增加可以改善一个地区的经济状况，而这反过来又可以使人们获得更多的医疗保健，这意味着健康状况的改善。同样地，食物中营养成分的提高会让人更加健康，而更健康的身体会带来更长、更健康的寿命。

植物衰老对我们生物圈的生态也有重要意义。叶片的**凋落**（**abscission**）——这个受调控并且有目的性的从茎秆脱落的过程，几乎是与种子和果实的发育结束同时发生的。种子的成熟使得植物本身经历了一个重要的转化。曾经作为种子发育能量来源的叶片，现在成为一个"蓄水池"——从其他植物器官收集养分。叶片接下来开始为下一年的农作物做准备了，脱落后的叶片将会被分解（堆肥）并且释放出残余的含氮、碳和其他元素的分子，这些分子随着堆肥的过程回归土壤之中。叶片的组分维持了土壤的养分，从而使得来年的农作物可以生长。如果植物的衰老没有发生，土壤中的养分很快就会消耗殆尽，来年将不会再有农作物的生长，这种情况一旦发生，动物圈也将受到影响。

这一章我们主要关注植物衰老。我们将会以基础的植物生物学、植物生理学作为开始，重点阐述一些有关植物衰老的重要话题。然后我们将会推究植物衰老的机制以及引发植物衰老的因素。

基础植物生物学

在某种程度上，植物的基础生物过程与动物相比并没有很大不同。植物的各项功能依旧遵循化学、物理学法则，并且它们和动物使用相同的转录、翻译、细胞转运和能量产生系统。与此同时，植物也会受到与影响动物相同的进化力的影响——适应周围环境。因此，在这一节中，我们主要关注植物生物学与动物生物学所不同的那些问题。

植物细胞具有细胞壁、中央液泡和质体

植物细胞区别于动物细胞的三个独特结构为：细胞壁、质体以及中央液泡（图 6.1）。**细胞壁**（**cell wall**）分为两类——初生细胞壁和次生细胞壁。**初生细胞壁**（**primary cell wall**）与植物细胞内其他部位一同发育，一般较薄且有弹性、易伸缩。初生细胞壁可伸缩的特性使得细胞在一定条件下可以生长和伸长，这一过程对整个植株的生长都很重要。细胞间的交流及分子交换是通过初生细胞壁上一些微小的、类似通道的结构来实现的，这些结构称为**胞间连丝**（**plasmodesmata**；单数形式为 **plasmodesma**）。

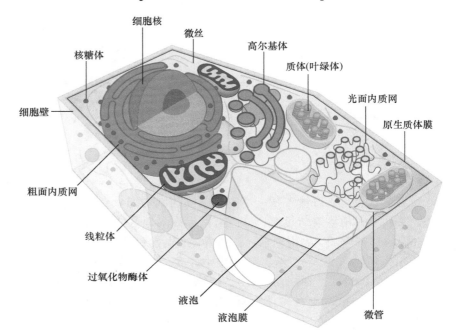

图 6.1　植物细胞的结构示意图。

次生细胞壁（**secondary cell wall**）主要存在于拥有**木质部**（**xylem**）（由死细胞构成的木质导管系统）的植物中，在植物细胞死亡并丧失其内部细胞器后会尤其明显。这层细胞壁相比初生细胞壁更厚且更坚硬。对于许多植物而言，次生细胞壁起着结构支撑的作用。这两种类型的细胞壁均位于细胞膜磷脂双分子层（原生质膜）外侧，由**纤维素**（**cellulose**）构成（纤维素是由许多葡萄糖单体组成的线性链状分子）。

中央液泡（**central vacuole**）是一个充满盐溶液的室结构，它由具有半透膜特性的**液泡膜**（**tonoplast**）包裹。液泡容积的变化对初生细胞壁产生或消除压力，而对弹性细胞壁施加的压力大小可以改变细胞的大小。这些由液泡介导的细胞体积的变化与植物的生长和健康状况有非常重要的关系。由于植物不能移动并且具有初生维管系统，每一个细胞都需要一个较大的表面积来最大化其吸收水分、矿物质、CO_2 以及光的能力。然而，决定细胞能量需求和细胞大小关系的物理学法则（体积与表面积之比），称为**标度律**（**allometric scaling**，又称**异速生长**），限制了细胞的大小，但仍然能够有效地为细胞质提供维持功能所需的营养。因此，植物是通过改变液泡中液体体积来改变其细胞表面积的。一个典型的中央液泡占据了整个细胞体积的约 50%，但它最大可以扩大至总体积的 95%。植物在缺水条件下引起的萎蔫现象即是液泡失水的表现。

液泡还有一些其他功能，包括储存细胞日常代谢所需的可溶性物质。液泡中含有色素，使得植物的花朵呈现出不同的颜色。同时，液泡还是**自噬系统**（autophagic system），即细胞消化系统中的一个成员，它含有消化各种"旧的"细胞成分所需要的酶，并且可将这些消化产物转移至植物的次生维管系统——**韧皮部**（phloem）。

质体（plastid）是在植物细胞胞浆中发现的主要细胞器，它们为植物合成和储存光合作用所需的化学物质提供场所。质体具有双层膜结构和一个膜间隙，化学反应就在这些结构处发生。**白色体**（leucoplast）是没有颜色的质体，可以储藏淀粉和油类物质。**色质体**（chromoplast）储存叶绿素以外的色素。例如，番茄中的色质体含有红色色素叶黄素，胡萝卜中的色质体含有橙黄色色素胡萝卜素（一种**类胡萝卜素**，carotenoid chloroplast）。质体中的第三种类型**叶绿体**（chloroplast）则包含了绿色色素叶绿素，是光合作用的场所（图 **6.2**）。

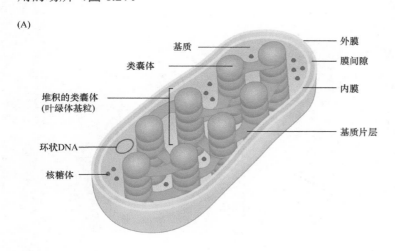

图 **6.2**　叶绿体及叶绿素的结构。（A）叶绿体具有双层膜结构，其包裹的内部基质为叶绿体的液体成分。类囊体（thylakoids）有序地堆积在一起形成基粒（grana）。由于其中含有高浓度的叶绿素，叶绿体呈现绿色。（B）叶绿素的"头部"由卟啉环（porphyrin ring）构成，环中心的位置有一个镁离子。附着在头部的是一个碳氢化合物"尾巴"，叫做叶绿醇尾巴（phytol tail），它可以同类囊体膜上的蛋白质相互作用。叶绿体及叶绿素的降解在植物衰老中是非常重要的一个步骤。

叶绿体——光合作用的场所

与动物不同的是，植物通过自身内部制造养料为自己提供能源，这一过程称为**自养**（autotrophy）。植物代谢需要的主要能源形式为葡萄糖和果糖，它们可以通过发生在叶绿体中的光合作用（**photosy-**

nthesis）来合成（图 6.3）。光合作用合成的葡萄糖和果糖结合在一起能形成蔗糖，蔗糖通过韧皮部被运输到植物的其他器官中，重新转化为葡萄糖和果糖用于提供能量。

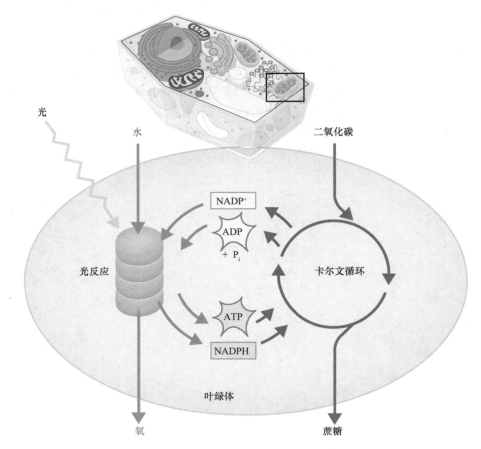

图 6.3　光合作用概述。光合作用是利用光能和更简单的前体合成葡萄糖的过程，以发生于叶绿体类囊体膜上的光反应开始（见图 6.4）。光反应利用太阳能产生 ATP 和 NADPH。水被光能氧化并释放氧至大气中。与此同时，从大气中吸收的二氧化碳通过一系列在叶绿体基质中的反应（也叫卡尔文循环或者暗反应）转化为蔗糖（见图 6.5）。蔗糖被转运出细胞并通过韧皮部运往植物的其他器官。

　　光合作用在习惯上被分为两个阶段：**光反应阶段**（**light reaction**，光合作用的"光照"阶段）和**暗反应阶段**[又称卡尔文循环（**Calvin cycle**），光合作用的"合成"阶段]。后者以描述这一通路的科学家梅尔文·卡尔文（Melvin Calvin，1911—1997）命名。光反应阶段包含两个相关联的光反应（图 6.4）。两个反应都是将太阳能转化为化学能。附着在叶绿体类囊体膜蛋白上的叶绿素捕获光子，激发电子至更高的能级。被激发的电子氧化水，致使氢原子和氧原子分离，氧气随之被释放到大气当中。由氧化反应产生的质子促进了 ATP 的形成，这一过程与线粒体内发生的一种与呼吸相关的氧化磷酸化作用十分相似（参见第 4 章）。新合成的 ATP 是驱动暗反应的能量来源。在另一个依赖光的反应中，被激发的电子为 **NADP⁺** 向 NADPH 的转化提供能量（图 6.4）。

　　在光反应中产生的 ATP 和 NADPH 进入到卡尔文循环中，被用于将二氧化碳转化为一种三碳结构的物质**磷酸丙糖**（**triose phosphate**）——葡萄糖的前体。卡尔文循环中的反应主要有三个步骤：羧化作用、还原反应和再生过程（图 6.5）。在**羧化作用**（**carboxylation**）中，每一个二氧化碳分子都通过由 1,5-二磷酸核酮糖羧化酶/加氧酶（RuBisCo）催化的反应加合到一个 1,5-二磷酸核酮糖（RuBP）上。RuBP 的羧化作用生成了三碳化合物 3-磷酸甘油酸（3-PGA）。在**还原反应**（**reduction**）中，每一个 3-磷酸甘油酸分子都从 ATP 接收到额外的一个磷酸基团，从而形成 1,3-二磷酸甘油酸，随后由 NADPH 提供的电子将

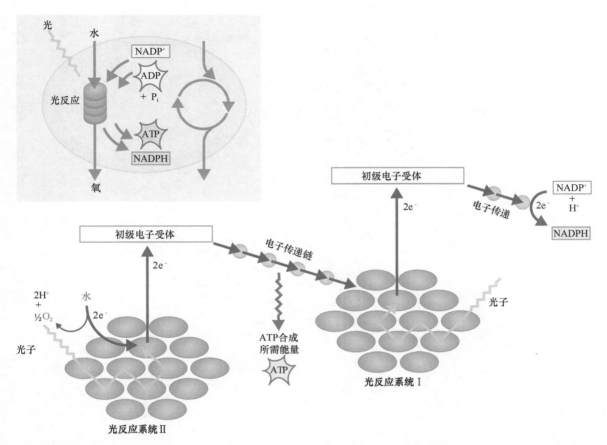

图 6.4　光反应概述。 类囊体膜有两种类型的光反应系统——光反应系统 Ⅰ、Ⅱ，其中包含有可以捕获光子的色素分子复合物。光被光反应系统 Ⅱ 吸收，光能激发电子，为水氧化成为氧气和质子（H^+）提供能量。氧气被释放至大气当中，质子（H^+）则用来驱动 ATP 的合成。被光反应系统 Ⅰ 吸收的光能为 $NADP^+$ 向 NADPH 转化提供能量。NADPH 将电子传送至卡尔文循环中，用于二氧化碳向磷酸丙糖的转换。（Adapted from Reece JB et al. 2002. *Campbell Biology*，6th ed. San Francisco，CA：Benjamin Cummings. With permission from Pearson.）

1,3-二磷酸甘油酸还原为磷酸丙糖和 3-磷酸甘油醛（G3P）。G3P 通过叶绿体膜扩散到胞质溶液中，并作为初始底物用于葡萄糖的合成，或者在少数情况下用于合成果糖。

　　并非所有在卡尔文循环中产生的 G3P 都离开了叶绿体。卡尔文循环中的第三步——**再生过程**（**regeneration**），在磷酸丙糖异构酶将一些 G3P 转化为磷酸二羟丙酮（DHAP）时开始。接下来的几个步骤将 DHAP 转化为 5-磷酸核酮糖，再加上来自 ATP 的一个磷酸基团，生成 RuBP，这样就完成了卡尔文循环的一轮并且为下一个循环做好了准备。每合成一个 G3P 分子，卡尔文循环需要消耗 9 个分子的 ATP 及 6 个分子的 NADPH，这些物质则通过光反应再生。

植物激素调节植物的生长和发育

　　事实上植物激素（plant hormone，或者叫 phytohormone）的所有功能，都与植物生长或发育的某些方面相关，如细胞分裂或细胞凋亡。而且，不像与之相对应的动物激素，植物激素的合成可以与它们的作用靶点位于同一个器官中。主要的植物激素一共有 5 种：脱落酸、生长素、细胞分裂素、乙烯、赤霉素（图 6.6）。此外，也存在一些其他已知可以调节植物生长的激素，包括水杨酸和茉莉酸（茉莉酸类）。细胞分裂素、脱落酸、乙烯、水杨酸及茉莉酸都被证明在植物衰老过程中起着很重要的作用，这些作用随后将在本章进行介绍。

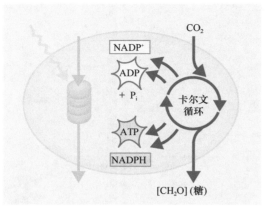

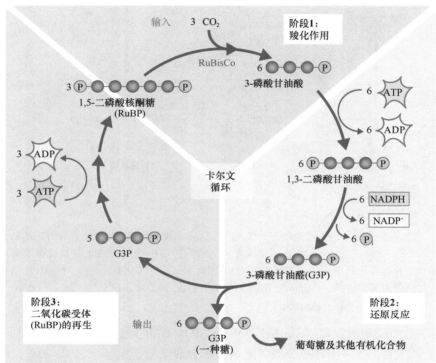

图6.5 卡尔文循环概述。在羧化过程中，1,5-二磷酸核酮糖（RuBP）通过羧化/加氧作用在RuBisCo酶的催化作用下，分两步生成了3-磷酸甘油酸。还原反应中，在光反应阶段生成的ATP被用于将3-磷酸甘油酸转化为1,3-二磷酸甘油酸。1,3-二磷酸甘油酸的再生是通过由NADPH提供的一个质子，生成磷酸丙糖和3-磷酸甘油醛（G3P）。G3P被转移出叶绿体后转化为葡萄糖，或是进入再生阶段形成1,5-二磷酸核酮糖，为进行下一轮卡尔文循环做准备。（Adapted from Reece JB et al. 2002. *Campbell Biology*，6th ed. San Francisco，CA：Benjamin Cummings. With permission from Pearson.）

　　天然存在的**植物生长素**（**auxin**）是**吲哚乙酸**（**indoleacetic acid**）的化学异构体。生长素可以促进植物根部的形成和生长，同时它可以通过促进主茎上顶芽组织的生长来抑制侧芽的发育。摘除顶芽或者去除生长素会引起侧芽的发育和侧枝的生长。同时，生长素似乎还可以抑制叶绿体的降解，从而抑制了叶片的衰老。

　　目前已发现的90多种**赤霉素**（**gibberellin**）均由一个具有四环结构（E-赤霉烷）的基础分子骨架衍生而来。赤霉素在植物的生长过程中被证明主要有三种功能：促进植株的伸长、刺激休眠的种子和芽的萌发，以及诱导开花。虽然赤霉素影响这些生长过程的机制尚未完全了解，但是大多数的实验证据表明赤霉素可促进淀粉和蔗糖的水解（通过添加一个水分子导致的键断裂），而淀粉和蔗糖在呼吸作用中均可作为能量来源。总而言之，生长素在幼年植物上发挥作用，而赤霉素更倾向促进已长成的植物的生长。

植物激素	结构	激素类型	功能
脱落酸(ABA)	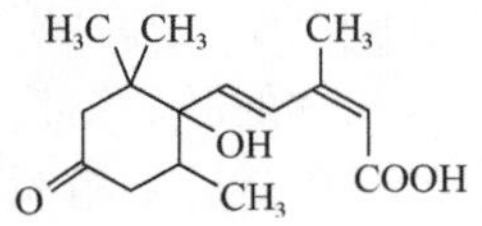	应激激素	刺激气孔关闭 抑制芽生长 刺激α-淀粉酶合成 促进叶片衰老
生长素	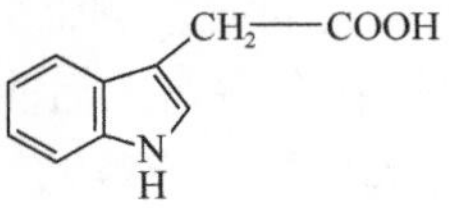	生长激素	刺激细胞延伸 刺激细胞分裂 对植物向光性影响很大 延缓果实成熟
细胞分裂素	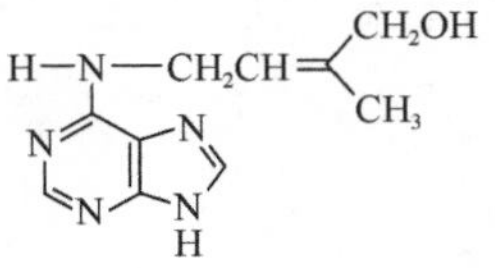	生长激素	刺激细胞分裂 刺激叶片扩张 刺激侧芽生长 延缓叶片衰老
乙烯	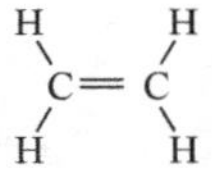	衰老激素	叶、果脱落 刺激开花 刺激叶、果脱落/衰老 刺激果实成熟
赤霉素	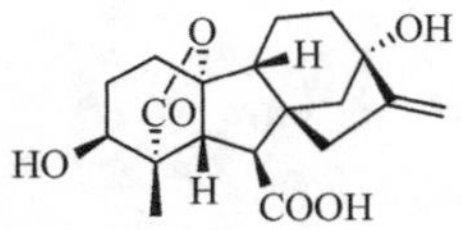	生长激素	刺激细胞分裂 刺激开花/抽苔 唤醒种子休眠 延缓叶片衰老
茉莉酸	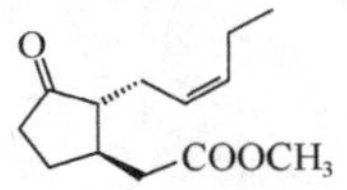	应激激素	促进防御蛋白的生成 刺激种子发芽 影响根的生长 促进叶片衰老
水杨酸	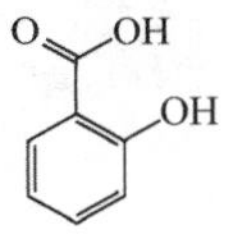	衰老激素	协助抵御病原体

图 6.6　一些植物激素的功能。

植物衰老生物学

在第 3 章中，我们学习了动物的寿命是通过选择能够存活到生殖年龄的基因进化而来的。但是植物衰老的进化略有不同。植物衰老虽然会引起植物或者其某些部位的死亡，但它并不是选择出的适于生殖的基因的副产物，也不是一个导致生理功能随增龄而下降的偶然事件，它是植物繁殖和生长功能中固有的一部分。调节植物衰老的基因在这一过程被特异性地选出。植物基因组中高达 25%的基因都参与到了其衰老过程中。在此我们考察植物及其各个不同部位的衰老和（或）死亡是如何支持其繁殖并保证物种延续的。

有丝分裂期的衰老发生于顶端分生组织的细胞中

如第 4 章中所述，动物细胞的分裂是有一定限度的，这一过程被称为复制性衰老。植物细胞同样存在一种与细胞有丝分裂相关的衰老，尽管这一过程以及这一过程中被影响的细胞种类与动物中的衰老从根本上是不同的。动物和植物在与有丝分裂相关的细胞衰老方面的差异可以追溯到两个种系在发育与成长阶段的不同。一个动物的身体蓝图，也就是其身体的部位以及各种器官的解剖学位置，完全是在胚胎发育的过程中形成的；动物成体的样式是由基因型决定的。在动物中，胚后发育主要体现在组织通过细胞分裂进行生长，或者组织通过干细胞的分裂分化而增多。值得一提的是，动物体内很多类型的组织都拥有可以在生物体整个生命过程中都保持有丝分裂能力的细胞。相比之下，成熟植物的身体蓝图则是由胚后生长决定的，它反映了植物与环境的相互作用。根、芽、植物的整个躯干在解剖学上都是确定的，只有通过细胞增殖而生长壮大就可以给植物更好的机会来获取阳光、水及营养物质。植物的胚后生长专门由**分生组织**（**meristem**）执行，这是一群数量较少的、未分化的、处于有丝分裂状态的细胞。分生组织可以是：①顶端分生组织，生长在植物尖端的顶部和底部；②居间分生组织，生长在树枝之间；③侧生分生组织，负责植物茎、干周长的增长。活跃的顶端分生组织通过将有丝分裂后的细胞堆积在分生组织后面实现植物的生长（图 6.7）。因为植物细胞的有丝分裂活动只在生长的时候发生，分生组织中有丝分裂的终结应该被归为增殖性衰老而非复制性衰老（植物生物学家通常将增殖性衰老称为全增殖阻滞，global proliferative arrest，GPA）。

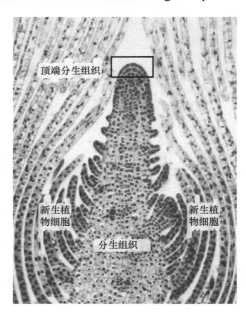

图 6.7　顶端分生组织以及新生植物细胞的增殖。（Courtesy of J. Harshaw/ Shutterstock.）

所有的植物都会经历增殖性衰老。每年，**单次结实**（**monocarpic**）植物——仅仅存活一个季度且只结一次果实的植物（如玉米），在植物全株开始死亡之前，增殖性衰老就已经发生。多年生植物——在冬季到来时枝叶枯萎，然后当春天到来时又开始生长，以及落叶乔木——在秋天会掉光树叶的植物，会经历许多轮的顶端分生组织增殖和增殖性衰老。分生组织增殖在常青植物中可以持续进行，但即便是在可以活数千年的物种上，增殖性衰老和整个植株的死亡终将会发生（信息栏 6.1）。

信息栏 6.1　它们究竟有多老？

据统计，位于加利福尼亚州东部白山山脉上的一株狐尾松已经有 4500 多岁了；然而，狐尾松体内仍存在有大量的枯木支撑着其存活的主干、树枝以及针状的枝叶。这棵松树的实际年龄究竟是依据现在依然存活的最古老的细胞（不足 200 岁）而定，还是按照树本身最古老的那部分来计算呢？无性繁殖的植物，如落基山脉的颤杨，它们的抽芽源于一个连绵不绝的根系，这一根系可以支持数千棵树的生长。这些根系绵延数英里，年龄超过了 10 000 多岁！而由该根系无性繁殖而来的那些单棵树木一般年龄都在 150～200 年之间，那么这些通过无性繁殖而来的树的年龄应该是 200 岁，还是它们根系的年龄 10 000 岁呢？

狐尾松

　　位于加利福尼亚州东部的白山山脉被认为是地球上许多最古老生物体的栖息地。在这个狂风肆虐的不毛之地，恰好在林木线之上，一棵名叫玛士撒拉（Methuselah）的狐尾松（*Pinus longaeva*）（图 6.8）已经矗立了超过 4500 年之久。

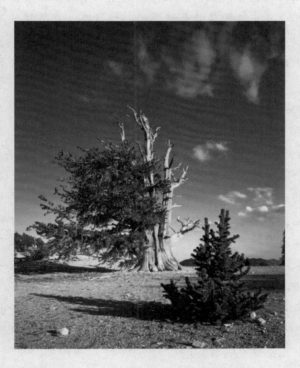

图 6.8　位于加利福尼亚州白山的狐尾松。（Courtesy of M. Norton/123RF.）

　　加州狐尾松林的寿命在 1954 年被来自于美国亚利桑那州大学的年轮研究者埃德蒙·舒尔曼（Edmund Schulman，1908—1958）记载了下来。舒尔曼当时正在寻找有很多年轮的古树，想借这些年轮的形态模式研究历史上气候的变化。厚重的年轮代表着气候湿润的年代，而稀薄的年轮则意味着干旱的岁月。舒尔曼和他的同事在爱达荷州完成调研后，在返回图森前去了白山。他们听闻白山山脉存在一些生长了几千年的树。他们也的确找到了一片年龄在 1000～1600 岁之间的树林。这些树木确实很高龄，但也并不比他们之前所描述的某些物种更古老。虽然如此，舒尔曼仍然对这些树木在如此恶劣的环境下生长如此之久的能力感到着迷。他和他的同事在第二年再次回到白山，这一次，他们找到了一些年龄在 3000～5000 岁之间的树，其中就包括那棵著名的玛士撒拉。

　　舒尔曼的发现以及其在《国家地理》的后续报道吸引了更多的研究者去往白山和西部其他地势环境与白山相类似的地方。在几年的时间内，有数个地方都发现了长寿命的狐尾松，分别位于内华达州、犹他州和科罗拉多州。内华达州惠勒峰的一处小树林中就生长有不少同白山中一样古老的树木，其中一棵名叫普罗米修斯的树被发现有 4862 圈年轮，使其成为加州最古老的一棵树。然而不幸的是，森林管理者同意将该树木砍下用于研究。现在，砍伐狐尾松已被视为重罪。现今位于惠勒峰的狐尾松树林也已成为大盆地国家公园的一部分。

　　长寿的狐尾松反映出一些独特的解剖学及生理学上的特性。针状叶每 30 年为周期更新一次，这在连续干旱的年份提供了光合作用保护网。同时，使用一大部分枯木支持小部分存活组织的生长也被认为有一定的生长优势。狐尾松的枯木部分可以保护植株免遭雷击，改善水分吸收，同时保护植株免受某些昆虫的侵害。而且，植株活体组织中的一些化学成分本身就是细菌和一些微观捕食者的天然遏制物。

克隆繁殖：颤杨和石炭酸灌木（creosote bush）

许多生长在极端环境（高温、严寒、少雨等）中的植物都会为了提高其成功繁殖的机会演化出一套特别的策略。其中，克隆繁殖就是这样的一种策略。克隆植物是一些特殊的物种，除去通常的有性生殖，它们还可以直接从根部抽芽繁衍出后代。植物根部通常不受外界恶劣环境的影响，即便是植株顶部已经死亡，根部依旧可以生长蔓延。更重要的是，在种子繁育不成功的时候，克隆植物的根部会生发出新的植株。

克隆植物（如颤杨和石炭酸灌木，图 6.9）的根系可以存活数千年，而不受其地上部分的影响。在美国犹他州南部潘多（Pando，拉丁文的原意是"蔓延"）有一块 100 英亩左右的山杨林，其拥有一套据估 80 000 多年的庞大的根系，这套根系重达 7000t，使得它成为地球上最重的生物体。然而，这些估值都只是基于几个间接的测量结果计算得到的，其中包括一项可疑的观测结果——该树林在近 10 000 年已经没有可见的开花和结果了。此外，一些研究者还指出，潘多根系的一部分已经死亡数千年，并且很可能已经被新生的根系所代替。近期的估算已经将该根系的年龄调整为大约 10 000 年——这对于现今存活的生物体而言仍然是十分"高寿"的。

对石炭酸灌木根系年龄的估算结果与颤杨根系的年龄相近——大约在 10 000～13 000 年之间。然而，这些石炭酸灌木的克隆繁殖生长范围相比颤杨而言要小得多。石炭酸灌木之所以能够长年存活的关键之处在于其根系高效的锁水能力。当年平均降水量低于 2 英寸（1 英寸=2.54cm）时，石炭酸灌木也能在此期间繁茂生长。另一个十分有趣的现象是，石炭酸灌木会在各个方向长出新的植株，并且每棵植株之间的距离几乎完全一样。

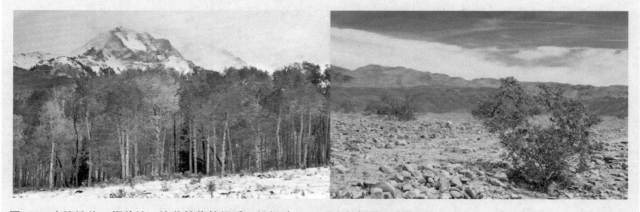

图 6.9　克隆植物。据估计，这些植物的根系已经超过 10 000 岁的树龄。颤杨（*Populus tremuloides*）（左）从美国犹他州的南部一直绵延至加拿大的北部和阿拉斯加州。石炭酸灌木（*Larrea tridentata*）（右）则主要发现于美国西南部和墨西哥北部的戈壁。（left，courtesy of P. Kunasz/Shutterstock；Right，courtesy of Bufo/Shutterstock.）

分生组织增殖完全是在植物激素的调节下进行的（见图 6.6），有研究表明，将分生组织暴露在促进生长的植物激素中，可以逆转增殖性衰老。然而，分生组织在缺乏促进生长的植物激素时会进入增殖性衰老过程的分子机制很大程度上尚不清楚——这与我们所了解的动物界不同，经过近 50 余年的研究，我们找到了能解释动物复制性衰老的可能的细胞机制（见第 4 章）。至少在一些方面，技术上的一些问题也许可以解释我们对于植物增殖性衰老细胞机制有限的认识。分生组织的细胞培养技术已经建立起来，但是由于处于活跃期的分生组织细胞数量很少，这些系统的启动和维系都十分困难（例如，图 6.7 即可作为证据，顶端分生组织中的细胞甚至可以被数清楚，一般为 20～30 个不等）。

植物的生物老年学家已经发现了至少一种衰老机制——端粒缩短，但这在增殖性衰老中并不起任何作用。想想那些端粒酶（一种可以维持端粒长度的酶）缺失的动物细胞，每次细胞分裂，端粒长度都会缩短一点，最终导致编码 DNA 成为滞后链复制时的引物（见第 4 章）。因此，端粒就像是一个分子时钟一样可以决定复制次数。顶端分生组织存在端粒酶，因此端粒长度并不会随每次增殖周期而缩短。不仅如此，在培养条件下，顶端分生组织细胞中的端粒在每次增殖周期结束后反而有所加长。所以我要再一次强调，顶端分生组织细胞增殖性衰老的内在机制仍然有待阐明。

有丝分裂期后的植物衰老涉及程序性过程和随机性过程

植物体内的绝大多数细胞都是有丝分裂期后细胞，大多数的植物衰老相关机制的研究也都集中在这些细胞上。有丝分裂后的衰老是一个被高度调控、高度有序的过程，这个过程包括分裂后细胞的解体，以及营养成分的回收和再利用。我们把这个由增龄诱导的、受到严格调控的分裂后细胞的解体过程称为**程序性衰老**（**programmed senescence**）。程序性衰老并不与凋亡相类似。相反，程序性衰老能够诱导叶绿体和其他细胞器受调控地解体。

细胞器的降解最终会达到一个点，此时细胞的正常功能将无法再维持。用于维系细胞正常活力的一些关键的修复机制开始衰退，伴随着受损蛋白质替补的效率低下。在这个时候，**随机衰老**（**stochastic senescence**）开始了。核膜和液泡膜瓦解并将其内容物释放到细胞质中；这些释放物中的许多成分对于尚存细胞质结构都具有毒性作用。细胞膜上的磷脂双分子层出现一些"洞"使得外界一些小分子得以进入细胞。换句话说，随机过程导致了由细胞膜产生和维持的化学梯度被破坏了。细胞内的化学反应停止，细胞死亡随之降临。

植物衰老的模型——拟南芥（*Arabidopsis thaliana*）叶片

在之前的第 5 章我们曾经讨论过，线虫（*Caenorhabditis elegans*）、果蝇（*Drosophila*）和啮齿动物（*Mus musculus*）是研究动物衰老过程常用的实验模型。在植物界也有用于研究植物衰老的模式生物——拟南芥。这种植物，也就是人们熟知的阿拉伯芥或鼠耳芥，是一种遍布欧洲、亚洲以及非洲西北部的小草（图 6.10）。拟南芥较短的生长周期（实验室条件下 6～8 周）以及快速的叶片衰老（完全张开后 4～5 天）对研究者来说是极大的便利。不仅如此，拟南芥在基因水平上操控起来也较为容易。

像动物一样，植物同样包含若干细胞类型，不同类型的细胞，其衰老速率和时间也不同。同样地，如动物那样，植物在衰老过程中也会呈现出极大的多样性。尽管如此，植物衰老的研究在大部分情况下仍局限于拟南芥叶片细胞上。除非特殊注明，我们接下来对于植物衰老进行的描述均是基于拟南芥叶片的研究。

叶片衰老三部曲

叶片的衰老过程可以分成三个阶段来描述：起始、降解和终止（图 6.11）。衰老的起始阶段与生殖活动的最后一个阶段相重合，包括果实的成熟和种子中营养成分的储存。叶片细胞收到一个信号，这个信号会诱导一些基因的表达，从而引起叶绿体降解和光合作用下降，衰老的起始阶段便随之开始了

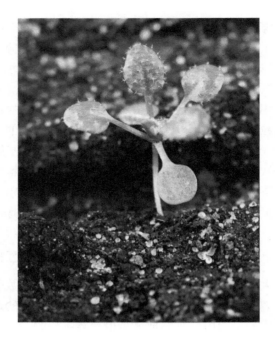

图 6.10 拟南芥。这个一年生植物原产于欧洲、亚洲和非洲西北部，可长至 20～25cm。大部分的绿叶生长在植物基底部莲座的位置，仅有数片小叶生长在花茎。开出的小花（直径 2～5mm）一般呈白色或浅黄色。（Courtesy of V. Koval/123RF.）

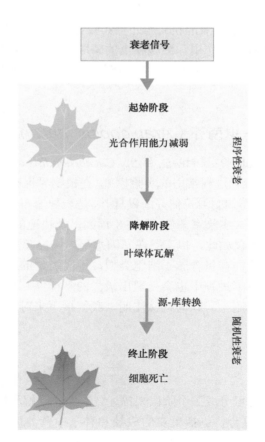

图 6.11 叶片衰老。在起始阶段，环境或者外界的因素导致光合作用能力降低，进而降低了糖类的产量。随后导致了叶绿体和叶绿素的瓦解，叶片开始变黄，一些衰老相关的基因也开始诱导表达，这些基因通常编码一些对于大分子分解和营养素释放（降解阶段）十分重要的蛋白质。接着，叶片细胞开始其身份的转变——由营养来源转变为营养库藏。在终止阶段，细胞膜破裂，最终导致了细胞死亡和叶片脱落。

（究竟是光合作用水平的下降导致叶绿体降解还是叶绿体降解导致光合作用水平下降仍有待研究）。这个信号可以是**非生物性的（abiotic）**——环境中一些不具备生物活性的化学或物理因素；或者是**生物性的（biotic）**——一个活着的生物体。细胞收到这个信号之后，来自叶绿体的蛋白酶和脂酶等活性酶催化类囊体膜瓦解，将一些大分子物质释放至细胞质中。至此，叶片进入到衰老过程的第二个阶段——降解阶段。叶绿体瓦解产生的副产物可以诱导一些核基因的表达，这些核基因编码一些参与大分子降解的酶。虽然叶绿体的降解减少了从细胞输出的糖类数量，但这些叶片细胞本身仍然可以作为代谢能量的来源为生殖器官提供营养成分。

当叶绿体最终降解完全后，叶片细胞会达到另一个临界点。在这个临界点上，细胞从一个为植物其他器官提供营养的源器官转变为一个吸收并保存营养和矿物质的库器官。从源器官到库器官的转变标志着衰老过程的第三个阶段——终止阶段的开始。叶片细胞死亡，叶片开始脱落，死亡叶片（堆肥）中残存的养分回归到周边的土壤中，进一步支持植物的营养需求。

在源-库转换过程中，植物衰老中的细胞事件也遵循着一种受调控的模式，虽然这些事件准确的先后顺序仍有待进一步确认（图 6.12）。光合作用的下降要求线粒体产生更多 ATP 来分解细胞，因此增加了细胞的呼吸作用。随着光合作用结束，**单糖（monosaccharide）**在细胞质中积累，作为应对，细胞核会表达大量分解叶绿体释放出的大分子营养物质所必需的蛋白酶和脂酶。细胞器如高尔基体、线粒体、微管等开始降解，并将其降解物释放至细胞质中（图 6.13）。随着细胞器的崩析瓦解，细胞的调节功能停止，随机性衰老起始。液泡膜破裂，释放出液泡的内含物（其中大部分是有毒的）至细胞质中。细胞膜降解，导致细胞丧失完整性，最终走向死亡。

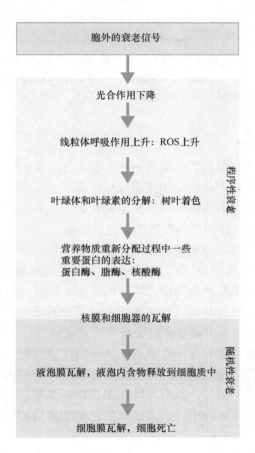

图 6.12　细胞水平上的叶片衰老。光合作用的降低标志着细胞程序性衰老阶段的开始。随着线粒体、细胞核及液泡膜的解体，程序性衰老转变为随机性衰老。

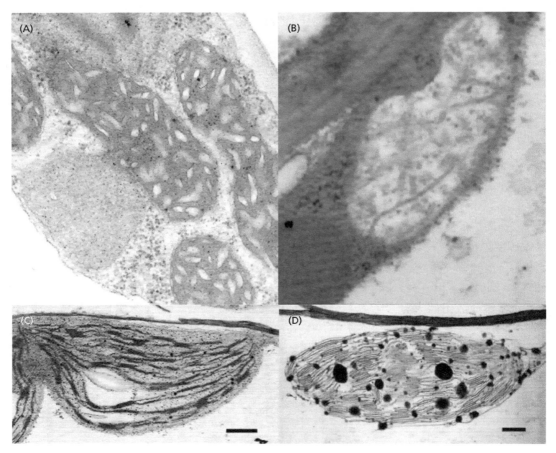

图 6.13　衰老的拟南芥细胞中线粒体和叶绿体的瓦解。电镜图显示了成熟（A）与衰老（B）的线粒体，以及成熟（C）与衰老（D）的底部叶片中叶绿体的区别。（A，B，courtesy of E. Olmos；C，D，from Kaup MT et al. 2002. *Plant Physiol* 129：1616–1626. With permission from American Society of Plant Biologists.）

单糖在叶片衰老中扮演着重要角色

与衰老相关的光合作用的下降伴随着细胞质中葡萄糖浓度的上升。富集的葡萄糖并不是像通常那样与果糖结合在一起生成蔗糖，如发生在衰老前的早期代谢过程中那样。这些被富集起来的葡萄糖在程序性衰老过程中主要发挥两个重要作用：①葡萄糖，或者是与其代谢相关的某些因子，似乎是使程序性衰老延续不断的信号；②葡萄糖可以为线粒体增强的呼吸作用提供底物。

回想一下我们在第 4 章学习过的内容，葡萄糖要被氧化以产生 ATP，必须首先被磷酸化。植物细胞通过利用**己糖激酶**（**hexokinase**）来催化这一反应。己糖激酶的表达量随着葡萄糖浓度的升高而升高。有意思的是，己糖激酶的实际浓度要高于磷酸化葡萄糖所需要的浓度。这些"额外的"己糖激酶似乎可以结合到编码蛋白酶基因的激活位点上，而这些蛋白酶的作用主要是分解蛋白质，如叶绿体中的一些蛋白质。因此，葡萄糖和（或）己糖激酶的富集可能就是延续程序性衰老的信号。

尽管我们目前对于葡萄糖和己糖激酶影响程序性衰老的认识仍比较间接，但近期的两个研究结果支持了它们的关键作用。第一，基因工程改造过的缺乏己糖激酶编码基因的拟南芥尽管出现了细胞内葡萄糖的富集，却仍显示出衰老的延滞现象。但是，拟南芥叶片中己糖激酶的过表达则加速了程序性衰老的起始。第二，在高糖培养基上生长的幼嫩植物中，人为造成的己糖积累启动了只有在自然衰老过程中才会出现的基因的表达。

在程序性衰老过程中，叶片细胞的能量需求增加了。叶片中的线粒体在程序性衰老开始之前只要提供足够维持细胞的基本生命活动（如蛋白质合成、液泡功能等）所需的 ATP 即可。衰老起始之后，线粒体除了需要保证为细胞提供足够维持其基本生命活动所需的能量外，还必须满足一些新的能量需求，用于营养物质的释放与分解代谢等过程。

大分子降解过程中线粒体能量需求的增加对衰老细胞来说是一个潜在的问题。也就是说，鉴于衰老细胞不再能通过光合作用产生葡萄糖，那么线粒体呼吸所需的底物从何而来？游离脂肪酸似乎并不能解决这个问题，因为这种基质是为未来种子的发育保留的。衰老细胞在呼吸作用中只能继续利用碳水化合物。在程序性衰老的早期阶段，叶片细胞转而利用其细胞内储藏的淀粉（植物中碳水化合物的储备形式）来供应葡萄糖（图 6.14）。从光合作用产生的单糖到淀粉产生的葡萄糖的转变对细胞来说只是一个轻微的代谢问题。叶片细胞习惯于在夜间分解淀粉，这时光合作用不会发生。因此，在程序性衰老的早期阶段，葡萄糖的累积很可能反映了两个要素：①几乎完全不会产生蔗糖；②通过细胞内储藏的淀粉分解释放出葡萄糖。

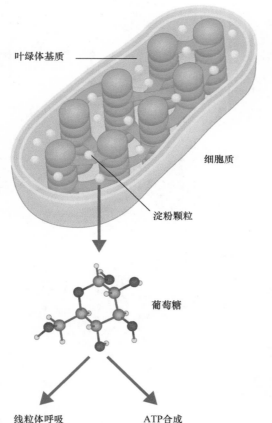

叶绿体基质

细胞质

淀粉颗粒

葡萄糖

线粒体呼吸　　　ATP合成

图 6.14　叶片程序性衰老过程中淀粉向葡萄糖的转变。当叶片开始走向衰老时，叶绿体开始降解，不再能为细胞生成 ATP 提供足够的葡萄糖和果糖。因此，叶片通过转化其储藏的淀粉来为线粒体呼吸以及 ATP 合成提供葡萄糖。

在程序性衰老开始时，叶片细胞中储存的淀粉并不能为该阶段供给足够的葡萄糖。在衰老后期，细胞需要依赖外部的葡萄糖源来完成细胞解体的过程。葡萄糖的外部来源似乎是韧皮部，后者储藏有光合作用衰退之前由叶片细胞提供的蔗糖。然而，在程序性衰老过程中将韧皮部来源的蔗糖在细胞质中转化为葡萄糖和果糖是有些困难的，因为蔗糖转化酶（可以将蔗糖转化为葡萄糖和果糖的酶）在作为能量来源代谢的细胞中含量较低。衰老细胞通过提高**质外体**（**apoplast**，也就是细胞壁与细胞膜之间的空隙）中蔗糖转化酶的含量显著克服了这一困难；这种酶被称为质外体转化酶，能够将蔗糖分解为葡萄糖和果糖，随后这些单糖进入到细胞质中——这一过程叫做**质外体上载**（**apoplast uploading**）（图 6.15）。在一个尚未阐明的机制中，葡萄糖和果糖上载到衰老细胞中，最终诱导了叶片从供源器官向储藏器官的转化。虽然在晚期衰老过程中诱导质外体上载增加的机制尚不清楚，但一些研究表明，程序性衰老晚期过程中细胞质内游离葡萄糖磷酸化（6-磷酸葡萄糖）水平的上升诱导了质外体转化酶的表达。稍后我们还将讨论植物激素中的细胞分裂素也会影响质外体蔗糖转化酶的水平。

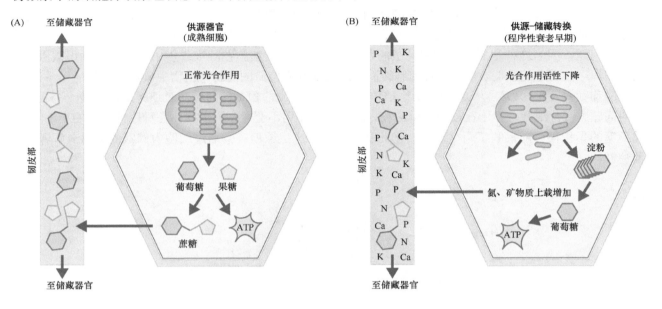

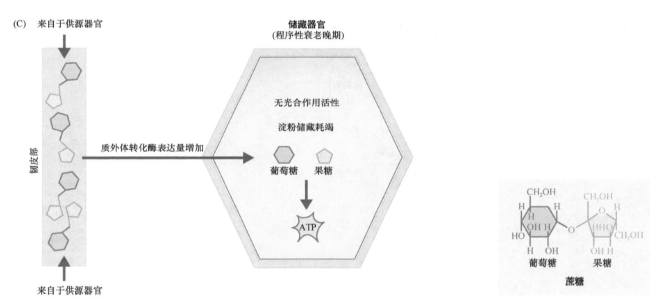

图 6.15　从供源代谢到储藏代谢的转变。（A）成熟的非衰老细胞通过光合作用为生长的植株中其他器官提供蔗糖，并为线粒体产生 ATP 提供葡萄糖和果糖。（B）在生长季趋于结束的时候，光合作用能力衰退，细胞进入程序性衰老，细胞不再输出蔗糖，反而转化为氮和矿物质的供源器官。尽管如此，线粒体仍需要为分解过程继续提供能量，如 ATP。衰老细胞利用其胞内储存的淀粉为能量生产提供底物。（C）当储存的淀粉消耗殆尽时，通常在程序性衰老结束之前，细胞通过调用韧皮部内循环的蔗糖为其自身提供葡萄糖和果糖。蔗糖在质外体中通过质外体转化酶的催化作用被水解为葡萄糖和果糖。葡萄糖和果糖上载至衰老细胞，诱导了细胞由供源代谢到储藏代谢的最终转变。

　　衰老细胞摄取葡萄糖和果糖的增加还可能会启动叶片细胞从供源代谢向储藏代谢转化的最后一步。实验证据表明，参与储藏代谢的几种酶几乎在衰老诱导的质外体蔗糖上载的同时发生上调。但究竟是质外体上载起始了储藏代谢，还是储藏代谢诱发了质外体上载尚有待进一步的研究。

叶绿体的分解为其他植物器官提供氮和矿物质

叶绿体中含有的蛋白质占光合作用活跃的叶片细胞中发现的所有蛋白质的大约 75%。在程序性衰老过程中，这些蛋白质降解为游离的氨基酸从衰老细胞中释放出来，成为十分重要的氮源。游离氨基酸从其母体蛋白质中的释放主要发生在细胞质中，含氮氨基从游离氨基酸中的解离主要发生在质外体或韧皮部。据估计，每年释放到生物圈中的叶绿体**分解代谢产物**（**catabolite**，分解代谢产生的化合物）总量超过 10 亿吨。

除了从叶绿体蛋白质中释放氮，叶绿素也必须被安全地降解。叶绿素及其分解代谢产物具有很高的活性，如果不能妥善地降解和储存，极有可能造成过度的氧化损伤。在程序性衰老过程中，与衰老相关的叶绿素降解也是保护细胞免遭损伤的一种机制。一种金属螯合蛋白可以将**卟啉**（**porphyrin**）环核心的镁离子移除，镁离子扩散到细胞质中并被转运到韧皮部。然后，**原卟啉**（**protoporphyrin**）环（不含金属的卟啉）经过数个步骤形成"荧光叶绿素分解代谢产物"（FCC），这也是在叶绿体中形成的最终分解代谢物。FCC 从叶绿体转运到中心液泡，并在液泡的低 pH 条件下转化为非荧光叶绿素分解代谢产物。这些非荧光叶绿素分解代谢产物在随机性衰老过程中被释放到细胞质中。来自叶绿素的非反应性植醇尾部被运输到称为质体球的色素体中，在那里储存并随后用于维生素 A 的合成。

叶绿素周转是叶片发育和成熟过程中的一个正常过程，反映了合成和分解代谢之间的平衡。在生长过程中，合成起主导作用，导致了叶绿素的富集。分解代谢途径在生长、发育和成熟过程中与合成途径密切相关；当植物的光合作用活跃时，叶绿素分解产生的代谢产物被重新用于叶绿素的合成。与衰老相关的分解代谢途径同这一衰老前过程有所不同。衰老过程中叶绿素分解代谢的最终产物不会用于色素的再合成，而是从叶绿体转运到细胞质中，成为循环营养池中的一部分。

分解代谢产物可以诱导参与细胞器解体过程的基因的表达

回想一下，光合作用活跃的叶片细胞的基因表达谱主要反映了蔗糖合成和输出到韧皮部过程中所需的酶及其他蛋白质，而与衰老相关的叶绿体、叶绿素的降解将基因表达谱转换到了那些对营养循环非常重要的基因上。也就是说，衰老的叶片细胞从提供能量的基质（蔗糖）转变为提供氮和矿物质来支持繁殖器官的生长。如前所述，叶绿体和其他细胞器的降解需要分解代谢酶的上调。

供源代谢中从碳水化合物输出切换到营养动员的信号开关的调节路径尚未明确。到目前为止，大多数研究证据表明，衰老相关的光合作用减少和（或）胞浆中葡萄糖积累的信号主要涉及蛋白质的翻译后修饰，而不是转录因子的表达。其中一个修饰涉及**蛋白激酶**（**protein kinase**）和磷酸酶之间的相互作用，这与在线虫上观察到的现象非常相似（见图 5.26）。一些研究已经确定了一组在衰老的拟南芥叶片细胞中表达的钙依赖性和有丝分裂原激活的激酶，但是现在提出一个诱导或沉默衰老调控基因的信号通路模型还为时过早。毕竟，我们目前掌握的知识仅限于在衰老叶片中鉴定一些不同通路的基因。最近的研究报道已经在拟南芥的衰老叶片转录组中鉴定出了 2000 多个基因，包括 100 多个转录因子。衰老叶片中绝大多数信使 RNA（mRNA）的表达都是编码蛋白酶、脂肪酶和核酸酶的。

叶片衰老过程中植物细胞膜的降解

借助于脂质双层膜，真核细胞具备了将细胞与细胞相互分开、将细胞内的不同成分区隔化的能力，真核生物的兴起正是与其这种能力密切相关。生物膜允许一些分子进入某个隔间，同时将其他分子挡在外面，从而建立起了选择通透性。选择通透性主要反映了生物膜的物理特性——同时具有**亲水**（**hydrophilic**，water-attracting）和**疏水**（**hydrophobic**，water-repelling）结构域的脂质双层膜。其他膜成分（如蛋白质和糖蛋白）的浓度使得精确的电荷和膜流动性保持在一个非常窄的范围内。膜的空间排列的破坏会导致选择通透性的坍塌、细胞区隔化的丧失和细胞的死亡。

如前所述，在程序性衰老过程中，75%被降解的蛋白质都来源于叶绿体。因此，衰老相关的膜降解也应该是起始于叶绿体的。在叶绿体分解过程中，细胞膜、液泡膜和线粒体膜必须保持其完整性，以支持释放出的大分子的降解和叶片营养成分的输出。

叶绿体膜的降解和叶绿体内容物释放到细胞质中，启动了针对细胞器膜降解的蛋白酶和脂肪酶的表达。在细胞质中，细胞器的降解似乎是分级进行的。确切的降解顺序还有待描述，但线粒体膜和中央液泡膜是最后才被降解的。液泡膜破裂，有毒的液泡内容物被释放到胞浆中，加速了细胞膜的降解，最终导致细胞死亡。

衰老相关的膜降解过程在所有的生物膜中都是相同的，无论其结构如何（图 6.16）。细胞内信号刺激除了核酸酶之外的叶绿体和细胞质中脂肪酶及蛋白酶的表达。最近的研究表明，在叶片衰老过程中，有多达 130 个编码各种脂肪酶的基因会被表达。

虽然叶片细胞膜上的许多脂解途径尚未明晰确立，但我们知道磷脂双层分解代谢产生的游离脂肪酸能够在膜中保留一段时间。这些脂肪酸起初会转化为甾醇和蜡酯，以限制高电荷脂质的破坏性影响。甾醇和蜡酯的积累只发生在膜降解的早期阶段，此时细胞器的功能仍需维持。到了后期，游离（去酯化）脂肪酸开始积累并发挥自催化作用。也就是说，游离脂肪酸去垢剂样作用提高了细胞膜破裂的速度。去酯化脂肪酸倾向于在膜上"戳"孔，导致双层膜不稳定，这种不稳定性增加了膜的通透性，导致了磷脂分解和去酯化脂肪酸积累的加速。游离脂肪酸引起的物理不稳定性增加了膜的泄漏，进一步增加了膜的不稳定性。

随着膜不稳定性和泄漏的增加，细胞膜的选择通透性丧失。之前曾经被隔离在腔室外的分子和离子现在开始自由地穿越膜了。电化学梯度消失，腔室内正常的化学反应停止。没有电化学梯度和脂质双层膜所设置的屏障，随机过程就会导致生物膜彻底破裂，区隔化完全消失。

启动植物衰老

大多数植物是自养型的，环境条件对植物衰老相关的生物学过程的影响程度远远大于动物。考虑到这一点，我们可以预期，引发植物衰老的信号很可能来自于环境因素。这些因素包括光照强度、光朝向、温度变化、土壤养分、水分、土壤和大气中的毒素、捕食者（昆虫）和病原生物。除了光照强度外，其他能够诱发衰老的环境因素都表现为胁迫条件。大多数野生植物在其生命周期中都会经历某些类型的胁迫，许多植物因此进入衰老期。

这里我们探究一些影响植物衰老的环境因素。在探讨这个问题时，我们假设光合作用下降是衰老的初始事件。首先，我们认为光照类型和强度在衰老起始阶段影响了光合作用的衰退。接下来我们研究细胞分裂素在衰老中的作用，以及胁迫诱导的其他植物激素变化如何加速了与衰老相关的光合作用的丧失。

光照强度影响植物衰老的起始

我们都观察到了光照是如何影响植物生长的。如果你把两株同种植物，一株放在阳光充足的地方，另一株放置在局部庇荫的地方，两株植物都会生长，但是生长在阳光充足地方的植株其生长速度会远远超过生长在局部庇荫地方的植株。受荫植株未能发挥其最大生长潜力反映了其光合作用速率的衰减。植物生长需要充足的阳光，因此生长在局部庇荫地方的植株会朝光照方向弯曲，以增加其光合活性，这种现象叫做**向光性（phototropism）**。植物茎干中阴影一侧的细胞较向光一侧的细胞生长得更快、更长，从而导致植株的弯曲。

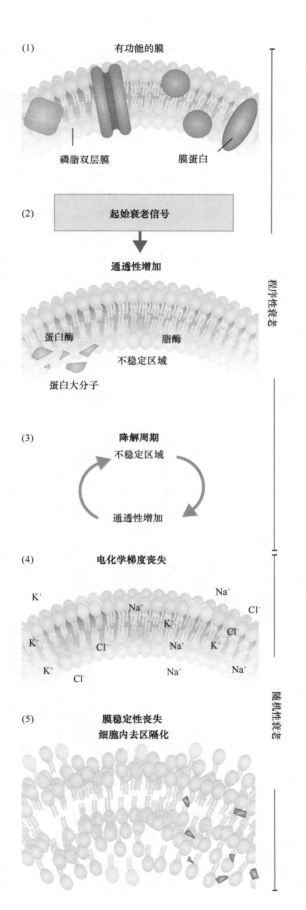

图 6.16 叶片衰老过程中的膜降解。（1）膜的许多功能特性都与其物理特征及其脂质相和蛋白相的关系相关。（2）识别到衰老信号后，脂酶和蛋白酶开始表达。磷脂双层膜和蛋白质的降解导致膜上出现不稳定区域，增加了对之前一些无法透过的物质的通透性（膜泄漏）。（3）膜不稳定性升高致使膜通透性上升，反过来又导致膜不稳定性加剧。（4）最终，膜通透性损伤到一定程度，导致膜内外溶质浓度的差异消失，电化学梯度不复存在。（5）没有了电化学梯度，膜完整性无法再维持，细胞内的去区隔化开始。

向光性机制也可为植物衰老的起始提供线索。成熟的植物，就是那些已经达到其全部生长潜力的植物，当它们试图最大限度地增加光照，从而提高其所有叶片的光合活性时，都面临着一个问题，即由于合成更多细胞或拉长茎干中现有细胞的能力在成熟的植物中是非常有限的或者根本不存在的，它们不能指令其自身叶片朝向阳光。只有植物顶部的叶片才会受到最大程度的阳光照射，因此植株上部的叶片比底部的叶片在光合作用上要活跃得多。这种不同的光照会导致光合作用的整体减少，并成为可能引发衰老的条件。

叶绿素吸收可见光光谱中蓝光和红光区间的光。现在有证据表明，不同的吸收特性在植物中可能有不同的功能。近期发现的**向光素**（**phototropin，又称光致变色素**），是植物负责向光性的光感受器，它的发现有助于揭示植物衰老的启动机制。我们知道蓝光对植物的发芽和生长可能是最重要的。蓝光诱导植物激素生长素的释放，生长素优先作用于茎干背阴面的细胞。红光对光合作用的影响可能更大。光谱分析还表明，红光诱导的光合活性随着光照强度的降低而降低（**图 6.17**）。也就是说，红光（波长 620～700nm）比远红外光（700～775nm）能够诱导更大的光合作用活性。这种效应似乎是由于叶片细胞中红光的光感受器明显多于远红外光的光感受器而造成的。

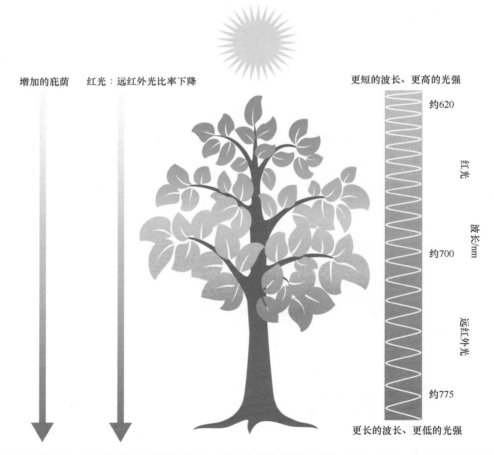

图 6.17 红光和远红外光比率及其对叶片衰老的影响。叶绿素吸收光谱中红光（620～700nm）和远红外光（700～775nm）区域的光照。红光对于光合作用有最强的影响。由于光感受器数量很少，远红外光对光合作用的影响非常小。当一棵植株生长到成熟时，其上部的叶片相对于下部的叶片能够吸收更多的红光，导致红光与远红外光的比率下降。这一结果会导致光合作用降低，并可能进而启动衰老程序。

成熟植物上部的叶片能够吸收更多的高光强红光，这些叶片的光合作用活性就保持得相当旺盛。当光线穿过植物时，红光与远红外光的比率降低，导致植株下部叶片的光合作用减弱。也就是说，红光与远红外光的比率在下部叶片中降低可能是启动上部叶片衰老的信号，尽管这种作用的机制尚未明确。

细胞分裂素能够延缓衰老

在幼年植物中，**细胞分裂素**（**cytokinin**）主要是作为生长调节剂来发挥其功能的。细胞分裂素的信号通路会影响干细胞、分生组织、种子发育、叶绿体生物合成，以及其他一些生长和发育过程。细胞分裂素的生物合成发生在所有植物组织中，这一过程似乎受到氮浓度的调节。也就是说，在植物生长过程中，（从根部吸收的）氮的水平上升时，细胞分裂素的浓度也会上升，反之亦然。细胞分裂素依赖性反应蛋白的表达受磷酸传递系统的调节。简单来说，细胞分裂素附着在一类组氨酸激酶受体上，将磷酸基团转移至一种激活蛋白上（图 6.18）。磷酸基随后转位至一个转录因子上，后者可以诱导细胞分裂素依赖性反应蛋白的表达。这些蛋白质进而刺激各种其他代谢通路，导致细胞的生长。

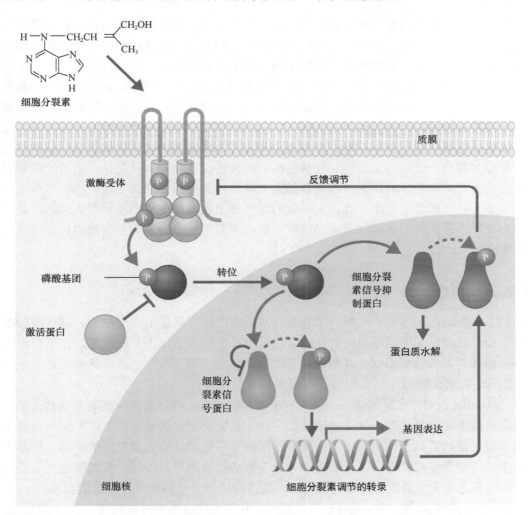

图 6.18　细胞分裂素诱导细胞生长概览图。在幼年植物中，韧皮部的氮诱导细胞分裂素的合成。细胞分裂素与激酶受体的结合引发了激活蛋白的磷酸化，该蛋白可穿越核膜。随后，激活蛋白本身，或者是另一个转录因子的磷酸化启动了细胞分裂素诱导蛋白的基因表达，这些诱导蛋白可以刺激细胞的生长或分裂。（Adapted from Santner A et al. 2009. *Nat Chem Biol* 5：301–307. With permission from Nature Publishing Group.）

细胞分裂素长期以来被认为是衰老延缓因子。外源性提供的细胞分裂素可以阻止叶片进入程序性衰老的起始阶段，从而延长了叶片的寿命。相反，生长阶段的植物体中细胞分裂素如果失活则会诱发早衰。

在大部分植物衰老中，依赖于细胞分裂素的延缓衰老的内在机制仍然是一个谜。细胞分裂素在植物衰老过程中作用的诸多不确定性，很可能反映出在每个特定的观测中，叶片处于衰老的不同阶段。例如，在程序性衰老早期（叶绿素降解阶段），叶片中细胞分裂素的浓度与衰老前细胞中的浓度相似。随着程序性衰老进入后期，细胞分裂素的浓度下降，细胞器降解的速率加快。

植物衰老过程中，细胞分裂素浓度随时间变化的差异提示，细胞分裂素在植物生长发育过程中的作用模式是一致的。如前所述，叶片衰老的过程已经进化到为繁殖器官提供足够的营养。这就要求细胞的细胞器和基因表达在叶绿体降解的同时仍能够保持其活力。还有，细胞分裂素的生物合成至少部分会对细胞内、外的氮水平作出反应，因此，在程序性衰老的早期阶段，随着细胞内氮或游离氨基酸水平的增加，细胞分裂素的浓度上升或保持稳定也就不足为奇了。此外，有证据表明韧皮部中与衰老相关的氮浓度的增加刺激了除叶片细胞以外的其他组织中细胞分裂素的生物合成，这些细胞分裂素可以通过木质部返回到叶片细胞。

在这个模型中，细胞分裂素对衰老影响的以下几个步骤还不太清楚。我们剩下的问题就是：通常参与生长发育的激素是如何支持一个即将死亡的细胞的呢？答案可能来自已知的细胞分裂素对基因表达的影响。虽然在衰老过程中起重要作用的、依赖细胞分裂素表达的特定基因尚待鉴定，但实验表明，过表达组氨酸激酶 3（细胞分裂素受体）的拟南芥突变体表现出延迟衰老的现象，而缺乏组氨酸激酶 3 所需基因的拟南芥突变体则不会对外源的细胞分裂素做出反应。这些观察结果提示，依赖细胞分裂素的基因表达发生在程序性衰老阶段。

最后，细胞分裂素可能在糖分分配和源-库代谢调节中起着重要的作用。细胞分裂素的浓度似乎会随着质外体转化酶（将蔗糖水解为葡萄糖和果糖的酶）的表达而变化。也就是说，随着叶片衰老过程中细胞分裂素浓度的上升，质外体转化酶的浓度会随之上升，反之亦然。然而在我们的模型中，这两个事件的发生时间似乎与叶片的衰老并不一致。大多数的质外体上载发生在程序性衰老的晚期，此时细胞分裂素的浓度理应下降。正如我们对植物衰老的理解一样，阐明细胞分裂素和葡萄糖累积之间的精确关系还需要更多的研究。

诱导衰老的其他植物激素

在衰老的不同阶段，脱落酸、乙烯、茉莉酸及水杨酸的浓度都显示有所增加。这些植物激素对于应激的反应大部分已经得以阐明，但是它们在衰老过程中扮演的角色还不是很清楚。在非胁迫的衰老过程中，这四种植物激素的具体作用以及其间的相互作用仍然几乎不为人知。这里简要讨论一下上述几种激素在植物的生长、发育和应激中的作用及其与衰老的关系。

脱落酸（abscisic acid）在植物生长、发育和应激过程中有一些功能是与衰老密切相关的。在干旱条件下，这些激素会诱导气孔关闭，气孔关闭减少了由于蒸发而引起的水分损失，但同时也减少了二氧化碳的摄入量，进而降低了光合作用能力，而光合作用的下降可以导致衰老程序的启动。脱落酸还可以通过抑制细胞生长（特别是在芽部和叶片细胞中）对各种胁迫做出不同反应。抑制细胞的分裂或细胞的伸长可以导致一些衰老相关重要蛋白的表达。最后，脱落酸增强了乙烯对叶片脱落的影响。

长久以来，人们知道**乙烯**（ethylene）可以刺激植物的果实成熟和叶片脱落（图 6.19）。近期的研究同样发现在衰老的叶片中，乙烯的浓度有显著的上升。此外，一些分子层面的分析表明，在衰老过程中，许多与乙烯生物合成相关的基因都有所上调。至于乙烯含量上升具体是在程序性衰老的早期还是晚期尚未得以确定。与本节提到的另外三种植物激素一样，我们也还不知道乙烯的出现是衰老的诱因还是衰老产生的结果。

茉莉酸（jasmonic acid，methyl jasmonate，茉莉酸甲酯）和**水杨酸**（salicylic acid）分别能够对植物损伤和病原体产生响应。茉莉酸与叶片衰老的关系是因为它对叶绿体的作用。在涂抹过茉莉酸的叶片中，

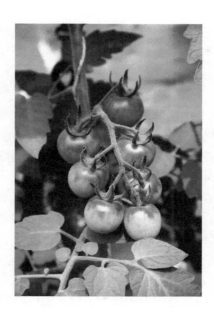

图 6.19　乙烯对果实成熟的调控。乙烯通过关闭抑制成熟基因的表达来触发果实成熟过程。（Courtesy of L. Whitaker/Getty.）

叶绿体降解速度远远高于对照组的叶片。经过基因改造，对茉莉酸甲酯不敏感的植物呈现出衰老延缓的迹象。DNA 微列阵芯片分析表明，水杨酸诱导的衰老转录组与增龄诱导的衰老转录组中有一些基因是相同的。

未来之路

　　植物衰老研究的未来之路与我们对动物衰老的预测不会有太大的不同（见第 1 章中的"未来之路"）。也就是说，要想在未来对植物衰老有更深入、更彻底的了解，就需要更多地使用系统生物学等定量研究的方法（见第 1 章）。为此，植物科学在利用基因组学、表观基因组学、转录组学、蛋白质组学和代谢组学等研究方法以鉴定数千种衰老调控因子方面已然取得了令人惊叹的成功。组学研究结果表明，植物衰老是一个高度调控和程序化的过程，涉及多个层次的调控。此外，这些组学研究为在系统生物学中建立模型提供了必要的数据。现在植物生物学家已经可以将这些多组学数据整合到定量模型中，以更好地了解哪些途径有助于协调程序性衰老过程。

　　植物衰老研究的未来之路可能还包括更多地利用植物作为生物衰老的通用模型。植物作为衰老的模型可能对研究发育、繁殖和寿命之间的进化保守关系非常有益（见第 3 章）。研究动物繁殖和寿命之间的共同遗传与分子途径可能是很困难的，因为从繁殖到衰老的时间跨度很长。动物繁殖和衰老的分离引入了时间和（或）环境的影响对相关分子途径的混杂效应。在动物身上控制这些效应在实际操作中是很困难的，而植物却不是这样的，植物的繁殖和叶片衰老是同时发生的。因此，植物繁殖的启动与叶片衰老的开始有效地消除了时间和环境作为混杂变量的影响，这使得植物成为一个更加有效地研究繁殖和衰老之间进化保守联系的实验系统。

　　当然，对植物衰老的研究不会直接增强我们对人类衰老的理解。植物和动物之间的进化差距太大，不适合这种应用场景的转换。尽管如此，利用植物来研究长寿，已经开始展示出一些可能的分子机制的共通线索，这些分子机制是繁殖和衰老之间进化保守联系的基础。例如，microRNA（miRNA；见第 5 章）在植物和动物中保守、进化上古老的调节 RNA，似乎在叶片开始衰老时会发出让植物启动繁殖的信号。同样，miRNA 也是众所周知的动物胚胎发育的调节因子，在保护组织免于形成肿瘤的细胞衰老机制中起着重要的作用（第 9 章）。动物和植物在 miRNA 对繁殖和寿命调控方面的相似性是不容忽视的。鉴于植物基因组中有相当多的部分都涉及衰老，更多的关联繁殖与叶片衰老的分子通路将会被发现。剖析这些通路以确定主要的调控分子，对我们理解植物和动物的生死存亡机制将会有莫大的帮助。

核心概念

➢ 植物细胞区分于动物细胞的三个特殊结构是：细胞壁、色素体和中央液泡。

➢ 光合作用发生在叶绿体中，是通过二氧化碳、水和光的反应合成葡萄糖的过程。

➢ 植物激素（plant hormone，又称 phytohormone），主要参与植物的生长和发育过程。

➢ 植物衰老是一个进化选择的、优化繁殖成功的发育过程。

➢ 植物衰老是分阶段发生的。程序性衰老包括有目的的、受基因调控的叶绿体和其他细胞器的降解，与此同时维持线粒体和细胞核的功能。随机性衰老是指维持细胞完整性的正常结构（细胞壁、细胞膜和液泡）的、不受调控的随机解体过程。

➢ 关于植物衰老的绝大多数信息来自于对叶片的研究。叶片衰老可以分为三个阶段：起始、降解和终止。

➢ 在植物衰老过程的降解阶段，葡萄糖和果糖聚集在叶片细胞的细胞质中，蔗糖的合成逐渐停止。细胞质中葡萄糖的上升刺激己糖激酶的表达，己糖激酶反过来又刺激蛋白酶的表达。

➢ 在叶绿体降解阶段，细胞质中葡萄糖的累积主要有两个来源：细胞内的淀粉颗粒储备和韧皮部的蔗糖（作为葡萄糖和果糖）上载。

➢ 叶绿素的降解是一个有序的、受基因调控的过程。这也标志着从叶片输出到植物其他部分的营养物质的类型发生了转变。

➢ 叶绿素降解的副产物会刺激一些酶的表达，进一步参与到叶片细胞的降解过程中。细胞膜完整性的丧失导致程序性衰老的结束，标志着随机性衰老的开始。

➢ 启动叶片衰老的环境因素尚未完全阐明，但是似乎光照量和光照类型对叶片衰老的启动有着重要作用。

➢ 应激（如干旱、极端温度以及虫害等）导致的改变刺激了植物激素的合成，并且诱发了衰老相关的光合作用的下降。

讨论问题

Q6.1　解释为何植物衰老被认为是植物发育的最后阶段。

Q6.2　简单描述植物程序性衰老和随机性衰老在细胞层面的不同。

Q6.3　列出在程序性衰老过程中细胞层面事件发生的顺序。

Q6.4　叶片程序性衰老导致了韧皮部蔗糖浓度的下降。这一观察结果是否反映了由于光合作用的下降，引发了细胞内葡萄糖和果糖合成的减少？解释之。

Q6.5　描述为何植物细胞在程序性衰老过程中比处于非衰老过程的正常功能下的细胞消耗更多的能量？

Q6.6　植物衰老遗传程序的高度进化由衰老前期和衰老过程中叶绿素降解信号通路的差异被证实。简要说明该现象。

Q6.7　解释在功能正常的细胞膜中发现的脂肪酸如何在叶片衰老过程中对生物膜的降解也发挥着重要作用。

Q6.8　程序性衰老向随机性衰老的转变可以用供源代谢向储藏代谢的转变作为特征标志。供源代谢和储藏代谢分别指什么呢？储藏代谢在植物的繁殖特性中扮演了何种角色？

Q6.9 讨论动物及植物在有丝分裂细胞衰老过程中的不同。

Q6.10 解释成年植物中向光性的缺失是如何启动叶片衰老的。

延伸阅读

基础植物生物学

Buchanan BB, Gruissen W, Jones RL. 2015. *The Biochemistry and Molecular Biology of Plants*. Hoboken, NJ: John Wiley and Sons, pp. 925–983.

Stern KR. 2013. *Introductory Plant Biology*, 13th ed. Boston, MA: McGraw-Hill.

植物衰老生物学

Khan M, Rozhon W, Poppenberger B. 2014. The role of hormones in the aging of plants—A mini-review. *Gerontology* 60: 49–55.

Kim J, Woo HR, Nam HG. 2016. Toward systems understanding of leaf senescence: An integrated multi-omics perspective on leaf senescence research. *Mol Plant* 9: 813–825.

Kuai B, Chen J, Hortensteiner S. 2018. The biochemistry and molecular biology of chlorophyll breakdown. *J Exp Bot* 69: 751–767.

Schippers JH, Schmidt R, Wagstaff C et al. 2015. Living to die and dying to live: The survival strategy behind leaf senescence. *Plant Physiol* 169: 914–930.

启动植物衰老

Abdelrahman M, El-Sayed M, Jogaiah S et al. 2017. The "STAY-GREEN" trait and phytohormone signaling networks in plants under heat stress. *Plant Cell Rep* 36: 1009–1025.

Wojciechowska N, Sobieszczuk-Nowicka E, Bagniewska-Zadworna A. 2018. Plant organ senescence—Regulation by manifold pathways. *Plant Biol* 20: 167–181.

第7章　人类的寿命与长寿

"人生自古谁无死，难得糊涂在世间。"

——埃尔伯特·哈伯德（Elbert Hubbard），作家（1856—1915）

本 章 提 纲

人类长寿的起源　　　　　　　　　　　　　　未来之路
20 世纪人类寿命延长的提升

迄今为止，对**衰老**（**aging**）、**寿命**（**lifespan**）和**长寿**（**longevity**）的研究主要集中在简单真核生物的基本生物学机制上。我们已经能够以相当严谨的一致性构建一个假说，预测动物和植物中的长寿进化，而衰老反映的则是一种随机的现象。长寿是通过选择生存到生殖年龄的基因进化而来的。然而，随着年龄的增长，自然选择力的下降使得这些表达"衰老"遗传型和表型的基因无法得以修复。

当把注意力转向我们人类自身的时候，我们必须回答的一个基本问题是：关于衰老、寿命和长寿，人类是否也遵循类似在其他非人类种群中观察到的进化发展模式？尽管环境是达尔文自然选择学说中物种进化的根本动力，但它可能并不像影响其他物种那样影响人类的适应能力。除了少数非灵长类动物和海洋哺乳动物外，智人（*Homo sapiens*）是唯一一个大脑如此精巧复杂、足以改变环境以有利自身生存的物种。其他智力较低的物种只是能适应所处时空的环境条件而已。能够改变环境会对自身生存产生巨大的影响：建造房屋和栅栏或围墙以提供庇护和抵御敌人，制作和穿着衣物以提供防护、免受恶劣天气的影响，发展和利用农业以防止饿殍饥荒。因此，与其他物种不同的是，我们改造环境的优越能力影响了长寿和（或）寿命的起源，这种可能性是完全存在的。

本章主要阐述人类的长寿和寿命。我们从探讨人类长寿的起源开始，并讨论现代智人长寿的理论基础。注意我们特别使用了"人类长寿的起源"而不是"人类长寿的进化"，这样表述主要是为了将现代智人与人属（*Homo*）的其他物种如海德堡人（*Homo heidelbergensis*）和尼安德特人（*Homo neanderthalensis*）区分开来。虽然现代人类继承了古人类经进化选择后保留下来的长寿基因，但我们卓越的智力很可能使我们形成了与古人类显著不同的生命周期和死亡轨迹，并且这些生命周期和死亡轨迹很可能对我们物种的长寿产生了重大影响。本章的第二部分介绍了一些历史性和近期的研究，检验了人类长寿和寿命起源的理论基础。

人类长寿的起源

第 3 章中我们介绍过，对果蝇采用人工选择的方法进行筛选的实验结果符合 Peter Medawar 的长寿进化理论和 W.D. Hamilton 的数学模型，但是相同的实验不可能在人类中实施。对于人类而言，我们必须寻找其他非侵入性的实验方法来验证长寿的进化理论。由生物学和人口统计学交叉融合而形成的**生物人口学**（**biodemography**）的出现为研究专属于人类的长寿起源提供了一个新的方法。生物人口学本质上是一门数学和理论科学，能够通过构建模型来预测人类长寿的起源。这些数学模型将死亡分析理论与考古学、人类体质学、遗传学和进化论等多个学科领域的实验结果进行了整合。

因此在本节中，我们将利用生物人口学去探讨人类长寿的起源及其对寿命的影响。首先，我们将阐述生物人口学的一般原理，这些原理将用于指导构建预测人类长寿起源的模型，并促使我们提出一个全新的理论：在所有物种中，由于人类具备超级的智慧和改造环境的能力，我们的长寿起源可能是独一无二的。

人类死亡率是兼性的

对低等真核生物和啮齿类动物进行的分子及细胞实验，使我们能够相当准确地区分衰老、长寿和年龄相关性疾病的差异。由严格控制条件的动物实验结果可以推导出，长寿是通过基因选择使生物生存到生殖年龄的副产物（见第 3 章）。采用类似的实验室技术，研究人员观察到另外一种测量寿命的方法，即平均寿命（mean life span），它似乎与生命过程中偶然或随机发生的效应关系更为密切。这样，我们就可以定义长寿（longevity）为某一特定物种可能生存的最长年龄，而寿命（life span）则是该物种内某一个体生存的时间长度。

运用生物人口学的方法对人类死亡的研究难以区分归因于遗传的内在死亡率和归因于环境的外在死亡率（见第 2 章在衰老研究中对于"内在"和"外在"死亡率的讨论）。另外，影响人类长寿的环境因素也不应单独分离出来进行分析。在对人类长寿起源进行的生物人口学预测中，由年龄相关性疾病或环境因素导致的死亡多用数学方法进行了校正。也就是说，生物人口学家把环境因素作为他们数学模型中的一个关键变量。人类通过认知推理，而不是简单的本能来对环境改变做出反应。人类通过改变环境以满足自身的需求，而这种能力使现代人类的死亡和长寿均具有了独特的特点。

人类改造环境的能力引出了生物人口学最重要的一个原理：人类的死亡率是**兼性的**（**facultative**）。在生物人口学中，术语"兼性"是指环境影响因素使死亡率或死亡率曲线具有极大的可塑性。也就是说，死亡率并非如 Gompertz 分析预测的那样（见第 2 章）是固定不变的。死亡率的这种可塑性产生的原因是人群中影响个体死亡的环境条件各不相同，这些条件千差万别并处于持续变化之中。虽然种群总死亡率呈现出某一特定的 Gompertz 死亡模式，但亚群的死亡率却存在显著的差异。许多生物人口学家认为这些亚群对人类长寿的起源具有重要的影响。

在这里，我们用历史上人群中出生人口数随季节变动的例子来阐述死亡率兼性的特点及其对长寿的影响（图 7.1）。在营养物质数量最多、质量最好的时期，即粮食收获期或之后（北半球的 9～12 月）出生的婴儿，往往比那些在冬天（1～2 月，食物匮乏时期）出生的婴儿生存时间更长。这种简单的相关性提示生命早期的环境因素能够形成多个具有不同死亡率的亚人群。由于在粮食收获季节出生的婴儿死亡率较低，这些亚人群具有更高的适存度，从而对寿命和（或）长寿产生明显的影响。

遗传因素使人类死亡率具有显著的可塑性

人类的死亡率是高度可变的，即使采用数学或者统计学方法排除年龄相关性疾病和环境等混杂因素的影响，这种变化仍然存在。此外，生物人口学研究显示，人群总死亡率中包括许多截然不同的亚人群的死亡率，这些亚人群分别具有特定且不同于总人群死亡率的 Gompertz 死亡率。总之，非环境相关性的变化和具有特异性死亡率的亚人群的存在强烈提示，影响人类长寿的遗传因素同样也具有可塑性，并非

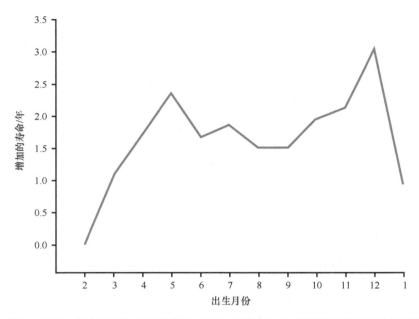

图 7.1 采用生物人口学方法预测人类女性出生月份的函数对其寿命的影响。这项研究表明寿命的差异可能与出生时期营养因素的差异有关。这些结果是对 1800～1880 年间出生在欧洲国家的 6908 名 30 岁以上妇女的寿命进行回归分析后得出的。（From Gavrilov LA，Gavrilov NS. 2003. *Modulating Aging and Longevity* [SLS. Rattan，ed.]，Dordrecht，Netherlands：Kluwer Academic Publishers. With permission from Springer Science.）

一成不变的（第 2 章中对死亡率的遗传可塑性的实验证据有详细的讨论）。地中海果蝇的实验研究表明，从 Gompertz 死亡率曲线中分离出来的老年果蝇的死亡率表现为先持平，然后再降低（见图 2.19）。一般认为，这种老年果蝇死亡率的差异意味着群体中存在着不同的长寿基因型。生物人口学家认为这些不同的基因型早就存在于整个进化历史中，并且可能在决定人类长寿的基因选择中扮演了重要角色。

遗传可塑性对死亡率的影响给生物人口学家提供了预测人类长寿起源的进化论基础。我们可以设想，早期人种中拥有足够多样的遗传可塑性并产生各种不同的死亡率。在这个人群中包括不同的亚群，其中一些亚群在育龄期结束前便走向死亡；与之相反，有些亚群在其育龄期结束后仍能生存较长时间。存活时间长的亚群拥有更长的育龄期，也拥有更大的适存度，尽管可能只是比存活时间短的亚群适存度稍微提高了一些而已。在进化的过程中，产生长寿命和长育龄期表型的基因被选择保留了下来，而引起短寿命和短育龄期表型的基因则逐渐被淘汰（参见第 3 章中对基因漂移和突变累积的讨论）。人类基因组的漂移将朝着寿命越来越长的方向持续进行。

长寿人群的死亡率也不尽相同

遗传因素可能是寿命较长的人群死亡率存在差异的原因。但在过去，由于没有足够的个体可以达到较高的年龄，进行这方面的验证是非常困难的。要想获得死亡率存在差异的证据，研究者只能观察有一些成员能活到较高年龄的家庭。而现在，全球有许多相关的科学研究正在进行，这些研究小组利用长寿人群的队列去研究遗传与寿命的关系，其中长寿者一般定义为年龄超过 100 岁的老人——**百岁老人**（**centenarian**，又称人瑞。在美国，100 岁以上老人的数量为 100 000～200 000 人）。在本章后面，我们将简要介绍对百岁老人进行的研究，这些研究发现染色体定位与极端长寿密切相关。

数项研究表明，对百岁老人兄弟姐妹或双胞胎死亡率的研究可以用来评估遗传对于人类长寿的贡献。百岁老人的兄弟姐妹或双胞胎拥有与这些老人相似的遗传谱，从而能够提供人口学证据以证明长寿与遗传相关。采用了该方法的多项研究结果表明，百岁老人的兄弟姐妹或双胞胎的生存概率和死亡率明显不同于一般人群。例如，新英格兰对百岁老人的研究发现，百岁老人的姐妹和兄弟能够活到 100 岁的概率分别是一般人群的 8 倍和 17 倍！该研究还表明，在整个生命周期的各个年龄段，百岁老人兄弟姐妹的死亡率大约是美国人口总死亡率的一半（图 7.2）。总之，虽然还需要大量研究去进一步证明人类长寿的遗传因素，但是从既往研究的结果可以看出，基因在决定长寿方面起着重要的作用。

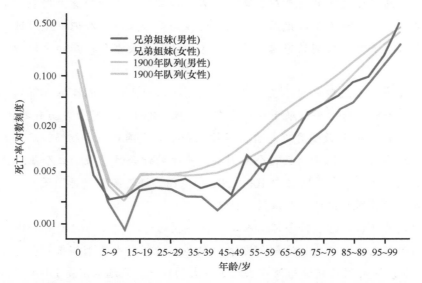

图 7.2　一个 1900 年出生队列及百岁老人的兄弟姐妹在各个年龄段的死亡率。这些数据显示百岁老人的兄弟姐妹在各个年龄段的死亡率都显著低于 1900 年出生的美国一般人口的死亡率（见图 2.15 对特定年龄段死亡率斜率变化的说明）。（From Perls TT et al. 2002. *Proc. Natl Acad Sci U.S.A.* 99：8442–8447，2002. With permission from the National Academy of Sciences.）

全基因组关联研究确定了与人类长寿复杂性状相关的基因

　　人口统计学研究表明，百岁老人在人群中表现出独特的表型，自然而然让研究者展开了对普通人群和百岁老人之间可能存在的遗传基因组差异的评估。为此，全基因组关联研究（GWAS）被用于确定百岁老人和普通人群之间的遗传差异（信息栏 7.1）。GWAS 使用微阵列技术（见第 5 章）来确定染色体上可能与复杂性状、多基因表型和强烈环境影响相关的基因的位置。GWAS 在识别与复杂性状相关的基因方面的有用性依赖于一个遗传学原理，即染色体上彼此非常接近的基因是相伴遗传的，并且通常参与相似的功能活动。因此，在染色体上鉴定一个基因的特定位置也意味着鉴定在同一基因座上的其他几个基因的位置（信息栏 7.1）。

信息栏 7.1　全基因组关联研究（GWAS）

全基因组关联研究将多个染色体位置与疾病和复杂表型联系起来

　　在人类基因组中大约有 20 000 个蛋白质编码基因和数百万个不编码蛋白质的 DNA 序列，但是，尽管如此，它们在确保转录和翻译精准进行方面发挥着重要作用。即使一个 DNA 序列的一个碱基对发生改变，也会改变蛋白质的结构，进而导致表型改变，在某些情况下，还可能会诱发疾病。自从沃森和克里克阐明了 DNA 的结构以来，将人类特定表型或疾病与基因联系起来的遗传学研究一直是遗传学和生物医学研究的中心主题。然而，自从沃森和克里克发表里程碑式的论文以来的 64 年里，只有少数一些人类基因被证明能够直接和确凿地引起疾病。此外，在撰写本文时，将基因与一个复杂性状、表型或涉及多个染色体位置的疾病对应起来仍然是非常困难的。过去 50 年里我们在遗传学领域已经取得了诸多的进展，为什么将人类基因与复杂性状和疾病对应起来这么难呢？

这个问题的答案很可能反映了与人类遗传学研究相关的两个问题：①对人类进行遗传学研究的实验限制；②对基因型与表型关系的新认识。至于前者，许多在实验动物身上用来评估与长寿等复杂性状相关基因的实验技术，对于人类来说因为侵入性太强而无法采用。人们不能通过插入或删除一个基因来直接检测其与人类表型或疾病的遗传关系。用于评估人类表型和疾病的遗传影响的方法必须是间接的和微创的。

关于基因型与其产生的表型之间存在一对一关系的普通观点现在已经不再得到实验证据的支持。一个基因对应一个表型的概念似乎仅限于那些具有灾难性、致命性或两者兼而有之的重大影响的性状。例如，单个基因 *cftr* 和 *wrn* 的改变分别与囊性纤维化和早衰明确对应。然而，绝大多数表型都是复杂性状，它们是由位于多条染色体上的数百个基因共同产生的综合性结果，每个基因产生的效应其实都很小。眼睛的颜色似乎涉及整个基因组中 100～200 个基因。评价某个遗传因素对复杂性状的贡献，需要所采用的实验方法能够同时识别多个基因的位点。

全基因组关联研究（GWAS）符合评估人类复杂性状的标准，因为它们具有微创性，只需要少数细胞，并且能够同时识别多个染色体位置。此外，GWAS 使用整个基因组来搜索与复杂性状相关的染色体位置，这比以前广泛使用的候选基因方法有了巨大的改进。候选基因是 DNA 序列或单个染色体区域内推测与特定疾病或复杂性状有关的基因，是通过还原论方法选择的，也就是说，可能的单个基因通常是在实验动物中鉴定的人类同源基因/直系同源基因，一次只能检测一个基因来判定其是否与复杂性状有关。因此，候选基因的方法非常耗时费力，通常只有当表型或疾病是某个改变的基因产生了重大影响的结果时才值得去做。GWAS 在过去的十年里才成为可能，因为：①低成本的全基因组测序；②分析超大数据集所需的计算机能力和统计方法；③遗传学家、数学家和计算机科学家之间的非传统科学合作。如果遗传学研究环境中的这些变化你熟识且习惯，那么你已经认识到 GWAS 代表了一种将人类遗传学带入精准医学领域的方法（信息栏 2.2）。你在这里将了解到，GWAS 正在帮助医学遗传学从一个几乎完全专注于罕见或灾难性疾病遗传学的领域，过渡到一个更常见的慢性病和其他复杂性状可以与特定基因相关的研究领域。GWAS 已经在染色体上确定了与复杂性状如心脏病、2 型糖尿病、精神分裂症、身高和眼睛颜色密切相关的位置。

GWAS 基于遗传连锁和遗传标记的原理

GWAS 并不能直接识别与复杂性状相关的基因。更确切地说，顾名思义，GWAS 是将未知基因可能所在的染色体上的一个位置关联了起来。为此，GWAS 利用了遗传学中两个原理的优势：遗传连锁和遗传标记。遗传连锁是指同一染色体上的独立 DNA 序列一起遗传的趋势（图 7.3）。序列之间的距离越近，它们一起遗传的可能性就越大。因此，如果能定位一个可能接近我们未知基因的、已知的 DNA 序列，那么我们就缩小了搜索范围。遗传标记提供的是已知的 DNA 序列，即精确定位到染色体上某个位置的 DNA 序列。在染色体上建立一个遗传标记需要构建一个基因图谱（图 7.4）。基因图谱需要不断更新，可用于所有 23 条人类染色体。基因图谱存储在美国国立卫生研究院、学术机构和商业实体维护的公共和私人数据库中。

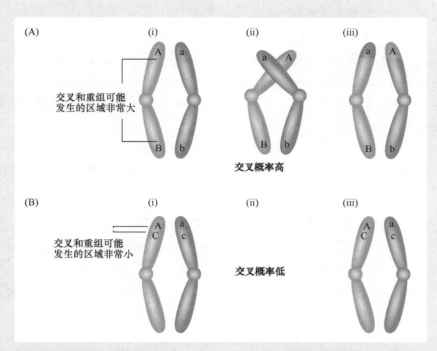

图 7.3　交叉和遗传连锁。例如，我们有三个独特的基因 *Aa*、*Bb* 和 *Cc*，它们位于同一条染色体上（为了便于演示，我们只展示了每对染色体的一个姐妹染色单体）。在实例 A 中，我们看到基因 *Aa* 和 *Bb* 被显著的距离（i）分开。这种距离为杂交提供了足够的空间，即减数分裂过程中同源染色体间的遗传物质交换。从一代到另一代，交叉将保持这两个基因相距甚远，并允许其同源重组。随着进化时间的推移，基因 *Aa* 和 *Ba* 可能会失去联系，也就是说，它们一起遗传的可能性很低。在实例 B 中，我们看到 *Aa* 和 *Cc* 之间的距离非常小，导致交叉和同源重组（i 和 iii）的空间有限或完全没有空间。这两个基因是紧密相连的，这意味着它们极有可能在一代又一代之间保持紧密的联系（2C），也就是说，它们一起遗传的概率非常高。

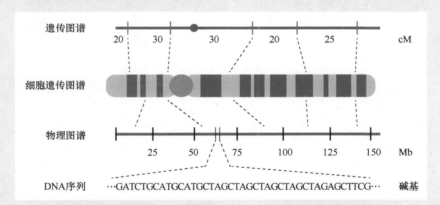

图 7.4　基因图谱。在分子生物学和基因测序取得进展之前，DNA 序列或基因是通过**遗传图谱**（**genetic map**）来定位的，这是一种基于减数分裂过程中同源重组概率的图谱。遗传图谱是以厘摩（centi Morgans，cM）为单位测量的，厘摩是遗传距离的单位，代表减数分裂过程中重组的 1%概率。由于厘摩代表的是一种概率，遗传图谱只是对染色体位置的估计。**细胞遗传图谱**（**cytogenetic map**）的引入为科学家们提供了一种更精确地绘制染色体图谱的可视化方法。在显微镜下染色和观察时，染色体呈现为亮带和暗带，使每一条染色体具有独特的外观。科学家们能够根据明暗带的变化来探寻染色体的改变。现代分子生物学技术已经允许科学家们计算染色体上碱基对的数目，细胞遗传图谱再结合**物理图谱**（**physical map**），基因就可以被精确定位在染色体上了。基因图谱家族的最后一个也是最新的成员是 **DNA 序列**。科学家们将能够利用该序列克隆该基因并确定其功能。（From Wetterstrand KA. Gene Mapping [in the public domain]. Available at: https://www.genome.gov/10000715/genetic-mapping-fact-sheet/.）

GWAS 采用被称为单核苷酸多态性（single nucleotide polymorphism，SNP）的遗传标记，单核苷酸多态性是一种与在"正常"人类 DNA 序列中发现的预期序列只有一个碱基对不同的 DNA 序列。通过比较来自 26 个国家的 2500 多个无关个体的全基因组 DNA 序列，数百万个 SNP 被定位在 23 对染色体的每一对上（见 http://www.internationalgenome.org/）。若干个 SNP 形成由同源重组事件隔开的片段。也就是说，这些片段中的 SNP 一起被遗传。利用遗传连锁原理，单核苷酸多态性可以识别染色体上可能与影响复杂性状的基因相关的区域。

具有单一复杂性状、不同表达的个体组群之间的 SNP 可以通过 GWAS 进行比较

我们现在有了启动 GWAS 所需的遗传工具，即遗传连锁和全基因组 SNP 的定位。GWAS 采用的案例-对照设计是一项分为两组的回顾性研究：一组表达罕见的表型变异（案例组），另一组表达最常见的表型（对照组）（图 7.5）。案例组的表型版本必须足够罕见，以保证将个体纳入对照组的概率很低。例如，长寿这一复杂特征可分为两组，一组是年龄接近其出生队列平均寿命的个体，为对照组；另一组是极端长寿的个体（这里定义为百岁老人），为案例组。百岁老人符合我们对案例组的选择标准，因为

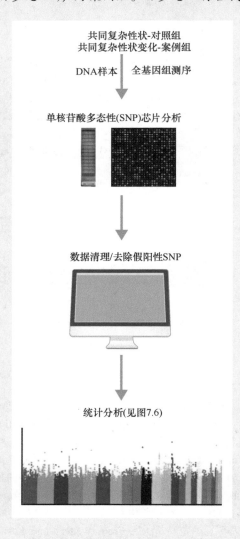

图 7.5　用于 GWAS 的实验设计。

他们非常罕见，约占全世界人口的 0.006%（目前估计，在全球 70 亿人口中，百岁老人的人数为约 45 万）。因此，GWAS 评估长寿的结果完全不可能因将百岁老人纳入对照组而发生混淆。GWAS 的下一步是对两组中的所有个体进行全基因组测序，为随后的微阵列分析准备好各样本的全基因组序列（第 5 章）。

GWAS 中使用的微阵列包含数百万个荧光标记的 SNP，这些 SNP 被精确地映射到它们在染色体上的位置。当研究中从某个体中提取的 DNA 序列与微阵列上的互补 SNP 序列结合时，摄像机捕捉荧光并将数据存储到微阵列阅读器的计算机中。然而，微阵列的荧光成像本质上仍然是"杂乱"的，可能会导致诸多的假阳性，即荧光信号提示与 SNP 正相关而实际上该 SNP 是阴性的。因此，在开始统计分析之前，必须使用基因组技术完成全范围的数据"净化"工作。

数据集净化完成后，每个个体的微阵列荧光数据被分别归类到各自对应的案例组或对照组，以 means±standard errors 对每个 SNP 进行计算，然后比较 SNP 的平均值以确定两组之间是否存在显著差异。通过生成曼哈顿（散点）图（图 7.6），可以直观地展示各组平均值的组间差异。对于 GWAS 来说，接受两组平均值之间差异的标准集是极其保守的。标准的保守性提供了另一种机制，以确保我们的分析排除假阳性。大多数评估组间差异的非 GWAS 研究将显著性标准设定为 $P<0.05$，这意味着在所选变量上存在组间差异的概率为 95%（无差异的概率为 5%）。GWAS 则要求显著性标准设定为 $P<1\times10^{-5}$，也就是组间差异的概率为 99.5%（无差异的概率为 0.5%）。一旦确定了一个 SNP 的差异，研究人员就可以使用基因图谱来识别位于该 SNP 附近的基因。

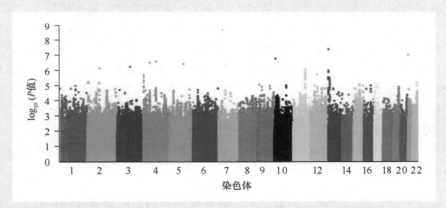

图 7.6　长寿相关基因可能位点的曼哈顿图。每个点代表一个 P 值（统计值），给出两个平均数不同的概率。这些 P 值与 2178 名中国百岁老人（案例组，平均年龄 102 岁）和 2299 名中国中年人（对照组，平均年龄 48 岁）SNP 染色体定位可能存在的组间差异相符。y 轴上出现的在 5.5 以上的点（即 SNP）符合显著性差异的标准，即 $P<1\times10^{-5}$（见正文）。由于每个 SNP 都被映射到染色体上精确的位置，因此可以在那些有助于长寿的位点上开展更多的研究以识别可能的基因。例如，注意位于 7 号染色体上方的薰衣草色的点，与位于 y 轴上 9 号染色体的位置比较接近。SNP 名称是 rs2069837（与某个公共数据库关联的标准编码号），对应于 7q15.3 的染色体位置。其中，7 对应于染色体；q 对应于染色体的长臂（"p"则对应短臂）；15.3 表示细胞遗传图谱上的条带号码（见图 7.4）。因此，rs2069837 SNP 位于 7 号染色体长臂上，带号为 15.3。现在可以用遗传连锁原理来定位与 SNP rs2069837 共同遗传的高概率基因了。（From Zeng Y et al. 2016. *Sci Rep* 6: 21243; doi: 10.1038/srep21243.）

总之，GWAS 和其他类似的方法仅仅反映了人类遗传学新进展的一个开端。GWAS 是第一项允许研究人员评估整个人类基因组中与复杂性状相关基因的可能位置的技术。毫无疑问，GWAS 自身也一直在完善、改进，新的、更精确的方法将会陆续开发出来，用于定位与包括长寿在内的各种复杂性状相关的基因。将这些新技术与系统生物学相结合（第 1 章），总有一天，影响人类长寿这一复杂特征的关键遗传因素终将会被分离出来。进而，我们新的基因操纵能力（见第 1 章中有关 CRISPR 的讨论）将为科学家提供必要的工具，实现从基因层面来延长寿命。日益老龄化对个人和社会到底意味着什么，谁都不知道。在接下来的章节中，我们将探讨未来社会所面临的一些挑战，在这个社会中，长命百岁将不再只是一个愿望。

回想一下（第 3 章和第 5 章）进化理论预测的结果，在实验动物身上支持这一预测的研究表明，人类长寿反映了影响不大的多个基因的确定，也就是说，是一种复杂的特征。在引入 GWAS 之前，检测人类长寿是一个复杂特征的进化理论是不太可能的（见信息栏 7.1）。而利用 GWAS 已经完成了一些相关研究，评估了百岁老人和普通人群之间可能的基因/等位基因的差异。这些研究要么没有发现什么基因关联，要么只发现了少数几个可能的关联。值得注意的例外是，所有的观察都一致表明，参与胆固醇代谢的载脂蛋白 E 基因（*apoE*）的等位基因变异显示与长寿有关。*apoE* 等位基因变异作为老年常见疾病的遗传预测因子的重要性将在第 9 章中进行讨论。

等位基因变异和百岁人瑞表型之间的有限关联很可能反映了与超常长寿相关变异的罕见性。如信息栏 7.1 中所述，当前微阵列中包含的 DNA 序列变体多与普通人群中发现的常见变体相关。而百岁老人的基因与普通人群不同，并且极为罕见，在他们的出生队列中不到 1/5000（0.0006%）。因此，人们预计与超常长寿相关的变异也就非常罕见。GWAS 评估百岁老人和普通人群之间的基因组差异时使用的微阵列中通常并不会包含这些罕见的变异。

百岁老人中罕见基因变异体的鉴定正在从 GWAS 转向一种称为深度测序的技术。深度测序是指对一个物种的数千个生物体内的单个基因组区域或单个生物体内的细胞进行比较，以确定可能存在的微小而罕见的碱基对差异。新一代测序仪器使这项技术成为可能（见信息栏 5.2），一次测序就可以比较数百个样本。深度测序在癌症研究中有广泛的应用，比较肿瘤细胞与正常细胞的基因组，可以使癌症治疗进步到更精确地匹配肿瘤细胞的基因组序列，也就是精准医学。深度测序在老年学研究中的应用才刚刚开始，这类研究的结果尚有待发表。尽管如此，深度测序在发现百岁老人与年轻组群所不同的、罕见的基因组变异方面将具有非常大的潜力。

人类的智力改变了其死亡率

达尔文的生殖适应法则将一个种群的健康与其对环境条件的适应紧密地联系起来。对于地球上的大部分物种来说，一个等位基因出现在某个体身上，增加了其存活到生殖年龄的概率，这种适应的出现纯粹是一个随机事件。也就是说，对绝大多数物种而言，死亡率同样是对环境的一种适应（见第 1 章）。人类的长寿可能起源于我们的高等智能，它使我们通过改造环境来适应基因，从而改变了人类死亡的特征。例如，尖锐的石头和骨头等工具的使用提升了我们狩猎的能力，增加了我们膳食中的食物种类，因此早期人类可能获得更好的营养条件，使得其体型比其他灵长类动物更硕大，形成显著的生存优势；针线的发明使人类拥有更好的衣物，从而允许我们能够生活在与自身生理机能差异较大的地理环境中；我们不再仅仅依赖本地环境去获取食物，我们可以迁移到有食物的地方去，从而获得了又一个重要的生存优势。

通过改造环境以获得生存优势的智力可能对母亲和婴儿的存活有着更重要的影响。食物与营养数量的增加和质量的提升，以及简单工具的发明和技术的进步都会降低产妇分娩时的死亡率，这可能会产生两种结果——降低死亡率和延长寿命。

首先，分娩后还能幸存下来的母亲可能会生出更多的后代。拥有的后代越多，（某个或多个）孩子生存到生殖年龄的机会就越大。能生存到生殖年龄意味着该个体可能有更优越的基因，能很好地抵御感染和其他恶劣的环境条件。因此，作为智力的产物——出生时孕产妇死亡率的降低，可能使其后代获得低死亡率和更长寿命的基因。正如你在第 3 章中所了解到的，长寿个体的亚群体可能已经出现，这也对我们物种的寿命产生了重大影响。

其次，更好的营养和更强的抵御恶劣天气的能力使母亲可以有更多的资源分配给后代，从而降低了婴儿死亡率。在下一节中你会了解到，婴儿死亡率对寿命具有重要的影响。婴儿死亡率的降低也可能导致出生婴儿数的减少，从而使父母能够将资源集中在较少的后代上面，并提高子女的整体素质。

高等智力使人类具有独特的长寿轨迹

由于我们优越的智力，人类独特的控制环境的能力已经成为塑造人类长寿特征的基础。但研究者不能直接测量人类祖先的智力，因为我们无法对化石进行智力测试。所以，生物人口学家常借助于智力的间接测量方法，亦即采用人类体质学、进化论或生态学等方法去支持他们对人类长寿起源的数学预测。为此，人们通过测量活体动物大脑的体积，或从化石颅骨内腔体积的大小来推测出大脑的尺寸，并以此来估计智力的高低。

几十年来，人们已经知道哺乳动物的大脑大小、体重和寿命之间呈正相关关系（图 7.7）（另见第 1 章）。一般来说，大脑体积越大，体重越重，动物的寿命就越长。这些早期的相关性也描述了灵长类和非灵长类之间独特的系统发育分离。从图 7.7 我们可以看到，灵长类和人类的数据点位于回归线上方，而啮齿动物和有蹄类的数据点位于回归线下方，这意味着灵长类动物（包括人类和非人类的）的体/脑重量-寿命相关性已经与其他系统发育类群动物分离开来。此外，人类的体/脑重量-寿命相关性也与其他灵长类动物显著不同，提示灵长类动物之间的智力存在着另一种系统发育的分离。因此，生物人口学家通常会将人类长寿起源的分析局限于灵长目的动物。

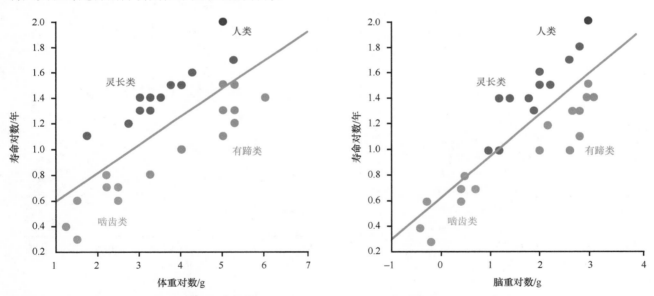

图 7.7　哺乳动物体重或大脑重量与寿命的相关性。图中显示人类的寿命显著大于体重相似的有蹄类动物（哺乳动物中的几个有蹄目）的寿命。体积较大的大脑是形成人类与其他三种哺乳动物寿命显著不同的基础。（From Sacher G A. 1959. In *Lifespan of Animals* [GEW Wolstenholme, M O'Connor eds.], pp. 115—141 London: J.A. Churchill. Little Brown and Co. With permission from Elsevier.）

新大陆和旧大陆的猴子的大脑比人类大脑小很多，它们的寿命也比人类明显要短（图 7.8）。再者，类人猿体重虽然与人类相近，但其大脑更小，寿命也更短。如果我们进一步缩小分析范围，只考虑人科，大脑大小和寿命之间的密切关系仍然存在（图 7.9）。现代人类与系统发育相近的亲缘物种间的寿命也存在着显著的差别。非洲南方古猿（*Australopithecus afarensis*）经过 300 万年进化为直立人（*Homo erectus*），后者的大脑比前者约重 450g，寿命也比前者约长 15 年。70 万年后的现代人类的大脑重量比直立人又增加了约 400g，并增长为 60～70 年的寿命。因此，人类学的数据显示现代人的智力（用颅腔容积来推量）使人类的死亡率和寿命轨迹显著不同于我们的直系祖先。

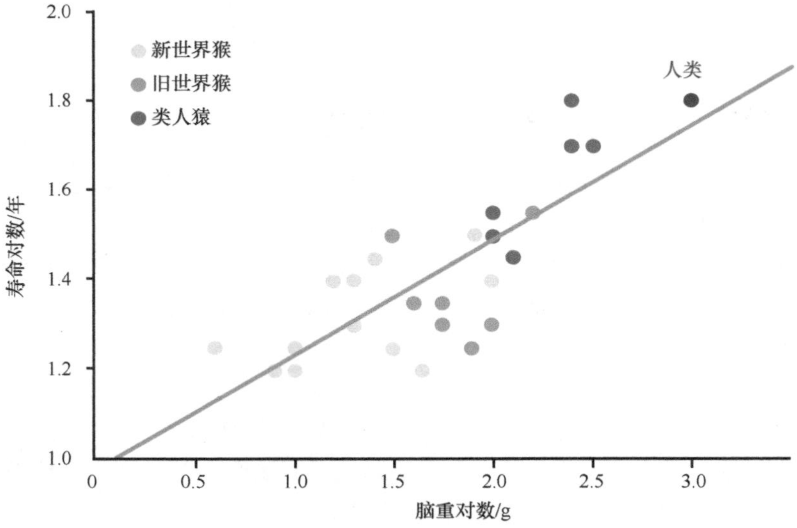

图 7.8　人类及其系统发育近亲物种间大脑重量与寿命的相关性。这些数据显示，即使是在形态相似的物种中，大脑的重量也是人类长寿起源的关键因素。（From Carey JR. 2003. *Longevity：The Biology and Demography of Lifespan*，Princeton，NJ：Princeton University Press. With permission from Princeton University Press.）

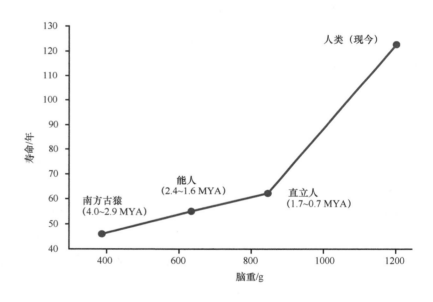

图 7.9　人类及早期原始人类大脑重量与寿命的相关性。南方古猿、能人和直立人的寿命是基于对化石内牙齿和骨骼发育的评估而得出的，这些原始人类的大脑重量是通过颅内容积估计出来的。MYA=million years ago，百万年前。（From McHenry HM. 1994. *J Hum Evol* 27：77—87. With permission from Elsevier.）

遗传对人类寿命的影响很小

前面我们着重阐述了智力使早期智人通过改造环境来增加存活率，并建立起有助于延长寿命的遗传漂移的条件。换而言之，人类的寿命似乎符合 Medawar 和 Hamilton 进化论的预测（见第 3 章）。我们一般认为"寿命"一词是描述某一物种中的某个个体的，而不是描述该物种本身，而且主要取决于个体衰老的速率，亦即个体寿命的长短是随着时间推移而发生的随机事件。所以，如果进化论是正确的，那么我们就可以预期遗传对寿命的影响比较小。

我们可以通过计算父母与孩子间或双胞胎之间的死亡年龄的相关性来研究这一假设。它们之间的弱相关性提示，非遗传因素比遗传因素对现代人类寿命的影响更大。

研究结果显示，1903 年以来，父母与后代的死亡年龄之间呈现出非常弱的相关性。这就是说，与流行的观点相反，我们的寿命并非由父母决定。表 7.1 显示了 19 世纪出生的法裔加拿大人中遗传因素对寿命的贡献。虽然对于后代来说，不同的死亡年龄组，以及不同的性别中遗传对寿命的贡献并不相同，但遗传对寿命的影响不超过 10%～16%。而评估同卵双胞胎（等同于一个人）和异卵双胞胎（等同于兄弟姐妹）的死亡年龄时也发现了类似的结果：在 2800 对丹麦双胞胎中，发现遗传对寿命的贡献率不超过 25%。总之，父母与后代间、双胞胎之间死亡年龄的对比有力地说明现代人的寿命受与智力有关的非遗传因素的影响更大一些。在下一节中我们将会讨论这些非遗传因素的本质。

表 7.1　通过比较父母与后代的死亡年龄确定遗传对长寿贡献的相关系数

后代死亡年龄	父亲/儿子	母亲/女儿	母亲/儿子	父亲/女儿
<20 岁	0.043	0.241	0.014	0
>20 岁	0.129	0.106	0	0.190
>50 岁	0.101	0.112	0	0.067
合计	0.101	0.161	0.052	0.072

注：相关系数表示两个变量之间关联的强度。它的值为–1.0～1.0。相关系数大于 0 时为正相关，小于 0 时为负相关，等于 0 时为不相关。相关系数越接近 1.0 或–1.0，两个变量间的关联强度越大。一般来说，相关系数大于–0.3 而小于 0.3 时视为关联度较弱。（From Philippe P. 1978. *Am J Med Genet* 2：121-129. With permission from John Wiley and Sons.）

20 世纪人类寿命延长的提升

生物人口学的理论框架提示，智力是人类独特的死亡率和寿命轨迹以及长寿背后的根本原因。但是，这一独特的轨迹并非是"突然"出现的，而是在 100 万～120 万年前，随着直立人逐渐进化为现代人，以及人类大脑体积的增大而逐渐形成的。当然，人类必须在社会和文化方面发展起来，才能利用高等智力对寿命和死亡率产生影响。例如，通过口头或原始文字分享信息对农业技术的传播是至关重要的，这些技术在狩猎采集的社会可以减少饥饿的发生。这些信息从一群人传播到另外一群人需要联系不同地理区域的道路，这个过程中就必须使用简单的工程技术，而这些技术只能通过人类的智力进行开发（见第 1 章通过昆虫来研究社会群体对长寿和死亡的影响）。

知识的积累能够引起人类寿命的延长，但是纵观人类的大部分历史，这一前进的步伐一直都很慢。直到 17 世纪启蒙运动的出现才加快了生物和医学发现的速度。从以农业为主的社会向工业经济社会的转换需要更多受过良好教育的劳动力。随着大众教育的普及，技术也随之进步。显微镜等医学新技术的应用促使人们发现了细菌，并最终使公共卫生政策得以建立，从而减少了感染的传播，延长了人类的寿命。

在 20 世纪之初，借助于人类智慧开发出来的技术大大降低了致死性疾病的发生率，显著地延长了人类的寿命。从 1920 年到 1950 年的 30 年期间，人类的平均寿命增加了 75% 以上。许多人口学家和生物人口学家认为，这个寿命上的大跃进使人类走上了一个与短短一百年前截然不同的、全新的进化道路。在这一节中，我们将探究 20 世纪人类寿命空前增长的原因。首先我们将简单介绍不同历史阶段人类的寿命，其次讨论现代生物学研究的兴起，以及其如何影响发达国家如今的人口死亡率和寿命的延长。

在大部分人类历史中，人类平均寿命不足 45 岁

确定历史人口的平均寿命是非常困难的。构建寿命表和年龄调整预期寿命的确定直到 1750～1800 年间才开始出现。因此，之前的平均寿命和最大寿命只能利用间接数据如骨骼残骸、碑文和宗教典礼的记

录等进行估计。利用骨骼残骸来精确测定年龄的方法在很大程度依赖于骨骼的骨化状态。如果死者年龄很小或很大，那么骨化作用就很弱，在去世后骨骼会以较快的速度分解，从而使年龄的准确测定变得非常困难。因此，通过骨骼残骸估算出的寿命数据往往高估了平均寿命而低估了最大寿命值。另外，从碑文中获得的死亡年龄不能用来代表整个人群，因为仅有部分有钱人能买得起墓碑。通过墓地获取的数据同时也把具有火葬而不是土葬习俗的人群排除在外。

尽管在有**人口统计**（**vital statistics**）以前对于年龄的测定有很大的局限性，但通过考古学证据我们仍然可以看到，自新石器时代（约公元前 5000 年）到启蒙运动（开始于公元 1600 年）期间，人类的平均寿命稳定保持在 30～40 岁之间（图 7.10）。通过颅顶骨缝闭合的方法，研究者对葬于公元前 3500 年到公元 1300 年间的希腊墓群中的残骸进行了年龄估算，发现男性和女性的平均死亡年龄分别在 32～38 岁和 28～33 岁之间。尽管在这个墓地中没有发现超过 60 岁个体的骨骼，但是古罗马墓地的碑文显示，一些人的确能够活到 80～90 岁。所以，虽然古代的人口平均寿命只有现代经济发达国家人口平均寿命的一半，但古罗马墓地的碑文表明在这两个不同时期，人口的最长寿命是接近的。

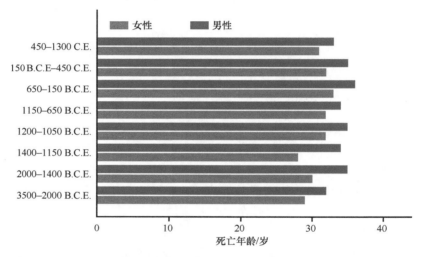

图 7.10　根据希腊墓地中的骨骼残骸估计当时男性和女性的平均死亡年龄。这一研究中的个体死于公元前 3500 年到公元 1300 年间。数据显示，在人类历史上，多数人的平均寿命在 30～35 岁之间。（Data from Acsadi GY，Nemeskeri J. 1970. *History of Human Life Span and Mortality*，p. 346. Budapest：Akademiai Kiado.）

约在公元 500 年左右，罗马帝国的衰落使有序的治理结构逐渐解体。这导致之后的 1200 多年里，用于建立可靠寿命表的人口普查数据丢失殆尽。直到 1850 年前后，对大众人群进行准确人口普查的记录才在欧洲重新开展。但英国教会从 1541 年起便开始保存基督徒洗礼和死亡的记录，这些数据可以用来计算 1850 年前人口的平均寿命。与希腊和罗马的墓地数据相比，这些数据表明当时的平均寿命只有很少的增长，达到 30～45 岁（图 7.11）。因此，根据公元前 3000 年至公元 1820 年间的数据可知，人类在其大部分历史上的平均寿命小于 45 岁。另外，生物人口学推断早期人类大脑的体积与当代人类非常接近，因此在 1850 年以前，人类的智力似乎对寿命的延长并没有很大的贡献。

控制传染性疾病使人口的平均寿命延长

从 19 世纪初开始，英国人平均寿命的模式开始发生改变。美国人平均寿命则是从 1840 年左右开始稳定地增长（图 7.12）。这些平均寿命的增长与显微镜的发明和 1676 年安东·范·列文虎克（Antonie van Leeuwenhoek）发现细菌直接相关，因为传染病是当时全球第一位死亡原因。细菌的发现和 18 世纪微生

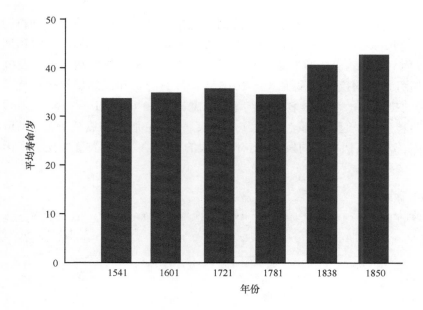

图 **7.11** 英国教会记录中记载的英格兰和威尔士人口的平均寿命。（From Smith WE. 1993. *Human Longevity*. New York，NY: Oxford University Press. With permission from Oxford University Press.）

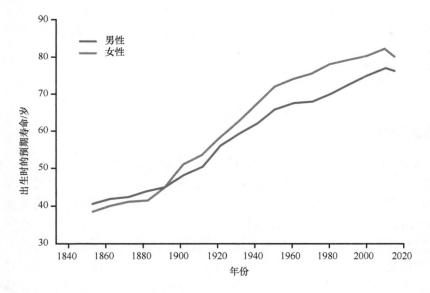

图 **7.12** 1850～2015 年美国男性与女性出生时的预期寿命。在 1930 年以前，男性与女性出生时预期寿命是相似的，这主要归因于孕妇分娩时的高死亡率。当大部分妇女选择在医院分娩以后，孕妇分娩时的存活率提高了，出生时的预期寿命也随之增加。（National Center for Health Statistics. 2017. *Health*，*United States*，2016：*With Chartbook on Long-Term Trends in Health*. Hyattsville，MD.）

物学的兴起使人们认识到细菌是感染的主要原因。随着政府机构开始制定公共卫生政策，传染病的发病率开始缓慢下降，人口的平均寿命开始逐渐增长。

1811 年，爱德华·詹纳（Edward Jenner）首次成功进行了天花疫苗接种。1880 年，路易斯·巴斯德（Louis Pasteur）研究出大规模生产疫苗的方法，从而使广泛的接种计划得以实施（在巴斯德的发明之前，对传染病的控制只能通过阻止人们接触细菌传染源来进行）。此外，牛奶的巴氏消毒法于 1908 年在芝加哥被首次使用。这种消毒方法的采用有助于防止将细菌污染过的牛奶供应给人们，从而引起奶源性疾病（如胃肠道感染）。最后，人们建立起保证饮用水安全及污水治理的制度和技术。在疫苗接种和必要的环境清洁卫生得到普及以后，出生时的预期寿命才开始迅速增长。通过图 **7.12** 我们可以看到，出生时平均预期寿命的快速增长始于 1890 年到 1900 年之间。

尽管如下文所述，婴儿的传染病患病率似乎偏高，但传染病差不多是平等地影响所有年龄组的，这就导致了各个年龄组都会出现较高的死亡率。例如，1900 年美国人的主要死因是肺炎和流感，其次是肺结核（表 7.2）。1900 年的前三大死因性疾病现在都是可以预防的（包括肺炎、流感、肺结核、腹泻和食源性疾病）。这一观察结果支持如下的观点：传染性疾病和卫生设施不足是导致早死和出生时预期寿命偏低的重要原因。20 世纪 20 年代后半期，美国政府强制实施了针对腹泻和肺结核的清洁卫生及疫苗接种计划，减少了这些致死率高但可预防的疾病的发生。到 2016 年，只有肺炎和流感仍然排在死因的前 10 位。但是随着流感疫苗接种的推广，二者的排名会继续下降。总之，20 世纪 20～30 年代对传染病的预防导致了疾病谱的一个重要转变——遗传因素起较大作用的疾病（如心脏病和癌症等）逐渐取代了传染性疾病成为人群的主要死因。这些疾病更多的发生在年龄较大的人群中，年轻人群的死亡率因而下降了。

表 7.2　1900～2016 年美国人前 10 位的死亡原因

1900 年	1920 年	1940 年	1960 年	1980 年	2000 年	2016 年
肺炎和流感	肺炎和流感	心脏病	心脏病	心脏病	心脏病	心脏病
结核	心脏病	癌症	癌症	癌症	癌症	癌症
腹泻和食源性疾病	结核	脑卒中	脑卒中	脑卒中	脑卒中	慢性阻塞性肺疾病
心脏病	脑卒中	肾病	事故	事故	事故	事故
脑卒中	肾病	肺炎和流感	新生儿死亡	慢性阻塞性肺疾病	慢性阻塞性肺疾病	脑卒中
肾病	癌症	事故	肺炎和流感	肺炎和流感	糖尿病	老年痴呆症
事故	事故	结核	动脉粥样硬化	糖尿病	肺炎和流感	糖尿病
癌症	腹泻和食源性疾病	车祸	糖尿病	肝病	自杀	流感和肺炎
衰老	早产	糖尿病	先天性畸形	动脉粥样硬化	肾病	肾病
白喉	产褥热	早产	肝病	自杀	肝病	自杀

婴幼儿死亡率的降低提高了期望寿命

平均预期寿命是通过研究当前人群的年龄分布计算出来的未来能达到特定年龄的统计学概率（参见第 2 章和附录对寿命表的讨论）。平均出生预期寿命是由各个年龄组别生存年数和特定年龄组（在这里是 0～1 岁）死亡人数的比值计算得到的。因此，如果婴儿死亡率（0～1 岁）较高，各个年龄组的生存时间（公式中的分子）就会下降。如果婴儿的死亡率（公式中的分母）增加，那么出生时平均预期寿命就会缩短；相反地，婴儿死亡率的下降则会使各个年龄组的生存年数增加，从而使平均预期寿命增加。

在前面讲到，传染性疾病在人类历史的大部分时间里都是主要的死亡原因。由于人类的免疫系统在出生后很多年内才能发育完全，因此婴儿特别容易罹患传染病。所以，一直到 20 世纪 20 年代，传染病一直都是婴儿死亡的主要原因。此外，在 20 世纪以前，绝大部分婴儿都是在家中出生的，主要由接生婆或者其他没有受过专门医学训练的人接生。大部分情况下，所有那些威胁婴儿生命的并发症都无法得到治疗。这样，传染病的高发病率和婴儿围产期并发症导致 20 世纪以前婴儿的死亡率一直维持在较高水平（图 7.13）。后来，随着推广公共卫生措施、普及疫苗接种、在医院分娩等多项措施并举，显著降低了婴儿死亡率，提高了出生时预期寿命。图 7.13 显示了 1910 年以后婴儿死亡率和女性出生时预期寿命的相对趋势。

全世界经济发达国家均具有与美国相似的模式——随着婴儿死亡率的下降，预期寿命得以提升。但在经济欠发达国家，较高的婴儿死亡率限制了出生时预期寿命的增加（表 7.3 和表 7.4）。例如，乍得是世界上预期寿命最低、婴儿死亡率最高的国家之一。相反，摩纳哥的婴儿死亡率是世界上最低的，其出生时预期寿命则是世界上最高的。

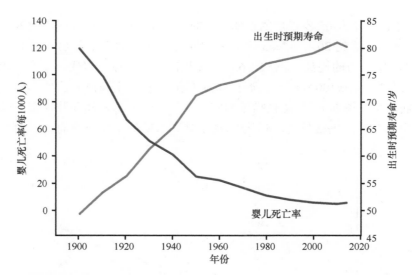

图 7.13　美国女性出生时预期寿命与婴儿死亡率。在 1970～1980 年以前，婴儿死亡率的下降是老年人口增加的主要原因。（From Bell FC，Miller ML. 2005. *Life Tables for the United States Social Security Area 1900–2100*，p. 194. Washington，DC：Social Security Administration；https://www.ssa.gov/ oact/STATS/table4c6.html，accessed November 2017.）

表 7.3　一些经济不发达国家婴儿死亡率与出生时的预期寿命

国家	婴儿死亡率（每1000人）	世界排名 [a]	出生时预期寿命/岁	世界排名 [a]
乍得	87.0	6	50.1	225
几内亚比绍	87.5	5	50.6	223
阿富汗	112.7	1	52.4	222
索马里	96.6	3	48.8	218
赞比亚	62.9	17	52.4	217

来源：https://www.cia.gov/library/publications/the-world-factbook. 截止到 2017 年 10 月的数据。
注：排名是根据 225 个国家的数据得出的。
a 从最高到最低。

表 7.4　一些经济发达国家的婴儿死亡率和出生时预期寿命

国家	婴儿死亡率（每1000人）	世界排名 a	出生时预期寿命/岁	世界排名 a
摩纳哥	1.8	225	89.5	1
新加坡	2.4	222	85.0	2
日本	2.0	224	85.0	3
冰岛	2.1	223	83.0	6
瑞士	3.6	199	82.6	9
加拿大	4.6	180	81.9	19

来源：https://www.cia.gov/library/publications/the-world-factbook. 截止到 2017 年 10 月的数据。
注：排名是根据 225 个国家的数据得出的。
a 从最高到最低。

医疗水平的进步使得预期寿命持续提升

虽然美国婴儿死亡率的下降在 1970～1980 年间开始趋缓，但其出生时的预期寿命仍然以与 1910 年几乎相同的速度增长（见图 7.13）。相对稳定的婴儿死亡率和继续增加的出生时预期寿命表明，婴儿死亡率的改变不再是预期寿命继续增长的原因。与以往不同，1970 年以后预期寿命的持续增长显示了老龄组在非传染性、致死性疾病的护理和治疗水平方面的改善。

例如，在 1930 年，一个人 65 岁以后的预期生存时间为 12 年多一点（图 7.14）。而在 2015 年，超过 65 岁的人预期生存时间则达到 20.4 年。65 岁之后预期寿命的增加主要归功于对非传染性、致命的疾病（如心脏病和癌症）治疗能力的提高。例如，65 岁以上的人群冠心病的死亡率在 1980 年达到高峰后，从 2 500/100 000 下降到 1 400/100 000，下降了 40%（图 7.15）。引起冠心病死亡率下降的原因包括诊断水平的提高（冠心病的早期诊断）、预防性措施的完善（如血管成形术和动脉支架）以及冠状动脉置换术的应用（心脏搭桥手术）等。也就是说，40 年前由于缺乏有效的治疗方法而死亡的个体，现在可以活得更为长久和健康（信息栏 7.2）。

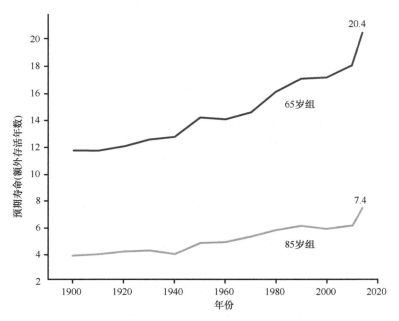

图 7.14　美国 65 岁和 85 岁老人的预期寿命。（From Bell FC，Miller ML. 2005. *Life Tables for the United States Social Security Area 1900-2100*，p.194. Washington，DC：Social Security Administration；https://www.ssa.gov/oact/STATS/table4c6.html，accessed November 2017.）

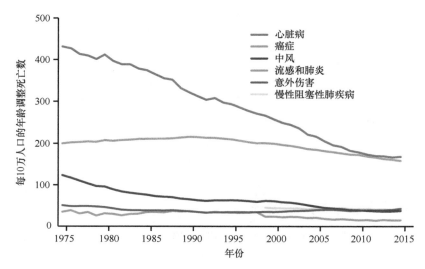

图 7.15　美国 65 岁以上老人的主要死亡原因。从 1980 年以来，由长期位居死因首位的心脏病引起的死亡下降了约 40%，使得 65 岁及以上人口的预期寿命显著增加（见图 7.14）。（From the National Center for Health Statistics. 2017. *Health，United States，2016：With Chartbook on Long-Term Trends in Health.* Hyattsville，MD.）

当你获得第一个正式工作时，如果你的工资不是以现金而是以工资支票的形式发放，你可能必须向你的雇主提供社会保险号码，然后开始支付社会保险费用，直到某一天你有资格拿到退休金。许多出生在婴儿潮年代（1940～1960 年）的人认为社会保险系统的存在理所当然。通过这个系统，在他们达到退休年龄以后可以得到所有的退休金。然而随着社会保险信托基金偿还能力问题的出现，他们的下一代可能就没这么幸运了。有些人甚至把社会保险基金面临的困境称为一种"危机"。要了解社会保险退休福利出现问题的原因，我们只需要看看 20 世纪平均寿命发生的变化就会明白。

社会保险系统出现在 1935 年，是罗斯福总统新政里面经济复苏计划的一部分，其目的是减轻工薪族照顾老年家庭成员的负担。社会保险系统是通过联邦政府向工人收税并以此来支付他们的退休金而建立的，其理论基础是工作人数与退休人数之比很大，因此年轻一代工人能够支付退休一代人的退休金。当然，这需要以后人口的年龄结构与此相似。此外，社会保险的税收结构包括了利用额外的钱去建立一个信托基金，使其可以在经济低迷和税收不足时支付各种费用。

在 1935 年，这个理论是合理的，其原因是基于当时美国的三个人口学特点：①65 岁（法定退休年龄）以上人口数的比例是总人口数的 4%——纵观人类大部分历史，这个比值都是保持不变的；②在岗职工与退休人员的比例是 45：1；③65 岁年龄组的预期寿命是 12 年（图 7.12）。这就是说，在任何时期，只有少数人（相对于总人口而言）有资格享受社会保险福利，并且有许多工人支付退休人员的退休金，这样补偿期便相对地变短。但是现在，有 15% 的人口有资格申请社会保险，在岗职工与退休人员的比例接近于 1：1，而且退休人员有资格获得将近 20 年的退休福利（见图 7.12）。因此，我们正在要求越来越少的在岗人群去为越来越多的退休人员付款，而这些退休人员还要生存其生命周期中很长的一段时间。

数字说明了一切：人口学特征的改变——老龄人口的增加，使我们无法保证现在出生的人口可以享受具有偿还能力的社会保障系统。寻找这一问题的解决方法并不容易，这需要我们的政治代表们采取有力的措施。在这场战斗中，只有一件事是确定的：能活得更久、更健康的人口所占的比例还将继续增加。

女性比男性有更高的平均期望寿命

在 20 世纪几乎全部的时间里，经济发达国家出生的女性都比男性更长寿，这使得平均寿命出现了一个明显的"性别差异"（图 7.16）。造成性别差异的原因有很多，包括有利于女性的遗传因素等，但迄今为止没有一种解释被证明是直接的原因。有一种相对合理的解释认为，平均寿命方面存在的性别差异是人类独一无二的特征，反映了一些可变因素，即人类能够改变自身的行为，男性往往比女性更多地参与导致某些疾病发生率更高的行为。例如，从 1940 年到 1985 年，男性吸烟的人数几乎是女性吸烟人数的两倍，这导致男性早期（40～60 岁）心脏病和肺癌的死亡率明显高于女性。现代人类似乎是为数不多的几个具有显著的生殖后寿命并显示出男女平均寿命差异的物种之一。一些（但不是所有的）研究表明，在有较长育龄后寿命的哺乳动物中，除了人类外，其他物种在平均寿命方面均不存在性别差异。

虽然不能排除遗传因素是造成人类平均寿命在性别方面存在差异的原因，但似乎纯生物性的变异不太可能单独解释这一差异。至少有两个事实与这种单纯的生物学解释相悖。第一，长寿进化理论不支持

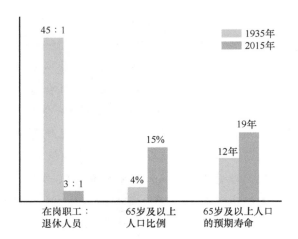

图 7.16 影响社保信托基金的变量。

遗传水平上的生物学差异，导致了平均寿命的性别差异。也就是说，基因是为生殖而选择的，而不是为长寿而选择的，并且育龄期间男性和女性的死亡率并没有差别。第二，如果是基因而不是环境因素造成了平均寿命的不同，那我们就不能看到性别差异的变化。而事实上，性别差异自 1950 年以来已经在稳步地缩小（或许在更早之前就开始变小了；寿命方面性别差异的记录并非完全可靠）。例如，如图 7.17 所示，

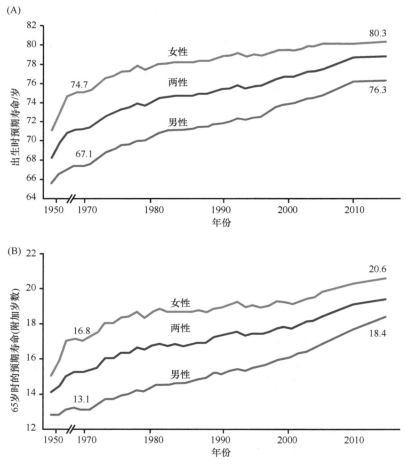

图 7.17 出生时和 65 岁时预期寿命的"性别差异"。自 1950 年有准确的记录开始，男性与女性平均寿命的差异已经在稳步缩小。（A）1970 年男性与女性出生时预期寿命之差是 7.6 年。到 2003 年，差异已经降为 2.6 年；（B）在 65 岁以上人群中，可以看到平均寿命的性别差异存在相似的下降趋势。

出生于 1950 年的男性预期能活到 65 岁，而女性的预期寿命是 71 岁，二者相差 6 岁。到 2015 年，二者间的差别缩小到 3.7 岁。这主要是由于男性的平均寿命增加了 13%，相比之下，女性的平均寿命仅增加了 6.7%。但无论环境如何改变，基因差异在很大程度上都会持续存在。

未来之路

1990 年，迦勒·芬奇（Caleb Finch）描述了几种动植物物种，其中大部分是似乎没有老化迹象的无脊椎动物。在他的里程碑式著作《长寿、衰老与基因组》中，芬奇提供了几行证据表明，在衰老可忽略的物种中调控长寿的基因可能已经被带入了人类基因组。许多生物老年学家认为，芬奇的文章意味着衰老并不是活着的、不可避免的结果，通过基因可以控制寿命。支持延长最大寿命可能性的进一步证据来自于几位研究人员的研究，他们发现线虫和果蝇最古老队列的 Gompertz 死亡率在逐渐变平、减速或两者兼而有之，这一发现在对人类百岁老人的最新研究中也得到了支持。死亡率的下降意味着无法从统计学上预测最大寿命，而最古老的队列代表着基因组略有不同的亚群（见第 2 章 "生命末期死亡速率的降低提示长寿基因存在的可能性" 小节）。也就是说，肯定存在能够调节寿命的基因。当一些研究能够通过改变单个基因来延长无脊椎动物物种的最大寿命时，基因调节寿命得到了证实（见第 5 章）。理论和实验结果的结合使人们对长寿基因的确实存在以及对人类长寿基因的操纵成为可能这一点确信不疑。

其他人则认为，即使可能延长寿命，人类最大寿命的类似延长可能也并不那么容易。对基因控制人类寿命能力的质疑主要来自两项研究。第一项研究，对长寿进化理论进行检验的理论和实验结果强烈表明，延长人类的最大寿命将对生长和繁殖产生负面影响。正如第 3 章所讨论的，进化上成功的有机体是那些将其细胞资源集中于生殖系内 DNA 分子保真度的有机体（第 3 章）。与维持机体有关的分子的保真度仅在成功繁殖所需的时间内对生物体才有价值，死亡是我们为繁殖成功所付出的代价——没有繁殖成功的物种将被淘汰。生殖和寿命之间的这种 "权衡" 已在实验中得到证实。在无脊椎动物和小鼠的最大寿命得以延长的情况下，繁殖成功都受到了负面影响。许多人认为，旨在延长寿命的人类基因操作将破坏正常生殖，导致物种适存度下降。

第二项研究表明延长人类寿命可能很困难，这是因为，与生理上简单的生物体不同，哺乳动物对寿命的调节涉及数百个基因。这些基因调节多种功能，如细胞结构的发育和维持、细胞凋亡和自噬，以及细胞内代谢信号等。重要的是，使用系统生物学方法来确定决定最大寿命的关键基因的研究（第 2 章）表明，没有一个甚至一组基因比任何其他长寿基因更重要。这意味着所有与人类寿命有关的基因必须同时改变，以安全地延长最大寿命，即使并非完全不可能，这也是一项很难达成的任务。仅仅改变少数与长寿相关的基因就可能会导致意想不到的结果，即破坏生物化学或生理过程的正常功能。尽管人类长寿的基因操纵之路似乎不可能实现，但基因工程的最新进展表明，为安全延长人类最大寿命而同时改变多个基因的技术终有一天会实现（见第 5 章关于 CRISPR 的讨论）。像这样的围绕人类寿命的基因操纵等问题和讨论将会从 "我们能够通过基因操纵最大寿命吗" 过渡到 "我们应该通过基因操纵寿命吗"。通过基因操纵延长人类的最大寿命将显著增加人口中高龄的比例，这会给社会和医疗带来前所未有的挑战。今天的社会尚未有效地处理与 20 世纪平均寿命翻番所带来的老年人口增加有关的经济、环境和社会问题（见信息栏 7.1 和第 11 章），而基因操纵的最大寿命只能加剧这些问题。改变人类基因组以增强正常的、非疾病相关的功能如最大寿命，也存在着重大的伦理问题。许多著名的生物学家和遗传学家，包括 CRISPR 方法的发现者，都呼吁在国际准则和标准建立之前暂停人类基因操作。然而，基因操纵寿命的决定绝不能只留给少数专家。我们所有人，尤其是那些受庞大的老年人群影响最大的年轻人，现在应该开始讨论人类操纵基因来延年益寿的影响了。

核心概念

> 生物人口学将经典的人口统计学方法（死亡率分析）和长寿的生物学原理结合起来。生物人口学主要是一门以构建预测人类长寿起源的模型为主要任务的数学和理论科学。

> 人类基于认知推理对环境变化做出反应和改变环境以适应自身的需要，而不是仅依靠本能任由环境控制自己的寿命。

> 一个种群中包含许多死亡率不尽相同的亚群，这些亚群对人类长寿的起源有着重要的影响。生物人口学家认为人类的死亡率是兼性的。

> GWAS 和深度测序利用高通量技术来发现可能与人类长寿相关的罕见基因变体。

> 生物人口学家认为不同的基因型导致不同的死亡率，这种现象已经存在并贯穿整个人类进化的历史；同时，也会对决定人类寿命的基因的选择产生影响。

> 现代人长寿的原因可能是由于我们存在的高等智能。这一能力使我们可以改变环境以适应我们的基因，从而改变人类死亡率的特征。

> 考古学证据表明从新石器时代（公元前 5000 年）到启蒙运动（公元 1600 年），人类的平均寿命稳定地保持在 30～40 岁之间。

> 20 世纪初开始广泛实施的疫苗接种计划和对传染性疾病的控制显著提高了人类的预期寿命。

> 在经济发达国家，1970 年以后出生时预期寿命的增加主要是由于老年人口非传染性、致死性疾病的保健和治疗水平的提高。

> 纵观 20 世纪，发达国家女性出生时的预期寿命均比男性长。但由于男性平均寿命增加的幅度大于女性，所以寿命的性别差异正在逐步缩小。

讨论问题

Q7.1 简要阐释"人类的死亡率是兼性的"这一论述的含义。

Q7.2 "影响长寿的遗传因素是可塑的"，简述其证据。

Q7.3 简述早期人类的智慧如何使父母将更多的资源给少数的孩子，这对人类的寿命有什么影响。

Q7.4 环境因素比遗传因素对人类寿命的影响更显著，请列出证据。

Q7.5 现代人的死亡和长寿轨迹与我们的直系祖先完全不同，请列举出相关的证据。

Q7.6 请解释 17 世纪中期发明的显微镜为什么有助于人类的寿命延长？

Q7.7 仔细观察图 7.18，解释为什么出生时的预期寿命在 1900～1910 年开始增加？为什么女性的出生时预期寿命曲线在 1920 年前后开始与男性分离？

Q7.8 20 世纪 70 年代以后，美国人出生时预期寿命的增加为什么是得益于年龄相关性疾病的医疗，而不是由于婴儿死亡率的持续下降？请举例说明。

Q7.9 请列出使美国社会保险系统出现财政危机的三个因素。

Q7.10 从 20 世纪 50 年代以来，出生时预期寿命的性别差异是扩大还是缩小了？请说明其扩大或缩小的可能原因。

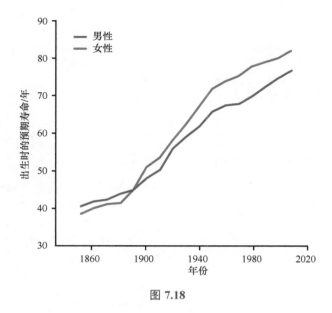

图 7.18

延伸阅读

人类长寿的起源

Carey JR, Judge DS. 2001. Principles of biodemography with special reference to human longevity. *Population* 13: 9–40.

Cho M, Suh, Y. 2016. Genetics of human aging. In *Handbook of the Biology of Aging* (M Kaeberlein, G Martin eds.), London: Elsevier.

Finch C. 1990. *Longevity, Senescence and the Genome*, Chicago, IL: University of Chicago Press.

Gavrilov LA, Gavrilova NS. 2015. New developments in the biodemography of aging and longevity. *Gerontology* 61: 364–371.

Gavrilov LA, Krut'ko VN, Gavrilova NS. 2017. The future of human longevity. *Gerontology* 63(6). doi: 10.1159/000477965.

Herskind AM, McGue M, Holm NVet al. 1996. The heritability of human longevity: A population-based study of 2872 Danish twin pairs born 1870–1900. *Hum Genet* 97: 319–323.

Perls TT, Wilmoth J, Levenson R et al. 2002. Life-long sustained mortality advantage of siblings of centenarians. *Proc Natl Acad Sci USA* 99: 8442–8447.

Vaupel JW. 2010. Biodemography of human ageing. *Nature* 464:536–542.

20 世纪人类寿命延长的提升

Acsadi GY, Nemeskeri J. 1970. *History of Human Lifespan and Mortality*, p. 346. Budapest: Akademiai Kiado.

Kinsella K, He W. 2009. *An Aging World: 2008*. Washington, DC: US Government Printing Office. www.census.gov/prod/2009pubs/p95-09-1.pdf.

National Academies of Sciences. 2017. *Human Genome Editing: Science, Ethics, and Governance*. Washington, DC: The National Academies Press.

Smith WE. 1993. *Human Longevity*. New York: Oxford University Press.

第 8 章　衰老相关的常见失能

"我不需要你提醒我的年龄，我的膀胱可以提醒我。"

——史蒂夫·弗赖伊（Steve Fry），喜剧演员

本 章 提 纲

身体成分和能量代谢的变化　　　　　　　　　　泌尿系统的变化

骨骼肌的变化　　　　　　　　　　　　　　　免疫系统的变化

皮肤的变化　　　　　　　　　　　　　　　　生殖系统的变化

感觉的变化：听觉、视觉、味觉与嗅觉　　　　未来之路

消化系统的变化

我们都知道人类衰老到底是什么样子。20 岁与 40 岁的人看起来不同，40 岁与 60 岁的人也不同。但是，与伴随外部特征老化的内部生理机能的改变相比，外表有时候具有欺骗性。虽然人群研究表明，各个生理系统都会随着年龄的增长而衰退，但是退行的程度、哪些系统受影响以及功能退行开始的年龄，都因人而异，有很大不同。这种随时间变化而发生的人类生理功能损失，是因为衰老是一个由分子保真度丢失引起的随机的、无序的过程（回想一下，随机意味着一个过程具有随机概率分布或模式，可以进行统计分析，但可能无法精确预测）。由于衰老的随机特性，很难预测任何特定个体在任何特定生理系统中随时间变化损失的量。

由于无法精确地定义人类年龄相关性生理功能损失的数量和时间，我们需要通过归纳法概括描述这些生理功能的衰退。本章对与年龄相关的特定生理机能丧失的描述是基于人群的平均水平，使用的数据来自横断面和纵向等多种研究的结果。要设定一个具体的年龄作为某种生理机能开始下降的时间点是不可能的。此外，请记住，人类年龄相关的功能衰退可能还会受到以下因素的影响：①早期生长发育过程中的事件可能极大地影响着衰老的轨迹或者速率；②环境和生活方式选择的不同使衰老的起始时间和速率产生明显的变异；③生殖能力的丧失或者衰退似乎会加速年龄相关性机能的损失。

在本章和下一章中，我们会关注多种与年龄相关的人类生理系统机能退行的问题。本章着重讲解通常并不会增加患病风险的生理机能的退行。在下一章中我们会讲到循环系统、神经系统和骨骼系统等，这些生理系统的老化更易发展为年龄相关的疾病并导致死亡率的升高。本书并没有包括所有的生理系统和器官，如肺（呼吸系统）和肝脏（包括胆囊），因为这些器官在衰老过程中的变化相对较小。这些系统的变化更多时候可能是吸烟和酗酒等环境侵染的结果，而不是年龄相关的问题。

身体成分和能量代谢的变化

一般来说，人的体型和身体组成反映的是体内四大基本组成成分，即水分、蛋白质、脂肪和骨骼之

间的数量及关系。尽管机体的组成主要受个人生活方式和个人选择的影响，但蛋白质、脂肪和骨骼的含量也会受到生命周期不同生理阶段的影响（在整个生命过程中，体内水分的比例保持得非常稳定）。

从婴儿期到青春期，身体专注于内脏器官、骨骼和免疫细胞的生长发育，这一时期蛋白质积累的速度和数量达到了一生中的最高水平。在青春期之前，人体的形态和组成成分在两性之间没有显著差异，但随着青春期的开始，两性的特征不断凸显。男性肌肉发育速度超过了女性，而女性则积累了更多的脂肪。两性的骨量都有显著的增长，并与其最终身高成一定比例。毋庸置疑，遗传因素对人体在生长发育期间的形态和组成有着极大的影响，但是正如目前儿童肥胖流行所表明的那样，环境影响也起着重要的作用。

一旦生长发育在 25～30 岁之间结束，人体的大小、形态和重量等在很大程度上已然反映了我们所能直接控制的因素。虽然正常、活跃和发育成熟的成年人的肌肉、内脏和骨骼的质量会随着时间的推移而轻微下降，但脂肪储存在整个生命周期中仍然是动态变化的，根据营养摄入和运动锻炼的不同而增加或减少。在临近人生的终点时，身体各种组成部分的减少则会加速。

在本节中，我们将探讨人体的组成和体型随时间流逝而发生的常见变化，以及这些变化产生的机制。我们从能量摄入与消耗如何影响体内脂肪的储存开始，并对年龄相关的身体成分和体重特定的年龄相关变化进行更为深入详细的讨论。

能量平衡是摄入与消耗之差

与所有其他生物一样，人类需要能量来驱动生命的基本化学反应。我们靠食物中的脂肪和碳水化合物提供能量（除了饥饿状态，人体几乎不会利用蛋白质供能）。脂肪和碳水化合物生成 ATP（细胞中的能量形式）的生化机制已经在前面第 4 章里有过详细的介绍。在这里我们采用一些方法来研究食物的摄入（能量摄入）和体力活动（能量消耗）的结合是否会影响体重的维持、减轻或者增加。我们用公式（**8.1**）来计算能量平衡：

$$能量平衡 = 能量摄入量 - 能量消耗量 \qquad (8.1)$$

我们摄入的能量可以简单地通过计算我们所摄取的食物中的脂肪、蛋白质和碳水化合物中的能量来确定。其中，能量以焦耳（J）为单位，1J 等于施加 1N 作用力经过 1m 的距离所消耗的能量。因为科学家们关注的能量值偏高，食物能量通常采用千焦（kilojoules，kJ）来表示：即 $1kJ=1\times10^3$ J。食物能量也用千卡（kilocalories，kcal）来表示，这是一个经典的传统表示方法，现在仍然经常使用。1cal 是指将 1g 水在 1 个大气压下升高 1℃所需的热量（$1kcal=1\times10^3$ cal）。千焦和千卡的转换方式是 1kJ = 0.239kcal，1kcal = 4.184kJ。**表 8.1** 是食物中四大宏量营养素（脂肪、蛋白质、碳水化合物和酒精）的能量含量。通过计算每天消耗的宏量营养素中的能量，我们就能够确定 1 天的能量摄入值。虽然蛋白质和酒精通常不作为生成 ATP 的初始底物，但是它们也具有转化成脂肪和碳水化合物的潜力，并作为能量储备储存在体内，因此在计算能量平衡的时候要将它们包括进去。

表 8.1　食物中四大宏量营养素的能量含量

宏量营养素	能量含量	
	kJ/g	kcal/g
脂肪	38.9	9.3
蛋白质	16.7	4.0
碳水化合物	17.5	4.2
酒精	31.4	7.5

能量消耗的测量较为复杂，多通过间接测热法来完成。间接测热法是通过测定呼吸的气体来计算能量消耗的方法（**图 8.1**）。**总能量消耗**（**total energy expenditure，TEE**）包括 3 个部分：静息能量消耗、

体力活动和进食引起的产热（公式 8.2）。TEE 也是以千焦或是千卡为单位的。

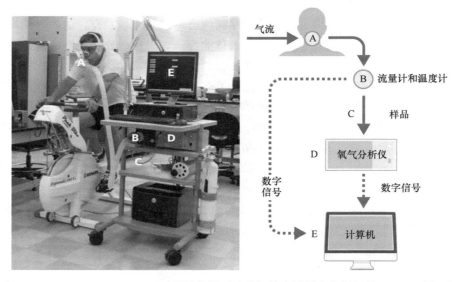

图 8.1　间接测热法（indirect calorimetry）。可以通过分析呼吸的气体来测量全身耗氧量。（A）研究对象在一个空气单向流动的单向阀容器内呼吸（实线箭头）。（B）呼出的气体通过一条软管到达测定其体积和温度的装置。（C）呼出的气体到达氧气分析仪。（D）最常见的氧气分析仪将空气加热到某个温度使氧分子电离。（E）氧气分析仪中的氧离子检测器发送出带有初始氧含量信息的数字信号（虚线）到计算机，计算机根据呼出气体的温度来校正初始的氧气含量值并最终计算出实际的氧含量。从输入的氧气量中减去排出的氧气量得到耗氧量。用 20.92 kJ 乘以耗氧量（升）可以很好地估计能量消耗。（Photo courtesy of Jennifer Ruhe.）

$$总能量消耗（TEE）= 静息能量消耗（REE）+ 体力活动 + 进食引起的产热（DIT） \qquad (8.2)$$

静息能量消耗（resting energy expenditure，**REE**）占总能量消耗的 60%～70%。它是指维持基本生理功能如心率、体温和支持大脑正常运行等需要的能量。体力活动包括骨骼肌的所有运动，不管多么轻微的运动都计算在内。平均而言，每个成年人体力活动能量消耗占总能量消耗的 20%。然而，体力活动能量消耗占总能量消耗的比例因人而异，有很大的不同。例如，一个训练有素的耐力型运动员，在运动上的能量消耗可能会占总能量消耗的 30%之多；然而一个久坐不动的人，在活动上的能量消耗可能仅占总能量消耗的 5%。进食引起的产热（diet-induced thermogenesis，DIT）是指机体消化、吸收和储存营养物质所消耗的能量，占总能量消耗的 10%～20%。DIT 在总能量消耗中所占的比例因个体或年龄的不同而产生的变化很小，同时 DIT 也难以测量，所以一般情况下其在总能量消耗公式中被当成是一个常量。

脂肪在成年后持续积累

一般来说成年人体内以脂肪形式储存的能量大约可供人消耗 40 天，而以葡萄糖形式储存的能量仅能供人消耗 1 天。因此，当我们测量成年人体的能量状况（能量平衡）时，实际上是在测量脂肪储存量的动态。能量正平衡状态（能量摄入大于消耗）会导致体内脂肪储存增多，体重增加；能量负平衡状态（能量消耗大于摄入）会导致体内脂肪储存减少，体重减轻。当一个人摄入和消耗的能量相同时，他就达到了能量平衡状态。在这种情况下，体重不会发生变化。

所以，一旦我们发育完全，也就是发育成熟后，体重的变化反映的就是体内脂肪储存量的变化。从持续进行的美国健康和营养调查研究中收集的数据显示，年龄从 20 岁到 60～69 岁，女性和男性的平均体重分别增长了约 5%和 9%（图 8.2）。尽管体重的增长看起来很缓慢，但是能量平衡的微小变化经过长期的积累也会对体重产生较大的影响。我们可以举一个简单的例子来解释这一现象。一位重 50kg（约 100 磅①）的女士有 10kg 的脂肪储备，这相当于 389 000kJ（38.9kJ/g × 10 000g；见表 8.1）的能量。该女士目前处于能量平衡状态，每天的膳食摄入能量为 8370kJ，每日静息能量消耗和进食引起的能量消耗保持恒定，分别为 5857kJ 和 837kJ。通过公式（8.2），我们可以算出该女士每天的体力活动能量消耗量（公式 8.3）。

$$总能量消耗（TEE）= 8370 \text{ kJ}$$
$$静息能量消耗（REE）= 5857 \text{ kJ}$$
$$进食引起的能量消耗（DIT）= 837 \text{ kJ}$$

由此推出：

$$体力活动能量消耗 = TEE - REE - DIT = 8370 \text{ kJ} - 5857 \text{ kJ} - 837 \text{ kJ} = 1676 \text{ kJ} \qquad (8.3)$$

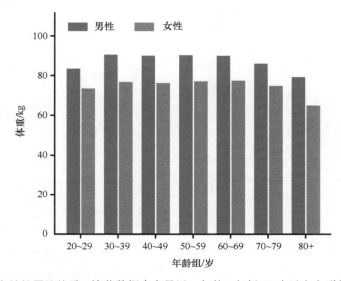

图 8.2　2010 年美国男性和女性的平均体重。这些数据来自最近一年的、包括 70 岁以上人群的一次大型调查（20 000 位参与者）。（From Fryar CD，Gu Q，Ogden CL. 2012. Anthropometric reference data for children and adults: United States，2007–2010. National Center for Health Statistics. *Vital Health Stat* 11[252].）

　　若该女性每天多增加一点食物摄入量，如 418kJ（相当于一小杯或是 3 汤匙香草冰淇淋的热量），并保持相同的体力活动量，她的能量平衡将变为正，脂肪开始储存起来。这样，100 天后她将会增重 1kg，1 年后增重约 4kg（1kg 的体脂所含热量相当于 38 900kJ）。因此，即使是微小的能量摄入变化，时间长了也会对体重产生明显影响。同样道理，微小的能量消耗变化则具有相反的作用。如果每日运动多消耗 418kJ 能量，如慢跑 1 英里②或散步 1.5 英里，则能够使能量平衡恢复，避免脂肪积累。

　　如本例所示，热量摄入过多、体育运动减少或是二者的共同作用都会引起脂肪的积累。随着年龄的增加，热量摄入和体力活动都会发生变化（信息栏 8.1 描述了一个有用的方法用来反映体内脂肪随年龄的变化关系）。尽管卡路里的绝对量一直在增加，但随着年龄的增长，卡路里的消耗量往往会减少（图 8.5）。与年轻人相比，老年人也不太可能达到休闲活动的指导标准（图 8.6）。缺乏体力活动会导致肌肉组织的损失超过正常的年龄相关性骨骼肌损失的预期[称为**肌肉减少症（sarcopenia）**，在本章稍后讨论]。由于缺乏运动导致的肌肉质量损失使得 REE 减少，从而加剧了年龄相关能量消耗的下降。热量摄入的增加和闲暇活动的减少导致了老年人肥胖的流行。在过去的 40 年里，65 岁以上的人的平均体重增长了 20%以上。许多调查显示，65 岁以上人口中有 50%～70%的人超重或肥胖。超重和肥胖对健康的影响将在第 9 章和第 10 章中讨论。

---

① 1 磅≈0.4536kg
② 1 英里=1609.344m

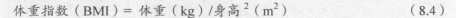

信息栏 8.1　体重指数与死亡风险

　　体重指数（body mass index，BMI）是体重与身高的平方之比（**公式 8.4**），也是另外一种用来显示身体脂肪含量变化非常有用的指标。因为遗传对于身高有着很大的影响，而且通常身高在人体发育成熟之后就趋于稳定，所以 BMI 就成了一个比体重更为敏感、个性化的反映身体脂肪的指标。更重要的是，BMI 被证实与体重过轻、超重或肥胖等疾病所致死亡率密切相关（**图 8.3**）。

$$体重指数（BMI）= 体重（kg）/身高^2（m^2） \tag{8.4}$$

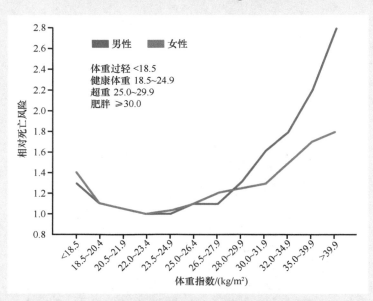

图 8.3　体重指数与相对死亡风险的关系。本图是基于 1984～1996 年间 457 758 位男性和 588 369 位女性的数据绘制。这一结果清楚地显示体重过轻或过重的人死亡风险更高。曲线上方列出的 BMI 分级常作为独立于年龄的标志，用来反映 20 岁以上的健康成年人可能与脂肪含量有关的健康问题。（Adapted from Calle EE et al. 1999. *N Engl J Med* 341: 1097–1105，1999. With permission from *New England Journal of Medicine.*）

　　BMI 的计算要追溯到 19 世纪初，比利时社会学家阿道夫·凯特尔（Adolphe Quetelet）（1796—1874）发现生长时，体重与身高的平方呈函数关系变化。这个被称为"Quetelet 指数"的指标在当时很少被用于观察肥胖与健康之间的关系，主要是因为当时的大众对肥胖几乎一无所知。直到第二次世界大战结束后，该指标被在人寿保险公司工作的统计学家注意到，超过人口平均体重人群的死亡率有微小升高。这引起了体重身高表以及一定身高时的理想体重这一概念的发展。不久，人们就发现对于不同的个体来说，理想体重的变异实在是太大了，这导致用体重身高表来评估健康极不准确，从而无法在临床使用。

　　1972 年，安塞尔·基斯（Ancel Keys）（1904—2004）第一个注意到 Quetelet 指数是体脂的最佳表征指标，并建议将其作为一种简易方法，供医生讨论可能与肥胖相关的健康问题时使用。Keys 使"体重指数"这个词得以普及。20 世纪最后 20 年进行的数项研究结果显示，BMI 与健康问题之间有着紧密的关联。这些发现也促使美国国立卫生研究院（NIH）设定了特定的 BMI 值作为健康体重的标准（**图 8.3**）。

　　然而，对于老年人群来说，美国国立卫生研究院制定的 BMI 值需要做出相应调整。多项纵向研究发现，（根据 NIH 标准被认为是超重且有更高健康风险的）25～30 之间的 BMI 值并不会增加 65 岁或以上人群的健康风险（**图 8.4**）。然而，BMI 值低于 21～22（体重过轻）对于老年人群来说仍然是健康的危险因素。大多数临床专家认为，对于老年人群来说，体重过轻带来的健康风险要比肥胖更大一些。

许多医生认为，65 岁以上的老年人其 BMI 值在 25～32 之间时除了要保持体型等原因外，不应考虑减肥计划，BMI 值也不应低于 22。

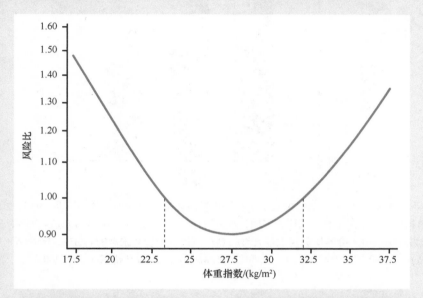

图 8.4　体重指数与 65 岁以上人群全因死亡率的关系。y 轴上的风险比值表示收集数据时的即时风险（2014 年）。风险比大于 1 表示死亡风险增加，小于 1 表示死亡风险降低。风险比越大，风险越大。x 轴上方两条垂直虚线内的区域是与死亡风险降低相关的 BMI 值。健康 BMI 值的范围为 22.5～33.0，远远高于 NIH 在年轻人群中确立的 BMI 值（18.5～24.9，**图 8.4**）。（Adapted from Winter JE et al. 2014. *Am J Clin Nutr* 99[4]：875–890.）

临终期体重过度减少导致死亡率的增加

尽管体重在人类生命的大部分时间都在增加，但总有一天体重会开始下降。从**图 8.5** 可以看出这一点，70 岁及以上的人的体重低于年轻人。这个年龄组的体重下降中也包含了那些接近寿命末期的个体的数据。寿终正寝时的体重减轻被认为是一种年龄相关的现象，其内在机制尚不明确。然而，我们确实知道，在这个时期，脂肪量和肌肉量似乎都在下降。

(A)

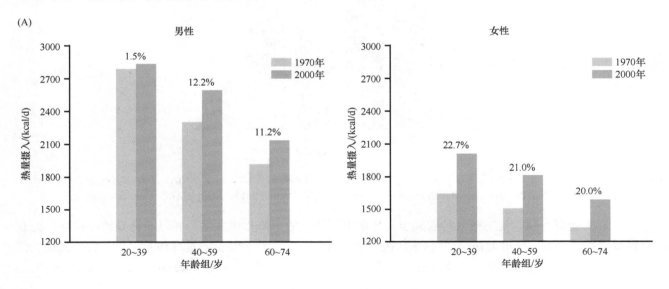

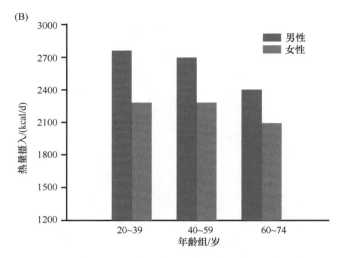

图 8.5 成年男女的平均热量消耗。（A）1970～2000 年的热量消耗量。圆柱上方的数字是 1970～2000 年的增长百分比；（B）2008 年的热量消耗量。两张图中数值的比较表明，热量消耗量一直稳定在 2000kcal/d 左右的水平。此处给出的数值只作为趋势参考，不作为准确数值。准确地测定大量人群的热量消耗量是极其困难的。（Data from A，Wright JD et al. 2004. *Mortal Morbid Wkly Rep* 53：80–82；B，Wright JD et al. 2011. *Mortal Morbid Wkly Rep* 60：280.）

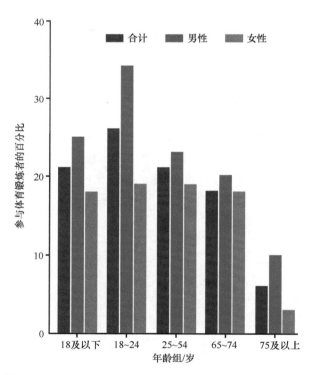

图 8.6 2015 年度 18 岁及以上成年人群满足 2008 年联邦体育活动准则的百分比。（见 **https：//health.gov/paguidelines/**）。（Adapted from CDC/NCHS，National Health Interview Survey，1997—March 2015，Sample Adult Core component.）

　　最近的数据表明，食物摄入量的减少与生命末期体重的下降相伴发生，并可能会导致一种被称为**衰老性厌食症（anorexia of aging）**的临床状况。衰老性厌食症的四个特征是过度体重丢失、食欲减退、营养不良和缺乏活动，这也是一种更广泛、更普遍的综合征，即**老年性衰退（geriatric failure to thrive）**的主要先兆症状。这种多因素综合征，包括身体功能受损、营养不良、抑郁和认知障碍等，往往意味着生命的终结。已经建立了一种诊断老年性衰退的算法，能够建议医生何时开始与患者和家属讨论临终事宜。这种讨论可以防止那些不必要的、只会延长痛苦的干预（图 8.7）。

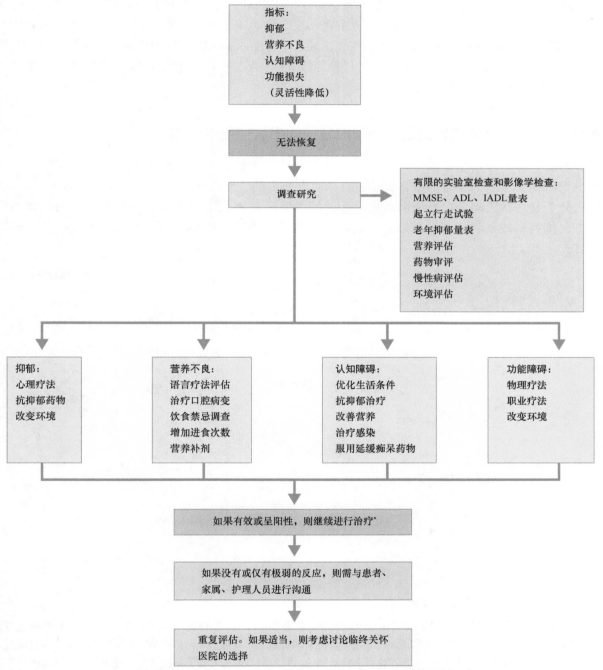

* 反应呈阳性是指达到了由患者、家属和护理人员共同制订的、治疗前预设的目标。

图 8.7　医生诊断和治疗老年性功能衰退患者的决策流程。ADL= activities of daily living（日常生活能力量表）；IADL= instrumental activities of daily living（工具性日常生活活动能力量表）；MMSE= mini mental state examination（简易精神状态检查量表）。（From Robertson RG，Montagnini M. 2004. *Am Fam Physician* 70：343–350. With permission from American Academy of Family Physicians.）

骨骼肌的变化

　　人体有 640 块骨骼肌，占总体重的 40%～50%。骨骼肌的主要功能是运动和稳定。因此，骨骼肌质量、功能或两者的年龄相关改变会对一个人的灵巧度、运动和平衡产生重大影响。本节中我们将主要探讨成人骨骼肌随增龄而发生的变化。我们首先描述一下骨骼肌的组织和收缩机制；其次讨论骨骼肌的年龄相关改变，包括运动对肌肉老化的影响；最后我们简要描述一下肌肉减少症，一种与年龄相关的、骨骼肌肌量过度丢失的病理过程。

肌肉收缩是肌节内肌动蛋白和肌球蛋白分子间相互作用的结果

　　骨骼肌有若干个组织层次，每个层次都可能会受到增龄的影响（图 8.8）。我们在这里的讨论主要集中于微观层面上，收缩蛋白、肌动蛋白和肌球蛋白的相互作用导致了肌肉短缩（收缩）。单个肌动蛋白分子是球状肌动蛋白盘绕而成的长而薄的柔性聚合物（图 8.9A）。肌动蛋白分子的球状部分朝同一方向排列形成丝状，其一端带负电荷，另一端带正电荷。肌动蛋白丝的这种极性排列对收缩至关重要。

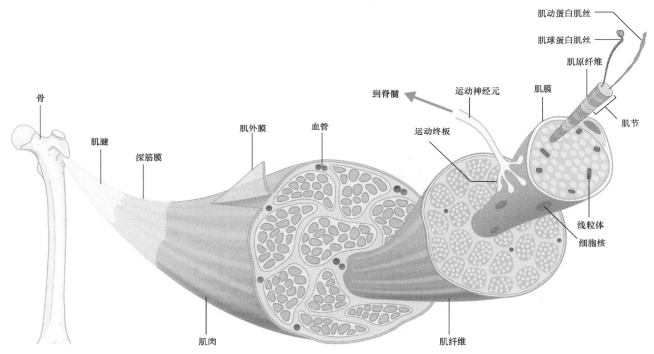

图 8.8　骨骼肌的组织。 肌肉通过肌肉末端的厚板或肌腱束附着在骨骼上。肌体被一层薄薄的结缔组织肌外膜所包裹。肌外膜允许肌肉收缩的同时又能保持其形状。肌外膜下有肌束即肌细胞（纤维）束，由称为肌周膜的结缔组织层包裹组成一个单位。肌纤维是被结缔组织肌内膜包裹的长而多核的细胞。肌内膜有助于容纳毛细血管、神经肌肉接头和每根纤维上的干细胞。肌纤维内含有肌原纤维、高度特异化的、内含行使收缩功能的肌动蛋白和肌球蛋白的胞质细胞器（见图 8.9）。每个肌原纤维被肌浆网（SR）包围，SR 是内质网的一种特殊形式，储存肌肉收缩所需的 Ca^{2+}（见图 8.13）。横向（T）小管将肌细胞的质膜（也称为肌膜）连接到 SR。肌原纤维进一步组织成肌节，肌节是肌肉的基本收缩单位（此处为轮纹状，详细见图 8.9）。

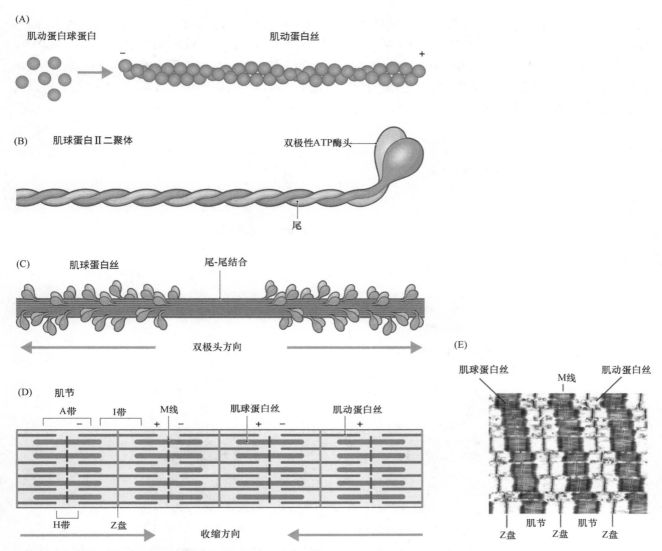

图 8.9　肌动蛋白和肌球蛋白细丝在肌节内的组织结构。(A) 肌动蛋白球蛋白形成一个极性卷曲丝，提供间隙或裂缝，允许 ATP 和其他收缩调节蛋白结合；(B) 肌球蛋白 II 二聚体显示尾部的卷曲结构；(C) 尾-尾结合确保双极性 ATP 酶的头部朝向彼此相反的方向；(D、E) 肌动蛋白和肌球蛋白丝并置形成肌节的基本结构 (E 为肌原纤维的纵向电子显微照片)。(Adapted from Alberts B et al. 2014. *Essential Cell Biology*. New York，NY：Garland Science，Figures 17.38 and 17.40. With permission.)

　　肌球蛋白 II 分子是个二聚体，两个球状头部和两个尾部盘绕在一起，从头部向相反方向延伸 (**图 8.9B**)。两个肌球蛋白头是 ATP 酶，参与将 ATP 分解为 ADP + P_i 并释放收缩所需的能量。大约 200~300 个单独的肌球蛋白 II 分子通过其尾部结合形成肌球蛋白丝 (**图 8.9C**)。肌球蛋白 II 分子的尾-尾结合使肌球蛋白丝具有双向性，肌球蛋白 II 双极头的每一侧都指向远离肌球蛋白丝中央的方向。肌球蛋白分子由重链和轻链组成。重链的分子质量约为 200kDa，构成了肌球蛋白头部和尾部的大部分；轻链的分子质量为 20kDa，位于连接肌球蛋白头部和尾部的分子的 "颈部" 区域。肌球蛋白重链 (myosin heavy chain，MHC) 的不同亚型决定**肌节** (**sarcomere**) 的收缩速度。

　　肌动蛋白和肌球蛋白丝以交叉模式组织在一起，构成肌肉的基本收缩单位，即肌节 (**图 8.9D 和 E**)。当肌原纤维中包含的数百万个微小肌节同时缩短时，肌肉就会收缩。肌节缩短是肌球蛋白头部在没有结合 ATP 分子的情况下连接到肌动蛋白丝时开始的一个循环 (**图 8.10**)。当肌肉收到神经信号收缩时 (见下文)，ATP 分子附着到肌球蛋白丝的头部。ATP 的结合导致肌球蛋白头部的构象改变，进而导致两个同时发生的作用：①肌球蛋白头部从肌动蛋白丝释放；②肌球蛋白头部朝着肌动蛋白的正极方向倾弯大约 4～6μm（你可以把这个动作想象成跟扣动枪上的扳机差不多）。然后，肌球蛋白 ATP 酶将 ATP 水解为 ADP+P_i，引起肌球蛋白头部相对应的构象变化。也就是说，ATP 的水解使肌球蛋白头再次附着到肌动蛋白丝上，然后"松开扳机"回复到原来的位置。因为倾弯发生在肌球蛋白头与肌动蛋白丝重新连接之后，所以两个肌动蛋白丝彼此滑动。这使 Z 盘更紧密，从而使肌节缩短。

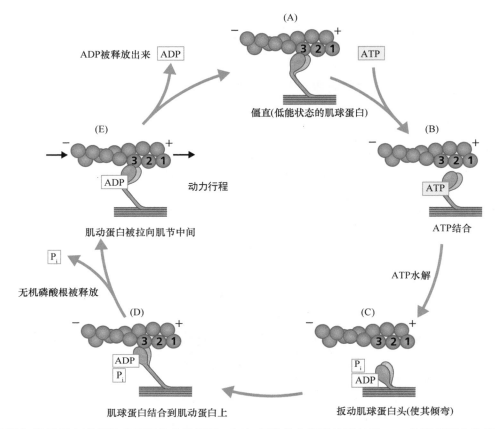

图 8.10　肌动蛋白/肌球蛋白引起肌节缩短的分子循环。（A）细胞的收缩信号引起无 ATP 的肌球蛋白头部结合在肌动蛋白丝的第 2 个位置；（B）肌球蛋白头与 ATP 结合并"扳动"自身分子使其头部朝向肌动蛋白的正极并从肌动蛋白释放；（C）ATP 的水解导致肌球蛋白头在位置 3 处重新结合；（D）磷酸基的解离使肌球蛋白头与肌动蛋白的第 3 个位置结合，同时回复到其原来未倾弯的状态；肌动蛋白丝朝着肌球蛋白丝的负极方向"滑过"。因为肌动蛋白附着在 Z 盘的正极，滑动使肌节变短；（E）肌球蛋白头与肌动蛋白分离，肌节放松，恢复到原来的长度。

　　没有 ATP 或 ADP 分子的肌球蛋白头部将与肌动蛋白丝保持接触，这种状态称为僵直（死亡时称为尸僵）。图 8.10 展示的只是为了便于理解的示意图。在正常生理条件下、没有收到收缩信号时，ATP 分子几乎总是附着在肌球蛋白头部的。ATP 结合的肌球蛋白头反映了肌肉的真实静止状态，其时肌节处于其最大长度。一旦接收到收缩信号，生物化学反应使得肌节几乎在瞬间缩短：从 ATP 水解到 ATP 再结合（图 8.10B 和 C），一个肌节的收缩周期大约为 0.01s。

骨骼肌的收缩过程始于神经信号

　　引发肌肉收缩的一系列事件起源于脊髓，在脊髓里，电信号通过**运动神经元（motor neurons）**传递到肌肉（图 8.11）。一个运动神经元在神经肌肉接头（neuromuscular junction，NMJ）即**运动终板（motor endplate）**处分支并与多条肌纤维接触。每个肌纤维都有一个（而且只有一个）NMJ。运动神经元、运动终板和由该运动神经元**轴突**（**axonal**）终末支配的肌纤维统称为**运动单位**（**motor unit**）。单个运动神经元支配的肌纤维数量取决于肌肉运动的类型。在需要精细运动控制的地方，如手和手指，运动神经元只会支配少量的肌纤维（0～200 条）；支配肌肉进行粗放动作的运动神经元，如上臂的二头肌支配下臂向上移动，就会与更多的（超过 1000 条）肌肉纤维接触。

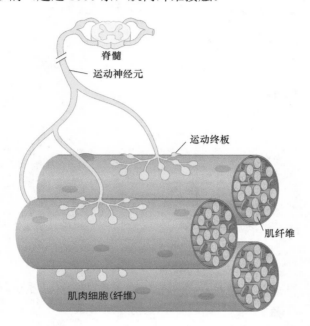

脊髓
运动神经元
运动终板
肌纤维
肌肉细胞(纤维)

图 8.11　运动单元。运动单元由运动神经元、肌肉细胞和运动终板组成。

　　当运动神经元通过运动终板向肌肉细胞释放神经递质**乙酰胆碱**（**acetylcholine**）时，肌肉就开始收缩（图 8.12）。乙酰胆碱使质膜去极化（细胞膜上的电荷反转），并在几毫秒内将电信号传遍纤维（神经和肌肉中的电信号称为动作电位，在第 9 章中有详细描述）。电信号的快速传递确保了用于收缩的所有纤维几乎同时缩短。动作电位通过横向（T）小管（细胞膜的延伸）进入肌原纤维。T 小管将信号传递到肌浆网（SR），使 Ca^{2+} 释放到胞浆中。胞浆中钙水平的升高触发了两种收缩调节蛋白（原肌球蛋白和肌钙蛋白）之间的分子相互作用。原肌球蛋白是一种沿着肌动蛋白丝长度延伸的蛋白质。当肌肉放松时，原肌球蛋白位于肌动蛋白丝表面附近，抑制肌球蛋白头与肌动蛋白丝的结合。钙与肌钙蛋白的结合引起一个影响原肌球蛋白位置的变化：原肌球蛋白退到肌动蛋白丝的内部。肌动蛋白丝对肌球蛋白的亲和力大大增加，使肌球蛋白头附着、收缩周期得以进展（图 8.10）。神经信号的终止导致 Ca^{2+} 回到 SR 内被隔离起来。

骨骼肌收缩速度和收缩力由肌纤维的类型决定

　　我们知道，肌球蛋白分子由轻链和重链组成，重链有几种异构体。肌球蛋白重链（MHC）亚型决定了肌肉纤维的许多特性，包括收缩速度和抗疲劳能力。在人类骨骼肌中发现了三种肌球蛋白亚型，即 I 型、IIa 型和 IIx 型（表 8.2）。I 型纤维（慢缩型或红色纤维）收缩速度较慢，但抗疲劳能力很强（图 8.13）。I 型纤维的抗疲劳性反映了其高浓度的线粒体和对氧化代谢的依赖（见第 4 章 "线粒体 ATP 合成产生大多数的超氧离子" 一节）。I 型纤维对于缓慢而持续的运动非常重要，如行走和姿势维持。IIa 型纤维的收缩速度比 I 型纤维快，但抗疲劳性较差。与 I 型纤维相比，IIa 型纤维抗疲劳性的降低是由于更多地使用了糖酵解代谢（厌氧）的结果。IIa 型纤维可以用于更快的运动，如适度跑步或骑自行车。IIx 型纤维在三种类型中产生的力和功率是最大的。然而，IIx 型纤维疲劳得相当快，因为它们几乎完全依赖于乙醇代谢。它们通常仅用于机体运动需要一个短暂但必须快速而强大的收缩时。惊吓反应是一个很好的例子，其时 IIx 型肌肉会被启用。

表 8.2　人类骨骼肌纤维的特性

纤维类型 [a]	收缩速度	抗疲劳性	力量峰值	代谢概述	纤维功能
I 型	慢	高	低	氧化/有氧型	用于需要长时间重复收缩的活动，如保持姿势和缓慢运动
IIa 型	中	中	中	氧化/糖酵解混合型	用于需要持续快速运动的活动，如短跑和踢腿
IIx 型	快	低	高	糖酵解/厌氧型	用于需要最大速度的短暂动作

a 基于特定肌球蛋白同工型的含量。

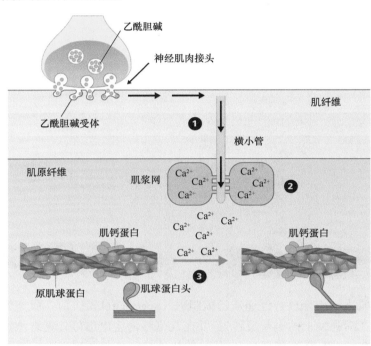

图 8.12　兴奋-收缩耦合。 骨骼肌是一种易兴奋的、能够沿着细胞膜传递电信号（动作电位）的组织。实际上，可兴奋的组织将电信号转化为生化或机械活动。这里我们展示了由运动神经元启动并通过肌肉细胞膜传导的电信号导致 SR 释放 Ca^{2+}。钙进而与肌钙蛋白相互作用，导致原肌球蛋白释放其对肌球蛋白的抑制，起始肌节收缩周期。也就是说，肌膜的兴奋、电信号是与肌节的收缩、机械活动相耦合的。

图 8.13　力（Po；kN/m^2）与速度（L/s）的关系。 快速（IIx 型）与快速（IIa 型）和慢速（I 型）肌纤维相比，在图表的所有点产生最大的力和速度。（From Schiaffino S，Reggiani C. 2011. *Physiol Rev* 91[4]：1447—1531. With permission from The American Physiological Society.）

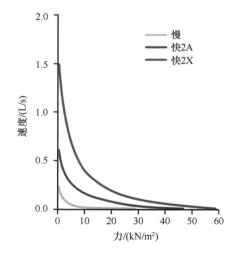

　　一个运动单位内的所有肌纤维都是同一类型的，大多数人类骨骼肌都含有这三种类型的肌纤维。这种解剖学的安排意味着每一块肌肉都可以根据机体所需以不同的收缩速度进行运动。我们用位于大腿前部的股直肌（rectus femoris muscle，RF）来演示一块肌肉是如何为不同的运动启用不同的肌纤维的。RF

肌肉的主要功能是伸展小腿和弯曲臀部（即从腰部向前弯曲）。RF 的收缩对稳定臀部和使小腿在行走与跑步时向前摆动非常重要。RF 中的 I 型纤维用于行走，因为这种运动只需要较小的力量来收缩。此外，I 型纤维具有抗疲劳性，这意味着步行可以持续更长的时间。如果我们将步行改为适度跑步，IIa 型纤维就会被启用，提供更快的收缩速度，以更快的步伐迈动小腿。加快步伐全速快跑，则需要启用 IIx 型纤维，以帮助 I 型和 IIa 型纤维更快速地强力收缩。然而，IIx 型纤维很容易疲累，只能维持很短距离的高速奔跑。

卫星细胞在骨骼肌损伤修复与更新中的作用

卫星细胞（satellite cell）也就是骨骼肌干细胞，存在于整个肌肉纤维上（图 8.14），位于肌膜和基底膜的基膜层之间，距离毛细血管只有几毫米。卫星细胞在肌肉纤维中的解剖位置确保它们能够与细胞外基质（ECM）中的蛋白质直接接触。ECM 是支撑肌肉纤维的多层结缔组织，而 ECM 基膜层则在肌纤维的更新和修复中起着重要作用。这些蛋白质能够在肌肉纤维损伤后分泌生长因子、激活卫星细胞。基膜含有高浓度的层粘连蛋白（laminin，一种糖蛋白），为卫星细胞的增殖和迁移提供了物理空间。

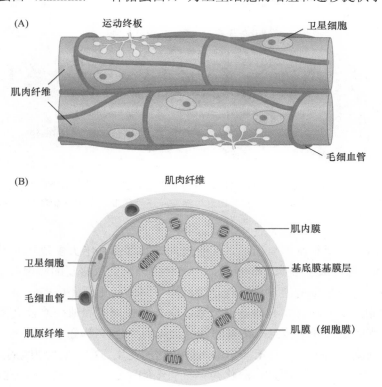

图 8.14　骨骼肌纤维，显示卫星细胞的解剖位置。纵向（A）和横截面（B）图。卫星细胞位于基底膜和肌膜（细胞膜）之间。基底膜是细胞外基质（ECM）的一部分，是一层主要由胶原和层粘连蛋白组成的薄结缔组织。

卫星细胞在修复和替换受损肌肉纤维中的作用涉及数百个调节因子，相关描述远远超出了本文的范围。这里我们只简单描述一下肌肉纤维置换的基本过程。想象一下，在 100 米赛跑中，当一个短跑运动员感觉到腿背部剧烈疼痛时，她/他刚刚撕裂了其腿上腘绳肌中的几条肌肉纤维，把肌肉拉伤了。肌肉纤维和支撑组织的损伤导致一些蛋白质和其他调节因子释放到损伤部位，通常这些蛋白质和其他调节因子都是停留在未受伤的肌肉纤维或 ECM 中的。损伤还刺激了炎症反应，这是一种在新组织替代之前清除受损组织的免疫系统过程（本章稍后有炎症反应的详细描述）。受损组织和免疫系统细胞释放的蛋白质对肌肉纤维的替换至关重要，因为它们能够激活卫星细胞。

　　基膜层的损伤导致许多生长因子的释放，这些生长因子激活静止的、处于 G_0 期的卫星细胞（详见第 4 章 "细胞周期与细胞分裂" 一节）。在基膜层中发现的两个对卫星细胞激活特别重要的生长因子是成纤维细胞生长因子 2（fibroblast growth factor 2，FGF2）和肝细胞生长因子（hepatocyte growth factor，HGF）。FGF2 和 HGF 都能够与卫星细胞质膜上的特异性受体结合。静止卫星细胞的激活也可能是由炎症反应相关的因素引发的。例如，一氧化氮（NO）是一种具有生物信使作用的自由基，在肌肉纤维损伤后几乎可以立即发现，其可诱导 FGF2 和 HGF 的释放。

　　一旦卫星细胞被激活，它就必须在开始增殖之前迁移到损伤部位。卫星细胞的迁移是通过趋化性（即细胞对其所在环境中化学物质的反应）而移动的。卫星细胞迁移始于细胞膜上的受体，即整合素与基膜层内的层粘连蛋白的结合。结合后活化的卫星细胞就会向受损组织部位迁移。激活的卫星细胞循着 ECM、损伤细胞和免疫细胞释放的趋化因子所建立的浓度梯度来找到受损区域（图 8.15）。也就是说，当卫星细胞靠近损伤部位并朝着这个方向移动时，与层粘连蛋白结合的卫星细胞会感受到越来越高的趋化因子浓度。一般来说，引导卫星细胞向损伤区域移动的趋化因子就是激活卫星细胞的生长因子和炎症反应蛋白（见前讨论）。

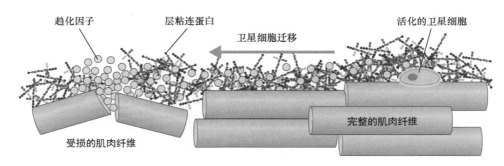

图 8.15　卫星细胞迁移中的趋化机制简图。活化的卫星细胞与基膜层的层粘连蛋白结合。当趋化因子从受损的肌纤维中释放时，它们会扩散到肌纤维束，其浓度朝向静止的活化卫星细胞而逐渐降低，卫星细胞就是沿这种浓度梯度作为指南迁移到受损组织部位的。

　　一旦到达受损区域，卫星细胞即重新进入细胞周期开始增殖。绝大多数新的卫星细胞将分化成肌源性细胞（myogenic cell，也称成肌细胞，myoblast），最终成为新的或修复的肌肉纤维。骨骼肌还需要补充因肌肉纤维损伤而减损的卫星细胞池，该过程是通过卫星细胞自更新完成的。决定卫星细胞分化为肌肉纤维还是自我更新的胞外信号现在才开始逐渐清晰，涉及调控因子和遗传途径之间复杂的相互作用。有关卫星细胞自更新过程的更多详细信息，请参阅本章最后的 "延伸阅读" 部分。

　　成肌纤维的卫星细胞的增殖遵循与第 4 章中所述相同的通用方案（见 "细胞周期与细胞分裂" 一节）。成肌细胞经过几轮增殖后退出细胞周期，分化为单核肌细胞。这种肌细胞有两种命运，取决于它们是要成为新的肌纤维还是修复已有的肌纤维。如果肌细胞接收到信号要参与新纤维的生成，几个肌细胞就会融合在一起，形成一个多核结构，称为肌管（myotube）；要不就是肌细胞与即有的受损组织进行融合。融合过程的完成标志着细胞开始产生肌节和其他肌纤维细胞器形成所必需的蛋白质。

缺乏体力活动和内源性衰老影响年龄依赖性的肌量丢失

　　肌肉质量和力量的缓慢丧失发生在人类生命周期的成熟阶段，这一过程称为老年性肌肉萎缩（aging muscle atrophy）。老年性肌肉萎缩反映了肌肉细胞数量的减少和细胞体积的减小这两个方面的衰退。细胞数量减少和细胞体积的减少将老年性肌肉萎缩与废用综合征（disuse syndrome）区分开来，后者只有细胞体积减小（而细胞数量并不减少）。一系列的横向和纵向研究都表明，久坐男性的肌肉质量每十年下降 8%，久坐女性每十年下降 6%（久坐的意思是指体力活动仅限于日常生活如打扫房间、上楼等活动）。

老年性肌肉萎缩的研究主要是使用久坐个体作为基础进行的，这些研究很少包括参加有组织、有规律的体育锻炼计划的那些个体。令人惊讶的是，似乎废用才是骨骼肌减少的主要危险因素。我们知道，老年运动员的骨骼肌丢失率与同龄的久坐者相比显著降低（图 8.16）。在 40 岁以后还坚持锻炼的人中，肌肉质量的减少率接近每十年 2%，并且没有像久坐的人那样表现出性别差异。此外，对于经常锻炼的人来说，老年性肌肉萎缩至少要延迟十年。

40岁的铁人三项运动员

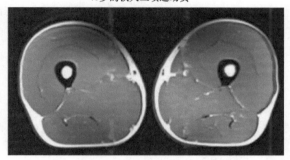

74岁久坐男子

脂肪组织　　　　　　　　股四头肌

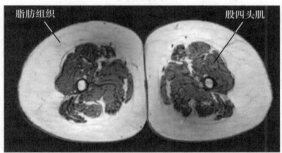

70岁的铁人三项运动员

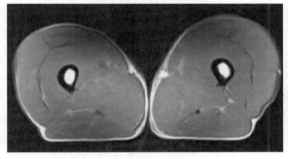

图 8.16　久坐的老年人和年轻及老年运动员大腿肌肉的磁共振成像。即使不能代表典型的优秀运动员，有能力参加铁人三项的个体至少也是运动精英。尽管如此，这些图像表明，积极参加有组织的体育活动的老年人可以保持其肌肉质量。（From Wroblewski AP et al. 2011. *Phys Sportsmed* 39[3]：172–178. With permission.）

仅使用久坐个体和那些包括保持锻炼习惯的个体的研究结果展示了生活方式选择和内源性衰老之间相互作用的一隅。多项研究表明，生活方式的选择，比如选择锻炼或不锻炼，决定了成年人大部分生命周期中老年性肌肉萎缩的发生率。然而，即使是身体最健康的人，老年性肌肉萎缩的内在过程也将会在某个时候悄然开始。也就是说，内源性衰老过程终将取代生活方式的选择，成为影响老年性肌肉萎缩的主导因素。在什么年龄发生这种机制的转换、外源性的还是内源性的，目前仍然是未知的。然而，与其他老年性生理衰退类似，我们可以假设这种肌肉衰退的时机也是高度个性化的。第 10 章中对影响老年性肌肉萎缩的环境因素（如营养和运动）进行了更深入的讨论。

骨骼肌强度和力量的年龄相关损失与老年性肌肉萎缩相关

强度（strength）和力量（power）经常被用来评估骨骼肌的功能能力。强度是指在特定的肌肉收缩速度下产生最大力的能力。在实践中，速度为零和等长收缩可用于强度的确定。由于日常活动中很少需要使用最大的力量或等长收缩，许多研究人员和临床医生喜欢使用肌肉力量，即力乘以速度，来衡量肌肉的功能能力。这样，力量就可以在很大范围的速度和力中进行测量。肌肉的强度和力量与肌肉的横截面积（CSA）有很好的相关性。CSA 是衡量肌肉质量的一个指标，CSA 越大，强度和力量就越大，反之亦然。肌肉强度和力量的年龄相关性下降速度与肌肉质量、CSA 或两者共同的下降速度大致相同。许多横向和纵向研究的结果都表明，40 岁以后，久坐的人其肌肉强度、力量或两者都以每十年 8%～10% 的速度下降，而保持锻炼习惯的人则以每十年 2%～5% 的速度下降。正如预期的那样，整个肌肉的 CSA、强度和力量的年龄相关性下降反映在单个肌肉纤维的类似损失上（**图 8.17**）。

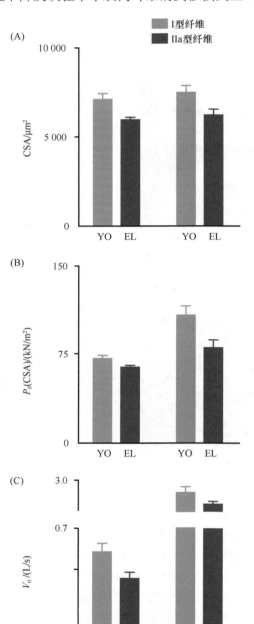

图 8.17 单个肌纤维的年龄相关性损失。从年轻人（YO）和老年人（EL）分离的单个肌纤维中测量的横截面积（CSA/μm²）、力量（P_0）/CSA 和纤维长度（L）的每秒速度（V_0）。年轻人（平均年龄 23.1±2.2 岁）和老年人（平均年龄 70.9±4.4 岁）都参加体育活动。EL 组中 I 型和 IIA 型纤维的所有三个测量值均显著低于 YO 组。这些结果与其他研究结果是一致的，表明即使是经常体育锻炼的老年人，也不能豁免骨骼肌强度的年龄相关性损失。（Adapted from Brocca L et al. 2017. *J Physiol* 595[14]：4823–4844，Figure 2. With permission from John Wiley and Sons.）

如前所述，老年性肌肉萎缩有肌纤维的丢失，使其可以与废用综合征区别开来。在人类和啮齿类动物中通常都观察到所有三种类型的肌纤维的年龄相关性损失。然而，IIa 型和 IIx 型肌纤维的丢失明显大于 I 型肌纤维。这些发现与在老年性肌肉萎缩中观察到的肌肉强度和力量变化是一致的，即 IIa 型和 IIx 型肌纤维比 I 型肌纤维能够在所有速度下产生更大的力（更大的功率）（图 8.13）。

导致老年性肌肉萎缩的内在机制是多因素的且尚待阐明

用啮齿类动物作为模型来评估老年性肌肉萎缩机制的研究报道已经有数千项。使用啮齿类动物进行的研究都是在严格的饲养和实验条件下进行的（见第 2 章信息栏 2.1），并在很大程度上消除了影响衰老速率的环境因素。一般认为啮齿类动物是在生物老年学研究中最有效的阐述年龄相关性变化内在过程的模型。因此，我们此处的讨论主要涉及导致老年性肌肉萎缩可能的内源性机制。

没有某个单一（组）的与老年性肌肉萎缩相关的机制证明是致病性的，因此结果只是具有多重解释的观察。许多将老年性肌肉萎缩与某一特定机制联系起来的观察只是反映了本文所描述的在其他组织中发现的结果。例如，在第 5 章中讨论的遗传途径如 mTOR1 和 FOXO，似乎有助于改变老化肌肉的合成代谢（蛋白质合成）和分解代谢（蛋白质降解）。合成代谢的减少或分解代谢的增加显然会导致老年性肌肉萎缩。此外，如第 4 章所述，线粒体功能的年龄相关性丧失、活性氧（ROS）的增加或两者兼而有之，也与老年性肌肉萎缩有关。读者应该可以想象，我们之前讨论过的被视为衰老的一般机制的细胞、遗传和分子事件等，也肯定与老年性肌肉萎缩有关联。在此我们不深入讨论这些内容，只简要地讨论两种可能的机制，这两种机制都是肌肉组织所特有的，并且与老年性肌肉萎缩密切相关：神经支配和功能的改变；干细胞增殖的丧失。

运动神经元的去神经支配和神经肌肉接头的结构断裂是肌肉老化的标志

随着时间的推移，运动神经元的轴突直径明显变细（轴突是神经细胞与其他细胞连接的部分；见图 9.2）。轴突变细可诱导神经细胞凋亡，导致其完全丧失神经支配能力。如果没有神经支配，这个运动单位的肌肉细胞就会萎缩，发生凋亡，或者两者兼而有之，也就是说，发生了老年性肌肉萎缩。对啮齿类动物的研究表明，在衰老过程中，运动神经元的神经支配可能会减少 20%～30%。运动神经元的年龄相关性去神经支配主要发生在 IIa 型和 IIx 型运动单位，这一观察结果与肌纤维的丢失密切相关。然而，老年性肌肉萎缩中运动神经元的丢失究竟反映了肌纤维丢失的原因还是结果，目前还远未得到阐明。

随着时间的推移，神经肌肉接头（NMJ）显示出相当多的碎片，这种结构改变与老年性肌肉萎缩相关（图 8.18）。碎片化是否会导致神经功能的下降仍然是一个存在争论的问题。尽管如此，NMJ 的年龄相关性结构改变发生在神经和肌肉组织上，而这两种细胞类型共同构成了 NMJ。电子显微镜显示运动神经元及其分支在 NMJ 处延长。运动神经元的延长与到达运动终板的电信号的频率损失有关，然而信号的强度和振幅似乎并没有改变。

肌膜上 NMJ 的断片化表现为乙酰胆碱受体（AChR）折叠大小的改变。折叠融合和尺寸缩小是最常见的现象。乙酰胆碱受体折叠的结构改变可以改变乙酰胆碱的结合特性，尽管这种改变的直接证据仍有待完全解决。乙酰胆碱与肌膜上受体结合的减少会影响神经传导，即从神经到肌肉的电信号传递。一些（但不是所有的）研究报告指出，其他哺乳动物的神经传递也减少了。对 NMJ 改变的观察大部分仍停留在形态层面上。要了解 NMJ 是否在老年性肌肉萎缩中发挥了作用，需要进行更多的细胞和分子研究。

3月龄

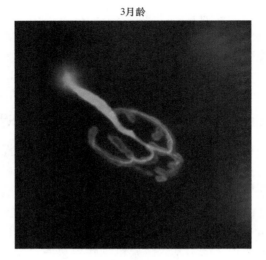

24月龄

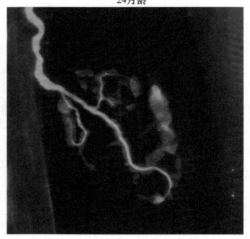

图8.18　3月龄和24月龄小鼠趾长伸肌NMJ的荧光标记显微照片。显示绿色荧光的结构属于神经组织，肌纤维膜上的乙酰胆碱受体以红色显示。注意在3月龄和24月龄的小鼠中NMJ的碎片化。神经肌肉接头的断片化常常会导致神经向肌肉传递电信号的神经传导中断。（From Tintiganc LA et al. 2015. *Physiol Rev* 95：809–852，Figure 7A. With permission. Image courtesy of Dr Shuo Lin.）

卫星细胞的功能随增龄而减弱

一些研究表明，卫星细胞再生肌肉纤维的能力随着年龄的增长而下降，这一发现可以解释老年性肌肉萎缩。卫星细胞增殖能力的年龄相关性衰减是否与细胞固有（内在）因素，或与细胞局部环境（外部）因素相关目前还存在争议（局部环境是指卫星细胞在肌肉纤维上的位置周边的血液供应、细胞外基质等状况），尽管这个问题尚未得以彻底解决，但目前的研究结果部分表明，内在和外在因素都会影响卫星细胞增殖的年龄相关性衰减。从细胞内在的角度看，功能性卫星细胞池随着时间的推移而减少，提示其总增殖能力在下降。来自移植研究的进一步证据表明，卫星细胞固有的机制可能也会导致肌肉纤维再生能力的降低（图8.19）。与将老年卫星细胞移植到老年肌肉中相比，当从年轻动物身上采集卫星细胞并移植到老年动物受伤的肌肉中时，其增殖率要高得多。然而，当将老年卫星细胞移植到年轻动物的体内时，与正常的年轻动物相比，其增殖率表现为下降。如果细胞的局部环境（外在因素）是影响细胞增殖的唯一关键因素，那么接受老年卫星细胞的年轻肌肉就不应该会受到影响。

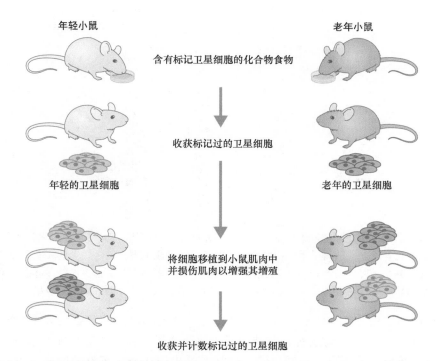

图 8.19　用于评估衰老对卫星细胞数量和增殖影响的实验设计示例。给予年轻和年老的成年小鼠含有标记卫星细胞 DNA 的生物化合物饮食，使得研究人员能够追踪卫星细胞的复制。经过适当的时间后，从小鼠身上采集卫星细胞，并将其移植到不同年龄小鼠的肌肉中。年轻小鼠将接受从年轻小鼠或年老小鼠身上获取的带有标记的卫星细胞。同样地，老年小鼠也会接受从年轻小鼠或老年小鼠身上获取的卫星细胞。通过将年轻的细胞移植给年轻的小鼠、将年老的细胞移植给老年小鼠，使得该项研究设计能够让研究者确定实验过程本身是否影响了实验结果（在这种情况下，它们不会影响）。为了增强卫星细胞的增殖，接受移植的肌肉事先会被注射一种能够杀死肌纤维的化学物质所损伤。然后在增殖活跃期采集卫星细胞，计数来确定带有标记的细胞数量。

回想一下前面讲过的卫星细胞在肌肉纤维上的解剖位置（称为生态位，niche，也译作"利基"）在肌肉再生中起着至关重要的作用，基膜层结构的破坏会改变卫星细胞向损伤部位的迁移，并减缓肌肉再生的速度。虽然卫星细胞迁移率的年龄相关性变化尚未有直接证据阐明，但基底膜上的层粘连蛋白浓度确实是随时间的推移而降低的，一些数据提示这些层粘连蛋白被纤维组织所取代了。由于卫星细胞必须结合层粘连蛋白才能够迁移，这些结果与外界因素在卫星细胞增殖的年龄相关性改变中起着重要作用的假设是一致的。

最令人信服的证据表明，影响卫星细胞功能年龄相关性衰减的外在因素来自于异体共生（parabiosis，即两个动物的解剖连接，见图 8.20）的研究。这里的异体共生是两个不同年龄动物的解剖联合，使动物共享循环系统，其中既有年轻环境、也有老年环境的组成部分。将老年小鼠暴露在较年轻的环境中，其卫星细胞会表现出年轻小鼠卫星细胞的一些特征；相反，如果将年轻小鼠暴露在一个老年的环境中，则会导致其再生能力的丧失。这些研究经多次重复，得出了一个总的结论，即血液中存在有一些尚未确定的因子能够延缓卫星细胞的老化。近年来，旨在确定这些因子的研究日益加强。

肌肉减少症是一种与过度的老年性肌肉萎缩和肌肉强度丢失有关的病理状态

所有年龄相关性的骨骼肌消减都曾被定义为**肌肉减少症**（**sarcopenia**，希腊语意为"肌肉丢失"）。将老年性肌肉萎缩（一种非病理性状态）与肌肉减少症（一种病理性状态）区分开来，是为了回应一些老年人肌肉质量和强度的丧失与跌倒和失去自理能力密切相关的发现。随后的一些研究表明，过度的老年性肌肉萎缩和强度丧失（即肌肉减少症）往往与营养不良、孤独和抑郁、慢性年龄相关性疾病等有关联。

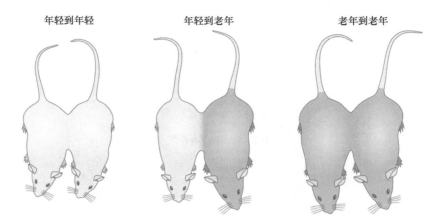

年轻到年轻　　　　　　　年轻到老年　　　　　　　老年到老年

图 8.20 异体共生方法可以用于确定外部因素对卫星细胞功能年龄相关性变化的影响。在这个例子中，将小鼠的膝盖、肘部、腹膜腔壁和皮肤处缝合在一起。随着手术创伤的愈合，循环系统形成了吻合，两只老鼠共享血液循环。不同年龄的小鼠共享循环系统，即异体共生，可以使年轻小鼠暴露在老年环境中，而年老小鼠暴露在年轻环境中。用化学方法损伤每一对共生小鼠的肌肉，然后跟踪肌纤维再生的速度和数量，使研究人员得以评估外源性因素对卫星细胞调控的影响。

虽然肌肉减少症在国际疾病分类中没有定义或诊断标准，北美和欧洲的几个研究小组就其工作定义达成了一个共识："肌肉减少症是一种综合征，其特征是骨骼肌质量和强度的进行性与全身性丧失，并伴有身体失能、生存质量差及死亡等不良后果的风险（增加）"。失能和死亡风险的增加将肌肉减少症与肌肉质量和强度正常的年龄相关性减损（称为老年性肌肉萎缩）区分开来。

由于尚未建立起公认的诊断标准，肌肉减少症患病率的估算差异很大。在 70 岁以上的人群中，已公布的肌肉减少症患病率低的只有 14%，高的可达 73%。为此，美国国立卫生研究院和加拿大及欧洲的卫生部共同努力，建立了专门的检测方法和准则用于诊断肌肉减少症。在本书付梓之际，还没有正式采用的标准检测方法和诊断指南。然而，这个领域的大多数专家一致认为通过评估稳定性、力度和全身骨骼肌质量能够满足肌肉减少症的诊断指标。为此，步行速度和握力分别被用来衡量稳定性和力量。步行速度低于 0.8m/s、女性握力低于 20kg 或男性握力低于 30kg，提示肌肉减少症的可能。如果行走速度或握力低于这些标准，则应使用双能 X 射线吸收法来检测其骨骼肌质量（标化为高度平方）。男性肌肉质量 $<7.23kg/m^2$、女性肌肉质量 $<5.67kg/m^2$ 标志为肌肉减少症。

皮肤的变化

皮肤是人体最大的器官，将人体与外界隔离开来。皮肤不但包被着我们体内所有的组成部分，而且保护其不受外界（有时候是恶劣环境）的伤害。例如，有害的太阳辐射（如紫外线）就无法穿透皮肤。此外，我们的皮肤能够形成一道阻隔毒物入侵的屏障，从而参与到人体天然免疫系统中来（本章后面会介绍）。除了其基本的保护功能，皮肤还是体温调节系统的重要器官，也是触觉系统的感受器官。在本节中，我们将主要介绍皮肤的基本结构、衰老对皮肤的影响，以及环境因素对于年龄相关的皮肤变化的影响。皮肤在免疫系统中起的作用将在后面"免疫系统的变化"一节简要介绍。

皮肤由三层组成

皮肤的组成有三层：表皮（epidermis）、真皮（dermis）和皮下脂肪组织（subcutaneous fat）（图 8.21）。表皮是皮肤的最外层，由 5 层组成：角质层、透明层、颗粒层、棘层和基底层。尽管每一层都有其特定的功能，但表皮总的功能就是将基底层产生的活的角质形成细胞（keratinocyte）转化为扁平坚硬的死的角质层细胞。这些死亡的皮肤通常每 2 周就会脱落一次，并由逐层上移的、新的死亡皮肤细胞替代。通过这一过程，被太阳辐射或其他因素损害过的细胞就会脱落掉，但是保护了下层的细胞。表皮中还包括一些特化的细胞，包括产生色素的黑色素细胞（melanocyte）、在免疫系统中起重要作用的朗格汉斯细胞（Langerhans cell），以及作为触觉感受器的默克尔细胞（Merkel cell，即触觉上皮细胞）。

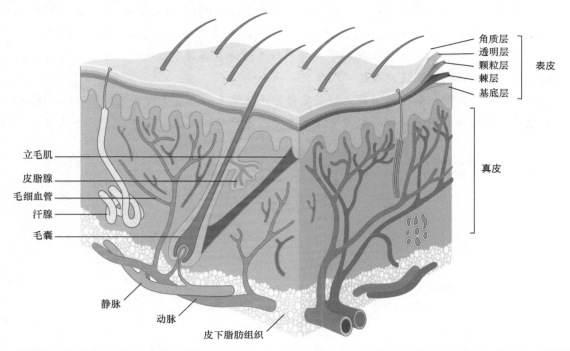

图 8.21　人类皮肤横截面示意图。人类皮肤的三层结构——表皮、真皮和皮下脂肪组织，使人体内部器官免受外界环境的伤害并产生触觉，还可通过排汗（炎热时）或血管收缩（寒冷时）来协助机体调节体温。

真皮主要由结缔组织构成，比表皮要厚很多。真皮中包含了皮肤的许多细胞器：外分泌（汗）腺、毛囊、皮脂腺、毛细血管及神经末梢。这些结构是由有弹性的蛋白质（胶原蛋白），以及弹性蛋白纤维组成的基质来支撑的（胶原蛋白占真皮干重的 70%）。真皮使皮肤具有柔韧性并帮助传递触觉和压力感觉，同时还参与体温的调节。当体内温度上升时，汗腺释放水分到皮肤表面，通过水的蒸发带走热量来降温；反之，当环境寒冷时，皮肤中的血管会收缩，从而使血液更多地在内脏器官里流动。

皮下脂肪组织构成了皮肤的底层，主要包含脂肪组织和血管。脂肪层起到了一个隔离和缓冲的作用，同时也能帮助调节皮肤自身以及身体的温度。

皱纹是由于皮肤弹性及皮下脂肪的丢失造成的

皱纹是衰老最直观的结果之一，所有的人以及人的所有部位都会出现皱纹。皱纹形成的潜在原因在于真皮产生的皮肤细胞数量减少、皮肤细胞的正常功能发生改变及皮下脂肪的减少。由衰老引起的皮肤细胞数量的减少最终会导致皮肤变薄，而且是从表皮开始。细胞数量的减少是由端粒缩短引起的细胞分裂变慢所造成的（见第 4 章）。同时，一些研究也发现基底层中有丝分裂细胞的数量会随着年龄的增加而减少。随着皮肤细胞的减少，胶原蛋白和弹性蛋白的产生也随之减少，从而导致皮肤逐渐失去弹性。另外，胶原蛋白非酶依赖性交联的增加也会使皮肤的弹性下降（信息栏 8.2）。随着每一次新的交联，蛋白质弹性就会降低，真皮也变得更为扁平。由于失去弹性，表皮不再光滑，从而使其下面的真皮和皮下脂肪的不平整显露无遗。

　　我们都知道,食物加热后会变成棕色。许多衰老相关的生理功能衰退可能是与此过程类似的蛋白质生化重排所引起。导致食物变色的、被称为**美拉德反应[Maillard reaction**,以该通路的发现者路易斯·卡米拉·美拉德(Louis Camille Maillard)的名字命名]的生化通路会导致我们的动脉硬化、关节僵直和活动范围减小、眼睛内的晶状体加厚等,并引起其他许多非致命性的机体变化。在这里我们仅简单地讨论美拉德反应中的生化反应及其对人类衰老的影响。

　　美拉德反应分为三步。第一步,葡萄糖或果糖分子与氨基酸反应生成席夫碱(Schiff base),即由氨基中的氮原子与果糖或葡萄糖中的碳原子双键连接形成的有机化合物(图8.22)。席夫碱的酶催化合

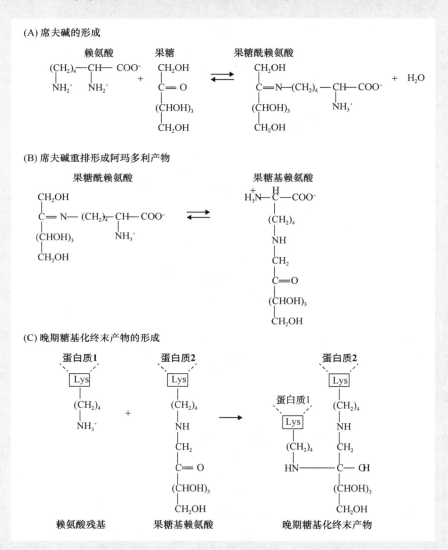

图8.22　美拉德反应和晚期糖基化终末产物的非酶依赖性形成。(A)氨基酸(如赖氨酸)与醛糖(如果糖)通过双键连接形成席夫碱(果糖胺)。(B)席夫碱经过重排形成更加稳定的酮,即阿玛多利产物,亦即图示的果糖基赖氨酸。与席夫碱不同,阿玛多利产物能够在细胞内积累。(C)随着时间的推移,黏附在一个蛋白质分子(或蛋白质亚基)上的阿玛多利产物可以与第二个蛋白质分子连接,产生交联并最终形成晚期糖基化终末产物(AGE)。(图中的两个蛋白质分子的连接仅是一个示意,并不代表其在化学结构上是准确的)。晚期糖基化终末产物的形成是不可逆的,可能会导致蛋白质的失活。

成和分解在正常的生化反应中起着重要的合成与信号转导的作用，而且该过程受到严格的调控。但是，席夫碱在不受调控的非酶催化过程中也能形成，并能导致不可分解的细胞代谢产物的积累。在美拉德反应的第二个阶段，席夫碱通过非酶促的重排过程形成**阿玛多利产物**（**Amadori product**）。阿玛多利产物比席夫碱更为稳定，并且能够在细胞内聚积。在美拉德反应的第三个也是最后一个阶段中，晚期糖基化终末产物（AGE）形成。晚期糖基化终末产物由两个被阿玛多利产物连接在一起的蛋白质分子构成，这些连接（称为交联）改变了蛋白质的结构和功能。晚期糖基化终末产物高度不溶而且难以降解，在加热后会引起棕色反应。

晚期糖基化终末产物与正常的、由酶催化产生的交联产物不同，可能导致与年龄相关的生理功能丧失。例如，胶原蛋白占人体蛋白质总量的 25%以上，是细胞外基质的主要蛋白成分，它们就是把周边的细胞团结在一起的物质。胶原蛋白纤丝是由 3 条 α 链扭成一束由氢键联系起来的三螺旋结构（图 8.23）。在翻译过程中，随着胶原蛋白纤丝的合成，赖氨酰氧化酶催化蛋白质赖氨酸残基与果糖或

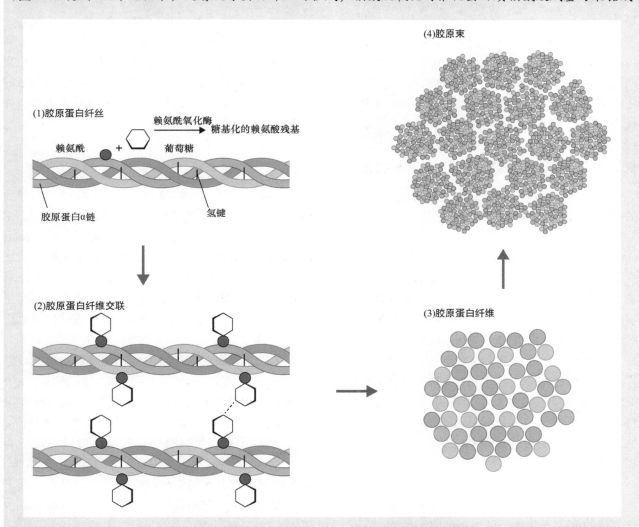

图 8.23　胶原纤维的酶促交联。（1）胶原蛋白纤丝是胶原蛋白的基本单位，是通过氢键结合在一起的 3 条 α 链扭成的一条螺旋结构。赖氨酰氧化酶催化 α 链上的赖氨酸残基与葡萄糖等醛糖中的醛基反应形成糖基化赖氨酸残基。（2）糖基化赖氨酸残基与其他糖基化赖氨酸残基相互粘连形成胶原蛋白纤丝之间的交联。（3）多条相互交联的纤丝形成胶原蛋白纤维。（4）胶原蛋白纤维粘合在一起形成最终产物——胶原束。

葡萄糖等醛糖中的醛基反应生成糖基化赖氨酸残基。多个胶原蛋白纤丝的糖基化赖氨酸残基结合在一起形成胶原蛋白纤维，然后胶原蛋白纤维缠绕在一起形成胶原束，酶催化下的纤丝相互黏合使胶原蛋白富有了独特的韧性和弹性。

胶原蛋白形成过程中的交联刚好使其足够强韧又富有弹性（如果你把皮肤从下面的肌肉拉开，由于胶原蛋白的弹性会让它自动弹回到原来的位置）。由于其更新速度极慢，很多器官在发育过程中形成的胶原蛋白在人的一生中几乎保持完好不变。这一特性使胶原蛋白极易受到随机的、不可控的非酶依赖性糖基化过程和晚期糖基化终末产物的影响。在胶原蛋白纤维内形成的非酶依赖性交联在增加胶原蛋白的强韧度（胶原蛋白变得更僵硬）的同时也会降低其弹性（柔韧性下降）。

在使蛋白质失活过程中，AGE 形成的意义非常重要。由于 AGE 没有已知的分解代谢途径，这些产物的积累可能导致细胞以及生理功能的异常。正如你将在本章及第 9 章所见，非酶依赖性交联及 AGE 的形成很可能是导致衰老相关的生理机能衰退的原因。

皮肤表面随年龄而变得不平整的最重要原因在于皮下脂肪层储存脂质的减少。一般来说，成年人体内的大部分脂肪储存在皮下脂肪层。年龄在 20～40 岁之间的年轻成年人身体脂肪储存相对均匀。但当我们过了 60 岁，脂肪往往会更多地储存在腹部（男性）、胯部（女性）和臀部（男性和女性），而由于目前还不清楚的原因，脸部、手臂和腿部的皮下脂肪则会减少。随着年龄的增加，这些部位皮下脂肪减少并被相对失去弹性的表皮所覆盖，从而导致皮肤不平滑，形成皱纹。

长时间的紫外线照射对皮肤造成显著损害

外源因素如污染、吸烟和过量饮酒会对皮肤造成很大的损害。然而，年龄相关性的、环境因素导致的皮肤损伤超过 90% 是由日晒所引起的。**光老化（photoaging）**——紫外线造成的对皮肤的长久伤害，主要发生在真皮中，是由于异常弹性组织的积累造成的，也就是临床上所说的**日光性弹力组织变性（solar elastosis）**。受损的弹力纤维及胶原蛋白纤维积累形成功能失调的细胞外基质，导致皮肤弹性丧失、皱纹形成以及**毛细血管扩张（telangiectasia，**皮肤表面显现微小血管的扩张）。另外，重复持久的阳光暴晒（晒伤）会破坏黑色素细胞。黑色素细胞结构和功能上的改变可能会导致存在遗传风险的人患上黑色素瘤——一种皮肤癌症。黑色素细胞产生皮肤保护性色素——黑色素的能力非常重要，深色皮肤比浅色皮肤老化速率慢，很多的事实就是确凿证据。

光老化及日光性弹力组织变性的病因目前还不清楚。多数研究表明紫外线引起的活性氧（ROS，亦称中心氧自由基）在其中可能起着重要的作用。回顾一下第 4 章里面的内容，活性氧中的非配对电子能够与其他分子迅速发生反应并改变蛋白质的结构和功能。由于胶原蛋白和弹性蛋白更新的速度很慢，受到损坏的弹性纤维往往会在真皮的基质中积累。对于弹性纤维的破坏也会引起免疫系统反应，从而对真皮产生更为严重的伤害。许多研究显示，免疫系统对于被活性氧破坏组织的持续重复反应会加速皮肤的老化。

光老化是完全可以预防的，不要把自己暴露在太阳光或仿晒机有害的紫外线辐射之下。当然，很多人无法或不愿意采取这种极端的措施，那么限制在日光直接照射下的时间和使用防晒霜，可以有效减少光老化的影响，并降低罹患皮肤癌的风险。

感觉的变化：听觉、视觉、味觉与嗅觉

听觉和视觉是 70 岁以上的大多数人中为数不多的两个年龄相关性衰退的生理系统。然而，这两种衰

退都不一定会给日常生活带来严重的不便，因为随着医学科学的发展，有效地消除年龄相关性听力损失的治疗方法也在不断发展：助听器可以增加音量、改变音调；老花镜可以改善近距离视觉。味觉和嗅觉是我们的两种化学感觉。与一般认知不同，味蕾和嗅觉中心的年龄相关性变化很小。本节将主要探讨我们的感觉器官，以及我们对外界的感知和互动是如何随着年龄的增长而发生变化的。

声学是听觉的基础

为了弄明白听觉和年龄相关性听觉改变的生理机制，就需要首先了解声学。当物体在介质（气体、液体或固体）中振动时，声波就产生了。还记得振动的本质就是振荡吗？也就是说，振动是物体从静止状态向外挤压，引起周围介质分子的**压缩**（**compression**）与压力的升高。振动朝外运动，直到物体静止状态的位置，导致介质内压力的降低，即**稀疏**（**rarefaction**）。

声波的**振幅**（**amplitude**）是指压缩峰与稀疏峰之间的高度差（**图 8.24**）。声音的大小与声波的振幅直接成正比。随着声波从产生振动的物体向四周辐射，振幅逐渐变小，声音也越来越弱。声音的大小以**分贝**（**decibel，dB**）为单位。1dB 是人耳几乎不能够察觉的声音大小的对数增加值。人耳可以耐受的声音大小在 0～130dB 之间。超过 130dB 的声音会引起耳痛。振动的**频率**（**frequency**）定义为压缩或稀疏的连续峰之间的距离，决定了声音的**音调**（**pitch**）：频率越高，音调越高；频率越低，音调越低。虽然人耳可以听到 20～20 000 赫兹（Hz，或每秒周期）的声音，但最佳辨声范围在 1000～4000Hz 之间。

通过人耳的声音传输需要三个步骤

为了听到声音，人耳需要做三件事情：①引导声波进入人耳的听觉结构；②感受因声波振动引起的空气压力的波动；③将这些压力波动转化为人脑可解析的信号。这里的每一步工作由耳中不同的结构分别执行。

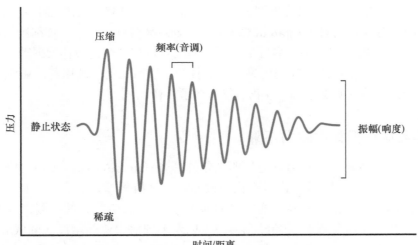

图 8.24　声波的组成。振动物体向外围的移动减少了周围介质中分子间的距离，增大了压力（压缩）。振动物体向内的收缩增加了介质中分子间的距离，减小了压力（稀疏）。压缩峰和稀疏峰之间的距离决定了声波的振幅。声音的大小与振幅呈正比。声波的频率，亦即振动的快慢决定了声音的音调。

声音转换的第一步在外耳进行，包括耳郭、外耳道和鼓膜（**图 8.25**）。耳郭用来收集声波，并通过外耳道输送到鼓膜。鼓膜发出与声波相同频率的振动，与施加在它上面的压力成比例地向内侧凹陷。因此，鼓膜凹陷的幅度决定了我们听到的声音的大小。

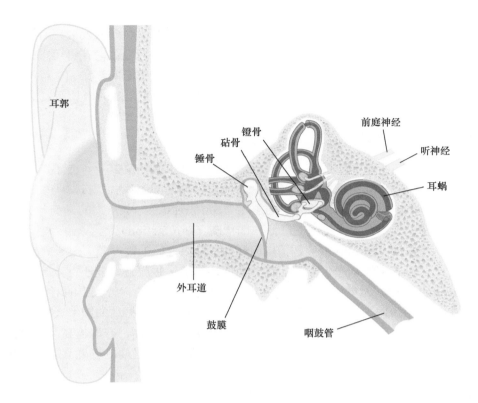

图 8.25　人耳的解剖图。

　　鼓膜横跨外耳道，将外耳与中耳分开。鼓膜的振动传递到中耳的锤骨、砧骨和镫骨上面，这些骨头在声波进入内耳前将其放大。内耳含有液体，声波在液体中传播比在空气中困难，但是在中耳卵圆窗上单位面积的压力比在鼓膜上的压力大很多，因此能够放大声音。同时，中耳具有咽鼓管开口，可以用来平衡中耳与外部环境之间的压力。

　　声波在内耳转化为神经冲动。镫骨在卵圆窗上面振动，振动通过充满液体的耳蜗管传到**耳蜗（cochlea）**（图 8.26）。耳蜗里面含有**柯蒂氏器（organ of Corti）**，后者由高度特异化的受体细胞组成。这些受体细胞含有称为**静纤毛（stereocilia）**的绒毛。静纤毛的摆动幅度直接与耳蜗内液体的振动成正比。静纤毛摆动产生的压力促使受体细胞膜上电压门控型钙离子通道打开。然后，受体细胞释放刺激耳蜗神经的神经递质，该信号就被传输到大脑的听觉中心——我们就听到了声音。

静纤毛的丢失导致年龄相关性听力下降

　　多数专家认为造成年龄相关的听力衰退，即**老年性耳聋（presbycusis）**的主要原因是内耳的改变，尽管这些变化的原因还不清楚。内耳的许多变化中最显著的是柯蒂氏器里毛细胞和（或）静纤毛的丢失。毛细胞上静纤毛数量的减少降低了神经递质释放的速率，从而导致听觉系统探测声音大小和音调高低的能力被削弱。其他变化包括听觉通路上神经元的丢失以及毛细血管壁的增厚（降低血流速度）。另外，鼓膜和内耳骨运动能力的衰退也可能与老年性耳聋有关。回想一下声波由声音振动传递到鼓膜后变成了一个生理性事件，导致中耳内的小骨与压力成正比例移动。这些小骨移动的任何衰减都会导致真实的声波与我们听到的声音产生差异。锤骨、砧骨和镫骨只能在它们的韧带和肌腱允许的范围内移动。随着年龄的增长，由于非酶催化交联和 AGE 的形成，胶原蛋白——组成韧带和肌腱的主要蛋白质，变得越来越僵硬（参见信息栏 8.2）。这些韧带和肌腱中胶原蛋白的交联导致中耳内结构的运动距离减少，速度也变慢。因此，识别声音音量（振幅）和音调（频率）的能力在后生殖期逐渐减弱与 AGE 的积累也是有关的。

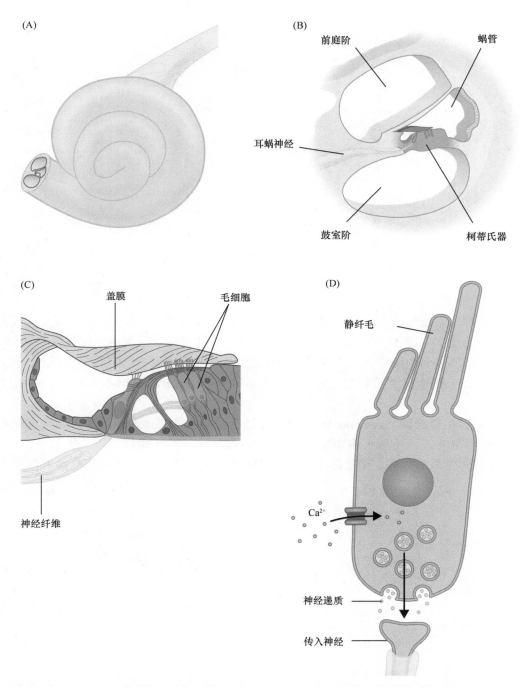

图 8.26　内耳的组成。（A）充满液体的耳蜗。（B）耳蜗由 3 根延伸的导管组成。声波的振动通过卵圆窗传递到耳蜗的液体中。这些液体振动改变了施加在耳蜗壁上的压力，这种压力的变化接着又被耳蜗管内的柯蒂氏器检测到。（C）柯蒂氏器内的细胞又称为毛细胞，有着绒毛状突起的静纤毛。静纤毛摆动的幅度与耳蜗液体施加的压力成正比。（D）静纤毛的运动引起电压门控的离子通道打开，钙离子进入到细胞内导致神经递质的释放——产生电信号。

视觉的基础是光物理学

　　人眼主要由两个部分组成，它们共同作用使我们产生视觉。眼睛的外部暴露在环境中，包含聚焦物体所需的光学元件，如瞳孔、角膜、虹膜、晶状体和睫状体（图 8.27）。眼睛的内部包含将光转化为神经脉冲的结构，如视网膜、中央凹、视盘和视神经。

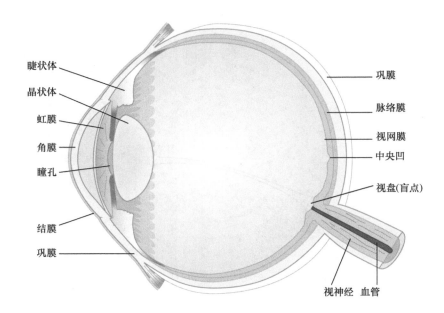

图 8.27 人眼解剖图。

　　物体反射的光线沿直线向四面八方传播。捕捉光波和产生物体影像的能力，需要视觉系统把多束反射光线聚集到一个点上。人眼的光学系统——角膜和晶状体，将外源光线聚焦到视网膜上成为一个点。然后，视网膜将光波转换为电脉冲供大脑解析。为使光线聚焦到视网膜中央凹的一个点上，角膜必须具备使光线弯曲的能力（折射）。光线折射量的大小称为**折射力**（**refractive power**），光线被折射的角度越大，折射力就越强。

　　人的晶状体通过**小带纤维**（**zonular fiber**）与环形括约肌状的肌肉，即睫状体相连。睫状体舒张（肌肉伸长）拉长小带纤维，使晶状体伸长（**图 8.28**）。睫状体收缩（肌肉缩短）引起小带纤维舒张，使晶状体中的天然弹性成分回弹，更接近于球形。晶状体形状可变的特性使我们能够看清楚不同距离

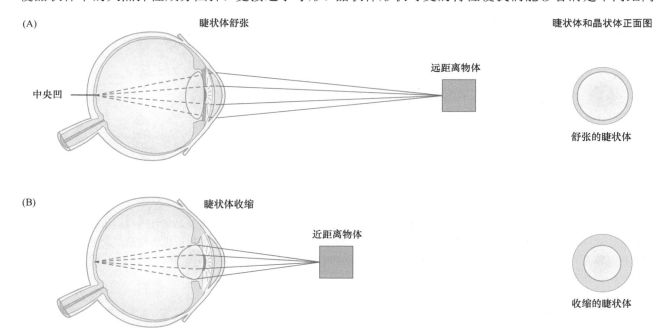

图 8.28 折射和视觉调节的机制。人眼聚焦需要光束覆盖到视网膜上的一个点——中央凹。远距离物体（A）反射光线落到角膜上的角度，比近距离物体（B）反射光线的角度小，需要的折射力也小，所以晶状体不需要帮助角膜调节光线，并呈扁平状。请注意，看越近的物体，晶状体越趋近球形。看近距离物体时，需要晶状体有效地调节以获取适当的折光度。

的物体。当看远处的物体时，睫状体松弛使晶状体成为扁平状，角膜透过全部折射的光线。来自近距离物体的光线以更大的角度投射到角膜上，就需要更强的折射力。睫状体收缩使晶状体趋于球形，则增大光线的折射。因此，晶状体在光线折射方面能够协助角膜。我们把晶状体这一形变过程称为**视觉调节**（**accommodation**）。

镜头改变形状的能力使我们能够同时观察近距离和远距离的物体。当观看远处的物体时，由于睫状体松弛，晶状体呈扁平状，角膜提供所有的屈光。来自近处物体的光线以更大的角度照射角膜，需要更大的折射力。睫状体的收缩使晶状体变得更圆（球形）以增加光的折射。因此，晶状体协助角膜进行屈光，这种重塑晶状体的过程被称为调节。

老视是增龄相关的晶状体屈光力的变化

对于所有 50 岁以上的人来说，其眼睛的光学部分都经历了一些变化，这些变化主要影响他们看近处物体时的聚焦能力，这种现象称为**老视**（**presbyopia**）。我们时常遇到 40 岁或 50 岁以上的人要将手里的读物拿到远处才能看清上面的字。这一行为直接反映出晶状体回弹以及重塑成球形能力的丧失，不能增加足够的折射力来聚焦近距离物体。虽然导致老视的确切原因还不清楚，但下面几种因素可能在其中起到了重要作用。首先，晶状体内的细胞一旦形成就不会被替代，也就是说，它们是终末分化细胞。终末分化还会导致晶状体细胞内的细胞器丢失，因此不能替换或修复晶状体中受损的细胞，就会导致晶状体弹性的丧失。其次，如上所述，连接细胞并使晶状体具有弹性的蛋白质——胶原，随着年龄的增长会逐渐变得僵硬，导致在需要聚焦近处的物体时晶状体不能收缩重塑为球形。最后，睫状体平滑肌数量也会有少量的减少。这会导致收缩力的减弱，进而降低了折射调节能力。

晶状体细胞终末分化导致白内障形成

60 岁以上的人群中约 3.9%存在导致视力下降或失明的视力障碍（图 **8.29**）。白内障是老年人最为常见的视力疾病，介于正常衰老与疾病之间。这就是说，随着年龄的增加，尽管晶状体会逐渐浑浊，但是 60 岁以上人群中只有约 3.5%出现白内障。

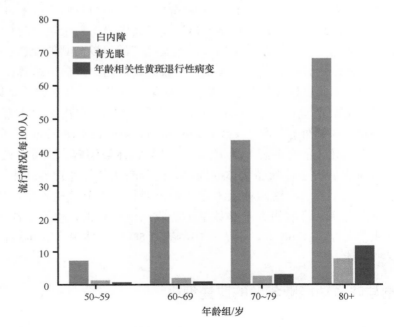

图 **8.29** 一些年龄相关性视觉疾病的流行情况。（Adapted from the National Eye Institute，National Institutes of Health. 2017. Statistics and Data；https:// nei.nih.gov/eyedata.）

白内障可以定义为眼睛晶状体里的任何程度的不透明性（图 8.30）。尽管老年性白内障的成因仍需探索，但我们知道长时间环境相关性损伤如光氧化、渗透压增高和其他环境压力等都在晶状体浑浊产生过程中起着重要的作用。在有丝分裂组织中，胞浆里的细胞器通常能够阻止细胞受到损伤或使其得到及时修复。严重的损伤则会引起细胞自噬和凋亡所致的细胞死亡。因为晶状体细胞没有胞浆细胞器，它们不能修复细胞损伤或触发细胞凋亡，因此，环境因素导致的老年性晶状体损害是无法修复的。

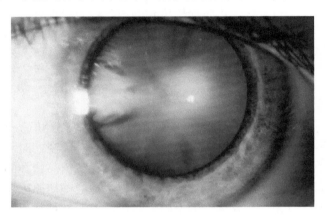

图 8.30　老年性白内障时的晶状体混浊。
（Courtesy of Biophoto Associates/PR Science/Visual Photos.）

环境因素对晶状体的损害是如何导致与年龄相关的白内障发生的呢？至今，对于该问题仍没有明确的答案，但是近期一些证据提示，蛋白质错误折叠和不溶性蛋白质聚集物的形成，可能可以为晶状体随年龄增加而变浑浊提供一种解释。人的晶状体中含有大量的晶状体蛋白（crystallin），晶状体蛋白的三级结构使晶状体呈透明状。和所有的蛋白质一样，晶状体蛋白偶尔也会出现变性（去折叠）。其他组织能够在伴侣蛋白的帮助下修复此类去折叠的蛋白质。人的晶状体内缺乏合成伴侣蛋白的细胞器，但它含有类似伴侣蛋白结构域的分子——α-晶状体蛋白。在年轻人的晶状体中，α-晶状体蛋白可以通过自身再折叠恢复其功能，从而维持晶状体的透明度。α-晶状体蛋白和（或）伴侣蛋白结构域的数量随着年龄的增加显著减少。变性的晶状体蛋白无法再次折叠形成有功能的三级结构，导致晶状体的透明度降低。

这引出了一个更深层次的问题：年龄相关的蛋白质错误折叠或变性的增加是如何导致白内障的呢？与前面的许多问题一样，其潜在机制仍然未知。然而我们知道未折叠的蛋白质极易形成不溶性聚集物，而对于白内障患者晶状体的化学分析证实了其中蛋白质聚集物的存在。蛋白质变性时，通常不会暴露在蛋白质表面的氨基酸被暴露了出来。这些氨基酸可以与其他变性蛋白质分子中的氨基酸结合——如果伴侣蛋白存在，这种结合就不会发生。也就是说，两个蛋白质结合在一起，没有任何生化过程能够将它们分离开来。如此过程反复发生，蛋白质聚集物就形成了（蛋白质聚集物形成将在第 9 章里详细介绍）。

白内障会严重影响视力，但可以通过手术移除。白内障手术有两种类型：**超声乳化术**（**phacoemulsification**）和**囊外摘除法**（**extracapsular cataract extraction**）。超声乳化术是最常用的方法，需要用超声波来乳化（使之溶解）晶状体。一旦晶状体被溶解，就可以被吸除。超声乳化术不移除晶状体囊。囊外摘除法是指在移除晶状体的同时，覆盖晶状体的弹性囊基本上是完整保留下来的。保留弹性囊是为了植入人工晶体。这两种手术方法都需要将人工晶体植入角膜内部。能够改善调节能力的人工晶体正在研发之中，目前的人工晶体是不能收缩或延伸的，也无法纠正调节功能的缺失。白内障手术在美国已非常普及，在 60 岁以上人群中约有 3.5%的个体患有老年性白内障，其中 95%的人进行了人工晶体置换手术。

嗅觉与味觉功能随年龄的改变很小

口鼻为我们带来了味道的美好感觉，这个重要的感觉过程促使我们在饥饿时摄食进餐（如果你认为这不是真的，那么想想当你患了感冒时，进食是多么的不开心和无趣吧！）。味觉由两种化学感觉组成，即味道（taste）和气味（smell）。味道的感觉器官——**味蕾**（**taste bud**）主要集中在舌头上，但也存在于上颚。味蕾对味道的检测可以分为 5 大类：咸、甜、苦、酸和鲜（umami，此味道与谷氨酸及其他氨基酸盐的味道相关）。味蕾对食物做出反应，通过探测对应于咸和酸味的离子浓度的变化，或是通过刺激甜、苦以及鲜味的特异性受体向大脑发出味道类型的信号。

我们所感受到的食物中的味道，差不多 80%是由嗅觉引起的。上鼻腔上皮里的**嗅神经**（**olfactory nerve**），根据化学结构的不同识别食物中的芳香族化合物（图 8.31）。人有超过 1000 种不同的嗅觉受体，分别针对不同种类的气味分子。每个嗅觉神经元都含有 1～4 个受体。当一个气味分子与受体结合，神经信号就会被传递到**嗅球**（**olfactory bulb**）。嗅球解码信号，识别哪些受体受到了刺激以及刺激的程度，然后通过嗅神经（第一脑神经）将这些信息传送到大脑的嗅觉中枢（图 8.32）。嗅觉中枢将信号传递到大脑的**边缘系统**（**limbic system**），从而决定这个气味是舒适的还是难以忍受的。边缘系统区域能够整合味觉和嗅觉信号，从而给予我们总体的味觉感受。

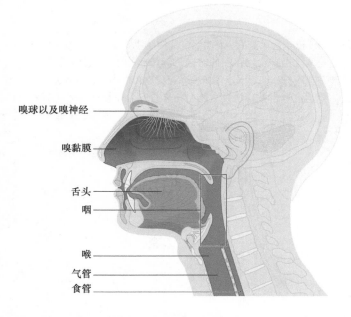

嗅球以及嗅神经

嗅黏膜

舌头

咽

喉

气管

食管

图 8.31　嗅觉系统和咽腔结构的解剖位置。

早期关于衰老对味觉影响的研究常常会纳入那些在味蕾和嗅觉生理机能方面患有疾病的人，这导致人们产生一种普遍的观念，认为味觉会随着年龄的增长而衰退。然而近年来更多的经过合理设计的研究表明，总体而言，味蕾和嗅觉中心随年龄增长而发生的改变是非常小的。迄今为止，无论是在味蕾和嗅球神经活动的数量方面，还是在嗅觉神经元的转换方面，科学研究均未观察到明显的与年龄有关的改变。一些研究显示刺激嗅觉受体需要的分子数（即所谓的"阈值"）随着年龄的增长而有所增加，但是阈值的变化似乎较小——这也许与某些机能的失调有关，未必有什么特殊的生理意义。一些人分辨气味的能力下降，提示连接嗅觉受体与大脑嗅觉中枢的神经环路可能受到破坏。这种现象一般不会在大众人群中出现，更可能与某些疾病过程有关，而不是与年龄本身有关。

消化系统的变化

人类的消化系统或胃肠道（GI）系统，是一条从口腔到肛门的、绵长而连续的管道（图 8.33）。消化系统的唯一目的是为了能从维持生命所需的食物中获取能量和营养，并排出那些不能被吸收的固体物质。所有的多细胞生物体都有一个消化道，其基本结构与人类的差别不大。线虫的消化道与人类的不同之处

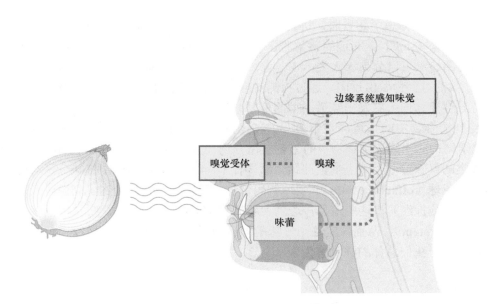

图 8.32　味道与气味的关系。人类的味觉依赖于嗅觉（气味）和味蕾系统共同的作用，其中嗅觉对于整个味觉的贡献占 80%。鼻子里面的嗅觉神经细胞上有超过 1000 种的气味分子受体，当有食物存在的时候，其释放的芳香族化合物就会与某个特定的受体结合。化学物质结合产生的信号被传递到嗅球并在嗅球中被解码，然后该信息被传递到位于大脑边缘系统的嗅觉中枢。同时，味蕾被食物中的化学成分所刺激，来自味蕾的信号也被转送到大脑，与来自嗅觉中枢的信号进行整合，我们就感知到了味道。

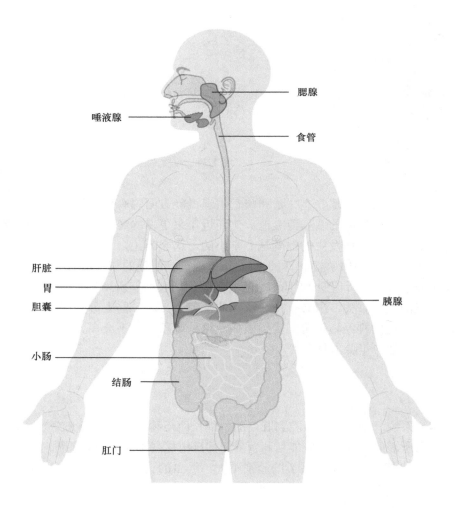

图 8.33　人类胃肠道的主要器官。

在于，人类拥有额外的器官和系统——肝脏、胰腺、免疫系统及神经调控，这些都为人体的消化过程提供支持。这些额外的器官让我们能比其他物种吃更多种类的食物。事实上，无论你是否认同，能够摄取种类繁多的食物很可能是人类作为一个物种如此成功的原因之一。我们是唯一能在世界上所有地区生存甚至繁盛的物种。北极地区因纽特人（Inuit）的饮食主要依靠鱼类和海洋哺乳动物，与在东南亚内陆地区主要以素食为主的人口一样，都能生存甚至兴旺发展。

总体而言，消化系统作为一个整体，其随年龄增长而发生的功能性衰退微乎其微。大多数与增龄相关的变化不是与疾病（如癌症或者糖尿病）有关，就是与营养方面的"坏习惯"有关。这并不是说衰老不影响消化系统的功能。普通的小病，比如说胃炎、腹泻与便秘在老年人群中比在年轻人群发生得更为频繁。然而，年龄相关的胃肠道功能的下降是否是由于该系统的物理变化或者是常年不良饮食习惯的积累影响，目前还不清楚。在本节，我们将探讨一些从口腔到小肠部分与年龄相关的变化。大肠、直肠及肛门与年龄相关的变化多与疾病有关，而非衰老本身。

年龄相关的口腔与食道变化不会影响消化

消化从口腔开始，主要就是咀嚼以及唾液腺对食物的初期处理。咀嚼将食物破碎成小块以便于吞咽，并为消化系统中的酶创造出一个更大的作用面积。随着年龄的增加，牙齿的脱落对正常消化产生明显的影响。这也许会限制摄入食物的类型，有可能会导致营养不良。老年人牙齿脱落的原因仍然存有争议。然而尽管诸如年龄相关的骨丢失（颌骨）以及固定牙齿的韧带力量的降低这些变化确实会发生，日常生活中注意适当的口腔卫生能够降低这些问题的影响。现代牙科医学已经能够解决大多数相关的老年牙病问题，因此在发达国家，老年性牙缺失对大多数人的消化过程不会产生较大影响。在导致老年人牙病方面，缺少牙科护理服务和牙齿健康教育可能是比生物性衰老更为重要的原因。

唾液腺为食物在胃肠的消化起到多种预处理的作用。唾液腺的产物——唾液（saliva），由水、电解质、黏液、抗菌化合物和多种酶组成。唾液润滑了食物，使之易于通过食道。唾液中的水分增加了干性食物的溶解性，这样芳香族化合物就能够释放出来（这对于我们的味觉很重要）。最后，唾液中含有两种非常重要的酶，即溶菌酶（lysozyme）和 α-淀粉酶（α-amylase）。溶菌酶能够杀死多种类型的细菌，因此能防止细菌在口腔中的积累。α-淀粉酶启动淀粉的消化，将葡萄糖长链转化为麦芽糖（双葡萄糖分子）。虽然随着年龄增长，唾液分泌量也许会有些许减少，但唾液中的溶菌酶和 α-淀粉酶的浓度不会改变，并且唾液量的下降不会影响消化。但是，一些神经系统疾病，如脑卒中、帕金森病和阿尔茨海默病会显著改变唾液分泌量，使消化能力受到影响。

食物经过咀嚼并混入唾液后，舌头通过抬起和推送等动作将其移入咽部，即连接口腔和食管的部位。咽部里面的喉咙把气管和食管分开，进入咽部的食物刺激食管蠕动收缩（即平滑肌有节律的收缩），从而把食物推入胃里。对于舌头和食管这两个部位来说，与年龄相关的功能失常造成吞咽困难并不常见（各个年龄组都差不多）。正常吞咽的障碍最常与心理失调有关，或者就像唾液分泌功能失调一样，也可能与神经系统疾病有关。

胃功能衰退多与萎缩性胃炎有关

人的胃部在消化过程中有 4 个基本功能：①作为一个储存空间，让我们在摄入较多食物后可以将其缓慢释放到小肠；②在食物进入小肠之前将其液质化；③通过分泌一些酶和其他分子继续消化过程；④分泌外分泌激素，让消化道内的其他器官做好迎接食物的准备。

介于食管和小肠之间的胃可以分为 4 个部分，每个部分有不同的功能。①食管内容物排空到贲门；②胃底是胃弯曲的部分，为食物添加消化液；③胃体或中央区域，食物在这里与消化液混合；④幽门，促使胃内容物进一步混合并排入小肠（图 8.34）。胃壁细胞分泌盐酸（HCl）和消化过程中所需的酶类（图 8.35）。

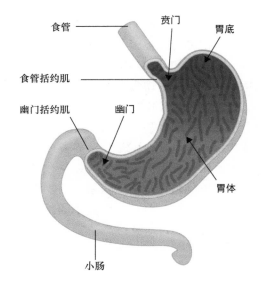

图 8.34　人胃解剖图。

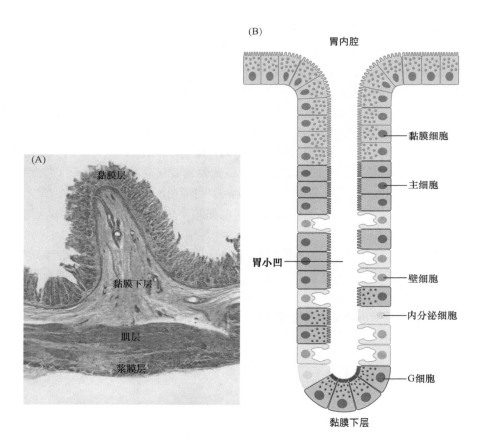

图 8.35　胃壁各层。（A）胃底部分的横截面显微照片显示胃壁有 4 层。（B）黏膜层腺体内的细胞排列形成胃小凹。胃不同部分的腺体可以包含不同比例的 4 种胃细胞（表 8.2），但解剖上的排列是一样的。黏膜细胞分泌具有保护作用的碱性黏液，位于最顶部，下面依次是主细胞和壁细胞，G 细胞在小凹最底部。（A，courtesy of J. Harshaw/Shutterstock.）

黏膜层内有分泌 HCl 和其他消化酶的腺体，黏膜下层是由结缔组织组成的基质，以供血管分布；肌层里的肌肉支配胃体收缩从而混合食物；浆膜内的结缔组织在胃和消化道内其他器官之间形成屏障。胃壁的细胞分布在腺体内形成胃小凹（gastric pits），食物在这里与 HCl 和消化酶混合。胃的每一个区域，腺体的分布都有所不同，不同的腺体内分布的细胞也有所不同（表 8.3）。

表 8.3　胃细胞分泌物及其功能

分泌物	分泌细胞类型	分泌物的主要功能
碱性黏液	黏膜细胞	保护胃壁免受盐酸的有害影响；促进食物液化
盐酸	壁细胞	分解食物中的大颗粒以促进液化过程；对于大蛋白质的去折叠尤其重要
凝乳酶	主细胞	用于凝结乳类物的酶，为提取乳类里的蛋白质所必需
胃蛋白酶	主细胞	断开蛋白质氨基酸之间的肽键
内源因子	壁细胞	应答胃内蛋白的分泌因子；为吸收维生素 B_{12} 所必需（见本书后面对于萎缩性胃炎的讨论）
胃泌素	G 细胞	内分泌激素；当胃内蛋白质增加时促进盐酸的分泌
胆囊收缩素	黏膜细胞	刺激胆汁和胰腺消化酶分泌进入小肠的激素；饱腹时向脑部发送信号

食物进入胃部后，胃壁细胞分泌 HCl。HCl 促使较大的食物颗粒分解为小颗粒。在进入小肠前，这些小的食物颗粒被溶解变成半固态流质，称为**食糜（chyme）**。另外，胃的酸性特征能够导致大型蛋白质去折叠（**变性**），这使得由胃部分泌的胃蛋白酶能够更加高效地打断氨基酸之间的化学键（只有长度为 2 个或 3 个氨基酸的多肽，或者单个的氨基酸才能被小肠细胞吸收）。另外，盐酸分泌也能刺激正常消化所需要的其他酶和激素的分泌。

评估与年龄有关的胃功能性或解剖性衰退都是极具挑战性的，这很大程度上是由于**萎缩性胃炎**（**atrophic gastritis**）的存在。萎缩性胃炎造成胃黏膜出现炎症，导致壁细胞和主细胞数量减少（表 8.3）。这些细胞被纤维组织替代，结果胃部分泌的重要物质如 HCl、胃蛋白酶和内源因子等都会受到影响。萎缩性胃炎会导致严重的消化问题和营养缺乏。例如，壁细胞分泌内源因子的减少会导致维生素 B_{12} 的缺乏和巨幼红细胞性贫血（产生发育不完全的红细胞）的发生。萎缩性胃炎的病因有很多，其中有近 90% 的病例是由顽固性的**幽门螺旋杆菌**（**H. pylori**）感染引起的。在使用适当的抗生素治疗后，萎缩性胃炎是可以治愈的，与此相关的症状也会减轻。但是，为什么老龄人口中有更高的幽门螺旋杆菌感染率，这个问题仍然是一个未解之谜，有待于进一步的研究。

小肠随增龄的变化能够影响消化和营养吸收

消化食物和吸收营养主要在小肠内进行，可以看成是一个大规模行动（mass-action）的过程。食糜（水、食物和消化液的混合物）借助于蠕动收缩流过小肠内腔。蠕动还可以促进食糜的混合，从而增加消化酶与营养分子的亲密接触。食糜从胃进入小肠后刺激了激素的释放，从而使胰腺分泌消化酶，胆囊也释放出**胆盐**（**bile salt**）（图 8.36）。胆盐有助于乳化油脂并增加其溶解度，当胆盐从肝脏经胆囊分泌出来流入小肠，脂肪消化过程就开始了。胆盐形成的更大的表面区域增加了胰腺分泌**脂肪酶**（**lipase**）的效率，后者能够将脂肪大分子分解成游离脂肪酸。胰腺分泌的多种消化酶能够催化不同反应，切断碳水化合物中糖、蛋白质中氨基酸以及油脂中脂肪酸之间的化学键。

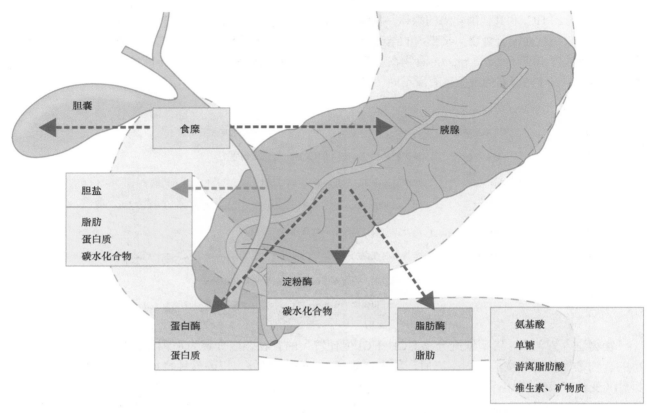

图 8.36 小肠内消化过程。 当食糜从胃进入小肠时，刺激位于胃和小肠连接处的细胞（蓝色箭头）释放激素，这些激素引起胆囊（绿色箭头）释放胆盐，胰腺（红色箭头）释放消化酶。胆盐增加脂肪的溶解度；消化酶将脂肪、蛋白质和碳水化合物等大分子分别消化为能够分解的最小组分：游离脂肪酸、氨基酸和单糖。维生素和矿物质通常结合在这些大分子上面，并在消化过程中被释放出来。

　　肠内壁有**绒毛（villi）**结构，可以增加肠表面积，增强其吸收能力（**图 8.37**）。上皮细胞在膜上也有突出物，称为微绒毛，形成**刷状缘（brush border）**，这又进一步增加了肠表面积。

　　人类的消化过程逐步将食物分解成最小的基本营养成分——脂肪酸、单糖和**二糖（disaccharide）**、氨基酸、维生素和矿物质，以便于吸收。小肠有三种吸收方式：被动扩散、蛋白质通道和介导转运。第4章中提到细胞膜（质膜）主要是由非极性的（没有净电荷的）脂肪构成。小肠食糜中的一些非极性小分子，如游离脂肪酸、一些维生素和少量氨基酸，在非极性膜中都是高度可溶的，可以通过**被动扩散（passive diffusion）**而吸收。也就是说，这些分子无需膜蛋白的帮助即可直接通过质膜扩散进入小肠细胞内（**图 8.38**）。

　　离子虽然很小但极性很高（有净的正电荷或负电荷），因而不能通过被动扩散被吸收，因此它们主要通过细胞膜上的一些通道被吸收（**图 8.38**）。离子通道的通透性取决于小肠内食糜中的内容物与肠细胞细胞质之间的浓度梯度。当食糜内容物中的离子浓度高于肠细胞时，通道开放，离子透过细胞膜；当细胞内的离子浓度超过食糜中的浓度时，通道就会关闭。

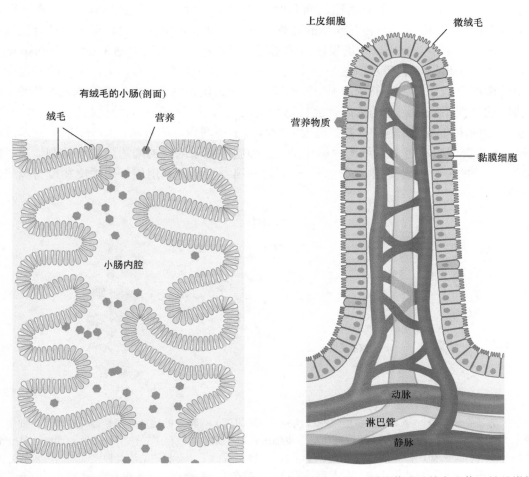

图 8.37　小肠的大体解剖和显微解剖。 小肠的内表面（左图）存在伸向内腔的、覆盖着绒毛的突出物。绒毛增加了小肠的表面积，因而增强了其吸收能力。每根绒毛的表面（右图）都覆盖着上皮细胞。其上也有突出物即微绒毛形成纹状缘以增加其表面积。被吸收的营养物质通过上皮细胞进入绒毛内的毛细血管，并最终进入体循环。

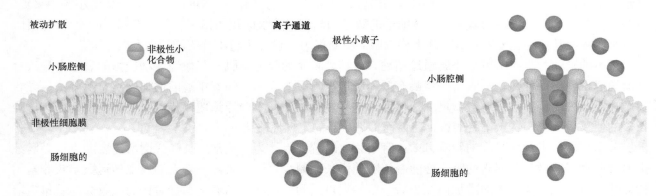

图 8.38　被动扩散和离子通道。 小的非极性分子能无阻碍地通过肠上皮细胞膜，因为细胞膜也是非极性的。小的极性离子则需要通过离子通道被肠细胞吸收。只有在（肠腔内的）食糜中的离子浓度高于细胞质里的离子浓度时，通道才会开放。

251

　　介导转运（mediated transport）使用特定的膜蛋白来转运大的极性或非极性分子通过细胞膜，其又分为两种方式：促进扩散和主动运输。当食糜中的分子浓度比肠细胞中高时，就会进行**促进扩散**（facilitated diffusion）。这是一个相对简单的过程，分子与细胞膜中特定的转运蛋白结合促使其被转运至细胞内，在图 8.39A 中，我们以单糖果糖为例图解了促进扩散。**主动运输**（active transport）也使用膜蛋白来转运大分子透过细胞膜，但这是一个两步骤的过程（图 8.39B）。第一步，被转运分子（此时其在食糜中的浓度要低于肠细胞的浓度）与细胞膜上的转运蛋白结合。由于细胞内的高浓度，该分子不能在没有协助的情况下克服逆向的浓度梯度。这种协助通常以一种带正向浓度梯度的小离子形式出现：该离子在食糜中的浓度高于细胞中浓度。通过采用与离子协同转运的方法，大分子能够逆浓度梯度进入细胞。但是，如果离子没有及时从细胞内移出的话，细胞内离子浓度的增加最终会抑制该离子的进一步转运，同时大分子的转运也会受阻。因此，主动运输的第二步就是利用能量逆浓度梯度将离子从细胞中转移到小肠腔内。

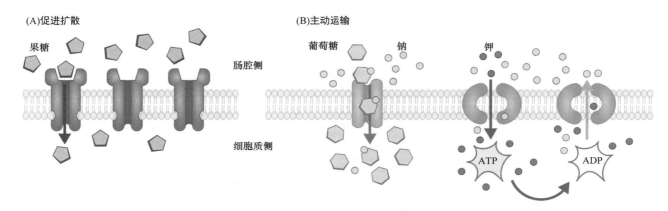

图 8.39　促进扩散和主动运输。（A）大的极性或非极性分子（如果糖）与特定的转运分子结合并被转运到细胞中，即促进扩散。当肠上皮细胞外（食糜内）的分子浓度高于肠上皮细胞内时，促进扩散起主导作用；（B）主动转运是一个采用了协同转运分子的两步过程。例如，葡萄糖与钠离子一起结合到其转运蛋白上。有利的钠浓度梯度（细胞内较低）协助葡萄糖逆浓度梯度进入细胞。然后细胞利用 ATP 的能量和钠钾离子交换将钠泵出细胞。这种称为钠-钾 ATP 泵的离子泵有助于维持多种细胞的跨膜电位。

　　衰老对于小肠结构和功能的影响存在一定的争议，因为我们并不完全了解疾病和不良饮食习惯对于小肠正常功能的影响。许多早期关于衰老对肠功能影响的研究，纳入了很多患有各种疾病的个体，组织样本也多是在手术过程中收集的。在这种情况下，这些早期的研究提示衰老对小肠有着不良的影响，包括营养吸收不良。但是，在安全和无痛组织活检方法被引入后，组织样本可以从健康个体的小肠中采集。这些研究表明，随着年龄的增加，小肠绒毛的数量和高度（总表面积的指标）并没有明显的变化。此外，维持小肠吸收功能的重要特征——其上皮细胞的更新能力，也并不随年龄的增长而发生改变。

　　正常的消化和吸收依赖于小肠通过蠕动有效移动食糜的能力。肌肉节律性运动能力的衰退会导致食糜流速降低，出现便秘，后者常与年龄有关。肠道平滑肌的收缩力随着年龄的增加确实有所降低，导致食糜在小肠内的停留时间有轻微增加。然而，这种轻微增加并不会导致便秘或者吸收不良综合征。年龄相关的便秘更多应归咎于不良的饮食习惯而不是小肠的生理性变化。

　　关于衰老对于营养吸收的影响目前还有争议。传统观点认为，正常生长和代谢所需要的少量必需维生素及矿物质等微量营养素的吸收会随着年龄的增长而减少。近年来，随着人们发现转运微量营养素的特异性蛋白并不会随年龄的增加而变少后，这种观点受到了挑战。当然，女性对钙的吸收会随着年龄增长而减少，这可能与钙吸收所需要的维生素 D 活性的降低有关。目前还不清楚维生素 D 活性随增龄而降低的原因，但是很可能与正常绝经后骨矿物质的丢失有关（见第 9 章）。另外，男性钙吸收似乎不会随年龄增加而减少，表明钙吸收不良可能反映了女性后生育期正常的激素变化。也就是说，年龄相关性钙吸收下降可能与性别密切相关，而不是衰老的普遍作用。

泌尿系统的变化

泌尿系统由 2 个肾脏、2 根输尿管、膀胱和尿道组成（图 8.40）。除了肾脏外，泌尿系统中的其他器官都没有与年龄有关的、影响排尿的显著改变。年龄相关性尿失禁（不能控制排尿）主要由下面几个因素引起：异常的肌肉无力、影响膀胱功能的神经控制方面的疾病或肾脏产生过量的尿液。因此，在这里我们将把注意力集中在肾脏出现的年龄相关性改变上。我们从阐述肾脏的正常功能开始。

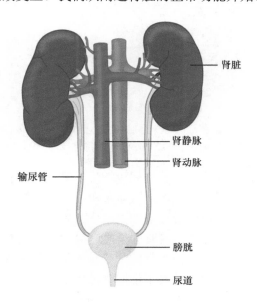

图 8.40　人体泌尿系统解剖图。

肾脏清除血液中的代谢废物

人体的所有细胞都要排泄代谢废物到血液中。去除酸性或碱性细胞废物对于维持血液在 pH7.2～7.4 的微妙平衡至关重要。否则，细胞进行正常代谢功能的能力就会受到影响。维持正常的细胞功能也需要血液中的一些矿物质浓度保持稳定，这些矿物质统称为**电解质**（electrolytes），包括钠、钾、钙、镁和磷等。因此，肾脏肩负着从血液中排出代谢废物和维持血液电解质及酸碱度平衡的作用。

血液通过肾动脉进入肾脏，随后流经肾脏中叫做**肾单位**（nephron）的结构（图 8.41）。肾单位对血液的过滤分为三个不同的过程，分别在不同的位置完成：①**肾小球过滤**（glomerular filtration），就是血液中的液体和低分子质量分子被**肾小球**（glomerulus）毛细血管过滤后进入**肾小囊**（Bowman's capsule）；②**肾小管重吸收**（tubular reabsorption），**肾小管**（renal tubule）中的物质移动到肾小管**管周毛细血管**（peritubular capillaries）中；③**肾小管分泌**（tubular secretion），肾小管管周毛细血管中的物质转移入肾小管。

肾小球过滤的动力来自肾小球毛细血管和肾小囊之间的压力梯度。肾小球毛细血管中的血压为 60mmHg，肾小囊的压力约为 44mmHg。毛细血管中较高的压力迫使液体和低分子质量分子流出毛细血管进入肾小囊。肾小囊内的液体称为**肾小球滤液**（glomerular filtrate），其中的物质与血浆有相同的浓度。

肾小管重吸收和分泌是通过被动扩散和介导转运完成的。肾单位采用哪种转运方式取决于肾小管和肾小管管周毛细血管中物质的浓度。例如，肾小球滤液中尿素（urea，蛋白质代谢产生的一种含氮化合物）的浓度与管周毛细血管中的浓度相同。当肾小球滤液通过肾小管时，水会被重吸收，导致滤液中尿素的

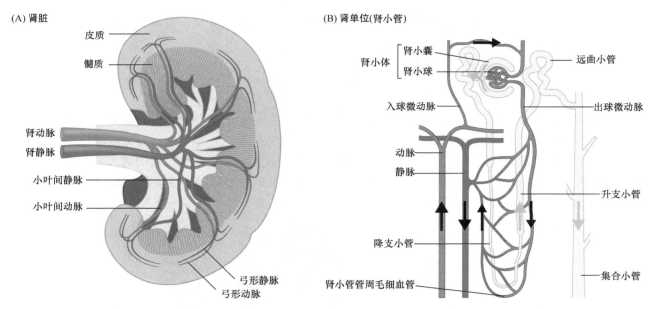

图 8.41　肾脏和肾单位的解剖图。（A）肾脏的大体结构。（B）单个肾单位，图示为过滤系统。黑色箭头指示血液流经微动脉、肾小球和肾小管管周毛细血管的方向。黄色箭头指示滤液从肾小囊流入集合小管的方向。

浓度下降而肾小管管周毛细血管中尿素浓度升高。由于存在这种浓度梯度，尿素通过被动扩散从肾小球滤液中进入肾小管管周毛细血管。这样尿素中的氮重新进入循环系统并被用来合成氨基酸。

当肾小管或者是肾小管管周毛细血管中的物质需要逆浓度梯度，也就是从低浓度到高浓度转运时，就需要采用介导转运的方式。钠通过膜通道**钠-钾 ATP 泵**（**sodium-potassium ATP pump**）进行重吸收就是介导转运的一个例子。维持正常的细胞功能需要保持细胞内钠离子浓度低于细胞外液中的浓度。相反地，细胞内钾离子浓度要保持高于细胞外液中的浓度。这样，肾小管腔内的钠才会通过被动扩散进入肾小管上皮细胞。但是，肾小管重吸收时，钠离子通过肾小管上皮细胞进入肾小管管周毛细血管是逆浓度梯度的。钠-钾 ATP 泵利用 ATP 提供的能量，通过钠与钾的交换使钠离子逆浓度梯度转运。

肾脏参与血压调控

肾脏的另一个重要功能是通过调节血液中水的含量来协助维持人体中的血压。将血液中的水通过肾小管分泌排到尿液中能够降低血压，而肾小管重吸收通过把肾小球滤液中的水转入管周毛细血管中来维持血压。肾单位中水的流动是与钠离子的重吸收联动的，受多种激素的调控。前面提到钠离子通过被动扩散从肾小管管腔进入肾小管上皮细胞。钠离子的排出降低了肾小球滤液的渗透压（也就是说增加了水的浓度），导致水也通过被动扩散进入肾小管上皮细胞（即水跟随钠离子）。如果肾小管管周毛细血管内血液的渗透压比肾小球滤液低，水就会从管周毛细血管流入肾小管。水和钠离子重吸收的联动解释了尿液颜色的不同。如果没有饮用足够的水分，肾脏就会重吸收水，尿液就会因为溶质浓度高而呈黄色；如果饮水量超过了人体的需要，肾脏会产生清澈的尿液，因为肾小管分泌的水进入尿液导致溶质的浓度降低。

肾脏重吸收的水量也受到肾小管通透性的影响。肾小管的通透性受到垂体分泌的**加压素**（**vasopressin**，又称为**抗利尿激素**，**antidiuretic hormone**，**ADH**）的生理性调节。当下丘脑（大脑的一个部位）感应到血容量减少时，它就会发送信号到垂体促使其分泌加压素到血液中。加压素使肾小管上皮细胞中的水通道（水孔蛋白）打开来增加水的重吸收。与之相反，血容量的增加会抑制加压素的分泌，并使水贮留在肾小管中，造成尿液中水浓度较高。

肾血流量和肾功能随着衰老而减少或退行

肾血流量，包括总血量和占心脏输出量（血液通过心脏泵出的速率）的比例，会随机体的衰老而下降。肾血流量的减少是由于肾中血管总数量的丢失和血管狭窄造成的。这种血管丢失的现象在全肾各个层面都有发生，但是肾小球似乎受影响最大。从 30 岁开始，肾小球血管数量每 10 年减少约 10%，另外，剩下的那些血管也会变得不规则和缠绕扭曲，进一步限制了肾小球中的血液流动。

在衰老的肾脏中观察到的许多动脉变化与在其他器官上看到的那些现象很相似，包括小动脉硬化和动脉内膜增生等（在第 9 章有详细介绍）。在年龄相关的血管系统变化方面，肾脏要比其他器官中的**血管内膜纤维增生**（fibrointimal hyperplasia，即动脉壁内膜层的异常生长）更为常见。这种现象是由于血浆蛋白在血管壁累积引起的，被称为**内渗**（insudation），会导致血管狭窄和血流减少。

肾小球毛细血管在数量和功能上随年龄增加而减少和下降也会导致肾小球滤液到肾小囊的流入速率下降。这种液体过滤的速率（或每单位时间的体积）被称为**肾小球滤过率**（glomerular filtration rate，**GFP**）。对于一个体重在 60～70kg 的年轻人来说，肾小球滤过率大约是 180L/d。以人体平均总血容量为 6L 来计算，机体全部的血液每天会被过滤 30 次。大容量滤过率使肾脏能够快速清除大量的代谢废物。衰老造成的过滤能力的衰退因人而异，有很大不同，约为正常肾小球滤过率的 0～20%。然而，任何肾小球滤过率的改变都会影响血液和机体的内稳态。

肾小球滤过率减少的内在原因是**肾小球硬化**（glomerulosclerosis），亦即肾小球退行性硬化。一些研究认为，到 80 岁时，人的肾小球中 30%～40%会因为这一原因而失去功能。但是，肾小球硬化是一个正常的年龄相关性问题还是由高血压引起的，这方面还存在争议，因为目前还无法精准区分衰老相关的肾小球硬化与年轻人由于高血压引起的肾小球硬化。此外，这种现象几乎总是在患有高血压的老年人中出现。因此，还不清楚衰老相关性肾小球硬化是先于还是晚于高血压出现。

免疫系统的变化

开创了生物老年学研究的罗伊·沃尔福德（Roy Walford）（1924—2004 年）在 40 年前就曾指出，免疫功能的下降可能是正常衰老的原因。这个假说被称为**衰老的免疫学理论**（immunological theory of aging），目前还没有被完全证实，但是众所周知，65 岁以上个体因感染性疾病造成的死亡率要比低年龄组高出 3～4 倍。此外，65 岁以上人群接种新型流感病毒疫苗后受到保护的比例仅为年轻人群的一半。很明显，高龄人群中人体免疫系统的功能会降低。

本节中，我们将讨论免疫系统的生理功能，以及衰老是如何影响机体对抗潜在有害入侵物的能力的。人类的免疫力是一个极其复杂的功能，涉及几个不同系统交叉协作共同发挥预防感染的作用。这种复杂性使我们无法在本节中对其进行彻底的讨论，在此我们仅重点介绍一些随年龄增加而衰退的功能。

先天性免疫是抵抗感染的第一道屏障

人类有两个相对独立但是同等重要的免疫系统——**天然免疫系统**（innate immunity）和**获得性免疫系统**（acquired immunity；也称为**适应性免疫系统**，adaptive immunity）。我们从出生即具有完整的天然或自然免疫系统，使我们免受感染并能够对异物做出快速反应。天然免疫通过建立诸如皮肤、体腔黏膜层、消化酸和蛋白酶等屏障来防止感染。如果异物通过了这些保护性屏障，天然免疫系统就会启动吞没和吸收异物的**吞噬作用**（phagocytosis）。吞噬作用由一些特殊的血液和组织内细胞如**中性粒细胞**（neutrophil）和**巨噬细胞**（macrophage）来完成（表 8.4）。

表 8.4　免疫系统中的细胞

细胞类型	形成位置和（或）过程	功能
中性粒细胞	骨髓	吞噬；释放参与炎症反应的化学物质（扩张血管和各种降解蛋白质的分子）
巨噬细胞	骨髓；在组织内，由单核细胞（一种白细胞）分化而来	吞噬；为辅助性 T 细胞提呈抗原
初始 T 细胞	骨髓中产生；在胸腺中进一步发育	储存在淋巴组织中；等待特异性抗原的第一次暴露
辅助 T 细胞	由初始 T 细胞形成	分泌激活 B 细胞和其他类型 T 细胞的细胞因子
NK 细胞	由初始 T 细胞形成	与病毒感染细胞和癌细胞结合，注射毒素并杀死细胞
细胞毒 T 细胞	由初始 T 细胞形成	与病毒感染细胞和癌细胞质膜上的抗原结合并杀死它们
B 细胞	骨髓；储存在淋巴组织中	启动抗体介导的免疫反应
浆细胞	由 B 细胞形成，终末分化细胞	分泌抗体

　　中性粒细胞是在血液中循环的白细胞，遇到有异物侵入的组织就会迁移进去。中性粒细胞和巨噬细胞都有吞噬功能，但是组织内巨噬细胞比中性粒细胞大很多，因此能够吞噬更大的异物。巨噬细胞消化异物后形成的小的碎片通过**树突状细胞（dendritic cell）**提呈到淋巴组织，从而激活获得性免疫系统。

　　当组织出现损伤时，损伤区域就会释放一些诸如组胺和前列腺素等化合物。这些化合物引起血流加速和毛细血管通透性的增加，中性粒细胞就会向该区域迁移。总的来说，这些反应都是炎症的表现，同时可以激活天然免疫系统的吞噬过程（**图 8.42**）。如果细菌或其他异物进入伤口，组织内的巨噬细胞会在几分钟内包围入侵者并开始吞噬这些微生物。巨噬细胞能够诱导**细胞因子（cytokine）**和**趋化因子（chemokine）**等蛋白质分子的分泌，后者通过**趋化作用（chemotaxis）**可以引导中性粒细胞等白细胞迁移到伤口处。由于巨噬细胞在组织里的数量较少，实际上是中性粒细胞承担了损伤后炎症区域最开始几个小时的大部分吞噬工作。

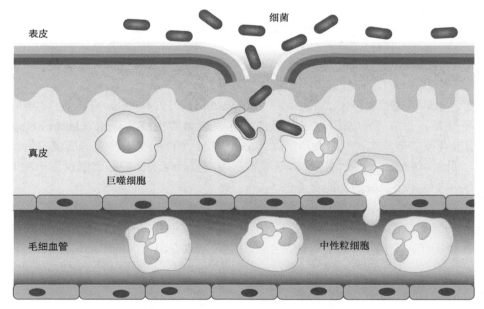

图 8.42　炎症和天然免疫。如果细菌破坏了天然免疫系统的保护屏障（这里以皮肤表皮的一个伤口为例），被入侵部位的周围区域就会发炎。组织巨噬细胞是抵御入侵细菌的第一道防线，能够在几分钟之内就开始吞噬过程。炎症还会增加毛细血管的通透性，从而使中性粒细胞易于进入组织。中性粒细胞通过趋化作用进入组织，并在受伤后 1 小时内开始吞噬作用，这种作用可以持续 2～3 天。

获得性免疫依赖于淋巴细胞对抗原的反应

　　维持生命的呼吸和进食活动同样也使人类暴露于成千上万的有害细菌、病毒和毒素之中。尽管天然免疫提供了一个有效的屏障来对抗这些有害因素的入侵，但是由于周围环境中有太多的有害因素，最终还是能够较为容易地突破这一系统，使许多入侵者通过天然免疫系统的防御。一旦发生这种情况，保护机体免受感染就需要依赖获得性免疫系统的淋巴细胞（lymphocyte）——T 细胞和 B 细胞（表 8.4）。

　　T 细胞是一种骨髓起源的小型白细胞。出骨髓后，T 细胞在胸腺内成熟，然后栖息在淋巴组织内。这个阶段的细胞还是初始 T 细胞，还没有转变成能够结合并清除外来入侵者的免疫细胞。当携带有被巨噬细胞消化降解的外来异物片段的树突状细胞进入淋巴组织后，T 细胞就会被激活。这些片段与特异性 T 细胞表面受体结合，进而刺激淋巴组织产生和释放 3 种不同类型的 T 细胞。这些 T 细胞克隆负责消灭入侵的抗原，即任何能够引起特异性免疫反应的物质。淋巴组织释放出来的被激活的 T 细胞中有 75%～80% 都是辅助 T 细胞。正如其名字所表示的那样，辅助 T 细胞能够"帮助"免疫系统更充分地应对入侵者。辅助 T 细胞不会直接攻击抗原，而是通过释放淋巴因子（白细胞介素和干扰素）来刺激那些攻击抗原的细胞增殖和分化。例如，辅助 T 细胞分泌的淋巴因子会诱导 B 细胞合成和释放针对抗原的特异性抗体。另外两种重要的 T 细胞是有特定作用的细胞毒 T 细胞和 NK（自然杀伤）细胞。

　　简言之，进入淋巴组织的抗原会被巨噬细胞破坏掉，然后把抗原片段提呈给初始 T 细胞（图 8.43）。在初始 T 细胞表面的抗原结合会诱导其分化为辅助 T 细胞和 NK 细胞或细胞毒 T 细胞。辅助 T 细胞分泌淋巴因子刺激被激活的 B 细胞产生抗体。NK 细胞与病毒感染细胞膜表面的抗原结合，并注入能够杀死细胞的毒性蛋白质。初始 B 细胞吞噬由巨噬细胞降解的抗原片段，进而被诱导成能够产生抗体的浆细胞。抗体和抗原会形成极为牢固的联结，导致抗原结构发生改变。结果，抗原不再能与体细胞结合并对机体造成伤害。抗体还能够标记抗原，使其能够被其他免疫细胞识别并降解。

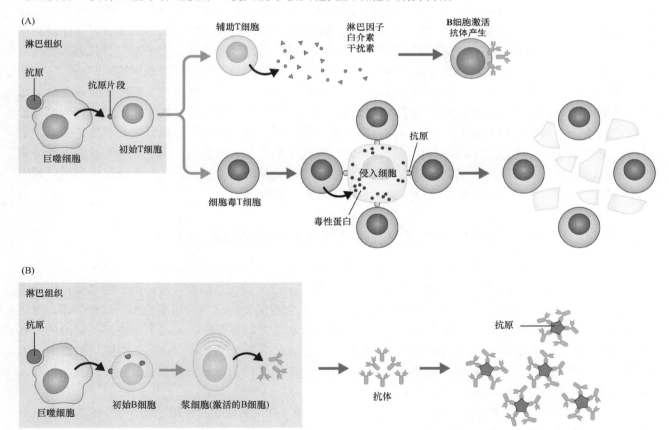

图 8.43　T 细胞和 B 细胞免疫的机制。（A）受感染组织的巨噬细胞把部分被消化了的抗原片段递呈给初始 T 细胞，初始 T 细胞转变成为辅助 T 细胞、细胞毒 T 细胞（上图所示）或者 NK 细胞；（B）辅助 T 细胞激活 B 细胞，并将其转变为浆细胞——能够分泌抗体的免疫细胞，而抗原则由于与抗体的强力结合而被固定。

抗原第一次出现在体内的时候，人体要花上几天的时间生产足够多的 T 细胞和 B 细胞来中和它。当抗原被清除而不再对身体构成威胁后，大部分的 T 细胞和 B 细胞也会被去除。但是也有一些 T 细胞和 B 细胞在与抗原首次遭遇后被保留了下来，这些被称为记忆细胞。记忆细胞含有针对已被清除抗原的特异性表面受体。当再次遇到该抗原时，它们可以快速增殖。事实上，再次遭遇该抗原时，机体在一天之内就可以产生足够多的细胞来有效地清除抗原。

中性粒细胞和巨噬细胞的吞噬功能随增龄而减弱

天然免疫系统的有效性很大程度上依赖于中性粒细胞和巨噬细胞渗透被感染区域的能力。在天然免疫系统中发挥作用的中性粒细胞和巨噬细胞的数量并不会随着年龄的增长而减少。这些起源于骨髓造血干细胞的免疫细胞，其形成在人的一生中都被很好地保持。因此，天然免疫系统与年龄相关的功能退行很可能是由于中性粒细胞和巨噬细胞吞噬能力的降低（表 8.5）。

表 8.5　天然免疫系统中与增龄相关的变化

细胞类型	增龄相关性变化
中性粒细胞	在血液和骨髓中的数量不变；从骨髓中的释放变慢；吞噬能力有轻微下降；趋化作用有轻微下降
巨噬细胞	数量不变；吞噬能力下降；产生细胞因子和趋化因子的能力减低
NK 细胞	数量增多；结合作用和细胞毒性作用不变；趋化因子产生能力不变

天然免疫系统吞噬功能的降低也许可以解释为什么后生育期个体的伤口愈合要花上比年轻群体长得多的时间。这种愈合的迟缓也可能是由于巨噬细胞的细胞因子和趋化因子生产能力的减弱。前面提到，巨噬细胞通过产生细胞因子来刺激骨髓内中性粒细胞的释放，并通过释放趋化因子来引导其进入受伤部位。细胞因子和趋化因子的减少会导致中性粒细胞到达受伤区域的数量减少或延迟到达。此外，还有两种与年龄相关的变化也可能会导致伤口愈合缓慢。首先，皮肤内血管和毛细血管的密度会随着年龄的增长而降低。因为皮肤伤口的愈合依赖于中性粒细胞从毛细血管进入受损组织，血管和毛细血管密度降低会减少到达伤口的中性粒细胞的总数；其次，皮肤伤口的修复依赖于成纤维细胞分泌必要的结缔组织的能力，这些结缔组织将替代细胞黏附在一起。正如我们在本章前面所讲到的，衰老皮肤细胞的有丝分裂能力降低，所以为新的结缔组织提供蛋白质的成纤维细胞的数量也减少了。总之，血管密度和成纤维细胞生产能力的降低会导致伤口愈合时间的延长和感染风险的增加。

初始 T 细胞的产生、B 细胞的数量以及抗体的有效性都随增龄而下降

胸腺（位于胸骨正后面的一个小腺体）是 T 细胞发育的场所。衰老导致胸腺明显地萎缩，这就会导致年龄相关性初始 T 细胞生成的减少。胸腺的退化反映在上皮空间（T 细胞发育场所）的萎缩，以及成熟的 T 细胞群被结缔组织所取代。据估计，到 70 岁时，人胸腺的上皮空间会缩小 90%。有趣的是，退化的胸腺内上皮细胞生成 T 细胞的能力似乎并没有降低。也就是说，与年龄相关的 T 细胞产生能力的降低完全是由胸腺上皮细胞数量的减少引起的。随着初始 T 细胞产生能力的下降，记忆 T 细胞与初始 T 细胞的比率会增加。此外，记忆 T 细胞克隆扩增为辅助 T 细胞是机体对抗原做出适当免疫应答的重要步骤，这一能力也可能随年龄的增加而降低。

T 细胞生成的年龄依赖性减少也可能反映了造血干细胞（HSC）功能的变化，而造血干细胞是负责更新血细胞的骨髓干细胞。造血干细胞产生先天性和适应性免疫系统的细胞，分别称为髓样细胞和淋巴细胞。尽管造血干细胞绝对数量的年龄依赖性下降尚未得到证实，但对小鼠的研究始终显示，随着动物年龄的增长，髓样细胞的生成量超过淋巴细胞，提示 T 细胞的数量会随着年龄的增长而减少，也就是说，

适应性免疫力降低。然而，我们还无法得出 HSC 淋巴样细胞减少导致适应性免疫降低的结论。回想一下，初始 T 细胞在骨髓中产生、在胸腺中成熟（见前面的讨论）。因此，淋巴细胞的年龄依赖性减少可能只是反映了一种反馈机制——胸腺的退化在"告诉"造血干细胞减少向淋巴细胞的分化。

总之，胸腺的年龄依赖性退化、外周血初始 T 细胞的减少以及记忆 T 细胞向辅助 T 细胞克隆增殖的减少解释了免疫功能随增龄而整体下降的现象。还记得我们说过，获得性免疫系统利用记忆 T 细胞来缩短对外来入侵者做出反应的时间，辅助 T 细胞则刺激 B 细胞释放抗体。如果记忆 T 细胞不能发挥最大作用，那么免疫反应就会迟钝，人由于外来抗原入侵而发生疾病的风险也会增加。初始 T 细胞随年龄的增加而减少，会降低个体对新型抗原做出反应的能力。这或许可以解释为什么老年人接种流感疫苗后没有年轻人更有效的现象。

成熟 B 细胞的数量也会随年龄的增加而减少，反映了骨髓形成 B 细胞能力的降低，这会导致记忆 B 细胞对成熟 B 细胞比率的上升，尽管外周血中 B 细胞总数并不随年龄的增加而发生变化。与记忆 T 细胞一样，记忆 B 细胞在老年群体中克隆扩增的能力也会变弱。由于外周成熟 B 细胞随年龄的增加而减少，机体对新型病原体做出免疫反应的能力就减弱了。

抗体功能也会随着年龄的增长而下降，反映了辅助 T 细胞数量和功能的降低。也就是说，记忆 T 细胞克隆扩增为辅助 T 细胞能力的降低使分泌的细胞因子的量减少了，进而 B 细胞释放出的抗体也随之减少了。除此之外，高亲和力抗体（拥有多个抗原结合位点的抗体）的数量也会随年龄的增加而减少，这会导致免疫反应的弱化，因为抗原-抗体结合的强度很大程度上决定了抗体在抵御入侵者时的有效性。

生殖系统的变化

从历史上来看，人类生殖衰老往往与女性的衰老联系在一起，这是由于女性三个重要的变化。首先，女性的生育能力会突然终止于月经停止和更年期开始时（通常是在 50～60 岁的时候）；其次，卵巢分泌产生的性激素，如雌激素和孕激素，在绝经后会大幅减少；再次，卵子的遗传质量随增龄而下降，这可能会导致遗传受损的胚胎、出生缺陷和自然流产等的发生率增加。正如在之前的章节以及后面的第 9 章中将看到的那样，女性生育期的终止也与其他年龄相关性生理功能异常有关。

男性的生育能力不会突然终止，这一现象经常被错误理解为男性的生育能力不会降低。但是，在过去的几十年里，研究人员发现男性和女性一样，也会出现与年龄有关的生殖系统的变化。尽管男性的生育期不会终止，但他们的繁育能力和产生性激素的能力都会随着年龄的增长而降低。此外，老年男性精子的遗传质量也会降低，从而增加了后代出现遗传问题的风险。在本节中，我们将简单地介绍相关激素生成的减少是如何影响女性和男性生殖系统的。

绝经是性腺分泌性激素减少的结果

女性生殖系统每 28 天就产生 1 个卵子，这叫**月经周期**（**menstrual cycle**）（图 8.44）。当垂体分泌**黄体酮激素**（**luteinizing hormone，LH**）和**促卵泡释放激素**（**follicle-stimulating hormone，FSH**）来刺激**卵泡**（**ovarian follicle**）（含有 1 个成熟卵细胞的结构）释放它的成熟**卵细胞**（**ovum**），并分泌**雌激素**（**estrogen**）和**孕激素**（**progesterone**）到血液中时，月经周期就开始了。雌激素和孕激素有两大功能：①保持女性性别特征和性器官所必需；②对卵巢起反馈作用，促使卵泡中的卵子发育。血液中 LH、FSH 和雌激素的浓度上升会促使正在发育的卵泡破裂并释放出卵子，这一过程称为**排卵**（**ovulation**）。破裂的卵泡变为**黄体**（**corpus luteum**），后者能够刺激孕激素分泌的增加。血液中雌激素和孕激素浓度的增加对垂体也有一个反馈效应，即抑制 LH 和 FSH 的分泌并确保只有一个卵泡发育形成成熟的卵子。雌激素和孕激素通过促使子宫内膜壁细胞生长和更多血液流入其中，让子宫为可能的受精卵着床做好准备。如果受精没有发

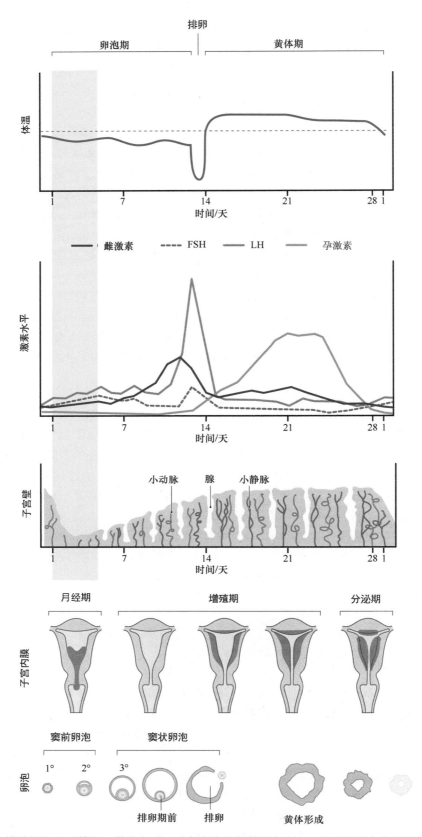

图 8.44 月经周期。这些图显示了体温、激素水平、子宫变化和卵巢形态在 1 个月经周期内的相互关系。窦状卵泡（格拉夫卵胞）是处于成熟后期的卵泡。

生，雌激素和孕激素的水平就会下降，增厚的子宫内膜则会脱落并形成月经排出体外。雌激素和孕激素的减少刺激垂体重新增加 LH 和 FSH 的分泌，开始下一个月经周期。

出生时，女性的卵巢里即含有一生中全部的卵母细胞，即大约 750 000 个未发育的卵子。卵母细胞的数量会随着女性年龄的增加而减少，到绝经期，即 50～60 岁时，卵母细胞的数量已经不足 5000 个，同时卵泡消失。这两个与年龄有关的卵巢变化最终导致了性腺停止分泌雌激素和孕激素。卵巢中这两种激素分泌的停止标志着绝经的开始。

除了卵母细胞发育停止外，绝经后停止分泌雌激素和孕激素还会引起机体明显的、与增龄相关的一些其他变化。没有卵巢激素水平在每个月的周期性波动，子宫开始萎缩，在绝经后的 15～20 年内最多可以萎缩 70%。阴道会变窄，弹性变差，并且上皮细胞壁变薄。由于壁内上皮细胞的丢失（并不意味着完全丧失），其作为阴道降低摩擦的屏障功能变弱，可能会引起性交时疼痛并存在受伤的风险。上皮组织变薄也会导致阴道内糖原分泌量减少，pH 升高，从而导致感染风险的增加。

雌激素对其他非生殖系统器官和组织也有影响。在第 9 章里你会看到，雌激素能够影响女性骨骼的正常生长，绝经期雌激素的减少会导致骨骼里矿物质的大量流失。绝经期和绝经后许多女性出现的潮热也与机体失去雌激素对 LH 分泌的抑制有关。大量的研究表明，控制垂体分泌 LH 的下丘脑神经元可能也具有体温调节的作用。没有了雌激素，这些神经元就会被活化，进而影响到体温的调节。最后，卵巢分泌雌激素和孕激素的减少增加了女性患心脏病和某些类型癌症的风险，尽管这种风险增加的机制还不完全清楚，但一般认为雌激素在育儿期起到了防止细胞损伤的"保护剂"的作用。

男性生育能力随增龄略有下降

男性生育能力随年龄发生变化的问题在近期才受到广泛关注和研究。目前认为随着年龄的增长，男性的生育能力仅有轻度下降。总体而言，解剖学方面的变化无法解释这一现象。**阳痿**（impotence；又称**勃起功能障碍，erectile dysfunction**）是指阴茎无法实现或者保持勃起状态，这多是其他疾病引起的次级症状。随着年龄的增加，阴茎中的血供并不发生什么变化，但是阴茎勃起组织中会有纤维组织成分的渗入。虽然阴茎仍能勃起，纤维组织还是会使勃起疲软。睾丸的大小和重量也会有轻微的减少，减少的程度因人而异。**生精小管**（seminiferous tubule）是产生精子和睾酮的结构，绝大多数与年龄有关的睾丸大小的改变都可以用生精小管内细胞的减少来解释。在其他如附睾、输精管、尿道和精囊等部位并没有发现与老年性功能改变有关的解剖学变化。

男性生殖能力随增龄而有轻微下降，最可能是由生精小管里面细胞的变化引起的。随着男性的衰老，睾丸支持细胞（即 **Sertoli 细胞**）会逐渐被纤维组织代替，这会导致每次射精时精子总数量的减少。每个 Sertoli 细胞产生的精子数量也会下降，尽管这一数值的变异范围很大。**睾丸间质细胞**（**Leydig cell**）是产生睾酮的细胞，它的数量也会随增龄而减少。**睾酮**（**testosterone**）对精子产生的起始是必需的，同时也对精子的健康维持发挥作用。一般认为睾酮产量的减少是导致老年男性精子中遗传错误率较高的机制之一。

虽然血液中睾酮浓度的下降被认为与 Leydig 细胞数量的减少有关，另外一些研究显示下丘脑-垂体-睾丸轴的变化也可能与睾酮的减少有关。年轻男性睾酮的分泌呈 24h 的**昼夜节律**（**circadian rhythm**）性的特征。睾酮的产生在早上 4：00～8：00 时最高，午夜时最低。睾酮水平的昼夜节律与主要负责其分泌的垂体激素 LH 的节律是一致的。老年男性的睾酮在浓度降低的同时，其分泌也失去了昼夜节律性。需要指出的是，LH 水平的改变并不与睾酮水平的下降成正比，提示随着年龄的增长，Leydig 细胞对 LH 刺激作用的反应会减弱。因为绝经期女性也有类似的反应，所以 Leydig 细胞对 LH 反应性的降低被称为**男性更年期**（**andropause**）。

老龄不是性行为的障碍

与年龄有关的男性和女性生殖器官的变化对于性能力仅有很小的影响。男性的阴茎勃起组织在纤维性组织渗入积累后可能会改变勃起的速度和组织硬度。阳痿是阴茎不能完全勃起造成的性无能，但这并不是一个直接与年龄有关的问题。阳痿在 60 岁以上男性中出现的比例只有 15%～20%。另外，与年龄有关的睾丸、精囊和前列腺的改变会影响生育，增加患病风险，但是这些器官的变化在绝大多数男性中似乎并不影响性能力。

有些男性确实会因为前列腺癌而出现性功能障碍。是否是癌症或特定的癌症治疗导致了前列腺癌相关的性功能障碍还存在有相当大的争议。不管怎样，考虑到前列腺癌的患病率为 165/100 000（0.165%），那么因此而发生性功能障碍的男性人数将非常少。良性前列腺增生（benign prostatic hyperplasia，BPH）是一种非癌性前列腺肥大，普遍认为会导致男性性功能障碍。然而，并没有关于这个问题的可靠数据。一些最新数据强烈表明，前列腺增生更可能是肥胖和其他不健康的生活方式选择的结果，而不是衰老本身的问题。

女性阴道壁的厚度随着年龄的增加而变薄，从而出现一些影响性能力和身体健康的变化。黏膜细胞的润滑分泌功能降低，性交时摩擦就会增加，引起疼痛感和小创伤的可能性也会提高。但是，近期的研究提示，进行有规律性行为的女性，其黏膜细胞的分泌功能基本上没有下降。

未来之路

本书中，我们强调了包括生物老年学在内的生命科学，正在从一门以观察为主的科学转向一门可验证的定量性科学。这里描述的生理系统的年龄依赖性变化提供了一个很好的例子，说明为什么研究范式的变化对生物老年学如此重要。回顾一下，生物老年学主要依靠还原论的力量来解释衰老的细胞和分子机制。衰老的细胞和分子机制的发现始于对生理系统随年龄变化而衰退的观察。一般认为，找出所观察到的个体生理功能随年龄而下降的潜在机制，最终就能够"治疗"和"治愈"衰老。这一假设源于这样一个事实，即还原论的方法在治疗传染病和发现并减轻慢性病痛楚的治疗方法方面曾经并将继续取得惊人的成功。

虽然人们对衰老的细胞和分子机制已经有了很多了解，但"治疗"和"治愈"还远远没有实现。缺乏对衰老的治疗在很大程度上反映了这样一个事实：衰老是一种复杂特征，一种由多种机制或系统相互作用而融合产生的特征。复杂的性状不可能简单地采用完全依赖于还原论的、以疾病为中心的研究模式进行研究。通过研究单一生理系统中年龄依赖性功能丧失的机制来寻找应对衰老的方法是不可能成功的。针对衰老的特异性应对方法很可能是通过更全面的和定量的方法被发现的。

本章提供的证据表明，使用整体方法寻找治疗年龄依赖性功能丧失的措施代表了生物老年学研究的未来。我们所记述的研究表明，暴露于年轻动物生物环境中的老年大鼠（异体共生，parabiosis），其肌肉修复机制的功能得以增强（见本章"卫星细胞的功能随增龄而减弱"）。异体共生法也被用来阐明年轻动物的生物环境改善了老年动物免疫系统的功能。这两个独立的生理系统功能的改善证明，一个系统性因素可以同时影响多个生理系统以及一个生物体的整体衰老速率。我们预测生物老年学的未来研究将会更多地依赖整体性方法，包括对定量生物学非常重要的电子模型（in silico model）。在下一章中，我们将介绍一个最近资助的大规模研究项目，旨在评估定期运动通过对多个生理系统的影响而减缓衰老速率的机制。

核心概念

> ➤ 一旦人的生长和发育完成（也就是说发育成熟），体重的变化往往反映的是脂肪储存量的变化。

- 能量平衡——能量摄入减去能量消耗，可以用来计算脂肪储存量的变化。
- 能量摄入量可通过计算脂肪、蛋白质及碳水化合物的摄入量来测定。能量消耗可通过测量呼吸的气体来计算。总能量消耗等于静息能量消耗、机体活动的能量消耗和进食引起的产热量三者之和。
- 从 20～70 岁，人的体重平均约增加 15%。
- 在生命的末期，由于肌肉和脂肪组织的丢失，人的体重会下降。在体重减少的同时，食物的摄入量也在减少，这可能导致临床称为老年性厌食症的疾病。
- 纵向研究表明，成熟期肌肉质量的下降，即所谓的老年肌肉萎缩，在久坐的男性中发生率约为每 10 年 8%，在久坐的女性中发生率约为每 10 年 5%。一生中有组织、有规律的锻炼会延缓肌肉质量的减少，大约只是久坐者的一半。老年肌肉萎缩时肌肉强度和力量的损失与其质量的丢失大致相同。
- 老年肌肉萎缩是肌纤维丢失和肌细胞萎缩的结果，既有内在也有外在的衰老因素。尽管老年肌肉萎缩的内在机制仍有待阐明，但年龄依赖性的肌细胞失神经化和卫星细胞增殖的丧失与肌纤维功能障碍密切相关。
- 皮肤皱纹由三个与年龄有关的变化造成：①皮肤细胞数量的减少与功能的衰退；②皮下脂肪的减少；③非酶催化形成的胶原蛋白交联的增加。脸部、手臂和腿部皮下脂肪的减少造成了一些不平整的结构，这些结构被变薄的、相对来说没有弹性的表皮覆盖，因此形成了皱纹。
- 皮肤衰老主要是由过多的紫外线暴露引起的。
- 与年龄有关的听力下降称为老年性耳聋，是由于内耳的变化引起的，但引起这些改变的原因目前还不清楚。
- 绝大多数年龄超过 50 岁的人在视觉上都会发生变化，这种变化会影响聚焦近物的能力，这种现象叫做老视。
- 老视主要由两个原因造成：晶状体失去修复损伤的能力；过度的非酶催化交联。
- 味蕾与嗅觉神经中枢几乎不随年龄发生变化。
- 萎缩性胃炎的发病率随增龄而增加。该病是由幽门螺旋杆菌感染引起的。
- 小肠随年龄的增加而发生的变化极少，这些变化不影响大多数营养成分的吸收。
- 无论是总量还是心输出量占比，肾脏的血供都会随年龄的增加而减少。
- 确定人类免疫系统随年龄增长而退行的研究极具挑战性，因为获得性免疫系统主要在一个人的早期发育阶段形成，并在很大程度上受到环境与个体相互作用的影响。
- 与年龄有关的天然免疫系统功能减弱的原因主要包括：中性粒细胞与巨噬细胞吞噬功能的退行；细胞因子和趋化因子释放的减少。
- 衰老引起明显的胸腺萎缩，导致体内初始 T 细胞的产生减少。
- 外周 B 细胞随着年龄的增加而减少，反映了骨髓里的 B 细胞前体细胞通路发生了改变。
- 女性和男性在生殖过程中会经历明显的、与年龄有关的变化。在 50～60 岁之间，女性的月经停止，绝经期开始并失去生育能力，卵巢分泌的性相关激素显著减少。男性的生育能力和分泌性激素的能力会随着年龄的增加而降低。精子的遗传质量也会在进入老年后降低，导致后代出现遗传性疾病的风险增加。

讨论问题

Q8.1　奥贝塔每天摄入 10 460kJ 的能量，总的能量消耗是 9623kJ。奥贝塔的能量代谢是正平衡还是负平衡？如果奥贝塔保持这样比例的能量摄入与消耗，在 5 年内她的体重会增加多少千克？

Q8.2　能量消耗降低而不是能量摄入增加是造成老年人超重和肥胖最主要的原因，你能提供什么证据来支持这一观点？

Q8.3　简单解释萎缩性胃炎的定义，包括主要原因和老年人群萎缩性胃炎的治疗方法。萎缩性胃炎对消化有什么影响？

Q8.4　描述年龄相关性静纤毛丢失是如何影响听力的。描述中要包括声波的物理性质如何转变成大脑可以解读的神经信号。

Q8.5　什么是晚期糖基化终末产物（AGE）？它们如何使蛋白质和其他生物结构发生功能改变？

Q8.6　介绍眼睛聚焦的调节机制。哪些因素导致调节的年龄相关性改变？这些改变会带来什么样的视觉后果？

Q8.7　简单介绍获得性免疫系统的年龄相关性改变是如何导致其对疫苗的应答能力降低的。

Q8.8　简单描述导致老年人伤口愈合时间延长的影响因素。

Q8.9　定义肾小球滤过率，解释为什么肾血流量随年龄发生的改变会导致肾小球滤过率降低。

Q8.10　引起绝经期开始的两种与年龄有关的变化是什么？

延伸阅读

身体成分和能量代谢的变化

Duren DL, Sherwood RJ, Czerwinski SA et al. 2008. Body composition methods: Comparisons and interpretation. *J Diabetes Sci Technol* 2: 1139–1146.

Landi F, Calvani R, Tosato M et al. 2016. Anorexia of aging: Risk factors, consequences, and potential treatments. *Nutrients* 8(2): 69.

Winter JE, MacInnis RJ, Wattanapenpaiboon N et al. 2014. BMI and all-cause mortality in older adults: A meta-analysis. *Am J Clin Nutr* 99: 875–890.

骨骼肌的变化

Brocca L, McPhee JS, Longa E et al. 2017. Structure and function of human muscle fibres and muscle proteome in physically active older men. *J Physiol* 595: 4823–4844.

Dumont NA, Bentzinger CF, Rudnicki MA. 2015. Satellite cells and skeletal muscle regeneration. *Compr Physiol* 5: 1027–1059.

Widmaire EP, Raff H, Strang KT. 2016. *Vander's Human Physiology*, 14th ed., pp. 256–297. New York, NY: McGraw-Hill.

皮肤的变化

Farage MA, Miller KW, Maibach HI (eds.). 2017. *Textbook of Aging Skin*. Berlin, Heidelberg: Springer.

感觉的变化：听觉、视觉、味觉与嗅觉

Attems J, Walker L, Jellinger KA. 2015. Olfaction and aging: A mini-review. *Gerontology* 61: 485–490.

Davis A, McMahon CM, Pichora-Fuller KM et al. 2016. Aging and hearing health: The life-course approach. *Gerontologist* 56 (Suppl. 2): S256–S267.

Homans NC, Metselaar RM, Dingemanse JG et al. 2017. Prevalence of age-related hearing loss, including sex differences, in older adults in a large cohort study. *Laryngoscope* 127: 725–730.

Ogawa T, Annear MJ, Ikebe K et al. 2017. Taste-related sensations in old age. *J Oral Rehabil* 44: 626–635.

Owsley C. 2016. Vision and aging. *Ann Rev Vis Sci* 2: 255–271.

消化系统的变化

Greenwood-Van Meerveld B, Johnson AC, Grundy D. 2017. Gastrointestinal physiology and function. *Handb Exp Pharmacol* 239:

1–16.

Milan AM, Cameron-Smith D. 2015. Digestion and postprandial metabolism in the elderly. *Adv Food Nutr Res* 76: 79–124.

Pilotto A, Franceschi M. 2014. *Helicobacter pylori* infection in older people. *World J Gastroenterol* 20: 6364–6373.

Widmaire EP, Raff H, Strang KT. 2016. *Vander's Human Physiology*, 14th ed., pp. 526–565. New York, NY: McGraw-Hill.

泌尿系统的变化

Andersson KE, Boedtkjer DB, Forman A. 2017. The link between vascular dysfunction, bladder ischemia, and aging bladder dysfunction. *Ther Adv Urol* 9(1): 11–27.

Hommos MS, Glassock RJ, Rule AD. 2017 Structural and functional changes in human kidneys with healthy aging. *J Am Soc Nephrol* 28: 2838–2844.

Widmaire EP, Raff H, Strang KT. 2016. *Vander's Human Physiology*, 14th ed., pp. 484–525. New York, NY: McGraw-Hill.

免疫系统的变化

Goronzy JJ, Weyand CM. 2017 Successful and maladaptive T cell aging. *Immunity* 46: 364–378.

Muller L, Pawelec G. 2016. The aging immune system. In *The Handbook of the Biology of Aging* (Kaeberlein M, Martin GM, eds.), pp. 407–427. Amsterdam: Elsevier.

Widmaire EP, Raff H, Strang KT. 2016. *Vander's Human Physiology*, 14th ed, pp. 643–681. New York, NY: McGraw-Hill.

生殖系统的变化

Bribiescas RG, Burke EE. 2017. Health, evolution, and reproductive strategies in men: New hypotheses and directions. In *Arc of Life* (G Jasienska, DS Sherry, eds.), pp. 77–98. New York, NY: Springer.

Minkin MJ. 2016. Sexual health and relationships after age 60. *Maturitas* 83: 27–32.

第9章 人类常见增龄相关性疾病

> "老龄不是病——它是力量、是生存，历经各种沧桑和失望、考验和疾苦。"
>
> ——麦基·昆恩（Maggie Kuhn），美国资深维权活动家（1905—1995）

本 章 提 纲

在第1章，我们曾经详细讨论过衰老和疾病的区别。疾病是细胞生理和生化功能被破坏的结果，而生物学衰老则属于细胞正常的功能界限之内的变化。明确衰老和疾病的不同，有助于我们清楚地定义一些生物学衰老相关的用语，同时也有助于科学家们建立合理的实验研究的界限。尽管如此，在实际的老年人群中正常的、年龄依赖性机体功能的丧失和可界定的疾病之间，我们也无法划出一条特别清晰明确的界线来。

人类绝大多数疾病都会伴随着年龄的增加而出现，这一事实无可争辩。关于衰老与疾病真正需要讨论的问题是，正常的、衰老引起的功能丧失为什么会转变为疾病？在人体发育和成熟的阶段，多数生理系统的运行都处在一个易于区分正常与异常的水平。然而，当一个人衰老时，判断其生理机能是否正常就会变得模糊和困难。例如，你将在本章后面看到，所有70岁以上老人的心血管系统功能都会出现一定程度的下降。对其中的大多数人来说，这并不会明显影响总体的生理功能或者日常生活。然而，对有些人来说，心血管系统功能的下降则可能会导致一种严重威胁生命的疾病，即充血性心力衰竭。

本章中我们将重点讨论一些明确界定的、主要发生在后生殖期的疾病，即阿尔茨海默病、帕金森病、心血管疾病、2型糖尿病和骨质疏松症等五种老年人中最常见的疾病。对于每一种疾病，我们都会介绍机体衰老所引发的一些改变是如何在某个特定器官或生理系统中逐渐转变为明显的疾病状态的。在这里我们不对癌症进行讨论，因为该病在任何年龄都会发生。

对于另外一些器官或生理系统，如肝脏和呼吸系统来说，年龄相关性疾病的发生，受环境或生活方式的影响超过了衰老本身的影响。例如，吸烟是导致年龄依赖性肺部疾病的罪魁祸首。

神经系统和神经信号

神经系统是人体内最为复杂的生理系统。我们每时每刻、每一次呼吸、每一下心跳、每一个感官触觉，都是由神经系统发起的。总的来说，我们的神经系统有三个重要的、相互交叉关联的功能，即感觉输入、整合和运动输出。这些功能是通过大脑、脊髓、接受刺激的感觉受体、执行机体对刺激做出反应的效应细胞，以及遍布全身的、可以携带信息的神经网络共同作用实现的。其中，脑和脊髓组成了**中枢神经系统**（**central nervous system**，**CNS**），而除中枢神经系统之外的所有其他神经构成了**外周神经系统**（**peripheral nervous system**，**PNS**）（**图 9.1**）。所有的神经都是通过（离子在细胞膜之间的交换而产生的）电信号和化学信号组合的方式在中枢神经系统与身体的各个部位之间传递信息的。本节中，我们将概述人类的神经系统，并对正常行使功能的神经信号的特征进行简要介绍。

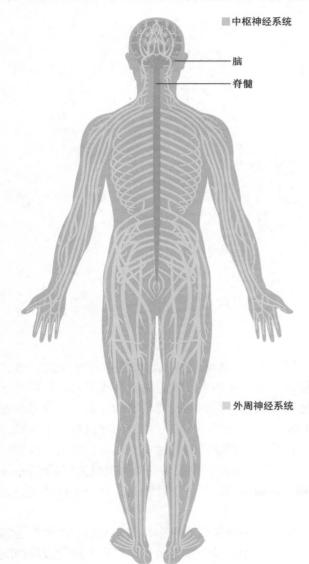

■ 中枢神经系统

—— 脑
—— 脊髓

■ 外周神经系统

图 9.1　人体神经系统的大体解剖图。中枢神经系统由脑和脊髓组成。源自中枢神经系统的神经组成了外周神经系统。

神经系统由神经元和支持细胞组成

神经元（neuron），或者叫神经细胞，是在神经系统通讯网路中承担信息传递的细胞。神经元主要分为三种类型：**感觉神经元**（**sensory neuron**），负责将机体内外环境中的刺激信号传递至中枢神经系统；**运动神经元**（**motor neuron**），负责将中枢神经系统发出的信息传递至效应细胞（肌肉或腺体细胞）；

中间神经元（**interneuron**），在感觉神经元和效应神经元之间起到连接、整合作用。尽管不同功能的神经元之间其结构有所差别，但它们一般包括三个共有的结构，即胞体、树突和轴突（**图 9.2**）。

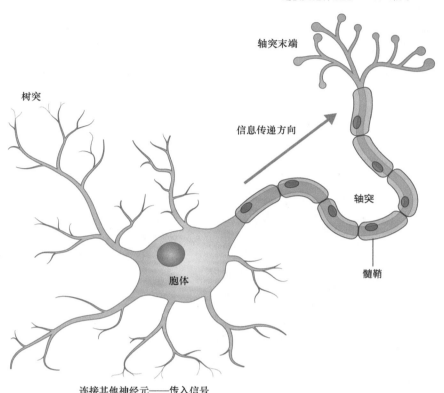

图 9.2　神经元解剖图。

　　胞体（**cell body**）内含有细胞核和多种其他类型的细胞器，从而能够执行细胞的正常功能。**树突**（**dendrite**）是由胞体向外延伸出来的分枝状结构，能够增加神经元的表面积。树突接收来自其他神经元和感觉受体的信号，并将其传递给另外一些神经元。**轴突**（**axon**）是一种长管状结构，负责将信号从胞体传递到轴突末端。轴突在末端与其他神经元的树突相连。一般来说，大部分神经元都只有一个轴突，其长度有所不同。例如，控制手指精细运动的神经元，其轴突从脊髓内的胞体一直延伸到手指；而其他神经元的轴突长度一般都不超过 1mm。此外，轴突也可能分叉，这种特化的末端称为**突触末端**（**synaptic terminal**）。突触末端与其他细胞接触的部位被称为**突触**（**synapse**），是一个神经元与另一个神经元通讯的部位。

　　轴突被一层绝缘结构包裹，称为**髓鞘**（**myelin sheath**）。在外周神经系统中，髓鞘是由一类被称为**施万细胞**（**Schwann cell**）的支持细胞所形成的。在中枢神经系统中，髓鞘则由另外一种称为**少突胶质细胞**（**oligodendrocyte**）的支持细胞所构成。

膜电位是神经元信号传递的基础

　　所有的神经都能够产生冲动或电信号，从而将信息传递到身体的不同部位。这种冲动的形成依赖于离子在神经元内外的跨膜流动。**膜电位**（**membrane potential**）就是细胞膜内外的电压差，或电位差。膜电位的存在是由于细胞内液与细胞外液离子浓度的差异。一般来说，细胞外液的钠离子（Na^+）和氯离子（Cl^-）浓度较高，而细胞内液的钾离子（K^+）浓度较高。

　　尽管所有的细胞都有膜电位，但是只有神经元和肌肉细胞具有可兴奋性，即其细胞膜的电荷状态是可变的。膜电位的水平决定了细胞传播电信号的能力——膜电位越大，细胞能够进行电活动的可能性就越高。对于神经元来说，在静息（非兴奋）状态时，其**静息膜电位**（**resting membrane potential**）一般为−70mV。依惯例，细胞外电压一般为0mV，膜电位为负表明细胞内比细胞外存在更多的负电荷（图 9.3）。导致细胞膜极性降低（细胞内负电荷减少）的静息膜电位变化过程称为**去极化**（**depolarization**）；相反，引起膜电位差加大的变化称为**超极化**（**hyperpolarization**）。

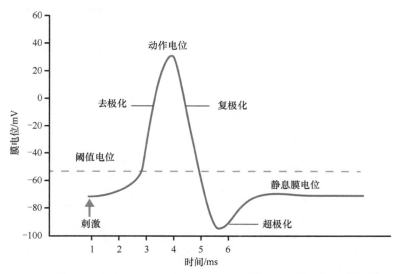

图 9.3　膜电位和阈电位。神经元的静息膜电位是−70mV，这使其高度极化，并能够随时发生电活动。当神经元受到触发时，膜电位开始增加（细胞内负电荷减少）。在大约−55mV 时达到阈电位，Na⁺离子通道随之打开，引起细胞快速去极化。在达到+30mV 时，去极化停止并开始逆转（复极化），从而使神经元恢复其静息膜电位。

　　在第 4 章和第 8 章中我们曾经提到，细胞膜由磷脂形成的双分子层组成。由于离子带电荷，它们不能直接通过扩散的方式透过脂质的细胞膜。因此，神经元质膜上含有**电压门控的离子通道**（**voltage-gated ion channel**），使得钠离子和钾离子能够进出细胞。这些通道受电信号调节而开放或闭合，从而使细胞在响应外界刺激或触发时能够改变自身的膜电位（图 9.4）。当一小片细胞膜接收到了外界的触发事件时，如大脑发出移动食指的指令，就会起始一个**动作电位**（**action potential**）。刺激会使细胞膜增加对钠离子的通透性，使钠离子穿过细胞膜进入胞内，引起细胞去极化。细胞膜电位缓慢上升，直到升至−55mV 的阈电位，这时钠离子通道打开，使细胞膜发生一个迅疾爆发的去极化，形成一个动作电位。当动作电位上升至+30mV 时，细胞膜上的钾离子通道打开，钾离子从细胞内迅速被转运到细胞外，细胞发生复极化。一部分细胞膜上的动作电位的结束是下一个动作电位起始的触发事件。

神经递质以化学方式在突触上将神经元联接起来

　　一个神经元的轴突末端与另外一个神经元的树突并不直接物理性相连，而是在它们之间形成一种特殊的化学接合方式（图 9.5）。在信息传递过程中，传递信号的神经元被称为**突触前神经元**（**presynaptic neuron**），接收信号的神经元被称为**突触后神经元**（**postsynaptic neuron**），突触前神经元的轴突末端与突触后神经元的树突之间的部分被称为**突触间隙**（**synaptic cleft**）。这样，突触前神经元、突触后神经元和突触间隙共同组成了突触。突触前神经元的末端被称为突触小体，包含有突触囊泡。每个突触囊泡中含有几千个叫做神经递质分子的化学物质，在发生动作电位的时候被释放到突触间隙内。

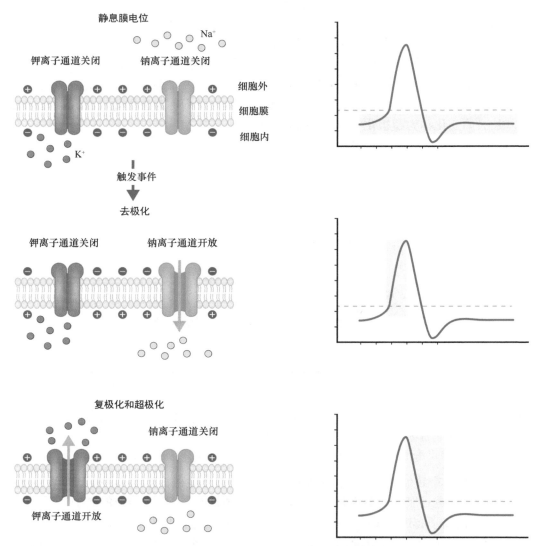

图 9.4 细胞膜电位变化时电压门控离子通道的作用。触发事件使得细胞膜对钠离子的通透性增加，发生缓慢的去极化。当膜电位达到−55mV 时，钠离子通道开放。去极化过程会一直持续到动作电位达到约+30mV，然后钠离子通道关闭，钾离子通道打开。钾离子从细胞内排出，引发去极化过程的逆转（复极化）。当膜电位达到−80mV 时，钾离子通道关闭，细胞膜重新回到静息电位水平。

　　到目前为止，已发现大约 50～100 种不同类型的神经递质。在这里，我们仅简要介绍两类主要与年龄依赖性神经系统疾病有关的神经递质，即**乙酰胆碱**（acetylcholine，Ach）和**儿茶酚胺**（catecholamine）。乙酰胆碱广泛存在于中枢和外周神经系统。根据突触后神经元受体的不同，其可以发挥激活或抑制兴奋的作用。**烟碱受体**（nicotinic receptor）就是一种乙酰胆碱受体，可以通过打开突触后神经元的 Na^+ 离子通道传递信号。大脑内烟碱受体在注意力、学习和记忆过程中发挥重要作用。表达烟碱受体神经元的减少与阿尔茨海默病的病理进展有关。**毒蕈碱受体**（muscarinic receptor）是另外一种乙酰胆碱受体，主要分布在外周神经系统中。它利用 G 蛋白偶联机制来传递信号。心肌细胞毒蕈碱受体表达的减少可能是年龄相关的心脏功能退行的一个原因。

　　儿茶酚胺类神经递质是儿茶酚的衍生物，主要包括**多巴胺**（dopamine）、**去甲肾上腺素**（norepinephrine）和**肾上腺素**（epinephrine）三种。其中，去甲肾上腺素和肾上腺素一度被认为是同一种神经递质，称为肾上腺素。由于这个原因，释放肾上腺素或去甲肾上腺素的神经元被称为**肾上腺素能神经元**（adrenergic neuron），结合这些儿茶酚胺的受体被称为**肾上腺素能受体**（adrenergic receptor）。释放去甲肾上腺素的

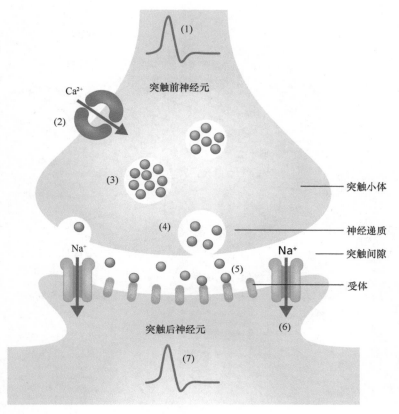

图 9.5　两个神经元之间信号传递的一般机制。突触前神经元产生动作电位（1），引起 Ca^{2+} 通道开放（2），Ca^{2+} 涌入突触小体，促使突触囊泡向细胞膜移动（3），并且通过胞吐作用释放神经递质到突触间隙（4）。神经递质分子与突触后神经元上的受体结合（5），诱导 Na^+ 通道开放（6），从而形成动作电位（7）。

神经元主要存在于控制生命基本功能的大脑中枢中（参见下面对大脑的讨论）。释放肾上腺素的神经元主要存在于外周神经系统中，负责人类的攻击或逃避反应（当你受到惊吓时跳起，这是肾上腺素的作用）。释放多巴胺的神经元主要定位于大脑中，负责协调运动。所有这三种儿茶酚胺都可以结合两种类型的受体。α-肾上腺素能受体通过调控离子通道传导动作电位；β-肾上腺素能受体与毒蕈碱受体类似，通过 G 蛋白偶联机制来传递信号。我们将在下一节中介绍，肾上腺素能神经元功能的缺失是导致帕金森病的主要原因。

人脑是由不同的器官和细胞类型组成的集合

一个成年人的大脑约重 $1.3\sim1.5kg$。虽然大脑常被认为是一个器官，但它实际上是由不同的、具有特定功能的神经中心组成的（图 9.6）。人类约有几百种不同的神经结构和中心，表 9.1 列出了其中的一些结构及其功能，我们将在后面以它们与衰老及神经病理的关联为重点进行具体的讨论。

脑组织内主要包含两种细胞，神经元和**胶质细胞**（glial cell，或者 glia，希腊语是"胶水"的意思）。大脑的神经元一般在特定的位置行使特定的功能，也就是说，大脑神经元是终末分化的细胞。终末分化的原则，保证了每个神经元执行它最初被设计执行的任务，而不会被其他类型的神经元替换。尽管存在个体差异，但多数研究估计大脑中神经元的总数达到 1×10^{12} 个。

大脑中的另外一类细胞，即胶质细胞，为神经元提供支持和维护，其与神经元数目的比例约为 10：1。胶质细胞主要以两种形式出现，即**神经胶质细胞**（neuroglia）和**小胶质细胞**（microglia）。神经胶质细胞依据其功能又可以分为多种类型，其中数量最多的一种是星形胶质细胞。星形胶质细胞的功能是通过调节离子浓度和回收神经递质以维持神经元正常的细胞外环境。最近的研究表明，星形胶质细胞也可以通过调节血管收缩和舒张以形成血脑屏障。另外一种神经胶质细胞，即少突胶质细胞，其主要功能是产生髓鞘质，形成髓鞘覆盖包绕在轴突上，提供绝缘性以提高轴突的导电能力。

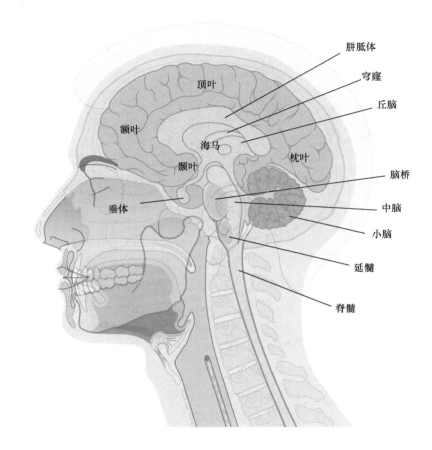

图 9.6　人类大脑中易受衰老相关病理影响的结构。

表 9.1　人类大脑的结构及其可能与老年疾病相关的功能

结构	功能
皮层（大脑）	
额叶	逻辑思维、计划、部分语言功能、运动、情感、解决问题
颞叶	感知和识别听觉刺激、记忆、语言
顶叶	运动、定位、认知、感知刺激
枕叶	视觉处理
边缘系统	
下丘脑	温度调节、摄食、渗透压调节、昼夜节律
丘脑	感觉输入和运动活动的处理中心、分配信号到其他大脑中枢
杏仁核	情感、恐惧、记忆
海马	记忆、学习
内嗅皮层	皮质和海马的交界、记忆
穹窿	记忆中心和下丘脑的交界
基底神经节/脑干	
中脑	视觉反射、眼球活动、瞳孔扩大、听觉
脑桥	睡眠和觉醒、各种自主神经功能的中继站、皮质和小脑之间的中继站；包含蓝斑，是产生去甲肾上腺素和调节应激、恐慌的中心
延髓	自主神经功能，脑和脊髓之间的中继站
黑质	皮层和脑干控制自主运动部分的交界、心情、成瘾（可能）
其他结构	
小脑	协调感官知觉和运动控制，微调感官反馈的运动响应

小胶质细胞是一种能够迁移的神经巨噬细胞,具有吞噬作用并能启动炎症反应。虽然小胶质细胞占脑细胞的总数还不到 15%,但它们行使的一个重要功能对于衰老来说可能非常重要——它们可以清除受损或无功能的神经元以对损失做出反应。如果这些受损的脑组织不能被及时清除,就可能会引起各种与衰老相关的神经系统疾病。

除了胶质细胞,大脑还由血脑屏障保护。血脑屏障是机体在循环系统与脑组织之间建立的一种生理性屏障,这一屏障通过调节脑内毛细血管的通透性,使得血液内大的分子或颗粒,如细菌等,不能进入脑组织(脑部感染十分罕见)。改变脑毛细血管通透性的结构称为紧密连接,它可以通过增加脑毛细血管内皮细胞之间的粘连接触而降低物质穿透血管壁进行扩散的间隙大小。最近的研究结果表明,血脑屏障的异常可能与阿尔茨海默病相关。

人脑增龄相关性疾病——阿尔茨海默病和帕金森病

相比其他器官,目前科学家对于大脑的运行机理仅有粗浅的了解,对于衰老如何影响大脑的功能了解得就更少。然而,我们已知的是,健康人的大脑似乎会保持着一些重要功能,并且其结构在成年后基本上不会发生什么变化。在一些脑结构发生变化的病例中,年龄相关性功能异常或功能丧失的发生及程度、发生的部位等在不同个体之间均存在明显的差异。因此,年龄相关的脑功能退行不容易进行归纳概括。然而正如你看到的,有些与年龄有关的大脑改变虽然并不显著,但却有进展为严重神经系统疾病的风险。

在本节中,我们将主要讨论两种与年龄相关的中枢神经系统疾病——阿尔茨海默病和帕金森病(由于对年龄相关性外周神经系统疾病的了解很少,这里将不作讨论)。

老年大脑的结构和神经传递变化很小

研究表明,大部分老年人大脑结构的变化总是很小的,而且这些微小变化的程度和部位在不同个体之间差异也很大。此外,老年大脑建立新的神经连接的能力(即**神经可塑性,neuroplasticity**)依旧非常强大。利用磁共振成像技术(MRI),研究人员发现老年大脑的体积仅有小幅变化。大脑并未随增龄而萎缩与以下两个现象一致:①神经元的数量在成年后基本保持不变;②胶质细胞的形成随着年龄的增长稍有增加(这一过程被称为胶质增生)。在有些病例中发现神经细胞的数量有所减少,但也仅限于特定的脑部结构,如海马、蓝斑核和小脑。年龄相关性神经元丢失与大脑功能退行之间的关系还不甚明了,因为微量的神经元丢失与功能下降并没有明确的相关性。

神经传递系统结构的指标如突触密度、突触大小及突触间隙的容积等,随年龄发生的变化也十分微小。尽管在老年人中大规模检测这些指标十分困难,而且大多数关于后生殖期突触质量下降的报道都来自于大脑尸检的结果,但是研究显示,除了海马部位的突触存在变化之外,其他脑部结构几乎没有变化。此外,也没有研究证实因突触质量变化引起的脑功能下降。

目前的证据还提示,神经递质如乙酰胆碱、去甲肾上腺素、肾上腺素和多巴胺的浓度,并不随年龄的增长出现显著的减少。当然,现有的技术手段是通过检测血液和尿液中神经递质的含量,因此只能间接地对大规模的人群进行研究。研究者们也在不断引入新的检测技术,如采用标记探针与成像技术相结合的新方法,但目前由于施用的高龄人群样本量太小而难以得出明确的结论。

淀粉样蛋白斑块与神经纤维缠结在老年大脑中积累

老年大脑清除受损蛋白质的能力有所减弱,这会导致有潜在毒性的复合物的逐渐堆积。两种具有神经毒性的复合物，即**淀粉样斑块**（**amyloid plaque**）和**神经纤维缠结**（**neurofibrillary tangle**）被确定为神经系统疾病如阿尔茨海默病和帕金森病的致病前体（图9.7）。然而，这些复合物在高龄但健康的大脑内的聚积似乎并不会对脑功能产生明显的影响。只有大约10%～20%的老年个体会由于淀粉样斑块和神经纤维缠结的积累，出现大脑从正常衰老转化为明显的神经系统疾病的现象。

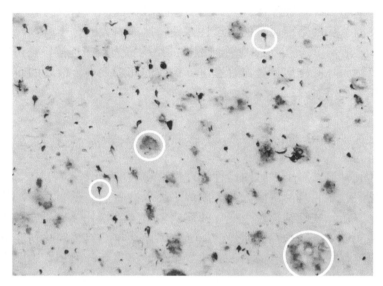

图9.7 阿尔茨海默病患者脑组织中的淀粉样斑块（大圆圈）和神经纤维缠结（小圆圈）。（From McGeer EG，McGeer PL. 2001. *Mol Interv* 1：22–29. With permission from American Society for Pharmacology and Experimental Therapeutics.）

150多年前，现代病理学之父鲁道夫·魏尔啸（Rudolf Virchow）发现，老年人大脑中积累有淀粉样化合物状的"蜡状物质"。他将这种物质命名为淀粉样蛋白（amyloid，该词来源于拉丁文*amylum*，是"淀粉"的意思。实际上这个淀粉样蛋白的结构和性质与碳水化合物类毫无关系，但这一名称一直沿用至今）。此后的130年里，科学家们针对淀粉样斑块开展了更多、更为详细的研究。到了1984年，形成淀粉样斑块的Aβ蛋白（amyloid-beta protein）的氨基酸序列得以解明（此处β指的是其二级结构为β折叠，是一种由氢键形成的规则结构，如**图9.8**所示）。淀粉样纤维（斑块）是由几个Aβ蛋白互相缠绕形成的高度难溶的分子。Aβ蛋白氨基酸序列的分析使科学家们发现了编码该蛋白质的基因。该基因是一个较大基因的一部分，位于21号染色体，编码**淀粉样前体蛋白**（**amyloid precursor protein**，**APP**）。APP含有一个较大的亲水性胞外结构域、一个由23个氨基酸构成的跨膜结构域，以及一个小的胞内结构域。APP在神经组织和非神经组织内均有表达。虽然其功能还有待进一步研究，但目前的生理学研究表明，APP能够支持树突生长和突触的形成，抑制血小板活化，此外还可能起到铜转运蛋白的作用。

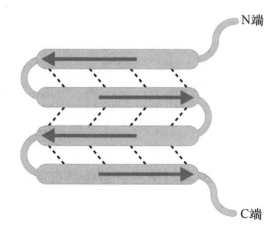

N端

C端

图9.8 蛋白质的β折叠二级结构。箭头指示氨基酸序列的方向（从N端到C端），虚线表示将相邻折叠连接在一起的氢键。注意氢键的反式平行排列方式，这种构型是在淀粉样蛋白斑块中发现的几种β折叠结构域里最常见也是最规则的排列。

APP 在神经组织内的合成发生在内质网中，在被转运到细胞膜的过程中还会进行翻译后修饰。APP 在细胞膜内的加工会采用两条蛋白水解通路中的某一条（图 9.9）。一条是非淀粉样蛋白生成通路（α 通路），能够产生 3kDa 的 p3 蛋白，该蛋白质的功能和代谢目前都还不清楚。另外一条是淀粉样蛋白生成通路（β 通路），可以产生 Aβ 蛋白。一种叫做分泌酶的蛋白酶决定了 APP 在细胞膜上通过哪条蛋白水解通路进行加工。非神经组织主要表达 α-分泌酶，使得细胞可以产生无毒性的 p3 蛋白。与此相反，在神经组织中，β-分泌酶（又称为 β-site APP cleavage enzyme 1，BACE1）占优势，导致有潜在神经毒性的 Aβ 蛋白的形成。

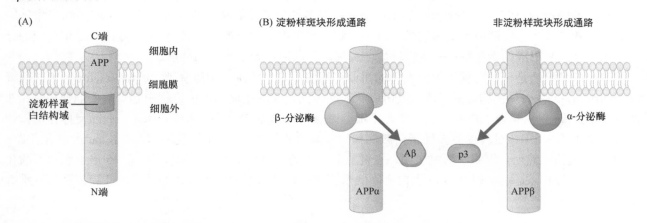

图 9.9　淀粉样前体蛋白与 Aβ 蛋白的形成。（A）含有淀粉样蛋白结构域（40～42 个氨基酸残基）的 APP 主要部分位于细胞膜外，跨细胞膜部分为一个小的疏水性区域。（B）β-分泌酶主要存在于神经组织，能够从淀粉样蛋白结构域的下方切割 APP，形成一个小的膜内蛋白。该膜内蛋白经进一步加工形成 Aβ 蛋白。另一种通常在非神经组织中表达的酶——α-分泌酶切割 APP，则会形成无毒性的 p3 蛋白。

神经组织中 Aβ 蛋白的产生会导致淀粉样斑块的形成。淀粉样斑块具有高度难溶的结构，不存在任何已知的分解代谢途径（图 9.10）。由 Aβ 蛋白形成淀粉样斑块的具体途径尚未被阐明，尽管一个一般性理论已显现雏形。研究者认为 Aβ 蛋白依次通过形成二聚物、四聚物及长的寡聚物的方式聚合。寡聚物积聚成一个堆叠构象（被称为 β-交叉构型）从而形成纤维，多条纤维又聚集在一起，最终形成斑块。但研究

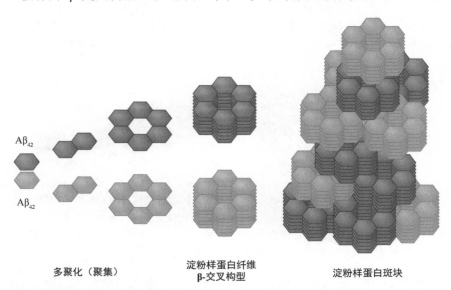

图 9.10　淀粉样蛋白斑块的形成。从左到右依次为：在高浓度时，APP 复合物剪切后形成的 Aβ_{42} 蛋白（见图 9.9）依次多聚化形成聚集体。聚合过程导致了具有 β-交叉构型的原纤维的形成，这种结构可以抵抗蛋白水解，其进一步聚集形成了堆叠构型的淀粉样蛋白斑块。

者们尚未发现催化 Aβ 蛋白聚合的酶，提示这一聚合过程可能不依赖酶催化，仅依靠浓度的增加。人们最开始仅在细胞外基质内发现 Aβ 淀粉样斑块，可以推测其是由膜上的 APP 加工而来。但最近的研究显示，在细胞内高尔基体和内质网中也存在低水平的淀粉样斑块。

到目前为止，我们对于 Aβ 蛋白如何形成淀粉样斑块并不十分清楚，显示该蛋白质可能采用了某种独特的机制形成聚集体。在生物学系统中，蛋白聚集体的形成并不遵循特定的规则，大多数情况下是蛋白质（在这里是 Aβ 蛋白）前体异常折叠的结果。一般来说，细胞耗费相当多的能量，以确保蛋白质在折叠过程中不出现错误，也不依赖于其他蛋白质。对于确保蛋白质作用时结构-功能之间的关系来说，这是一个十分关键的控制机制。一些细胞内的蛋白质——很多是分子伴侣家族的成员，可以通过抑制聚集体的形成，或者使那些已经形成聚集体的蛋白分子降解，来确保蛋白质的正确折叠。Aβ 蛋白缺乏相对应的分子伴侣，导致其形成的聚集物——淀粉样蛋白斑块，无法通过蛋白水解而降解。

神经纤维缠结是一种在脑细胞内发现的扭曲变形的不溶性纤维。**细胞骨架（cytoskeleton）**中的**微管（microtubule）**在引导细胞器和（或）蛋白质从细胞体到轴突的运输和定位过程中起着重要的作用。在通常条件下，tau 蛋白结合于微管，从而增强了细胞微管结构的稳定性（图 9.11）。tau 蛋白的支撑作用依赖于其磷酸化的水平，该过程受到多种蛋白激酶和磷酸酶的共同调控。正常情况下，每摩尔 tau 蛋白含有 2～3mol 磷酸基团。然而，组织学研究表明，在健康老年人的脑组织中含有低浓度的、4～5 倍于正常磷酸化水平的 tau 蛋白。过度磷酸化的 tau 蛋白会降低微管的完整性，增加神经退化的风险，并导致神经纤维缠结的形成。

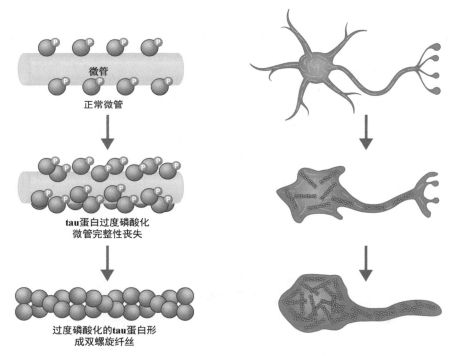

图 9.11　双螺旋纤丝的形成导致了神经纤维缠结和神经退行的发生。细胞骨架微管的完整性是由微管相关蛋白（microtubule-associated protein）来维持的，如这里展示的 tau 蛋白。tau 蛋白结合到微管表面，并通过激酶/磷酸酶的磷酸化/去磷酸化作用发挥其功能。如果 tau 蛋白过度磷酸化，微管就会失去完整性，从而导致神经退行性变。过度磷酸化的 tau 蛋白会聚集形成不溶性的结构，称为双螺旋纤丝，它们是神经纤维缠结的主要成分。

在显微镜下观察可以发现，过度磷酸化的 tau 蛋白聚集在一起形成**双螺旋纤丝（paired helical fibril，PHF）**。双螺旋纤丝进一步聚合，会导致微管结构的分解和细胞内转运的破坏。接下来，维持神经元完整性的重要细胞器崩解，引起细胞退化和功能异常。最终，PHF 完全替代了微管网，从而导致神经元彻底退化。

双螺旋纤丝极其难溶，也不能被小胶质细胞降解，因此会一直存在于大脑的细胞外基质中。这种缠结对于脑功能的影响目前还有争议。一种理论认为，缠结是惰性的，并不会对大脑细胞产生影响，只是代表了与年龄相关的神经元退化的终末过程；另外一些理论认为，缠结对健康的神经元有损害性，其可以诱导产生更多的 PHF。

阿尔茨海默病是一种与增龄相关的、不可逆的脑功能障碍

阿尔茨海默病以德国精神病医生阿洛伊斯·阿尔茨海默病（Alois Alzheimer）（1864—1915）的名字命名，是一种与年龄相关的痴呆症，表现为记忆、思维和行为等方面的问题。阿尔茨海默病主要分为三种类型：早发型、迟发型和家族型。早发型阿尔茨海默病比较罕见，发病年龄通常低于 65 岁，绝大多数患病人群在 40～50 岁之间，并患有唐氏综合征（一种由 21 号染色体上的基因异常所导致的疾病）。早发型阿尔茨海默病比另外两种类型发病及进展要快，并且会产生一些迟发型阿尔茨海默病所没有的大脑异常。迟发型阿尔茨海默病是该病最为常见的类型（占全部阿尔茨海默病的约 80%～90%），通常发病年龄大于 65 岁（表 9.2）。这种疾病与遗传是否相关目前还没有定论，但大多数流行病学研究显示，该病并没有显著的家族遗传性。相反，家族型阿尔茨海默病与遗传密切相关，尽管其发病率还不到全部阿尔茨海默病的 5%。与该型疾病发生相关的基因定位于 1 号、14 号和 21 号染色体上。

表 9.2　美国 2002～2005 年迟发型阿尔茨海默病的发病数量估计

年龄组	总数	男性	女性
71～79 岁	332 000　（2.32）	148 000（2.30）	184 000　（2.33）
80～89 岁	1 493 000（18.10）	409 000（12.33）	1 084 000（21.34）
≥90 岁	558 000　（29.70）	190 000（33.89）	368 000　（28.15）
总数（≥71 岁）	2 383 000（9.70）	747 000（7.05）	1 636 000（11.48）

数据来源：Plassman BL，Langa KM，Fisher GG et al. 2007. Neuroepidemiology 29：125–132.

注：括号中的数值是该年龄组中患有阿尔茨海默病的人数占该组总人口的百分比。平均诊断年龄为 75 岁；诊断后平均生存时间为 10 年；预计每年照护阿尔茨海默病患者的费用为 5 亿～10 亿美元；预计每个阿尔茨海默病个体每年的花费为 18 000～36 000 美元；预计 2040 年美国阿尔茨海默病患者数将达 600 万～700 万人。

这三种类型的阿尔茨海默病的主要特征是相同的，并且已经被广泛认可。但其发病原因似乎是多因素的，每种类型都有所不同，并且仍然不太明确其机制。前面提到，1 号、14 号和 21 号染色体上的基因突变被证明与阿尔茨海默病相关，但也仅限于家族型阿尔茨海默病。这些基因突变都与 APP 的加工相关，并且可能导致淀粉样斑块的形成。对于迟发型阿尔茨海默病，没有证据表明遗传因素或家族史与其密切相关。但是，位于 19 号染色体上的一个单核苷酸**多态**（**polymorphism**，一个等位基因变体）被证明会增加罹患阿尔茨海默病的风险。也有研究表明，炎症、氧化应激，以及神经递质合成被破坏也可能是诱导阿尔茨海默病发生的原因。但是，还没有充分的证据支持这些可能的原因与阿尔茨海默病之间存在直接的联系，因此在这里我们不进行深入讨论。

阿尔茨海默病始于内嗅皮层并发展至大脑皮层

所有类型的阿尔茨海默病都有着类似的症状和病理特征（图 9.12）。早期或临床前病理症状起始于海马底部的内嗅皮层，这个不大的结构负责大脑皮层与海马之间信息的转送。有些研究提示，临床前病理改变可能在出现明显症状的 10～15 年以前就已经开始了。在临床前这一阶段，海马会出现些微的功能丧失，导致记忆力轻度衰退，但很难察觉，一般是在临床症状出现之后，在医生的问诊下才能回忆起来。

随着病情进展到轻度或临床阶段，额叶、颞叶和枕叶的皮层逐渐萎缩，因此这一阶段出现的症状主要反映了大脑皮层区域的变化（见**表 9.1**）。具体来说，神经元在大脑皮质区的丢失会导致语言技能的下降（颞叶）、推理能力的轻微下降（额叶），以及幻觉（枕叶）。患者也可能出现昼夜节律的改变，导致日夜颠倒，白天睡觉，夜晚清醒。随着阿尔茨海默病进展到晚期，患者的这种昼夜颠倒的现象多会消失。在轻度阶段，患者的人格意识、与周围世界的联系能力开始出现异常。淀粉样斑块和神经纤维缠结会逐渐扩散到脑干，影响自主神经功能。特别是位于脑桥的蓝斑受到影响，导致调节应激和恐惧的能力下降。

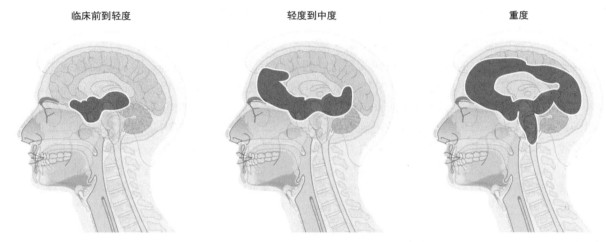

临床前到轻度   轻度到中度   重度

图 9.12 阿尔茨海默病从临床前到重度的进展过程。阿尔茨海默病开始时十分轻微，没有什么可察觉的症状，主要是海马底部的内嗅皮层出现了某些隐约的改变。随着病理过程从轻度进展到中度，海马明显萎缩，神经纤维缠结和淀粉样斑块开始出现在皮层，上脑干区域在这一阶段也会受到影响。到了阿尔茨海默病末期，大部分皮层都会出现病理改变，并进一步扩散到延髓的自主神经中枢，造成呼吸困难。许多阿尔茨海默病患者会死于肺炎或心脏衰竭。

在阿尔茨海默病的末期，也称为**痴呆阶段（demented stage）**，海马的尺寸只有正常大脑中的一半大小，导致记忆力完全丧失。而发生在皮层的严重的神经退化会导致语言障碍或无法理解任何形式的沟通。患者会失去所有的自我感觉，并且小脑萎缩，无法控制自身的动作，因此只能卧床。在死亡前的 2～3 个月，疾病扩散到延髓，从而影响患者基本的自主功能，如大小便控制、心率、吞咽和呼吸等。患者由于无法正常呼吸并排出肺部的聚积物，往往会出现肺炎而死亡。

载脂蛋白 E 基因的 ε4 等位基因上的遗传变异是迟发型阿尔茨海默病的危险因素

尽管对于阿尔茨海默病的病因并不十分清楚，但研究发现，位于**载脂蛋白 E（apolipoprotein E，ApoE）**基因上的一个遗传变异在迟发型阿尔茨海默病人群中的分布频率显著高于正常对照人群。*ApoE* 基因定位于 19 号染色体，有三种常见的等位基因，即 ε2（阿尔茨海默病保护型）、ε3（白人中的常见基因型）和 ε4（阿尔茨海默病风险型）。ApoE 蛋白主要在肝脏中合成，最初认为其功能与胆固醇在血液中的运输有关（其对心血管系统健康的重要性将在本章后面讨论）。在大脑中，ApoE 由星形胶质细胞和小胶质细胞合成，并作为细胞外的脂质载体，在维持微血管正常功能方面发挥重要作用。

在至少携带 1 个 ε4 等位基因拷贝的个体中约有 40%～60%会罹患迟发型阿尔茨海默病。也就是说，ε4 基因型并不直接引发阿尔茨海默病，而是增加了患病的风险，并且患病风险的增加与携带 ε4 等位基因的拷贝数相关。与非携带者相比，携带一个拷贝的 ε4 等位基因的个体其患病风险增加 30%。如果从父母分别继承了 1 个 ε4 拷贝，则这个人有 50%～60%的可能患阿尔茨海默病。相比正常人群中只有约 9%的个体会罹患阿尔茨海默病，ε4 等位基因导致的这种高风险还是十分显著的。总的来说，ApoE 增加阿尔茨海默病发病风险的生化机制仍然是个未解之谜。

阿尔茨海默病的治疗以神经传递、预防并降解淀粉样蛋白斑块为靶标

　　总体来说，目前用于治疗阿尔茨海默病的药物主要是在一段时间内帮助患者延缓症状并预防其恶化，但并不能真正治愈或防止病情的进展（信息栏 9.1 提供了关于美国国家阿尔茨海默病研究计划的信息，这是一个重点研究项目，旨在攻克阿尔茨海默病及其相关的痴呆症）。目前临床上用于治疗轻度和中度阿尔茨海默病的药物主要是胆碱酯酶抑制剂，通过抑制乙酰胆碱（一种神经递质）的降解，从而达到缓解记忆和认知能力下降的目的。三种临床最常用的胆碱酯酶抑制剂分别是 Galantamine（Razadyne）、Rivastigmine（Exelon）和 Donepezil（Aricept®）。但是，由于阿尔茨海默病患者是以大脑合成乙酰胆碱的能力进行性下降为特征的，胆碱酯酶抑制剂也只能在一段有限的时间内有一定的效果。对于中度到重度的阿尔茨海默病，目前临床主要的治疗药物是 Memantine（Namenda®）。Memantine 改善患者学习记忆能力的机理还不十分清楚，目前知道的是它可以阻止谷氨酸盐在突触间隙的积累。谷氨酸盐是一种与认知相关的神经递质，当其浓度过高时会对神经元产生毒性。

信息栏 9.1　阿尔茨海默病美国国家项目法案

　"阿尔茨海默病给我们国家越来越多的老年人和他们的家庭带来了负担，我们必须面对它给我们的公共卫生带来的挑战。"

——（美国）奥巴马总统，2011

　　2011 年 1 月 4 日，美国总统奥巴马签署了《阿尔茨海默病国家项目法案》（NAPA；https：//www.congress.gov/111/plaws/publ375/PLAW-111publ375.pdf）。该法案确立了美国国家阿尔茨海默病项目（NAP），并要求美国卫生和公众服务部（HHS）部长做到：

1. 制定并维持一项综合性国家计划，以攻克阿尔茨海默病和相关痴呆症；
2. 为所有联邦机构提供阿尔茨海默病研究和服务的信息及协调；
3. 加速开发能够预防、阻止或逆转阿尔茨海默病进程的治疗方法；
4. 提高阿尔茨海默病的早期诊断水平，协调阿尔茨海默病患者的护理和治疗；
5. 确保将患阿尔茨海默病风险较高或最不可能接受治疗的种族及人种纳入临床、研究和服务工作，以减少阿尔茨海默病的健康差异；
6. 与国际机构协调，整合和宣传全球防治阿尔茨海默病的工作。

　　该法案指示（美国）卫生和公众服务部部长建立一个多元化的咨询委员会，负责制定一项计划，以攻克阿尔茨海默病和相关痴呆症。咨询委员会的成员包括来自若干联邦机构的成员，如美国食品药品监督管理局、美国退伍军人事务部以及疾病控制和预防中心。咨询委员会还包括来自美国联邦政府以外的 12 名成员，他们在阿尔茨海默病的宣传、护理和生物医学研究方面拥有专业知识。咨询委员会的组成是为了优化现有的联邦资源，鼓励公共和私营部门合作，创造治疗和预防阿尔茨海默病的新方法。

　　2012 年 5 月，咨询委员会公布了首个解决阿尔茨海默病的国家计划。该计划确立了国家计划的第一个目标，即目标 1：到 2025 年预防和有效治疗阿尔茨海默病。

　　自第一个目标以来，国家计划又增加了 4 个目标，以解决阿尔茨海默病：

　　目标 2：提高护理质量和效率；

目标3：扩大对阿尔茨海默病和相关痴呆症患者及其家庭的支持；

目标4：提高公众的认识和参与；

目标5：改进数据以跟踪进展。

咨询委员会每年向（美国）国家卫生和公众服务部提供一份报告，概述在 5 个目标方面取得的进展。虽然进度报告过于详细，无法在此列出，但在实现所有目标方面都取得了重大进展。实现 5 个目标的更重要步骤之一是在全国建立 31 个阿尔茨海默病研究中心。研究领域从阿尔茨海默病的基本机制到改善症状和帮助家庭应对疾病的影响。中心工作人员进行了基础、临床和行为等方面的研究，培训科学家和卫生保健提供者。尽管每个中心都有自己的重点领域，中心的共同目标是通过建立一个分享新思想和研究成果的网络来加强对阿尔茨海默病的研究。协作研究借鉴了许多不同学科的科学家的专业知识。

有关解决阿尔茨海默病的国家计划的更多信息，请访问以下网站：

国家衰老研究所，阿尔茨海默病教育和转诊中心：

https：//www.nia.nih.gov/alzheimers

国家阿尔茨海默病防治计划 2016 年更新版：

https：//aspe.hhs.gov/report/national-plan-address-alzheimers-disease-2016-update

美国卫生和公众服务部，国家阿尔茨海默病项目法案：

https：//aspe.hhs.gov/national-alzheimers-project-act

目前对于阿尔茨海默病治疗的研究，主要集中在如何预防蛋白聚集物的形成，以及如何降解既成的聚集物。有一种假说认为，淀粉样斑块的形成可能与免疫功能的异常有关。为了检验这一假说，研究人员给过表达 Aβ 蛋白并形成斑块的转基因小鼠注射抗 Aβ 蛋白的抗体，结果显示，与安慰剂组相比，抗体治疗组小鼠的斑块明显减少。采用类似方案的临床试验目前正在进行当中。

最新的一些研究将与阿尔茨海默病相关的两个重要的问题联系到了一起：①随着大脑的衰老，所有人都会有一定程度的淀粉样斑块的形成，但为什么只有很少一部分人出现了与阿尔茨海默病相关的大面积淀粉样斑块的积累？②APOE ε4（APOE4）增加阿尔茨海默病患病风险的机理究竟是什么？这些问题的答案也许存在于血脑屏障的异常之中。前面我们提到过，血脑屏障可以通过阻止大分子物质的进入而对大脑起到保护作用。同时，我们也知道，APOE 基因最常见的 ε2 等位基因表达的蛋白质可以维持血管的稳态，但 ε4 等位基因表达的蛋白质可能损伤毛细血管。在此基础上，研究者们发现，过表达 APOE4 与过表达 APOE2 的转基因小鼠相比，其脑内形成血脑屏障紧密连接的细胞受损明显。这种损伤可能导致紧密连接出现缝隙，从而使得血液中的大分子物质（如 Aβ 蛋白）能够穿透血脑屏障。如果被证实的话，这些结果似乎可以解开为何只有阿尔茨海默病患者脑部有大量的淀粉样斑块积累的谜团。最重要的是，该研究发现转基因小鼠中 APOE4 基因的蛋白产物对于药物治疗敏感，提示对于患者也可以采用类似的治疗方法。

阿尔茨海默病的有效治疗需要可靠的生物标志物

我们知道晚发型阿尔茨海默病（late-onset Alzheimer's disease，LAD）的退行性过程在症状出现之前很多年就开始了。一旦出现了 LAD 的临床症状和体征，引起认知功能障碍的神经组织损伤范围已经太广泛，治疗效果往往不佳。最有效的治疗方法将是那些在疾病的早期阶段、早在临床症状和体征出现之前（被称为 LAD 的临床前阶段）就将其攻克的治疗方法。在临床前阶段检测 LAD 需要临床上可靠有效的生物标志物。尽管目前 LAD 的生物标志物尚未达到临床应用的建议标准（表 9.3），但该领域的研究一直是最优先考虑资助的。尽管如此，下述的许多生物标记物仍被限制用于研究条件下确认 LAD 的神经心理学诊断（见下文）。

表 9.3　临床有用的 LAD 生物标志物的建议标准

- 灵敏度 [a] 至少等于 80%
- 特异性 [b] 至少等于 80%
- 阳性预测值接近 90%
- 与神经病理学关联
- 便于疾病的早期检测
- 可靠、微创、廉价
- 能够代表阿尔茨海默病的病理生理学
- 有助于区分阿尔茨海默病和其他痴呆症

来源：改编自 El Kadmiri N et al. 2018. *Neuroscience* 370：181–190。
a 敏感度衡量正确识别阳性的比例。假阳性很少见。
b 特异性衡量正确识别阴性的比例。假阴性很少见。

对 LAD 体液生物标志物最初的研究主要集中在脑脊液（cerebral spinal fluid，CSF）中 $A\beta$ 和 tau 蛋白的检测。大量研究表明，LAD 患者脑脊液中 $A\beta_{42}$ 的浓度较同龄非痴呆患者下降约 50%。尸检研究表明，脑内淀粉样斑块越多，$A\beta_{42}$ 浓度越低。脑脊液中 $A\beta_{42}$ 浓度与 LAD 脑内淀粉样斑块程度之间的反比关系似乎有悖常理，尚未得到充分解释。我们确实知道 $A\beta$ 蛋白的可溶性形式 $A\beta_{40}$ 在 LAD 患者的 CSF 中保持稳定。因此，最近的研究表明，脑脊液中 $A\beta_{42}$：$A\beta_{40}$ 的比值可能比单独使用 $A\beta_{42}$ 浓度能够提供更好的 LAD 生物标志物。

tau 蛋白（t-tau）和高磷酸化 tau 蛋白（p-tau）的总浓度也显示出作为生物标志物的前景。脑脊液中 t-tau 的浓度能够指示从轻度认知功能障碍（mild cognitive impairment，MCI，是 LAD 的临床预测指标之一，下文详述）向完全 LAD 的转变。然而，根据 MCI 患者脑脊液中的 t-tau 浓度预测 LAD 的能力仅为 50% 左右。这种不充分的预测能力很可能反映了这样一个事实，即 tau 蛋白的几个亚型构成了 t-tau 值，而这些亚型中只有一个或几个是 LAD 特异性的。为了使 tau 成为 LAD 的一个特异和可靠的预测因子，必须确定与该病最相关的亚型。过度磷酸化的 tau 蛋白可能是 LAD 的一个更好的预测因子，因为 tau 亚型不影响其分析。事实上，一些研究显示 90%～95% 的 MCI 患者和高水平的 CSF p-tau 患者会进展为 LAD。

使用 CSF $A\beta$ 和 tau 蛋白作为 LAD 生物标志物的主要缺点在于该技术本身。从脊柱腔吸取液体是中等风险的，通常是痛苦且昂贵的，所有这些因素使得这种技术在临床上不适用。事实上，美国国立卫生研究院（NIH）提出的指南限制了 CSF $A\beta$ 和 tau 蛋白在研究中的应用。长期以来，$A\beta_{42}$ 的血药浓度升高被认为与 LAD 有关。由于 $A\beta_{42}$ 是在大脑以外的其他组织中产生的，因此将该蛋白质用作阿尔茨海默病的生物标记物显示出较低的预测性、敏感性和特异性。最近的研究（2017 年）表明，可以改善血液 $A\beta$ 作为生物标志物的有效性和可靠性。这些新方法在进入临床前需要广泛的测试。

脑成像技术可以作为 LAD 的生物标志物

磁共振成像（magnetic resonance imaging，MRI）和正电子发射断层扫描（positron emission topography，PET）使研究人员和临床医生能够将可能的 LAD 生物标志物可视化。尽管 MRI 和 PET 技术尚未达到真正生物标志物所需的可靠性和有效性（表 9.3），但这两种成像平台已经用于 LAD 的确诊研究中。

两种类型的磁共振成像——功能磁共振成像（fMRI）和结构磁共振成像（sMRI），都可以用来确定可能的 LAD 生物标志物。功能磁共振成像测量大脑各区域的血流量，是一种非常敏感和特异的间接测量神经元能量代谢的方法。神经元能量代谢与神经元密度和功能高度相关。因此，大脑中与 LAD 最相关区域的血流量减少表明神经元丢失和疾病存在的可能性（图 9.13）。结构磁共振成像使脑体积的测量可视化。海马和其他脑区的萎缩通常与 LAD 有关，提示该病的存在（图 9.14）。这项技术已被证明是高度敏感和特异的（见表 9.3 中敏感性和特异性的定义）。例如，与正常人相比，海马体积减小 25%可以预测 MCI 进展为 LAD 的准确率达 90%。

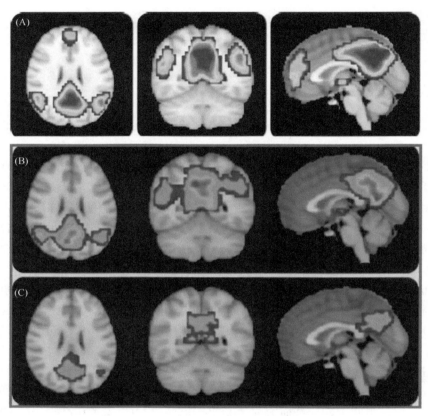

图 9.13　功能性磁共振成像（fMRI）分别采自认知功能正常的个体（A）、轻度认知障碍并不会发展为 LAD 的个体（B）和轻度认知障碍但可能会发展成为 LAD 的个体（C）。这些颜色显示了后扣带回/楔前叶和双侧顶叶下小叶的血流程度，这些区域的脑血流量减少与 LAD 有关。红色表示高血流量；蓝色和绿色表示低血流量。注意（B）和（C）扫描图中血流的不同。虽然（B）组的扫描显示血流比（A）组减少，但明显大于（C）组。（B）组患者有 MCI，但并未进展为 LAD。这种比较使临床医生能够排除 LAD，并将注意力集中在 MCI 的其他原因上。（Adapted from Petrella JR et al. 2011. *Neurology* 76[6]：511–517. Figures 1 and 3.）

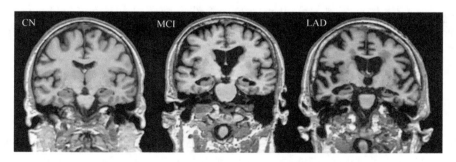

图 9.14　认知功能正常（CN）、一例诊断为轻度认知障碍（MCI）和一例晚发型阿尔茨海默病（LAD）患者的结构 MRI 扫描图。（Adapted from Vemuri P，Jack CR. 2010. *Alzheimers Res Ther* 2：23.）

大脑能量代谢（一种测量神经密度和功能的方法）也可以用 PET 来测量。这项技术将标记有放射性同位素氟-18 的葡萄糖分子（fluoro-D-glucose，FDG）在做 PET 扫描之前注入患者体内，FDG 的代谢与没有氟-18 标记的葡萄糖分子的代谢是相同的。因此，当 FDG 结合到神经元的细胞膜上时，与氟-18 相关的正电子发射就可以显现出来。由于大脑只使用葡萄糖来产生能量，与正常人相比，FDG 结合率低的区域反映了神经密度和功能的下降。其 MCI 进展为 LAD 的预测准确率约为 80%。

脑成像生物标志物研究的一个更有希望的领域在于能够将脑中淀粉样蛋白斑块和 tau 神经纤维缠结可视化。目前正在测试的技术与 PET-FDG 非常相似，只是放射性标记的示踪剂能够与淀粉样斑块或 tau 纤维缠结结合。一些研究表明，用于识别淀粉样斑块或 tau 蛋白的化合物将变得足够敏感，在 LAD 的临床前阶段即可检测到斑块的堆积。然而，在这些技术中，MCI 是否会发展成为 LAD 的预测仍然很低，目前约为 45%～55%。大多数研究人员认为，随着新 PET 技术的引入，在未来几年 LAD 预测率将会显著提高。

LAD 的早期诊断主要集中于 MCI 的检测和其他类型痴呆的排除

我们知道，目前的生物标志物还不够敏感，无法在临床前阶段检测 LAD。LAD 的最早诊断只能是在 MCI 阶段（见图 9.14）。当患者出现 NIH 制定的四个方面的指标时，就可以诊断为 MCI：

1. 关注患者的认知变化：可以从患者本人或者对患者非常了解的人那里获得；
2. 一种或多种认知功能的损害：损害可能包括记忆、解决问题能力、注意力持续时间等方面的改变。临床医生可以进行几种有效的认知测试；
3. 保持功能能力的独立性：虽然 MCI 患者可能有一个或多个认知方面的功能障碍，但这些问题不应影响他们独立进行日常活动的能力；
4. 非痴呆的：认知变化应非常轻微，排除痴呆症的证据，即思维、记忆和推理等认知功能的丧失。

当患者符合 MCI 的这四个标准时，医护人员可以要求使用一个或多个先前讨论的生物标记物进行进一步的检测，以确认或排除 LAD 的诊断。排除 LAD 是一个重要的步骤，因为其他痴呆症，如路易体病/痴呆症（见本章稍后"路易小体是帕金森病的病理标志"一节）和血管疾病都可以导致 MCI。与 LAD 不同，其他痴呆症可能有治疗方法。在确诊为 MCI 的患者中，确认 LAD 的诊断通常是从医生要求使用多种成像方法中的一种来更好地显示大脑区域开始的。功能磁共振成像显示血流是否减少（图 9.13），或淀粉样蛋白堆积和 tau 蛋白斑块的形成是否与 LAD 一致。然而，这些同样的情况也可以在其他类型的痴呆症中显现出来。为了确诊一名患者可能进展成了 LAD，医生应该要求进行脑脊液中 Aβ 和 tau 蛋白的分析。脑脊液 Aβ 蛋白的减少或 p-tau 蛋白的增加，再加上 MRI 或 PET 扫描的证据，显著提高了确诊 MCI 进展为 LAD 的可能性。

这些例子反映了从 MCI 进展成为 LAD 的最佳诊断情况。事实上，这些步骤主要用于个人参与的研究项目或临床试验，或观察到其他关联因素时。尽管 NIH 已经认可在 MCI 阶段可以使用这些生物标志物，但它们在临床环境中的普遍使用仍然过于昂贵。尽管如此，如前所述，使用生物标记物诊断 LAD 代表了对抗这种疾病的一个重大飞跃。了解哪些生物因素与 LAD 的病理过程密切相关，为其他研究人员开发药物和其他治疗方法以消除或延缓疾病进展提供了更为清晰的关注点。随着时间的推移，不仅会有在临床前阶段检测 LAD 的技术，而且还会有治疗这种毁灭性疾病的药物和基因疗法。

帕金森病与多巴胺能神经元的丢失相关

帕金森病是一种年龄相关的运动系统失调性疾病，主要发病群体是 50 岁以上的人群。帕金森病的主要症状是手、胳膊、腿、下巴和面部的震颤或抖动，以及**运动迟缓**（**bradykinesia**）、肌肉僵硬和姿态不稳等，主要的病因是脑部基底神经节黑质区多巴胺能神经元的丢失（**图 9.15**）。患者常会感到单侧肢体无力或震颤。此外，有些人会有大肌肉群深处的"震颤感"，这种震颤会在情绪激动的时候变得强烈，如性冲动或焦虑时，又会随着情绪的平复而恢复到正常的水平。在帕金森病的早期阶段，患者开始不能做出与情绪相对应的面部表情（微笑、皱眉等），同时声音也会发生微小的变化。这两种现象是由于头颈部的肌肉僵硬和收缩迟缓导致的。在早期帕金森病的后期，患者会出现轻微的驼背，总有失去身体平衡的感觉，引起行走困难。

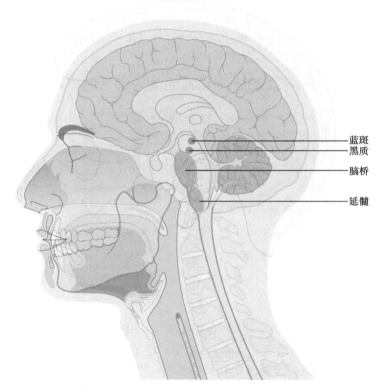

蓝斑
黑质

脑桥

延髓

图9.15 黑质和蓝斑的位置。蓝斑和黑质的位置十分接近。神经递质多巴胺在黑质中合成的减少会导致帕金森病的早期症状。阿尔茨海默病患者常出现蓝斑内去甲肾上腺素能神经元的丢失。许多阿尔茨海默病患者会出现帕金森病的症状，同时，许多帕金森病患者最终会患上阿尔茨海默病。

随着帕金森病进展到中期，运动功能会进一步受到影响。伴随运动功能丧失的肌肉僵硬和痉挛会引起相当大的疼痛。虽然通过服药治疗可以缓解许多由于黑质中的神经元合成多巴胺的能力下降所引起的各种症状，但在脑干的自主中心内，合成乙酰胆碱和（或）去甲肾上腺素的能力开始降低。帕金森病患者常出现便秘、唾液形成过多（流涎）、尿失禁以及体温调节失常等症状。最后，一些患者可能会出现昼夜颠倒，即夜晚清醒、白天昏睡。

尽管帕金森病大规模的流行病学研究还没有完成，但从一些小规模人群的研究结果来看，帕金森病发病率在 50 岁以上人群中显著升高。实际上，年龄是目前唯一被广为接受的帕金森病的风险因素。50岁以下帕金森病患者则多由家族遗传性罕见突变引起，这些突变主要集中在 1 号、4 号和 6 号染色体上。另外，不同种族或性别的人群罹患帕金森病发病率的差异也存在争议。例如，非洲裔美国人的帕金森病发病率在美国最高，但尼日利亚人的发病率却是全世界最低的，提示种族以外的因素可能是导致非洲裔美国人发病率如此之高的原因。帕金森病的发病率没有观察到显著的性别差异。

增加脑内多巴胺的浓度是治疗帕金森病的基本目标

导致帕金森病的罪魁祸首是神经递质多巴胺的减少，但目前没有任何一种疗法能够逆转或治愈这一病理过程。增加脑内多巴胺的浓度已被证明是缓解帕金森病症状的有效方法，有两种常用的治疗方案。在疾病早期，许多医生给予患者一类称为多巴胺激动剂的药物，这类药物可以激活神经元中的多巴胺能受体（通常是由多巴胺来激活的）。这类药物仅在疾病的早期有效，这时仍有足够的多巴胺能受体或神经元可以被激活。当疾病继续进展，多巴胺受体也会继续减少，多巴胺激动剂的效果也就会大打折扣。在这一阶段，药物治疗的重点就变为如何提高脑内多巴胺的浓度。多巴胺本身并不能透过血脑屏障，但一种多巴胺前体——**左旋多巴**（**Levodopa**，**L-dopa**）可以透过血脑屏障，并经多巴脱羧酶催化的反应在脑内转化为多巴胺。然而这种催化反应也可以发生在外周神经系统，从而引起恶心、呕吐等令人厌恶的副作用。在大多数情况下，我们同时给予患者左旋多巴以及仅在外周起作用的多巴脱羧酶抑制剂**卡比多巴**（**carbidopa**）。

尽管左旋多巴-卡比多巴联合用药对于缓解帕金森病相关症状极为有效，但它也有局限性，并会逐渐显现出副作用。其中最常见的副作用是不自主运动，如面部表情异常、姿态怪异和夸张的咀嚼等。长期服用左旋多巴和卡比多巴会导致低血压、皮疹、抑郁症和睡眠模式的改变。此外，随着帕金森病的进展和多巴胺能受体/神经元的减少，该类药物也会逐渐失去有效性。

路易小体是帕金森病的病理标志

导致帕金森病的原因依然不明，因此对该病的早期诊断十分困难，这主要是由于帕金森病进展十分缓慢，并且其临床指征也很容易与其他神经系统疾病相混淆。我们在前面提到，脑组织内受损或错误折叠蛋白的积累与衰老以及年龄相关疾病的发生密切相关。帕金森病的患者也存在有这类蛋白质。这些被称为**路易小体**（**Lewy body**）的蛋白质，是在神经元细胞质中出现的不溶性纤维蛋白聚集物。尽管在正常老年人大脑中也有路易小体的存在，但它们在黑质和蓝斑中的积累仍然是该病最主要的病理标志。路易小体的主要成分是两种维持蛋白质结构的蛋白，即**泛素**（**ubiquitin**）和**α-突触核蛋白**（**α-synuclein**）。泛素是一个小的热激蛋白（76 个氨基酸），其功能是结合到错误折叠或受到损伤的蛋白质上标记它们，从而使之被识别并降解。α-突触核蛋白的确切功能尚不清楚，但多数学者认为，这种蛋白质对于维持和调控突触末端的多巴胺囊泡起着重要的作用。如果该蛋白质不能被降解，α-突触核蛋白由特异的氨基酸残基组成的 β 折叠构象也会促进 β 折叠聚集物的形成，而这些聚集物正是路易小体的基本组成成分。

多个基因与早发型帕金森病相关

早发型帕金森病患者的发病年龄一般不到 50 岁，占总患病人数的不到 1%。该病与家族史和一些基因的突变直接相关。目前，已发现多个与早发型帕金森病相关的突变位点，其中，与路易小体组成蛋白相关的基因最受关注，即泛素基因（6 号染色体上的 *Parkin* 基因）和 α-突触核蛋白基因（4 号染色体上的一个基因）。*Parkin* 基因的蛋白产物是泛素连接酶的主要成分，负责将泛素附着到其他蛋白质上。该基因的突变会破坏蛋白质正常的降解通路，从而形成由错误折叠或损伤蛋白组成的聚集体。值得一提的是，帕金森病患者脑内存在明显的路易小体蛋白聚集物，但在 *Parkin* 基因突变的患者神经元中却没有该聚集物。另外，现在的研究表明，*Parkin* 基因突变会导致线粒体功能异常和过多活性氧自由基的产生，从而引发细胞死亡。

在不考虑突变类型的情况下，约有 50%的早发型帕金森病患者归因于 *Parkin* 或 *α-Synuclein* 基因的突变。但是，对于占患病人数 99%以上的迟发型帕金森病来说，这两个基因的突变极为罕见。

增加帕金森病患病风险的一些因素

目前，还没有发现帕金森病明确无误的病因，我们仅知道它的发生是遗传和环境多因素作用的结果。一些基因的突变与早发型帕金森病相关，提示我们遗传在其中起作用。而环境因素在帕金森病中的作用，最早是在吸毒者中发现的。一些吸毒者在试图合成吗啡类药物哌替啶时，意外的产生了一种神经毒素，即 1-甲基-4-苯基-1,2,3,6-四氢吡啶（methyl-phenyl-tetrahydropyridine，MPTP）。MPTP 会选择性破坏黑质以及脑干内的多巴胺能神经元。因此，当这些吸毒者使用了这些被误认为哌替啶的药品时，他们实际上产生了一种不可逆的类帕金森病的症状。随后在研究 MPTP 与帕金森病的关系时发现，这种化合物能够抑制线粒体中保护神经元不受氧化损伤的生化通路。但是，氧化损伤与帕金森病的关系也仅仅停留在关联层面，暴露于其他增加氧化应激的试剂如百草枯或高浓度的铁离子和镁离子，以及多次脑外伤的情况下，也会增加帕金森病的患病风险。

深部脑刺激有助于控制与帕金森病相关的运动失调

震颤、肌张力障碍和其他帕金森病相关的运动失调一般认为是由基底神经节丘脑底核（subthalamic nucleus，STN）内的神经回路中断引起的。研究表明，电刺激丘脑底核可显著降低帕金森病相关的运动功能失调。为了电刺激丘脑底核，外科医生需将电极植入左右半球的 STN（图 9.16）。外科医生利用 MRI 提供的解剖标志定位 STN，并透过颅骨插入电极。这个过程不需要暴露大脑，患者在施术过程中保持清醒。一旦电极就位并正常工作，患者将在全身麻醉下进行第二次手术，将导线连接到控制器，并在胸壁皮下植入电池组。患者从手术中恢复后，神经科医生会对患者携带的控制器进行编程，使其发出具有合适强度和持续时间的电脉冲，以减少帕金森病相关的运动失调。

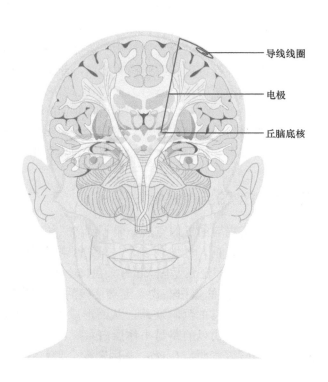

导线线圈

电极

丘脑底核

图 9.16 深部脑刺激电极的位置。导线线圈需连接到控制器，电池组则放置于患者的胸壁皮下。（http://www.mayfieldclinic.com/PE-DBS.htm.）

深部脑刺激（deep brain stimulation，DBS）减少震颤和其他帕金森病相关运动失调的原因尚不清楚。DBS 并不能清除导致帕金森病相关运动失调的内在原因。而且，由于帕金森病是一种进行性疾病，尽管电脉冲的持续时间和强度可以调整以更有效地减少震颤的增加，DBS 的效果也会随着时间的推移而减弱。此外，并非所有的帕金森病患者都适合 DBS 治疗。DBS 的最佳候选者是那些要么药物完全失效，要么是药效无法持续到下次服用之前的人。

心血管系统

在本节，我们将讨论正常情况下心血管系统支配血流和组织供氧的几个基本生理特征，因为血流（亦即氧气供应）不畅是导致与年龄或疾病相关的许多器官或组织功能下降的主要因素。

心血管系统是一个封闭的流体传输系统

心血管系统（cardiovascular system）像所有负责流体输送的封闭系统一样，包括一个中心泵（心脏）和管道（动脉和静脉），能够输送流体到目标结构（细胞）并使之返回泵中。心脏包括两个独立的泵：右侧的泵将含氧量低的血液输送至呼吸系统（双侧肺），左侧的泵提供含氧量丰富的血液到全身（图 9.17）。心脏两侧各包括两个腔，即**心房**（atrium）和**心室**（ventricle）。心房是心室血容量的调节器。右侧心房接收经上腔静脉输入的低含氧量血液，左侧心房则接收经肺静脉输送来的含氧丰富的血液。心房与体积更大也更有力的心室通过单向阀连通，即右侧的**三尖瓣**（tricupsid valve）和左侧的**二尖瓣**（mitral valve）。心室分别通过左侧的**主动脉瓣**（aortic valve）和右侧的**肺动脉瓣**（pulmonary valve）将血液泵出。

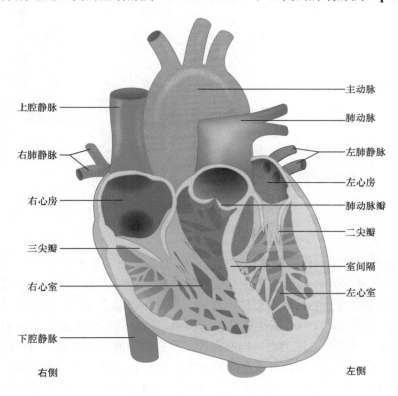

上腔静脉

右肺静脉

右心房

三尖瓣

右心室

下腔静脉

右侧

主动脉

肺动脉

左肺静脉

左心房

肺动脉瓣

二尖瓣

室间隔

左心室

左侧

图 9.17　人类心脏的解剖结构。

循环系统，如心脏一样，包括两个独立但相互连通的系统，即**肺循环**（pulmonary circulation）和**体循环**（systemic circulation）（图 9.18）。离开心脏的血管称为**动脉**（artery），进入心脏的血管称为**静脉**（vein）。循环系统的组织方式是顺血液流动的方向，动脉逐渐变细而静脉逐渐变粗。这种组织方式使得气体在红细胞与组织细胞之间的交换十分有效。毛细血管（最细小的血管）是气体通过半渗透壁进行交换的场所，其管腔的直径仅为一个红细胞的大小，从而使无效空腔相对于表面积的比例非常低。

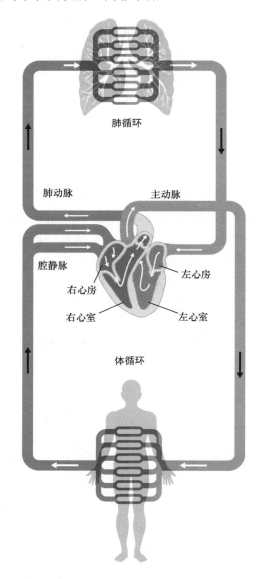

肺循环

肺动脉　　　　　主动脉

腔静脉　　　　　左心房

右心房

右心室　　　　　左心室

体循环

图 9.18　体循环和肺循环。红色表示富氧血液；蓝色表示低氧血液。

　　由于动脉具有维持血压并使血液流向组织的作用，其结构要比静脉更为复杂（图 9.19）。动脉有大量的环形平滑肌，当它收缩时会使其管腔变窄。当需要升高全身血压或减慢流向四肢的血流时（如暴露于寒冷环境中，见第 8 章），平滑肌会对来自大脑的神经信号作出反应。静脉不借助于压力使血液回流到心脏，而是通过单向瓣膜来保持血液流动的方向。当心脏跳动并射出血液，动脉的压力增加，被称为**收缩压**（systolic pressure），这能够使瓣膜打开并使血液流动。当心脏处于静息状态时，动脉的压力降低，被称为**舒张压**（diastolic pressure），使瓣膜闭合，保持血液在静脉中不会倒流。骨骼肌收缩也有助于静脉从心脏以下的组织内"泵"血。老年后，四肢的动脉平滑肌和静脉瓣膜可能会出现异常改变，可能导致一种被称为充血性心脏衰竭的年龄相关性疾病。

心脏和动脉都是可兴奋组织

　　心脏和动脉都利用肌肉组织的收缩来产生压力和液流。像神经组织一样，肌肉组织也是一种能够产

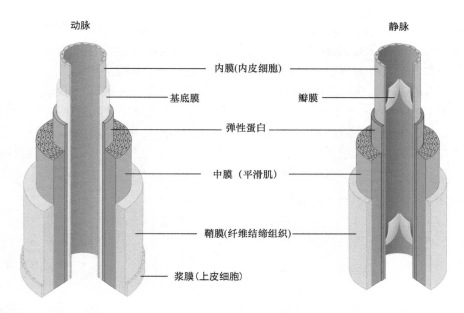

图 9.19　动脉和静脉的解剖图。动脉比静脉含有明显更多的弹性和结缔组织。这些组织与大量的平滑肌一起具有两种功能：（1）使动脉与心脏共同维持血压和血液的流动；（2）维持血管的结构。结缔组织与平滑肌一起维持这些血管的结构。

生动作电位、将收缩从一个肌肉细胞传递到另一个肌肉细胞的可兴奋性组织。心肌（myocardium）必须严格遵循精确的收缩模式才能保持最佳的运行性能。这种模式起始于**心窦**（**窦房结，sinus node，sinoatrial node**）——位于右心房顶部的一小群特化的细胞，产生一个动作电位（图 9.20）。动作电位传递到相邻的心肌细胞（myocytes），并引起右心房和左心房同时收缩。**房室结**（**atrioventricular node**）接收到电信号并通过房室束（atrioventricular bundle）传递给房室束支（atrioventricular bundle branch）。经由房室结传播动作电位，而不是通过心房与心室间心肌纤维的直接接触传播，会产生一个大约 1/6s 的延迟。这个延迟的时间正好能够使心室在收缩前补充满血液。心脏组织的收缩——心跳，主要受来自脑干的神经纤维的调控，同时也受到某些激素如儿茶酚胺的调节。

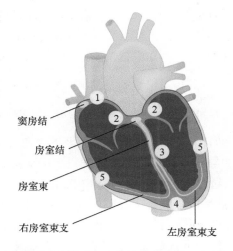

图 9.20　心脏中的电传导过程。电传导过程遵循以下模式，它起始于窦房结（1）形成的动作电位，然后扩散到两个心房并进入房室结（2），动作电位从房室结传播到房室束（3）时形成了 1/6s 的延迟，使心室有足够长的时间进行充血。在动作电位从心室的底部（4）传播到心室的顶部（5）后，高速的传输使得所有的纤维几乎在相同的时刻收缩。

　　心肌的收缩是由神经系统控制的，而动脉平滑肌的收缩则是由激素和在局部动脉内出现的一些事件控制的（**表9.4**）。动脉的平滑肌收缩称为**血管收缩**（**vasoconstriction**），会导致管腔变小；动脉平滑肌松弛称为**血管舒张**（**vasodilation**），引起管腔直径变大。在这里，我们以增加代谢活性为例，来说明如何通过协调血管的收缩和舒张，向器官提供所需的血液。当休息时，骨骼肌的动脉处于部分收缩的状态，因为此时并不需要太多的血液供应；当运动时，肌肉开始收缩，儿茶酚胺被释放出来并结合 α-肾上腺素能受体，从而引起动脉舒张（增加血流量）。这种神经内分泌反应只在运动开始时维持数秒到数分钟的时间。随着运动的持续，血管舒张和血流的增加则依赖另外一些局部事件来维持，如动静脉床的低含氧量、细胞呼吸代谢产物在血液内含量的增加等。当运动停止后，儿茶酚胺释放出来引起血管收缩，减少四肢的血流量。

表 9.4　一些影响动脉血流的血管收缩和舒张机制

动因	类型	作用
交感神经	神经	血管收缩
一氧化氮	神经	血管舒张
肾上腺素	激素	血管舒张
血管紧张素Ⅱ	激素	血管收缩
去甲肾上腺素	神经	血管收缩
氧气水平降低	局部	血管舒张
血压降低	局部	血管收缩
二氧化碳	局部	血管舒张
血钾浓度升高	局部	血管舒张

心脏通过调节心输出量控制血流和血压

心脏泵入循环系统中富氧血液的体积被称为**心输出量**（**cardiac output**）。心输出量可以用**每搏输出量**（**stroke volume**）[即心脏**收缩期**（**systole**）射出的血液量]及**心率**（**heart rate**）（即每分钟心跳的次数）来计算（**公式9.1**）。心输出量等于所有组织血液需求量的总和。也就是说，如果组织需要100个单位的血液，那么心脏就会泵出100个单位的血液。而组织需要的血液量是由从静脉返回到心脏的血液总量（**静脉回流，venous return**）来确定的。

$$心输出量 = 每搏输出量 \times 心率 \tag{9.1}$$

其中，每搏输出量为1次心跳从左心室泵出的血液体积（ml）；心率为每分钟心跳的次数。

当我们开始使用我们的肌肉比如爬楼梯时，神经-激素因子会使心率增加，从而能够为肌肉工作供给所需的更多的氧。心输出量的增加导致静脉回流变多，使更多的血液充盈心室。这使得心室的肌肉被拉伸得更长，心肌细胞也变长，这一过程称为**顺应性**（**compliance**），从而能够产生更大的收缩力量，或更大的**收缩幅度**（**contractility**），也就是使心脏每次收缩可以射出更多的血液。收缩幅度会依据一个较宽范围的**舒张末期容积**（**end diastolic volume**）而与顺应性保持一致。舒张末期容积是指心脏收缩前心室中的血液量，是一个表征静脉回流的指标。也就是说，从心脏泵出的血液量等于从静脉回流的血液量。当然，心肌细胞具有一个最适伸长度，心室过分的拉伸会降低它的收缩力，进而导致每搏输出量的减少。这种顺应性与收缩性的长度-紧张度关系，被称为弗朗克-斯塔林（Frank-Starling）机制。在正常生理情况下，心肌细胞不会超出其最适伸长度（**图9.21**）。我们可以在本章的后面看到，心肌细胞超过其最适伸长度的过分拉伸可以部分解释充血性心衰的形成。

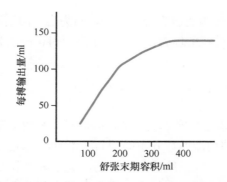

图 9.21　Frank-Starling 机制。静脉回流增加会导致心室的舒张末期容积增加。舒张末期容积的增加使心室扩张得更大，致使心肌细胞拉长并产生更大的力（收缩力增加）。相应的，更大的收缩力使射出的血液量增加。然而，长度-紧张度的关系也有其局限性；最终，当心肌细胞的伸展超出其能够产生的适当的收缩力范围时，收缩就会发生衰竭。

流体力学原理主宰全身的血液流动

如前所述，心脏与血管系统都有控制血流量的机制：心脏通过控制心输出量、血管通过控制舒张和收缩来控制血流量。这些具有组织和器官特异性的调节机制在一些流体动力学基本原理下协同作用，调节血流量。其中最重要的是流量、压力和阻力之间的关系。血流与不同系统间的压力差成正比，与阻力成反比（公式 9.2～公式 9.4）。举例来说，在公式（9.3）中，当我们增加阻力（R）或血流（F）时，压力差（ΔP）都会增加。当减少心输出量或降低血管收缩压（或增加舒张压）时，血压会回归正常值。

$$F = \Delta P/R \qquad\qquad (9.2)$$

$$\Delta P = F \times R \qquad\qquad (9.3)$$

$$R = \Delta P/F \qquad\qquad (9.4)$$

其中，F 为血流；ΔP 为血管两端的压力差；R 为阻力。

我们之前提到，动脉血管在末端会逐渐变细小，当它们到达毛细血管时，其直径仅有一个红细胞大小。随着血管变细小，血压也会随之变小，以此保护血管不受损伤（**表 9.5**）。也就是说，尽管靠近心脏的大动脉能承受 100mmHg 的压力，小血管尤其是微动脉（arteriole）和毛细血管却不能。那么，心血管系统如何能够在遵循流体动力学定律的同时，降低小血管的血压呢？

表 9.5　部分血管的平均压力

动脉或静脉	平均压力/mmHg
主动脉	100
大动脉	100
小动脉	80
微动脉	60
毛细血管	20
微静脉	10
小静脉	0
腔静脉	0

答案就是小血管可以通过扩延其管壁使其直径发生变化，并利用流体动力学的另一个基本物理定律——四次方定律。四次方定律指出，血流的增加或减少与血管直径的四次方成正比。这就是说，管径很小的改变也会导致流量较大的变化。例如，当心输出量增加时，更多的血液流到外周器官，动脉壁会随

之扩张，以便容纳更多的血容量。随着管腔直径的增加，阻力也会随之减小，使得在血流增加的同时血压保持相对稳定。动脉增加或缩小其管径的能力，与我们稍后要讨论的动脉粥样硬化具有更明显的相关性。

心血管系统增龄相关性疾病——心血管疾病

正如本章和第 8 章中讨论的其他生理系统一样，心血管系统也会随年龄的增长而发生轻度到中度的功能退行。在大多数情况下，这种功能退行并不妨碍日常活动，但它会降低一个人应对压力或过度负荷的能力。正如我们在本章前面有关神经系统疾病的讨论，关于衰老和心血管疾病最重要的问题不是机体都发生了什么样的变化，而是为什么发生变化的人群中只有少部分人进展为疾病，其他人却安然无恙。但是，正像神经系统疾病一样，生物老年学家对此还没有给出答案。

本节中我们将讨论三个与年龄相关的常见心血管系统疾病：冠状动脉疾病（**动脉粥样硬化，athero-sclerosis**），脑卒中（**脑血管意外，cerebrovascular incident**），高血压（**hypertension**）。我们从影响心血管系统的环境因素说起。

影响心血管系统随年龄而退行的环境因素

确定心血管系统随年龄发生的非疾病性改变是非常困难的。这是因为环境因素如膳食、运动和吸烟等，对心血管系统的衰老速率都有着明显的影响。例如，主动脉和其他大动脉的弹性及适应能力会随年龄的增长下降，往往造成收缩压升高或高血压。然而，一些研究表明，经常运动的老年人相比同年龄组的久坐人群，收缩压要明显偏低。与不吸烟的久坐人群相比，吸烟会加剧主动脉弹性的丧失，从而使收缩压进一步升高。

心脏对于机体血供增加的生理反应会受到年龄的影响，而与环境因素无关。之前我们提到，心脏是基于器官和组织的需氧量调节其输出量的。在血供需求开始增加时，比如开始运动的时候，心输出量的增加主要依靠加快心率，而每博输出量保持不变。心率的增加是由神经激素因子刺激窦房结而引起的，这能够使动作电位产生的频率加快。随着年龄的增长，窦房结中肾上腺素受体（结合肾上腺素和去甲肾上腺素的受体）的数量似乎在减少，这导致了两个与年龄相关的心脏功能的变化。一方面，随着年龄的增加，在代谢需求增加的初始阶段，心率的增加会变缓，因此，老年人需要更长时间来适应代谢需求的增加；另一方面，肾上腺素受体随增龄而减少意味着能够达到的最大心率也会变小，因此在高强度运动时的心输出总量也会变小，也就是说，运动时能够达到的最大工作量也会随增龄而显著减少。心脏可通过增加每搏输出量来补偿随着年龄的增加而引起的最大心率下降，但是，根据 Frank-Starling 机制，心脏每搏输出量的绝对量是有限的，因此这种补偿并不能抵消最大心率的下降造成的心输出总量的减少。

动脉和静脉随年龄增加发生的变化也受到环境因素的影响。在第 8 章中我们曾讨论过皮肤随年龄发生的变化，这些变化大都与胶原纤维交联的增加相关。这种交联会降低结缔组织的弹性，从而使结构变得僵硬。从图 9.19 中我们可以看到，动脉和静脉都含有相当多的、主要由胶原蛋白组成的结缔组织。此外，血管内部和外部的弹性膜是由弹性蛋白构成的，随着增龄也会形成重度交联，导致血管管壁的弹性下降。由于动脉的扩张和收缩与血流和血压成正比，因此弹性的降低直接影响了动脉对血流和血压的调节能力。血管扩张和收缩能力的轻微下降一般认为是与增龄有关的正常现象，而缺乏运动锻炼会进一步加剧这种下降。吸烟和不良的饮食习惯也会对血管功能产生显著影响。

动脉斑块能够导致动脉粥样硬化和缺血

60 岁以上的大多数人都存在有**动脉斑块**（**arterial plaque**），即动脉壁内的脂肪沉积物。尸检结果表明，心脏主要动脉内斑块的形成，早在 6 个月大时就以脂肪斑纹的形式开始了。对于大多数人来说，动脉斑块不会大到严重影响血液流动。但是，在目前还不清楚的原因下，动脉斑块会发展成为动脉粥样硬化从而干扰血流。严重的动脉粥样硬化甚至会彻底阻断血流，导致输送到组织中的氧气明显减少，这种情况被称为**缺血**（ischemia）（图 9.22）。缺血会导致器官坏死。

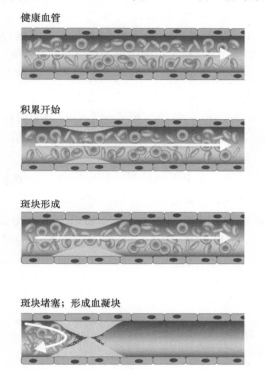

健康血管

积累开始

斑块形成

斑块堵塞；形成血凝块

图 9.22　动脉粥样硬化堵塞的不同阶段。斑块最初以脂肪斑纹的形式出现在主动脉，一旦斑块形成，它们就会在损伤的原发部位导致闭塞。斑块必须能够造成血管至少 85% 的闭塞才会引起缺血。导致缺血的血管闭塞通常是由于斑块破碎而释放出的血栓造成的。

　　动脉粥样硬化病变通常在靠近动脉分支的下游形成，并通过两种方式阻断血流：①血栓，就是附着在静脉或动脉病变原发部位的血凝块；②**血栓栓子**（embolus），一片破裂的血栓碎片会顺着血管流动，阻断下游更为狭窄的血管（图 9.23）。当然，不是所有的动脉粥样硬化都会导致缺血。例如，尸检显示，

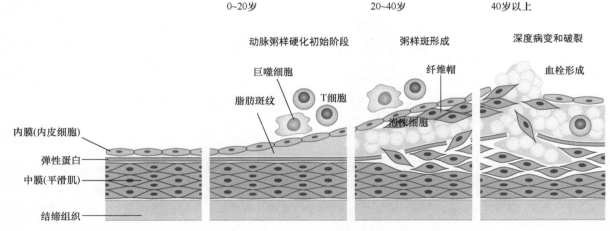

图 9.23　全生命周期中动脉粥样硬化的病理过程。在病理形成的早期阶段，如年仅半岁的个体中就可以观察到在其血管内膜有脂肪类物质的聚集，在内皮细胞层下呈斑纹状。免疫系统会将血管壁增厚识别为一种抗原，并引导 T 细胞和巨噬细胞定位于此。在免疫细胞的攻击下，内膜和介质之间的弹性片层会被破坏，平滑肌细胞侵入介质内形成纤维帽，覆盖在高度血栓化的泡沫细胞成分上。这种动脉壁的膨大被称为动脉粥样硬化。

有些粥样斑块虽然破碎，但由于其释放出来的栓子太小而不足以堵塞血管、引起缺血。但是，斑块可能会修复，之后再次破裂，从而释放出更大的栓子。在一些情况下，斑块可以使受影响的动脉向栓塞周围的区域"生长"出新血管，从而形成无临床症状的病变。

动脉粥样硬化斑块大到足以引起缺血往往要经过40～50年的时间。动脉壁中的脂肪斑纹，主要由氧化低密度脂蛋白（low-density lipoprotein，LDL）形式的胆固醇组成。LDL会侵入血管内膜层，并对其中的内皮细胞造成损伤，从而引起炎症反应。多种免疫细胞，主要是T细胞和巨噬细胞，会和沉积的胆固醇形成一种被称为**泡沫细胞**（foam cell）的新结构。泡沫细胞会破坏动脉壁的完整性，使平滑肌细胞侵入脂肪斑块，在泡沫细胞上面形成一个纤维帽（有点儿像皮肤伤口上的结痂）。斑块经过20～30年的生长，会逐渐钙化，并形成以胶原蛋白为主的基质结构。这时的动脉粥样斑块非常容易形成血栓。纤维帽破裂以及释放栓子的原因我们仍不得而知，但这种破裂很可能与巨噬细胞的频繁接触引起的区域组织虚弱，以及平滑肌细胞的死亡有关。

心脏有四个冠状动脉及分支（图9.24）。当其中的任何一个由于动脉粥样硬化病变而被堵塞，流向心脏组织的血液减少，就会导致**缺血性心脏病**（ischemic heart disease）。如果堵塞使血流量减少达到85%以上，缺氧就会引起心肌组织坏死，个体就会出现心脏病发作或**心肌梗死**（**myocardial infarction**）。随后，心脏正常的电传导能力遭到破坏，心肌不能正常收缩，引起心输出量骤降并进而损害身体的其他区域。如果太多的心脏组织受到血栓阻塞的影响，心脏的跳动节律被打乱，就会发生**心肌纤颤**（**myocardial fibrillation**），即心脏不受控制和失去协同性地跳动。心房或心室的颤动会导致心输出量完全丧失并引发死亡。

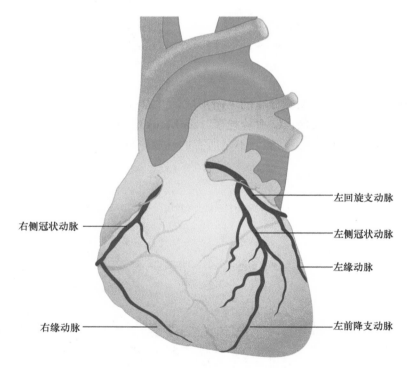

图9.24 冠状动脉。需要注意的是，冠状动脉直接从主动脉向下延伸，因此携带高含氧量的血液。任何一条冠状动脉的堵塞都可能导致心肌梗死（缺氧导致的组织死亡），从而导致组织死亡和心输出量的减少。

导致脑卒中或脑血管意外的机制类似于缺血性心脏病的发病机制，所不同的只是缺血是在大脑内发生的。在大多数情况下，导致血管堵塞的血栓是由颈动脉的粥样硬化斑破裂产生的栓子引起的。血栓引起的颈动脉狭窄也是缺血性脑卒中的病因之一。但是，一些脑卒中也可能是脑内动脉血管破裂所致出血引起的。脑卒中引发的全身功能障碍的类型由受损伤影响的脑区决定。脑卒中能引发脑内任何部位的损伤，为描述方便，一般我们将其分为左半球和右半球。发生在右半球的脑卒中会影响机体左侧的运动功能，通常导致上臂和腿瘫痪；同时也会造成对于距离以及其他空间关系判断的障碍，并且不能理解物体是如何组成为一个整体的。我们可以推想，左半球的脑卒中会引起右侧机体运动功能的丧失；左半球的脑卒中还可能引起表达和语言功能障碍，有时还会引发行动缓慢和迟疑。脑卒中还会发生在小脑和脑干。由于小脑主要负责运动和协调，发生在这个部位的脑卒中会影响平衡能力、协调能力和反应能力。脑干控制着我们大多数的自主神经功能，包括呼吸、血压和心率等，因此脑干部位的脑卒中通常都是致命性的。

遗传与环境因素共同影响动脉粥样硬化的患病风险

动脉斑块进展为动脉粥样硬化性疾病的机制仍有待确定。我们已知的四个主要危险因素包括：年龄、吸烟、高血清胆固醇水平（**高血脂，hyperlipidemia**）和高血压。这四个因素之所以被归为主要的危险因素，是因为它们可以独立地引起动脉粥样硬化。其他因素，如肥胖、缺乏体育锻炼和心理压力等，被称为次要危险因素，这些必须与某个（些）主要危险因素相伴发生，才足以促进动脉粥样硬化的进展。动脉粥样硬化的危险因素通常分为可控型（环境因素为基础）和不可控型（遗传因素为基础）。吸烟、肥胖、缺乏体育锻炼和心理压力显然是可控的危险因素，而年龄是不可控的，高血脂和高血压是环境因素作用的结果，但也与个体的遗传易感性有关。

他汀类药物可以减少肝脏胆固醇合成从而降低血清胆固醇水平

前面我们提到，动脉粥样硬化斑块开始于动脉中的脂肪斑纹，后者主要是由胆固醇组成的。研究显示，血清胆固醇的浓度越高，罹患动脉粥样硬化和死于该病的风险也就越大（**图 9.25**）。由于食物（主要是肉类）中含有胆固醇，减少膳食中的胆固醇或食物中的脂肪总量一直被视为降低血清胆固醇的有效途径（谨记，血清胆固醇，而不是膳食中的胆固醇，是动脉粥样硬化的危险因素）。20 世纪七八十年代的多

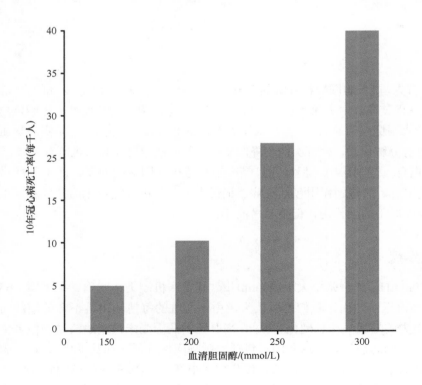

图 9.25 血清胆固醇水平和冠心病死亡风险。（Data from Cleeman J I, Lenfant C. 1998. *JAMA* 280：2099–2104. With permission from the American Medical Association.）

项研究支持这一观点，随后的研究又逐渐完善了这一观点。结果显示，通过控制膳食来改善血清胆固醇水平仅对存在高脂血症遗传倾向，即过量合成低密度脂蛋白（LDL，动脉粥样斑块中的主要成分）的人群是有效的。LDL 的主要作用是通过血液从肝脏向其他细胞运送胆固醇。

胆固醇是细胞膜的重要组成部分，它能够提高磷脂双分子层的稳定性。虽然所有的细胞都能合成胆固醇，但 70%～80%低密度脂蛋白的合成发生在肝脏中。因此，对于具有高血清胆固醇症遗传倾向的个体，利用**他汀类药物**（**statins**，临床最常用的是 atorvastatin/lipitor）降低肝脏中胆固醇的合成是预防动脉粥样硬化的有效方法。他汀类药物通过抑制一个胆固醇合成酶的活性而发挥作用。在该合成途径中，乙酰辅酶 A（脂肪酸分解的最终产物，见图 **4.18**）在一系列反应后被转化为 3-羟基-3-甲基戊二酰辅酶 A（HMG-CoA）（图 **9.26**）。HMG-CoA 还原酶催化该条途径的限速步骤，即 HMG-CoA 还原为甲羟戊酸（胆固醇前体）。因此，抑制 HMG-CoA 还原酶可以减少胆固醇的合成。

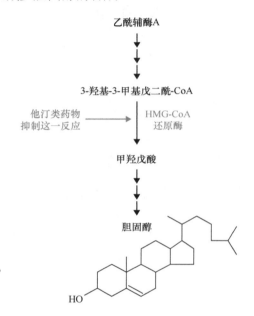

图 **9.26**　胆固醇合成和他汀类药物降低胆固醇合成的作用。连续箭头表示未显示的步骤。

他汀类药物还有另外两个作用。首先，降低胆固醇在肝脏的合成过程中会上调肝脏中 LDL 受体的合成。这样，肝脏对于 LDL 的摄取增加，从而使血清中 LDL 的水平下降。其次，他汀类药物会使**高密度脂蛋白**（**high-density lipoprotein，HDL**）的水平提高约 5%，尽管其具体的机制还不明确。因为 HDL 负责清除血液中的胆固醇，并将其转运到肝脏进行分解代谢，他汀类药物降低血清总胆固醇也可能与该机制有关。

像所有药物一样，他汀类药物也有一些副作用，但往往只是产生一些令人困扰的问题，而不是严重的生理问题，而且仅影响约 5%的使用者。这些副作用包括头痛、记忆力差、肌肉疼痛或无力，以及体重增加等。约有 1%的使用者会出现较为严重的副作用，但症状各有不同。

高血压是老年人最常见的慢性疾病

高血压是指收缩压长期大于 130mmHg 或舒张压大于 90mmHg，其发病机制仍不明确。在美国，65 岁及以上老年人中有一半以上患有高血压。然而，我们可以认为，由于心脏的每搏输出量不会随增龄而增加，血压的升高反映的就是血流阻力的增加（动脉硬化）。尽管高血压的病因尚未被阐述清楚，但多个生理和环境因素被证明能够增加高血压的患病风险。这些因素包括动脉顺应性降低（动脉硬化）、肾上腺功能下降、肾病、肥胖、缺乏运动和吸烟等。尽管高血压的直接死亡率很低（在美国约为 58/100 000），但是它会增加罹患心脏病的风险。例如，大多数的研究发现，收缩压降低 10～15mmHg 可以使心肌缺血意外的风险降低 45%。

高血压的治疗措施包括减少食盐的摄入、多运动，以及服用降低血管收缩和利尿的药物。减少食盐的摄入和增加运动量对降低高血压的有效性还不是十分确定。研究表明，这两种干预措施至少对一部分人是有效的，但似乎对另外一些人并不起作用。此外，增加体育活动和（或）降低食盐摄入对血压的调节作用也比较有限，通常只能使收缩压和舒张压降低不到 10%。这些干预手段对于降低整个人群血压的作用有限，显示遗传因素可能在高血压的形成过程中具有很强的作用。

药物治疗已被证明是控制血压最有效的途径。有几类用于治疗高血压的药物，其中三种最常见的是 **β受体阻滞剂（β-blocker）、血管紧张素转换酶（ACE）抑制剂**和**利尿剂（diuretic）**。β受体阻滞剂可以阻断 β 肾上腺素能受体，ACE 抑制剂可以抑制血管紧张素 I 转化为血管紧张素 II。之前我们提到过，去甲肾上腺素和血管紧张素 II 都是很强的血管收缩剂（见表 9.4）。利尿剂通常阻断抗利尿激素（vasopressin）的合成，这是一种防止血液中的水分进入尿液的激素。因此，利尿剂能够增加水的排出（尿液），减少血容量。所有这三种类型的治疗都能够降低血液流动的阻力，遵循我们之前提到过的流体动力学定律，即阻力的减小能够降低压力（见公式 9.3）。

心脏衰竭导致心输出量下降

导致心脏衰竭（也称为**充血性心脏衰竭，congestive heart failure**）的原因，并不像局部缺血相关疾病那样可以被清晰地阐明。在许多情况下，如心肌感染、水分和盐分的异常滞留等均可能引起心脏衰竭。尽管如此，不管其根本原因是什么，引起心脏衰竭的心肌物理性质的恶化是相同的。无论什么情况下，心脏衰竭都可以被定义为心肌不能产生足够强的收缩力量，从而射出足够的血容量以满足身体对氧气的需求——也就是说，心输出量的异常下降。

心脏衰竭分为两种类型：心脏充盈障碍（舒张功能障碍）和心脏射血困难（收缩功能障碍）。出现舒张功能障碍主要是由于心室壁变得僵硬，从而导致适应性下降以及舒张末期容积变小；此时心脏的收缩力一般不发生变化。也就是说，尽管心肌细胞正常工作，但心室不能获得足够的扩张以容纳静脉回流的血液。这种舒张末期容积的减少会导致心脏收缩力的下降，收缩时射出的血液就会减少，进一步使得外周组织不能获得足够的血氧来供给细胞。

心脏收缩功能障碍主要是心肌细胞的损伤，也就是心肌梗死。同舒张功能障碍一样，收缩功能障碍也会导致每搏输出量的减少，无论舒张末期容积是多少。但是，这种每搏输出量减少的机制还是与舒张功能障碍不同的。心脏组织由于梗塞，使收缩期参与收缩的心肌细胞数量减少，致使心脏的收缩力降低，但其适应性可能保持不变。

不管是舒张还是收缩功能障碍，心脏衰竭引发的生理反应都是不断进展的，很可能会引发液体潴留（**水肿，edema**）。由心脏衰竭引发水肿的机制十分复杂，简单说，就是静脉中的血液倒流，由此造成的渗透压的增加使得液体离开静脉而进入组织间隙。水肿引发问题最严重的部位是肺，被称为肺水肿。肺部液体的增加会阻碍气体交换。因此，患有心脏衰竭的个体可以理解为逐渐被自己的体液所浸没。

患病率能够比死亡率更好地描述心血管疾病

从 1950 年到 2007 年，美国人由于心脏疾病导致的 65 岁以上个体的死亡数，男性减少了 41%，女性减少了 39%（图 9.27）。然而，缺血性心脏病仍是美国和其他发达国家中老年人的头号死因，并且其死亡率随着年龄的增长而上升。由于还没有可以预防缺血性心脏病患者死亡的有效方法，死亡率一度被认为是年龄依赖性心血管疾病发生的决定性标准。然而，在今天，诊断和治疗技术的改善显著降低了心血管疾病的死亡率。通过引入心脏搭桥手术、血管成形术和插入支架，以及提高对膳食在疾病预防中作用的进一步认识，现在心血管疾病在很大的程度上已经变为一种慢性、非致命性的疾病。因此，患病率而非死亡率可能是估计或衡量心血管疾病对老龄人口影响的更好方法（**图 9.28**）。

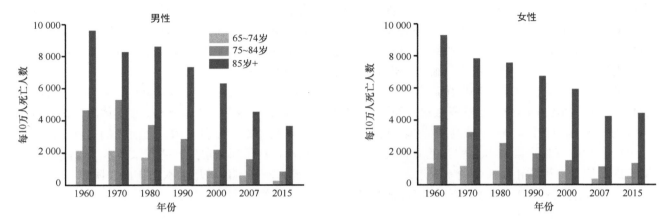

图 9.27 1960～2015 年美国 65 岁及以上人群缺血性心脏病的死亡率（每 10 万人）。（Data from National Center for Health Statistics，Health，United States. 2010. *With Special Feature on Death and Dying.* Hyattsville，MD：Centers for Disease Control and Prevention，2011；Centers for Disease Contorl and Prevention，Heart Disease，2015 https：//www.cdc.gov/nchs/data/dvs/lcwk2_hr_2015.pdf.）

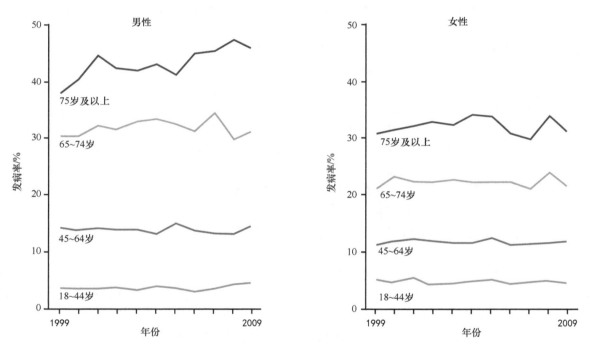

图 9.28 1999～2009 年美国男性和女性心脏疾病的患病率。心脏疾病的患病率一直保持稳定或略有增加，而在同一时间死亡率有所下降（**图 9.27**）。总之，死亡率的降低与发病率上升表明，医学进步使得罹患这种疾病的个体寿命得以延长。（Data from National Center for Health Statistics，Health，United States. 2010. *With Special Feature on Death and Dying.* Hyattsville，MD：Centers for Disease Control and Prevention，2011.）

内分泌系统与血糖调节

内分泌系统（endocrine system）从解剖学上看是由多个分散的器官和腺体组成的一个系统，可以直接分泌激素到血液中（**图 9.29**）。激素具有特定的靶细胞，这些细胞对某一特定激素的反应使得相应组织能够执行特定的功能（**表 9.6**）。内分泌系统负责调节多种机体的功能（包括代谢、生长和发育）、多种组织的功能、维持血糖水平等。除了图 9.29 所示的经典内分泌器官和腺体外，其他一些具有复合功能的器官或组织现在也被认为是内分泌系统的一部分，包括肝脏、心脏、小肠、脂肪组织和皮肤等。

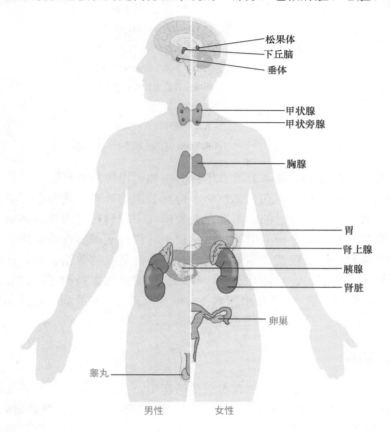

图 9.29　内分泌系统的主要器官和腺体。

表 9.6　内分泌系统的主要腺体和器官

内分泌腺体或器官	分泌的激素	靶细胞位置	主要影响的生理功能
松果体	褪黑激素	垂体、生殖器官、免疫系统	调节人体的生物节律
下丘脑	7 种不同的释放和抑制激素	垂体前叶	控制 7 种不同的垂体前叶激素的释放
垂体后叶	加压素（抗利尿激素、ADH）	肾小管	增加水的重吸收
	催产素	动脉 子宫	引起血管收缩 促进子宫收缩
垂体前叶	促甲状腺激素（TSH）	甲状腺	刺激甲状腺激素释放
	促肾上腺皮质激素（ACTH）	肾上腺皮质	刺激分泌皮质醇
	生长激素（GH）	几乎所有组织	促进生长
	促卵泡激素（FSH）	卵泡和睾丸	刺激卵泡发育、雌激素的分泌、精子的产生
	黄体生成素（LH）	卵泡和睾丸	刺激排卵和分泌睾酮
	催乳素	乳腺	刺激乳汁分泌
甲状腺	甲状腺激素	几乎所有组织	增加代谢率；正常生长所必需
	降钙素	骨骼	降低血浆钙离子浓度
甲状旁腺	甲状旁腺激素（PTH）	骨、肾脏、肠道	增加血浆钙离子浓度
胸腺	胸腺生成素	T 细胞	影响 T 细胞功能（作用了解甚少）
胃	胃泌素	胰腺、肝脏、胆囊	促进消化酶和胆汁分泌

续表

内分泌腺体或器官	分泌的激素	靶细胞位置	主要影响的生理功能
胰腺-胰岛	胰岛素	几乎所有组织	增加葡萄糖储存
	胰高血糖素	几乎所有组织	刺激储存的葡萄糖释放到血液中
	生长抑素	消化系统	抑制营养物质的消化和吸收
肾上腺皮质	醛固酮	肾小管	增加钠的重吸收和钾的分泌
	皮质醇	几乎所有组织	将蛋白质和脂肪转化为葡萄糖
	脱氢表雄酮	骨骼和性相关组织	刺激青春期生长和女性的性欲
肾上腺髓质	肾上腺素和去甲肾上腺素	全身神经受体	影响应激适应以及调节血压
肾脏	肾素	肾上腺	刺激醛固酮分泌
卵巢	雌激素	女性性相关组织	刺激卵泡的发育和成长；调控第二性征
睾丸	睾酮	男性性相关组织	刺激精子的产生和成长；调控第二性征

　　动物研究证实，几乎所有的内分泌器官和腺体的功能都会随着年龄的增加而出现功能衰退。但是，这种在严格控制的条件下从实验动物得到的结果，还没有在人体试验中得到普遍的证实。这种在实验动物和人体试验中出现不同结果的原因，是我们之前讨论过的：不能在人类研究中控制环境因素的影响、研究对象中夹杂有患病的人群、研究的数量不够、每个研究中的样本量较小、物种之间固有的遗传差异等。因此，我们在这里仅讨论两个内分泌系统——血糖调控和骨钙调节，因为有足够的数据表明，这两个系统随着年龄增长出现的变化最终会进展为疾病。在后面几节里，我们会讨论参与血糖和骨钙调节的生化及生理机制，以及当调控异常时引起的两种疾病——2 型糖尿病（血糖调节紊乱）和骨质疏松症（骨钙调节紊乱）。

血糖浓度必须控制在一个很窄的范围内

　　从前面几章中我们了解到，葡萄糖对满足机体的能量需求起着重要的作用。大多数组织通过将细胞内储存的**糖原（glycogen）**转化为葡萄糖，以获得所需的能量。但是，大脑只能通过血液获得葡萄糖。脑组织没有储存糖原的能力，也不容易利用脂肪产生能量。因此，血糖浓度必须保持在一定水平，通常在 90～120mg/dL 之间，以确保向大脑稳定供应葡萄糖。

　　维持血糖在 90～120mg/dL 这样一个窄小范围之间的生理机制，涉及胰腺分泌的两种激素，即**胰岛素（insulin）**和**胰高血糖素（glucagon）**之间的竞争作用。胰腺的内分泌细胞位于**胰岛（islet of langerhans）**内（图 9.30）。当血糖水平超过 120mg/dL 时，胰岛素促使血液中的葡萄糖被吸收，以及肝脏和肌肉中糖

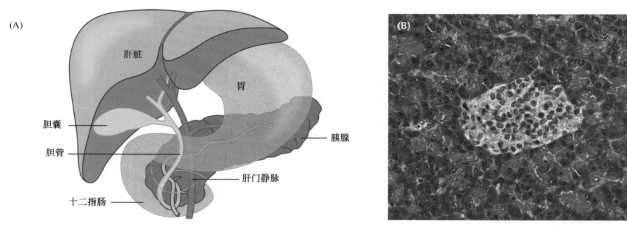

图 9.30　胰腺和胰岛。（A）胰腺的解剖位置。（B）胰腺组织的显微结构。胰岛（浅色区域）周围的蓝色结构是胰腺腺泡，负责向小肠内分泌消化酶。（B，courtesy of vetpathologist/ Shutterstock.）

原的合成。反之，当血糖水平低于 90mg/dL 时，胰高血糖素通过刺激肝脏中糖原的分解来生成葡萄糖。然而，人体内可被利用为能量的糖原仅能维持 24 小时，因此必须从食物中获取新的葡萄糖来补充缺少的糖原储备，并在进餐的间隔之间为机体提供能量。**糖异生（gluconeogenesis）**，即利用除碳水化合物以外的碳源来合成葡萄糖，确实在哺乳动物中存在，但只有在经过长时间的饥饿后才会发生。

胰岛素促进肝脏、肌肉和脂肪细胞摄取葡萄糖

肝脏、肌肉和脂肪组织的细胞膜在大多数情况下是葡萄糖非通透性的，而神经组织和肾脏的细胞膜则允许葡萄糖的被动扩散。因此，葡萄糖需要转运蛋白才能进入肝脏、肌肉和脂肪细胞中。一个专门的转运蛋白即葡萄糖转运蛋白 4（GLUT4）能够在胰岛素存在的情况下，协助葡萄糖的转运。这一机制有助于保证当血糖浓度低于刺激胰岛素分泌的水平时（小于 120mg/dL），大脑能够从血液中获得葡萄糖。胰岛素对肌肉、肝脏和脂肪组织的主要作用见**表 9.7**。

表 9.7 胰岛素对糖、脂肪和蛋白质代谢的影响

营养物质	组织	作用
葡萄糖	肌肉	刺激葡萄糖的摄取 增加糖原合成 抑制脂肪酸氧化
	脂肪组织	在甘油三酯形成中促进葡萄糖转化为甘油；促进少量葡萄糖转化为脂肪酸
	肝脏	刺激糖原生成
脂肪酸	脂肪组织	通过抑制激素敏感的脂肪酶抑制脂肪酸的释放
	肝脏	在糖原合成达到最大值后，刺激脂肪酸合成和甘油三酯形成
蛋白质	肌肉和肝脏	刺激氨基酸转运 刺激核糖体活性 抑制蛋白分解代谢
	肝脏	通过抑制糖异生增加氨基酸

当血糖水平升高时，如餐后，胰腺 β 细胞会分泌胰岛素（**图 9.31**）。胰岛素会与细胞表面的酪氨酸激酶连接受体结合，启动包括磷酸化在内的一系列信号转导过程，进而促进葡萄糖的摄取。当胰岛素结合细胞表面的跨膜受体时，会激活酪氨酸激酶，酪氨酸激酶可以磷酸化蛋白质上的酪氨酸残基，从而促使 GLUT4 分子从胞浆转位到细胞表面，使得葡萄糖能够借助于 GLUT4 转运蛋白通道进入细胞。胰岛素结合受体后也能够激活其他几个激酶，并磷酸化胰岛素相关的底物蛋白，进而激活若干葡萄糖代谢通路[**糖酵解（glycolysis）**和糖原合成]及葡萄糖代谢相关基因的表达。

一般认为胰岛素只是一种调节糖代谢的激素。但实际上，胰岛素也影响蛋白质和脂肪的代谢。当葡萄糖过量时，胰岛素能够抑制这两类分子为机体提供能量。例如，胰岛素能够抑制脂肪组织中**激素敏感性脂肪酶（hormone-sensitive lipase）**的作用，从而防止**甘油三酯（triglyceride）**分解及由此产生的游离脂肪酸释放到血液中，限制其他组织利用脂肪产生能量，从而"迫使"细胞利用葡萄糖作为能量的来源。在肝脏中，由胰岛素刺激引起的葡萄糖的过量摄取（超出肝脏储存糖原的能力）导致脂肪酸和胆固醇前体乙酰辅酶 A 的积累，胰岛素因此促进了肝脏中脂肪酸的合成。新合成的脂肪酸通常被包装成甘油三酯的形式，从肝脏释放到血液中，并最终被输送到脂肪组织中储存起来。

胰岛素还可以通过多种机制刺激细胞合成蛋白质。第一，胰岛素刺激餐后氨基酸的摄取，从而提供细胞合成蛋白质所需的氨基酸。第二，胰岛素能够通过增加核糖体的活性促进 mRNA 的翻译。第三，胰岛素能够提高糖、脂肪和蛋白质储存相关酶的转录效率。第四，胰岛素抑制蛋白质的分解代谢，从而减少了用于糖异生的氨基酸的数量。

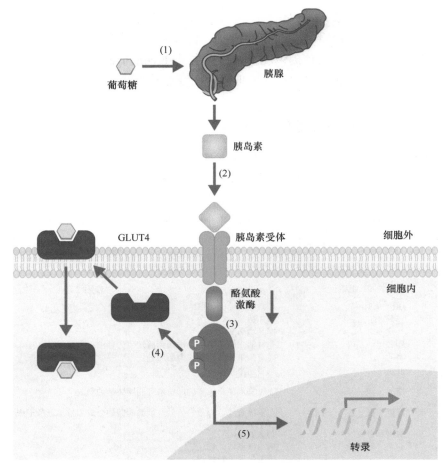

图 9.31　胰岛素促进葡萄糖的吸收。（1）血糖浓度升高能够刺激胰腺 β 细胞分泌胰岛素。（2）胰岛素结合跨膜酪氨酸激酶连接受体，使酪氨酸激酶（3）活化，磷酸化其蛋白底物。（4）这些底物的磷酸化促使葡萄糖转运蛋白 4（GLUT4）从胞浆向细胞表面移动，从而使葡萄糖得以摄取。（5）酪氨酸激酶也引起其他一些胰岛素受体底物的磷酸化，导致葡萄糖代谢通路活化及相关基因表达。

内分泌系统增龄相关性疾病——2 型糖尿病

糖尿病（diabetes mellitus）是由于细胞不能摄取葡萄糖引起的。这种病变可能是由于胰腺的胰岛素分泌不足（**1 型糖尿病**），或者细胞对胰岛素的作用产生抵抗（**2 型糖尿病**）。1 型糖尿病主要发生在 10 岁以下的人群中，通常认为是一种自身免疫性疾病，但也有遗传和病毒的影响成分在内。2 型糖尿病通常发生在 40 岁以后，多与环境因素有关，但也发现了一些遗传相关因素。我们在本章中仅讨论 2 型糖尿病。

胰岛素抵抗是 2 型糖尿病的先兆

胰岛素抵抗是指在分泌正常的情况下，胰岛素无法有效地诱导肝脏、肌肉和脂肪组织摄取葡萄糖。美国糖尿病协会（American Diabetes Association）定义**胰岛素抵抗[insulin resistance，也称为葡萄糖不耐受（glucose intolerance）]**为"机体不能正确利用胰岛素"。一般来说，有三个标准确定 2 型糖尿病的诊断，包括禁食（至少 8 小时）血糖在 $100\sim125$mg/dL 之间。如果禁食血糖值高于 126mg/dL，医护人员可要求其进行**口服葡萄糖耐量试验**（oral glucose tolerance test，**OGTT**）。OGTT 主要包括在禁食状态下测量血糖浓度，然后口服混合在调味水中的葡萄糖（75g），在接下来的 2 小时内，再进行 6～10 次血糖测量。在 2 小时 OGTT 结束时血糖浓度在 140～199mg/dL 之间的个体被视为糖尿病前期（图 9.32）；2 小时后血糖超过 200mg/dL 的患者可以确诊为 2 型糖尿病。

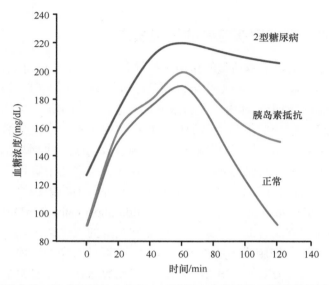

图 9.32　具有正常胰岛素功能的个体、胰岛素抵抗个体和 2 型糖尿病个体进行口服葡萄糖耐量试验的结果。

近几年，2 型糖尿病的第三个诊断标准——**糖化血红蛋白 A1c（hemoglobin A1c，简称 A1c）**也被采纳作为长期的血糖水平的一个指标。回想一下我们在第 8 章中讨论过的蛋白质非酶催化的糖基化反应。由于不存在针对该反应产物的分解代谢途径，一旦蛋白质被糖基化，它在其整个生命历程中都将维持这一状态。正常个体的平均静息血糖水平应该低于 120mg/dL，糖基化血红蛋白占总血红蛋白的比例在 6.5% 以下。长期静息血糖浓度超过 120mg/dL 的个体，其糖基化血红蛋白占总血红蛋白的比例则超过 6.5%。对于糖尿病患者来说，A1c 是用来评估血糖调控药物疗效的一个简便易行的生物标志物。

胰岛素抵抗形成的机制还没有完全阐明，目前我们所了解的衰老对糖耐量受损产生影响的知识多来自于动物实验。一般来说，胰岛素受体的数量和亲和力在动物的一生中似乎保持不变，我们关于衰老对受体后信号转导的影响等了解也十分有限。虽然 GLUT4 的胞内水平并不发生变化，但对于老年的动物来说，当血糖水平上升时，这种转运蛋白在细胞膜上的数量显著减少。GLUT4 蛋白转位至细胞膜上的数量减少会导致细胞对葡萄糖摄取能力的降低，从而间接引起血糖水平的升高。如不改善生活方式或采取治疗性干预，胰岛素抵抗就会发展为 2 型糖尿病。

2 型糖尿病损害微血管血流

不受控制的 2 型糖尿病可导致或者经常导致多种并发症，包括心血管疾病、神经病变、肾病和视网膜病变。与 2 型糖尿病相关的并发症的潜在发生机制尚未确定，但到达全身细胞的血液量减少被认为是一个潜在的重要因素。组织中一定范围内的血流减少在很大程度上反映了由于结缔组织糖基化增加而导致的微血管顺应性功能降低。如果血管不能根据心输出量的变化而收缩和扩张，组织就不能获得适当的血液量，组织的氧合功能就会受到损害。氧合减弱会降低 ATP 的生成速率，从而限制了许多细胞内的反应，导致细胞功能障碍甚至细胞死亡。

血供减少引起的感觉神经元的损伤为我们了解 2 型糖尿病如何引发组织严重损伤提供了一个很好的例证。例如，当一个伴有感觉神经元损伤的 2 型糖尿病患者踩在一块碎玻璃上时，感觉神经元不会提醒大脑足底出现了伤口，这个患者不会感觉到疼痛，也就不会及时取出玻璃碎片或清理受伤的创口。但是，这些处理对于糖尿病患者来说是十分重要的，因为血流量的下降使其正常的炎症/免疫反应都有所减弱。

没有免疫系统帮助"清理"伤口，该患者被感染的风险就大大升高。如果不及时进行治疗，感染就会导致广泛的坏死、坏疽，严重的甚至需要截肢。

糖代谢的改变可能增加 2 型糖尿病患者的细胞损伤

肾脏、视网膜和神经元不依赖于胰岛素的作用来摄取葡萄糖，葡萄糖可以自由进入这些部位的细胞。对于血糖正常的人来说，葡萄糖进入这些细胞可以满足即时的能量需要（糖酵解），或者作为能量储存起来（糖原生成）。然而，在糖尿病患者体内，血糖浓度远高于满足细胞能量需求所需要的量。过多的葡萄糖导致一些替代途径被激活，使一些不易代谢的化合物在体内积累。多元醇通路通过产生山梨醇，可以将葡萄糖转化为果糖（图 9.33）。山梨醇和果糖会引起细胞代谢改变，进而增加细胞的损伤。鉴于其亲水性质，山梨醇（一种醇类）不能穿过细胞膜进行扩散，因此会在细胞中累积。由此产生的渗透压会破坏正常的膜电位，从而使许多胞内反应速率变慢甚至停止。此外，葡萄糖还原为山梨醇，会降低还原型烟酰胺腺嘌呤二核苷酸磷酸（nicotinamide adenine dinucleotide phosphate，$NADPH + H^+$）的浓度。NADPH 是一种对于维持细胞内还原型谷胱甘肽（GSH）浓度非常重要的电子载体。还原型谷胱甘肽能够通过清除羟基自由基（$\cdot OH$），从而防止细胞膜形成过氧化脂质。果糖通常在细胞内的浓度非常低，但其形成晚期糖基化终产物的效力大约是葡萄糖的 100 倍。因此，多元醇通路具有增加 2 型糖尿病患者本身已经很高的蛋白质糖基化速率的潜在可能。

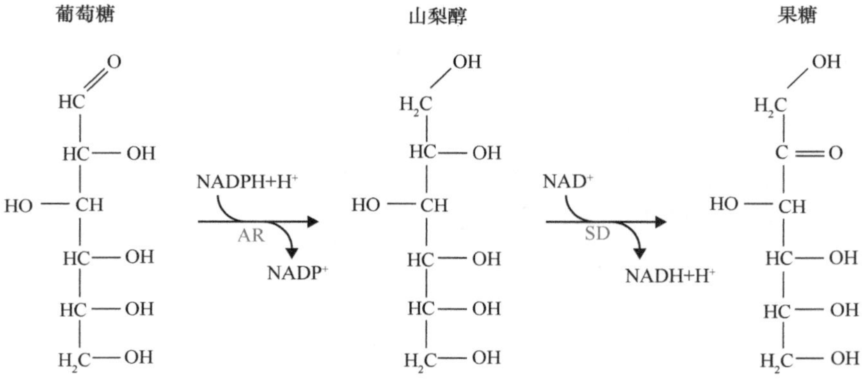

图 9.33 多元醇通路。当细胞内的葡萄糖浓度超过了细胞的能量需求，醛糖还原酶（AR）可以利用还原型 NADP 贡献的氢离子（$NADPH + H^+$），将葡萄糖还原为山梨醇。山梨醇脱氢酶（SD）通过提供氢离子给 NAD^+，催化山梨醇氧化为果糖的反应。

多元醇通路活性的升高已经在糖尿病狗模型中被证明可以导致视网膜病变，这是一个完美的人类糖尿病的动物模型。这些发现促使许多临床研究团队筛选检测抑制醛糖还原酶的药物是否可以用于控制山梨醇/果糖诱导的细胞损伤。不过，相关动物和人体试验仅获得了部分成功。也就是说，醛糖还原酶抑制剂确实降低了多元醇通路的活性，但视网膜病变并没有得到缓解。针对抑制多元醇通路中果糖合成的另外一些药物的评估，相关的研究目前正在进行中。

糖尿病的危险因素包括增龄、肥胖和遗传背景

尽管老年人群 2 型糖尿病的发病原因仍然不明，但目前已确定了一些危险因素，这些因素主要包括年龄、肥胖、缺乏体育活动和遗传/家族史。所有这些因素似乎都起着主要的作用，并且往往同时出现。2型糖尿病的发病率在各个年龄段都显示随着年龄的增长而增加（图 9.34）。此外，自 1980 年以来，45～

64 岁和 65 岁及以上年龄组的 2 型糖尿病患病率增加了 50%以上。虽然 2 型糖尿病新发病例不断上升的原因仍然不明，但同期肥胖人口的比例也在增加，提示肥胖可能在这一过程中起了很重要的作用（图 9.35）。事实上，多数专家认为，2 型糖尿病新发病例的 80%都是由肥胖引起的（信息栏 9.2）。

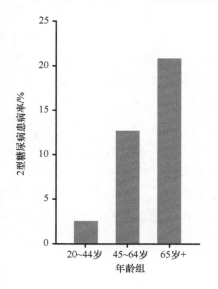

图 9.34　美国成年人中糖尿病的患病率。（Data from National Center for Health Statistics，Health，United States. 2010. *With Special Feature on Death and Dying.* Hyattsville，MD：Centers for Disease Control and Prevention，2011.）

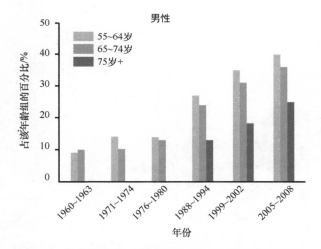

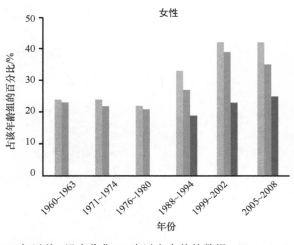

图 9.35　美国男性和女性肥胖的发生率。肥胖的定义是 BMI>30。1988 年以前，没有收集 75 岁以上个体的数据。（Data from National Center for Health Statistics，Health，United States，2010：*With Special Feature on Death and Dying*，Hyattsville，MD：Centers for Disease Control and Prevention，2011.）

　　2 型糖尿病也与遗传有关。一些研究表明，在不涉及肥胖的情况下，2 型糖尿病的发病与家族有关，特别是在亚裔或非洲人后裔中表现得尤为明显。不同的研究中关于遗传对 2 型糖尿病影响程度的评估也有所不同，但多数专家认为，约有 10%～20%的 2 型糖尿病患者其发病与遗传有关。这种遗传关联还可能与代谢综合征有关，后者与包括冠心病、脑卒中和糖尿病等在内的疾病的发病风险相关。代谢综合征的特征是血液中高水平的甘油三酯和低密度脂蛋白、低水平的高密度脂蛋白、高血压，以及 120～135 mg/dL 的静息血糖水平。代谢综合征反映的并不是某个或某些基因的突变，而是与 2 型糖尿病类似，那些脂肪代谢调节失常（肥胖）和习惯久坐少动的个体更易于患上代谢综合征。

信息栏 9.2　肥胖与 2 型糖尿病：糖尿病预防项目组的研究

　　2 型糖尿病的发病率在进入老龄期后显著增加。在美国，从开始有准确数据记录的 1975 年到 20世纪 90 年代初，65 岁及以上人口 2 型糖尿病的患病率一直接近于 8%。随后，65 岁以上人群罹患糖尿病的比例急剧增加，目前已达到约 18%。值得注意的是，基本也是从同一时间开始，肥胖患者的比例也显著增多。这一关联使得很多研究者认为，肥胖在 2 型糖尿病的发病过程中发挥了重要的作用。

　　临床医生们很早就认识到了肥胖和 2 型糖尿病之间的关系，但标准膳食指南，如膳食金字塔指南（图 9.36），在减少肥胖者体重方面起效甚微。肥胖和 2 型糖尿病的发生率从 20 世纪 90 年代到 21 世纪持续增加。好消息是，1994 年上市的一类新药，即双胍类药物，可以有效地控制血糖水平而不引起显著的副作用。由于血糖水平受到有效的控制，2 型糖尿病患者的并发症也显著减少。然而，双胍类药物，如二甲双胍（glucophage）等也只能用于 2 型糖尿病的治疗，而不能用于预防该病。许多健康专业人士仍然坚信，对于胰岛素抵抗患者来说，预防比治疗是更好的选择。此外，一些备受推崇的营养学家也指出，比美国健康研究组（美国农业部，美国国立卫生研究院等）建议的更为严格的减肥项目应该被用于肥胖的预防，以达到降低 2 型糖尿病发病率的目的。

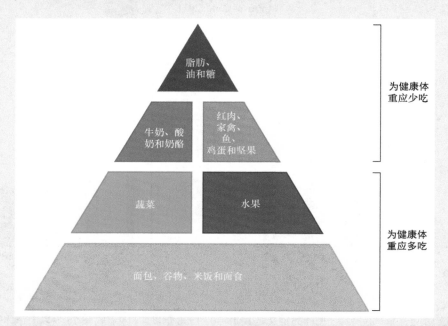

图 9.36　膳食金字塔指南。本膳食金字塔指南的研制机构——美国农业部（USDA）指出，按照指南的建议进食有助于个体将体重保持在或者获得一个健康的水平。

　　几个小规模的、以人为对象的研究表明，将 BMI 控制在 30 以下可以有效地预防 2 型糖尿病的发生，但这一结果仍有待于大型临床研究的验证。为此，美国各地 29 个独立研究中心的科研人员组成了一个协作小组来检验降低胰岛素抵抗者的个体体重是否能预防 2 型糖尿病的发生。该研究小组称为糖尿病预防研究组（Diabetes Prevention Program Research Group），记录了 4 年时间内不同年龄、种族、遗传背景的男性和女性葡萄糖不耐受个体中 2 型糖尿病的新发病率。这批人群被分为 3 个不同的研究组：①服用 850mg 剂量的二甲双胍，并采用膳食金字塔指南所建议的标准饮食；②服用安慰剂，并采用膳食金字塔指南所建议的标准饮食；③通过锻炼和食用低热量膳食的强化型减肥计划实现降低约 7%体重的目标。

研究结果十分引人注目（图 9.37）。强化减肥组人群体重的减少比标准饮食组要明显多一些，4 年时间平均减少了约 5.6kg。同一时期内标准饮食并服用安慰剂组的人群体重没有下降，而服用二甲双胍组的人群平均体重下降了 2.6kg。与之类似的是，强化减肥组人群 2 型糖尿病的发病率比标准饮食加安慰剂组降低了 58%。二甲双胍治疗比服用安慰剂能够更有效地预防 2 型糖尿病的发生，但其效果远不如强化减肥组。事实上，二甲双胍并没有减少 60 岁及以上人群 2 型糖尿病的发病风险，只有强化减肥组能够达到这一目的。

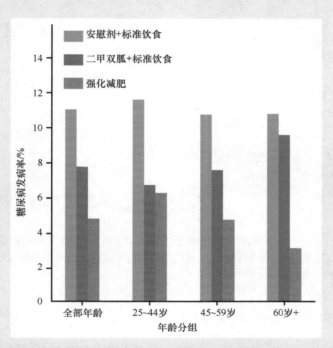

图 9.37　参与糖尿病预防研究组试验的患者在 4 年中 2 型糖尿病的累积发生率。（Adapted from Diabetes Prevention Program Research Group. 2002. *N Engl J Med* 326：393–403.）

骨骼系统与骨钙代谢

人类骨骼有三个主要的功能：①提供形成人体的强度和结构；②造血；③储存钙并参与血钙的调节。钙是人体内最丰富的矿物质，它与磷形成磷酸钙，这种坚硬、致密的材料进而形成我们的骨骼和牙齿。实际上，人体骨骼中含有全身 99%的钙。其余的钙以血清钙离子（Ca^{2+}）的形式存在，其对神经和肌肉行使正常功能至关重要，在血液凝固和许多酶促反应中也发挥作用。本节中我们将讨论血钙和钙调节的重要性；下一节我们阐述与年龄相关的骨质流失。

甲状旁腺和甲状腺激素调控血钙的平衡

血钙的浓度必须保持在一个很窄的范围，大约为 9～10mg/dL。维持在这一浓度范围极为重要，以至于机体进化出了一个腺体，即**甲状旁腺**（**parathyroid gland**），专门负责调节血钙浓度（图 9.38）。一旦血钙浓度低于 9mg/dL，甲状旁腺就会分泌**甲状旁腺激素**（**parathyroid hormone，PTH**）。PTH 可以通过增加骨钙的释放、提高肠道钙吸收，以及提升肾小管对钙的重吸收等使血钙浓度得以升高；一旦血钙浓度高于 11～12mg/dL，甲状腺就会分泌**降钙素**（calcitonin）。降钙素与 PTH 的作用截然相反——它能够抑制骨钙的释放，但它对肠道钙吸收或肾小管钙的重吸收并无作用。血钙浓度在 10～11mg/dL 时并不会促使降钙素的分泌，在此范围内，机体会通过增加尿液排放来降低血钙浓度。

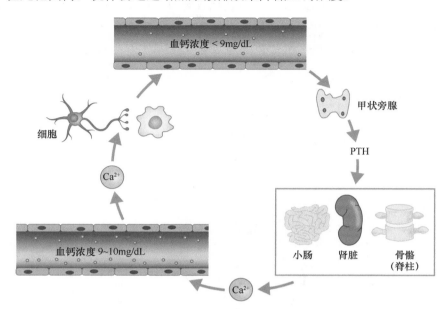

图 9.38 甲状旁腺激素（PTH）对血钙的调节。甲状旁腺位于上颈部甲状腺后上方，会在血钙浓度低于 9 mg/dL 时释放 PTH。PTH 刺激能够提高肾小管对钙的重吸收、骨钙释放，以及肠道钙吸收。细胞从血液中摄取血钙，用于多种不同的生理功能，包括维持神经传导、肌肉收缩和细胞内信号转导等。

激素调节骨矿物质沉积与再吸收之间的平衡

激素参与调节**骨重塑**（bone remodeling）过程，即成人骨组织持续的降解和更新过程（**图 9.39**）。人体内有两种类型的骨：骨小梁（或海绵骨）和密质骨。骨小梁有丰富的血管，其结构形成一个较大的骨与血管接触的表面积。也就是说，与密质骨相比，钙离子可以很容易地进出骨小梁。负责重构骨骼的细胞包括**成骨细胞**（osteoblast）、**破骨细胞**（osteoclast），以及少量的**骨细胞**（osteocyte）。在 PTH 的作用下，破骨细胞分泌蛋白降解酶，从而降解含有**羟基磷灰石**[$Ca_{10}(PO_4)_6(OH)_2$]钙盐的胶原基质。羟基磷灰石赋予骨骼相当的硬度和强度。破骨细胞还可以分泌酸性物质，使羟基磷灰石分子分解成各种非晶钙盐，主要是磷酸钙[$Ca_3(PO_4)_2$]。这些非晶钙盐的形成有两个重要的功能。首先，作为钙离子的储备，能够对 PTH 做出快速反应并被释放；其次，这些钙盐可以在形成新的骨组织时被成骨细胞所利用。

破骨细胞作用下的骨钙重吸收，会使得骨骼中先前由羟基磷灰石晶体所在的部位形成空洞。在没有新骨组织形成的情况下，骨矿物质含量将减少，骨骼的整体强度会降低。新骨形成开始于巨噬细胞"清理"破骨细胞作用后留下的产物时生长因子的释放。这些生长因子，包括转化生长因子 β（TGF-β）、血小板衍生生长因子（PDGF）及胰岛素样生长因子 1 和 2（IGF-1 和 IGF-2）等，刺激前成骨细胞分化成成熟的成骨细胞。成熟的成骨细胞可以向骨内脱矿化区域分泌胶原蛋白等形成基质的材料。成骨细胞还分泌碱性磷酸酶（alkaline phosphatase），促使非晶盐沉积到新形成的基质上。在接下来的 2～3 个月，机体通过随机过程，将非晶磷酸钙转化为羟基磷灰石晶体，完成该部位骨骼的重塑周期。

骨重塑过程在人的一生中持续进行，并由几个激素和生长因子共同调节（**表 9.8**）。早期发育过程中（青春期前）更活跃的骨骼矿化，反映了生长诱导激素和生长因子，如生长激素、胰岛素、IGF-1 和钙三醇（维生素 D_3）等对成骨细胞的刺激作用。睾酮和雌激素在青春期时促进男性和女性的骨骼生长。睾酮

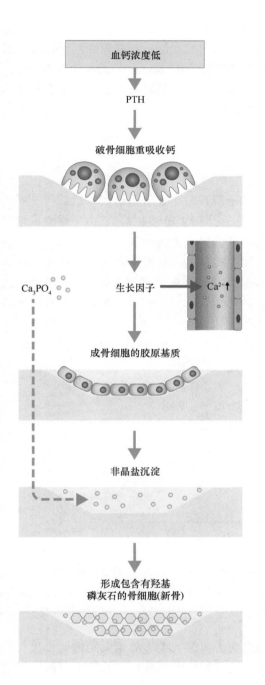

血钙浓度低

PTH

破骨细胞重吸收钙

Ca₃PO₄

生长因子 → Ca²⁺↑

成骨细胞的胶原基质

非晶盐沉淀

形成包含有羟基
磷灰石的骨细胞(新骨)

图 9.39　骨重塑过程。当血钙浓度低于 9mg/dL 时，甲状旁腺会释放 PTH，激活破骨细胞活性。破骨细胞消化骨基质，释放非晶盐、生长因子和钙离子。在生长因子刺激下，前成骨细胞发育为成熟的成骨细胞，以胶原基质填补脱钙区域。成骨细胞也释放碱性磷酸酶，这有助于非晶盐沉积到新形成的基质上。经过一段时间，非晶盐形成羟基磷灰石，从而进一步促进成骨细胞和新骨的形成。

表 9.8　一些激素对骨骼矿化的影响

激素	影响的骨细胞	对骨骼矿化的主要影响	随年龄增长增加/减少分泌
甲状旁腺激素（PTH）	破骨细胞	增加重吸收	没有变化
雌激素	成骨细胞	增加骨沉积	绝经后减少
	破骨细胞	减少重吸收	
睾酮	成骨细胞	增加骨沉积	达到骨量峰值后减少
胰岛素/IGF-1	成骨细胞	增加骨沉积	青春期后减少
生长激素	成骨细胞	增加骨沉积	青春期后减少
降钙素	成骨细胞	增加骨沉积	没有变化
甲状腺激素	成骨细胞	增加骨沉积	50～60 岁后减少

似乎可以刺激前成骨细胞分化为成熟的成骨细胞。具有高水平睾酮的女性，其在青春期开始后骨骼生长的时间更长，因此具有更高的骨量峰值。雌激素通过两种方式促进骨骼生长：①刺激成骨细胞活性；②抑制破骨细胞活性。尽管雌激素抑制破骨细胞活性的确切机制尚不清楚，但其可能通过刺激成骨细胞释放骨保护素（osteoprotegerin）来抑制破骨细胞分泌蛋白水解酶。

增龄相关性骨病——骨质疏松症

50 岁后，男性和女性的平均身高均会降低。这种身高的下降反映了在骨量达到峰值后，骨矿物质含量降低引起的椎骨的轻微压缩（图 9.40 和图 9.41）。女性在绝经后（约 50 岁以后），由于雌激素水平的下降，骨量会加速流失，使女性罹患**骨质疏松症**（osteoporosis）的风险大大增加。骨质疏松症是一种骨骼疾病，其特征为骨量减少和强度降低，以及骨折风险的增加。实际上，女性患者占到骨质疏松症病例的80%。虽然男性也经历与年龄有关的骨量丢失，但骨质疏松症的患病率明显低于女性，这种较低的患病率反映了 50 岁以后的男性其骨矿物质含量丢失的速度要慢得多（图 9.40）。然而，年轻的男性可能会罹患继发性骨质疏松症，这是由药物、癌症和肾脏疾病等引起的。

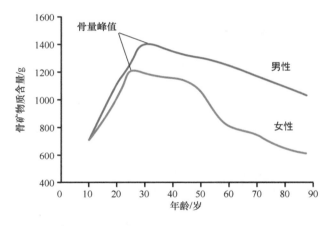

图 9.40 男性和女性总骨矿含量（BMC）随年龄的变化。女性比男性更早达到骨量峰值。在骨量达到峰值后，BMC 丢失的缓慢速率男女相似。绝经期后（50 岁以上），女性 BMC 下降的速率显著加快。（Data from World Health Organization, Prevention and Management of Osteoporosis, WHO Technical Report Series 921, Geneva: World Health Organization.）

绝经后妇女骨质流失的加速为我们提供了一个适当的机会去研究人类年龄相关的机能丧失与生殖寿命之间的关系。在本节中，我们会从女性生殖老化的角度讨论原发性骨质疏松症的病理进程，以及绝经后妇女如何由骨质流失进展为骨质疏松症的。

绝经期骨矿物质流失加速可导致骨质疏松症

绝经后骨矿物质的流失加速，会使女性罹患骨质疏松症的风险大大增加。世界卫生组织建议骨质疏松症的诊断标准为髋关节或脊柱的**骨密度**（bone mineral density，BMD。单位：g 矿物质/cm^2）低于年轻人口正常均值的 2.5 个标准偏差（图 9.42）。为了便于各年龄组之间的比较，世界卫生组织将年轻正常人群的统计分布（平均值±SD）规定为 T 值。T 值≥–1 为正常，即没有增加罹患骨质疏松症的风险；T 值

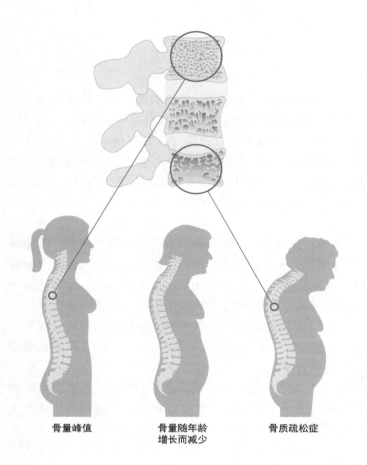

图 9.41 **女性椎体骨质的损失造成身高降低。**年龄相关的骨钙流失导致椎体压缩，使得整个脊柱萎缩，身高降低。椎骨过量的骨质流失还会导致骨质疏松及脊柱弯曲，也就是我们常说的驼背（dowager's hump）。

骨量峰值　　　骨量随年龄　　　骨质疏松症
　　　　　　增长而减少

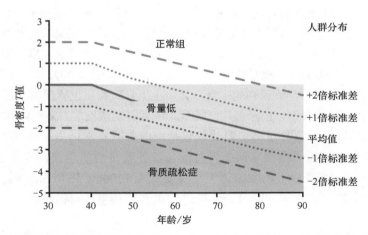

图 9.42 **世界卫生组织发布的女性骨质疏松症诊断标准。**骨质疏松症的诊断为髋部或脊柱的骨密度（BMD，g 矿物质/cm²）低于年轻人口（绝经前，30～40 岁）正常平均值的 2.5 个标准偏差。该值由 T 值来表示（左侧纵轴）。图线代表不同年龄段女性的 BMD 分布（右侧纵轴）。（Data from World Health Organization. 2003. Prevention and management of osteoporosis. WHO Technical Report Series 921，Geneva：World Health Organization.）

在–1 到–2.5 之间为**骨质减少（osteopenia）**，会增加骨质疏松症的发病风险。值得注意的是，正常妇女的 BMD 在 60 岁以后会下降到骨质减少的范围，提示该年龄是骨质疏松症一个主要的危险因素。尽管世界卫生组织提供的数据分布显示，大于 90 岁的女性通常都患有骨质疏松症，但由于数据有限，这一结果并不完全可靠。

环境因素对骨质疏松症发病风险的影响

100多年前,德国外科医生尤利乌斯·沃尔夫(Julius Wolff)就发现,当负载增加时,骨骼会变得更为厚实,亦即BMD增加。他的观察导致了沃尔夫定律的发现:骨骼的生长与其负载成正比。举例来说,职业网球运动员惯用手臂桡骨的BMD远大于另一手臂。高强度的负重锻炼可以增加BMD,长期不使用则会导致BMD下降。这一经典效应,可以在久卧患者和长时间不受地球重力影响的航天员中观察到。因此,缺乏体力活动会增加罹患骨质疏松症的风险。但是,中等强度运动是否能够增加BMD,目前仍不明确。以前久坐的女性,在绝经后进行适度的负重锻炼,BMD的增加最为显著。而经常进行锻炼的女性,BMD的增加则十分有限。

之前我们提到过,雌激素完全调节PTH诱导的骨重吸收作用,即刺激成骨细胞的骨质沉积、抑制破骨细胞的重吸收(来维持骨量稳定)。因此,在绝经期或绝经后,雌激素浓度下降,骨骼会向血液中释放大量的Ca^{2+}。这些钙离子将从尿液中排出体外以维持血钙浓度稳定在9~10mg/dL的范围内。尿中钙离子的增加往往超出了饮食的摄入,这种现象被称为负钙平衡。增加膳食中钙离子的摄入往往可以在年轻、绝经前女性中消除负钙平衡,有助于维持骨量。然而,对绝经后女性采取类似的措施并不能使其有效地将BMD维持在绝经前的水平。美国国家科学院建议绝经后妇女每日摄入1200mg的钙。配合药物以及增加体育锻炼,这一剂量可以有效地维持长期久坐人群的骨密度。

肠道吸收食物中的钙离子需要有维生素D的存在。老年人进食量以及暴露于紫外线(皮肤在暴露于紫外线时合成维生素D)的减少,都会导致机体吸收钙离子所必需的维生素D减少。通过进食增加维生素D的摄取已被证明能够增加绝经后女性钙离子的吸收,但是维生素D诱导的钙离子吸收的增加并未被证明能够增加非骨质疏松症的绝经后女性的骨密度。尽管数据是相互矛盾的,临床医生往往还是建议同时增加维生素D和钙离子的摄入量作为一项预防措施。

女性的骨矿物质含量在25岁左右时达到峰值。此后,骨矿物质含量会缓慢下降,至绝经期会突然加速下降。绝经前后骨质丢失的速率与个体骨矿物含量峰值时的高低无关。这一现象在图9.39中得到了很好的体现。骨矿物含量峰值超过平均值1SD的个体,其下降速率与其他组的个体无显著差别。但是,这些女性终生都不会达到骨质疏松症的阈值。事实上,骨密度格外高的妇女(高于平均值2SD),甚至可能都不会达到骨量低的阈值。换句话说,年轻时骨矿物质峰值越高的女性,其后半生骨矿物质也就保留得越多。因此,在峰值时力争达到遗传赋予的最大骨矿物质含量,已经被广泛接受为降低骨质疏松症发病风险的首要方法。

帮助年轻女性达到其最大峰值骨量的主要建议包括:改善膳食中钙离子和维生素D的摄入,同时增加负重锻炼。如果年轻女性遵循美国国家科学院食品与营养委员会的建议,实现最大峰值骨量的可能性就会大大提高。也就是说,18岁以下的女孩每天至少要摄入1300mg钙和5mg维生素D。此外,在通过膳食摄入大量的特定维生素和矿物质的同时,还应进行更多的负重体育锻炼。

药物治疗可以减缓绝经后女性的骨质流失

注重年轻女性的预防措施并不意味着老年妇女无法从运动或膳食改善中受益。然而,增加负重活动、膳食钙和(或)维生素D的水平,只能减慢而不能阻止绝经前或绝经后妇女的骨质流失。对于达到骨量峰值后或绝经后的女性来说,停止骨质丢失、增加骨质含量只能通过药物治疗来实现。然而,与单独使用药物相比,增加体育活动、钙离子和维生素D的摄入并与药物治疗相结合,可以更显著地提高骨量并降低骨折率。这里我们简单介绍三种最常见的用于绝经后妇女增加骨量的药物类型:雌激素、特异性雌激素受体调节剂(specific estrogen receptor modulator,SERM)和双膦酸盐。

由于雌激素可以刺激成骨细胞的活性(骨形成)并抑制破骨细胞的活性(骨吸收),雌激素替代疗法

（也被称为激素替代疗法，hormone replacement therapy，HRT）作为预防绝经后妇女骨质流失的药物而受到广泛的认可也就很容易理解了。几乎所有的研究都发现，使用 HRT 作为骨质疏松症的疗法，可以增加骨量和（或）降低骨折的风险。但不幸的是，最近的研究表明，HRT 在增加骨密度的同时，也会增加个体罹患乳腺癌的风险。这一问题使雌激素无法再用作预防过度骨质流失或骨质疏松症的一线药物。目前，只有当其他疗法失败，或骨折等引起的健康问题的风险超出患癌的风险时，才会考虑使用雌激素替代疗法。

SERM 是一类具有选择性作用的化合物，具体的作用取决于它们结合的雌激素受体类型是 α 还是 β。例如，他莫昔芬（Nolvadex）通过刺激成骨细胞的活性增加骨密度，同时会通过阻断内源性雌激素结合其受体而抑制乳腺癌的生长。但是，他莫昔芬会引起严重的副作用，并且对骨骼的作用也相对较弱，这使得其主要用于癌症的治疗。雷洛昔芬（Evista®）是专门用于治疗骨质疏松症的药物，但它最近也被批准用于乳腺癌高风险个体的治疗。临床试验发现，相较于他莫昔芬，雷洛昔芬对减少髋部和脊椎骨折更为有效，尽管效果仍不如雌激素。雷洛昔芬不会引起使用他莫昔芬治疗时出现的严重副反应，即子宫炎性疾病和子宫癌患病风险的增加。

双膦酸盐是一组能诱导破骨细胞凋亡从而抑制骨吸收的化合物。双膦酸盐可以在正常的氧-磷酸键的位置置换成一个碳-磷酸键，破坏 ATP 的正常合成。因为 ATP 酶只能断开氧-磷酸键，碳-磷酸 ATP 的生成会在破骨细胞内积累至有毒的水平，最终导致细胞凋亡。美国食品药品监督管理局批准的 3 种双膦酸盐药物是阿仑膦酸钠（Fosamax®）、伊班膦酸钠（Boniva®）和利塞膦酸钠（Actonel®）。这些药物都能够有效地减缓绝经后妇女的骨质流失速率，并降低其髋部和脊椎骨折的风险。目前，对于双膦酸盐类药物是否能够增加骨量，或只是简单地减少骨质的损失仍有一定的争议。

未来之路

医学和科研界在很大程度上都很关注两种对抗慢性疾病的方法：降低患病风险；在诊断后提供更好的治疗。在 20 世纪后半叶，这两项措施在降低前十大死因的发病率和预防慢性病伴发的失能方面取得了巨大成功。近年来，由于包括心脏病和癌症在内的许多疾病的发病率随着时间的推移表现出非常小的变化，这种方法已经开始失去其效力。许多人认为，有必要从根本上改变对慢性病的研究重点。为了这个目的，生物老年医学界长期以来一直在呼吁一种新的方法，从专注于治疗疾病到同时关注衰老的机制。这种方法反映了一个简单而不争的事实：衰老是大多数慢性疾病的头号风险因素。第 11 章中的讨论扩展了这一主题。延缓衰老将延缓或预防许多慢性疾病，延长健康寿命（图 9.43）。

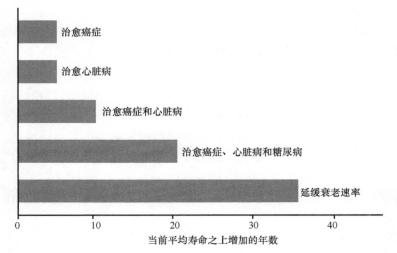

图 9.43　聚焦延缓衰老的研究而非主要死亡性疾病的治愈将增益平均寿命。数据代表各种来源公布的估计数的总和。（Adapted from original design by Miller RA. 2002. *Milbank Q* 80：155-174.）

通过延缓衰老速率减轻疾病负担的第一步就是要深入了解衰老的多种机制及其相互作用。由于衰老的随机性，我们可以预期每个人都会有不同的衰老途径，即不同的机制，而这一途径可能导致各种不同的疾病。使用简化论或以疾病为中心的方法来评估衰老这样复杂的过程背后的机制将是对研究资源和时间的浪费。复杂的生物学问题需要先进的创新性研究方法。通过更多地利用与个性化医疗（第 1 章）和系统生物学（第 2 章）相关的新技术，可以更深入地了解延缓衰老速率将如何减轻慢性病的影响。

核心概念

- ➢ 人的神经系统由中枢神经系统（CNS，包括脑和脊髓）及外周神经系统（PNS，即 CNS 以外的所有其他神经）组成。
- ➢ 神经细胞（神经元）由三个基本部分组成：树突、胞体和轴突。
- ➢ 神经传递是通过细胞膜的一小部分去极化后形成动作电位进行传播的。
- ➢ 神经递质通过突触将电信号从一个神经元传递到另一个神经元。突触由突触前神经元的轴突、突触后神经元的树突，以及突触间隙组成。
- ➢ 人的大脑随年龄发生的变化很小，似乎并不会显著影响大脑的功能。
- ➢ 淀粉样斑块和神经纤维缠结这两种蛋白聚集物在人类大脑内的积累是与年龄相关的正常现象。
- ➢ 尽管阿尔茨海默病的病因还不明确，但其患者脑内往往会出现大量的淀粉样斑块和神经纤维缠结。
- ➢ 阿尔茨海默病有三种主要的类型：早发型、迟发型和家族遗传型。早发型阿尔茨海默病与遗传相关，而迟发型则与遗传无关。
- ➢ 脑脊髓液中 $A\beta_{42}$、总 tau 蛋白和过度磷酸化 tau 蛋白的水平可能是阿尔茨海默病的早期生物标志物。MRI 和 PET 提供了潜在的生物标志物的可视化，有助于阿尔茨海默病的确诊。
- ➢ 帕金森病是基底神经节黑质区域多巴胺能神经元丢失所导致的。
- ➢ 心脏包括两个独立的泵：右侧负责将氧含量低的血液输送到呼吸系统（肺）；左侧负责向身体各个部位供给氧含量高的血液。
- ➢ 心脏和动脉血管的肌肉都是可兴奋组织，即它们都能够在神经或激素的作用下产生动作电位。
- ➢ 心输出量由返回到心脏的血液量决定。心肌对经静脉回流的血液做出反应，确定从心室射出血液所需的拉伸力量。
- ➢ 动脉内富含胆固醇的脂肪沉淀在长期积累后形成动脉斑块，几乎会出现在所有的老年人血管中。动脉斑块的过度积累会引发动脉粥样硬化。
- ➢ 年龄、吸烟、高血压和高血脂是冠状动脉疾病的主要危险因素。
- ➢ 65 岁及以上的老年人中，一半以上患有高血压，即收缩压持续大于 130mmHg 或舒张压大于 90mmHg。
- ➢ 心脏衰竭的定义是心肌不能产生足够的收缩力以射出血液满足全身的氧需求，也就是说心输出量的异常降低。
- ➢ 血糖由胰腺内分泌细胞所释放的两种相互竞争的激素即胰岛素和胰高血糖素调节，稳定维持在 90～120mg/dL。血糖浓度必须保持在这一水平范围，因为大脑主要使用血糖作为其所需能量的来源。
- ➢ 胰岛素通过启动细胞内的信号级联反应来促使细胞摄取葡萄糖。同时，胰岛素也调节脂肪和蛋白质的代谢。
- ➢ 胰岛素抵抗是指胰岛素不能有效刺激细胞摄取葡萄糖，是 2 型糖尿病的主要危险因素。
- ➢ 2 型糖尿病的主要后果之一是损害微血管血流。没有足够的血供，组织可能会被破坏，导致组织损伤甚至死亡。

➤ 据估计，超过 80%的 2 型糖尿病的新发病例与肥胖有关。保持健康的体重被认为是该病最好的预防措施。

➤ 男性和女性在生育期后骨矿物质含量均会有所下降，但女性的下降幅度更大。

➤ 雌激素通过促进成骨细胞活性、抑制破骨细胞活性来促进骨骼生长。因此，相较于 25～50 岁这一阶段，更年期骨矿物质含量的流失显著加速。

➤ 过量的骨质损失可导致骨质疏松症，并使骨折的风险显著增加；女性占所有骨质疏松症患者的80%。

➤ 负重锻炼与膳食中钙和维生素 D 可以影响人体骨矿物质含量。虽然在绝经后增加体育锻炼和膳食中钙的水平已被证明可以有效地减缓骨质流失，但其综合效果十分有限，对于骨质疏松症的预防只有很小的作用。

➤ 骨质疏松症的主要预防措施是鼓励 14～30 岁之间的女性增加运动量和钙的摄入量，使其骨量峰值达到最大。

讨论问题

Q9.1 正如你在前面章节中了解到的，受损蛋白质的积累可能是衰老的症状。将这一理论应用到脑衰老和阿尔茨海默病及帕金森病的发病机制中，解释为什么 β 折叠的蛋白结构可以折叠其自身形成蛋白聚集体，比如形成淀粉样斑块。

Q9.2 说出阿尔茨海默病的三种主要类型。其中哪种类型与遗传最相关？哪种类型最常见？

Q9.3 回想一下动脉的解剖结构，利用流体动力学理论阐释与年龄有关的动脉结构变化如何导致了血流量和血压的改变。

Q9.4 评价下面的 Frank-Starling 机制图（图 9.44）。如何理解这一机制能够解释充血性心脏衰竭的原因？

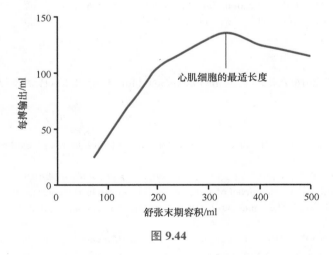

图 9.44

Q9.5 解释冠状动脉疾病为何会导致心肌纤颤而致死。

Q9.6 简要说明为什么相比死亡率，患病率可以更好地作为心血管疾病的检测指标。

Q9.7 2 型糖尿病可以通过口服葡萄糖耐量试验来确诊。简要描述口服葡萄糖耐量试验和 2 型糖尿病的诊断标准。什么情况是糖耐量受损但非 2 型糖尿病？

Q9.8 阐述晚期糖基化终末产物增加与 2 型糖尿病造成的损害之间的关系。

Q9.9　解释为什么骨质疏松症的预防策略主要针对年轻女性（14～30岁）而非绝经后的妇女。

Q9.10　尽管骨量下降是一个正常的、伴随衰老而发生的现象，解释为什么同年龄组的绝经后女性骨量下降的速率明显高于男性。

延伸阅读

概论

Martin GM. 2016. The age-disease relationship. In: *The Molecular and Cellular Biology of Aging* (J Vijg, J Campisi, G Lithgow, eds.), pp. 188–220. Washington, DC: The Gerontological Society of America.

神经系统与神经信号

Jagust WJ, Bredesen DE. 2015. Neuronal systems. In: *Molecular and Cellular Biology of Aging* (J Vijg, J Campisi, G Lithgow, eds.), pp. 279–304. Washington, DC: The Gerontological Society of America.

Widmaire EP, Raff H, Strang KT. 2016. *Vander's Human Physiology*, 14th ed., pp. 137–188. New York, NY: McGraw-Hill.

人脑增龄相关性疾病——阿尔茨海默病和帕金森病

Hampel H, O'Bryant SE, Castrillo JI et al. 2016. Precision Medicine—The golden gate for detection, treatment and prevention of Alzheimer's disease. *J Prev Alzheimers Dis* 3: 243–259.

Henriquesa AD, Benedetb AL, Camargosa EF et al. 2018. Fluid and imaging biomarkers for Alzheimer's disease: Where we stand and where to head to. *Exp Geron* In Press.

Rodriguez M, Morales I, Rodriguez-Sabate C et al. 2014. The degeneration and replacement of dopamine cells in Parkinson's disease: The role of aging. *Front Neuroanat* 8: 80.

Simic G, Babic-Leko M, Wray S et al. 2016. Tau protein hyperphosphorylation and aggregation in Alzheimer's disease and other tauopathies, and possible neuroprotective strategies. *Biomolecules* 6: 6.

U.S. Department of Health and Human Services. 2016. Nation Plan to Address Alzheimer's Disease: 2016 Update. https://aspe.hhs.gov/report/national-plan-address-alzheimers-disease-2016-update.

Villemagne VL, Dore V, Burnham SC et al. 2018. Imaging tau and amyloid-beta proteinopathies in Alzheimer disease and other conditions. *Nat Rev Neurol* Ahead of Publication: doi: 10.1038/nrneurol.2018.9.

Verhey FRJ. 2009. Alois Alzheimer (1864–1915). *J Neurol* 256: 502–503.

心血管系统

Widmaire EP, Raff H, Strang KT. 2016. *Vander's Human Physiology*, 14th ed., pp. 360–441. New York, NY: McGraw-Hill.

心血管系统增龄相关性疾病——心血管疾病

Alfaras I, Di Germanio C, Bernier M et al. 2016. Pharmacological strategies to retard cardiovascular aging. *Circ Res* 118: 1626–1642.

AlGhatrif M, Wang M, Fedorova OV et al. 2017. The pressure of aging. *Med Clin North Am* 101: 81–101.

Izzo C, Carrizzo A, Alfano A et al. 2018. The impact of aging on cardio and cerebrovascular diseases. *Int J Mol Sci* 19: 481–512.

Paneni F, Diaz CC, Libby P et al. 2017. The aging cardiovascular system: Understanding it at the cellular and clinical levels. *J Am Coll Cardiol* 69: 1952–1967.

Wang M, Monticone RE, Lakatta EG. 2016. The aging arterial wall. In: *Handbook of the Biology of Aging* (M Kaeberlein, GM Martin, eds.), pp. 359–389. New York, NY: Elsevier.

内分泌系统与血糖调节

Widmaire EP, Raff H, Strang KT. 2016. *Vander's Human Physiology*, 14th ed., pp. 317–358. New York, NY: McGraw-Hill.

内分泌系统增龄相关性疾病：2 型糖尿病

Adak T, Samadi A, Unal AZ. 2018. A reappraisal on metformin. *Regul Toxicol Pharmacol* 92: 324–332.

American Diabetes Association. http://www.diabetes.org.

Jia G, Hill MA, Sowers JR. 2018. Diabetic cardiomyopathy: An update of mechanismsm contributing to this clinical entity. *Circ Res* 122: 624–638.

Neth BJ, Craft S. 2017. Insulin resistance and Alzheimer's disease: Bioenergetic linkages. *Front Aging Neurosci* 9: 345.

Nicholls DG. 2016. The pancreatic ß-cell: A bioenergetic perspective. *Physiol Rev* 96: 1385–1447.

Centers for Disease Control and Prevention. 2017. National Diabetes Statistics Report, 2017. Atlanta, GA: U.S. Department of Health and Human Services.

骨骼系统与骨钙代谢

Widmaire EP, Raff H, Strang KT. 2016. *Vander's Human Physiology*, 14th ed., pp. 350–353. New York, NY: McGraw-Hill.

增龄相关性骨病：骨质疏松症

Boskey AL, Imbert L. 2017. Bone quality changes associated with aging and disease: A review. *Ann N Y Acad Sci* 1410: 93–106.

Frost HM. 2001. From Wolff's law to the Utah paradigm: Insights about bone physiology and its clinical applications. *Anat Rec* 262: 398–419.

Kenkre JS, Bassett JH. 2018. Annals express: The bone remodelling cycle. *Ann Clin Biochem*; doi: 10.1177/0004563218759371.

Khosla S, Hofbauer LC. 2017. Osteoporosis treatment: Recent developments and ongoing challenges. *Lancet Diabetes Endocrinol* 5(11): 898–907.

Varahra A, Rodrigues IB, MacDermid JC et al. 2018. Exercise to improve functional outcomes in persons with osteoporosis: A systematic review and meta-analysis. *Osteoporos Int* 29: 265–286.

Veldurthy V, Wei R, Oz L et al. 2016. Vitamin D, calcium homeostasis and aging. *Bone Res* 4: 16041.

World Health Organization. 2003. *Prevention and management of osteoporosis*. WHO Technical Report Series 921. Geneva, Switzerland: World Health Organization.

第 10 章　调控人体衰老与长寿

> "我奶奶六十岁时开始每天步行五英里。她现在九十七岁了，我们都不知道她到底在哪儿。"
>
> ——艾伦·德杰尼勒斯（Ellen Degeneres），喜剧演员（1958—）

本 章 提 纲

调节生物衰老	与时俱进的健康与衰老的定义
调控寿命与衰老速率——热量限制	未来之路
调控衰老速率——运动锻炼	

从有记录的历史开始，人类就试图寻找青春之泉，塑造了当今社会形态的原始文化和宗教记录中就描述了一些极为长寿的人物。穆斯林、犹太教徒和基督徒的共同祖先亚伯拉罕（Abraham）活到了 200 岁，但与圣经人物玛士撒拉（Methuselah）相比也只是一个少年而已，后者据说活到了 969 岁。此外，许多宗教都涉及一个核心理念：在宇宙的某个地方，如天堂或极乐世界，由衰老带来的痛楚和苦难都会消失。坚信永生是可能的、痛苦即将结束，反映了人类最基本的本能——生存。

文化的力量和本能的行为激发推动着人类延年益寿的愿望，对此科学家们也不能幸免。一些生物老年学家认为，我们已经生活在一个衰老和长寿的调控将会很快得到普及的时代。例如，这些科学家声称，随着干细胞研究的不断进展，人类将用自己的 DNA 为模板得到新的器官，以取代那些随着年龄增长不断老化的器官。大众媒体和科学论文中有关人人都能够活到 100 岁、为什么这会成为常规而非个例的预言比比皆是。

这些关于长寿的预测是基于当前研究结果的一个现实解读吗？抑或，它们只是人类努力延长自己在地球上生存时间的希冀和渴望？在本章中，我们将讨论衰老和长寿调控的研究现状。我们首先讨论生物学衰老，然后介绍仅有的两种已被研究证实能够调节衰老速率或长寿的干预措施：①减少热量摄入；②保持终生体育活动。最后，我们会讨论延年益寿和健康不衰对个人和社会的影响。

调节生物衰老

衰老是由细胞分子随机无序的损伤并进而引起细胞功能改变所导致的。长寿——物种进化出来的寿命或生命的持续时间，是为物种繁殖成功而选择的基因的副产物。衰老与长寿的深层生化和生理机制目前还不完全清楚。尽管如此，许多生物老年学家都同意一点：衰老速率和寿命的改变反映了受损蛋白质在细胞内累积的程度。

在本节中，我们将讨论为什么衰老不能被调节，然后探究一下什么类型的研究才能更好地理解衰老的生物学基础。

衰老无法改变

我们每个人都会经历生老病死。虽然衰老是我们大多数人想阻止的，但一个简单的事实是衰老不能被调节。要理解为什么会是这样，你就必须接受前面章节中讨论的生物系统的三个重要原则：①衰老不会进化；②生物有机体受与非生物体相同的热力学定律的约束；③热力学第二定律随机但持续运行。由于衰老没有进化，因此就没有基因调控这一过程。基于热力学第二定律的随机性特征，衰老必然是随机的事件。衰老的随机性是由热力学第二定律引起的。在生物体内发生着不计其数的各种反应，每一个反应都必须符合热力学第一定律和第二定律，这是宇宙中无可争辩的真理。宇宙的力量推动着每一个化学反应（即便是最微小的反应）朝着熵增和更加无序的状态进展。在某个时刻，这些发生在生物体内的某个反应会在熵值超过自由能的某个系统中发生。这样，就会出现分子保真度的丢失和损伤蛋白质的积累，并将启动最终导致细胞功能丧失的连锁反应。随着时间的推移，所有的人体细胞都会出现分子保真度的丢失。人类基本上不能，甚至永远都无法改变宇宙的这一基本事实。

然而，你也许会反驳，热力学定律仅适用于封闭的系统，即一个没有环境因素输入的系统。而生物体是开放的，并与外界环境持续地交互作用，也许我们可以进行干预以抵消第二定律的影响。事实上有些人声称，20 世纪人类的干预导致了前所未有的预期寿命的增长，已经证明了生物系统能够成功地应对热力学第二定律。然而，对 100 多年来预期寿命增长的仔细研究显示，我们更多的是在疾病的防治方面取得了进展，衰老的问题仍然没有得到解决。如**图 10.1** 所示，从 20 世纪到 21 世纪的第一个 10 年里预期寿命确实增加了。但是，1900 年至 1950 年之间预期寿命的增加是由于婴儿死亡率的大幅降低、儿童疾病导致的死亡数减少，以及在生育周期结束前致死性传染病的减少。

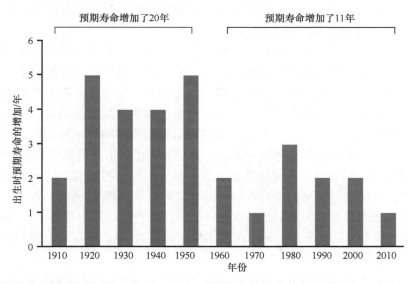

图 10.1　1910～2010 年出生预期寿命的增加（每 10 年）。注意预期寿命增长的 60% 发生在 20 世纪的前 50 年，反映了婴儿死亡率的降低和疾病控制的改善。（Data from Bell FC，Miller ML. 2005. *Life Tables for the United States Social Security Area 1900–2100*，p. 194. Washington，DC：Social Security Administration.）

1960 年以后预期寿命的缓慢增长是由于随着医疗技术的发展，曾经使中老年人无法达到更长寿命的主要疾病逐渐被攻克了。例如，那些以前因心脏病发作而在五六十岁就丧命的人，由于能够在发病前及时诊断并治疗心脏出现的问题，现在都可以活到七八十岁了。因此，在 20 世纪寿命的增加是由于控制了年龄相关的疾病，而非衰老本身。

一些科学家认为，生物技术的快速发展将导致抗衰老疗法的出现。这些研究人员指出干细胞研究的进展（特别是在恢复与年龄有关的功能丧失方面）具有很好的前景。也有人认为，通过人类自身细胞体外生长培养出的器官将可以取代那些因衰老或疾病而损坏的器官。无疑，未来这两种疗法都将得以实现，并将引起寿命期望值的增加。但摆在我们面前的问题是，这些干预可以控制衰老吗？答案也毫不含糊："不能。"它们只能推迟无法避免的衰老。即便你修复一个组织或器官，身体的另外一个系统很快还可能会出现问题。膝关节置换术是老年人常见的手术，但它并没有使肾脏细胞的损伤累积停止。就像 19 世纪发现热力学定律的物理学家们预测的那样，人类不可能永远处于运动的状态（人类不是永动机）。

导致分子保真度丢失的原因未来将可调控

从一开始，生物老年学家们研究的重点就集中在通过纠正已经发生的损伤来改变衰老的进程。这种试图控制衰老的方法永远无法获得成功，因为熵增是宇宙的基本规律，所有的物体都朝着能量平衡的方向运行。但是，我们可以通过研究导致分子保真度丢失的机制来影响衰老的速率。

终有一天，所有与年龄相关的疾病都能够被治愈，到那时熵增将成为人类唯一的死因。如果我们试图控制衰老的速度，生物老年学家们的研究就必须着眼于衰老的机制，而不仅是年龄相关性疾病的病理机制。生物老年学家们应该研究这样一个问题：既然存在热力学定律，那么为什么生物还能够生存下来？换句话说，生物老年学家们应该停止问"我们为什么会死亡？"，而是开始问"为什么我们能活着？"

当生物老年学家们构建有关"为什么我们能活着"这一研究的框架时，预测开展哪些专门的研究是很困难的。随着生物学的迅猛发展，任何现在做出的预测都可能很快被证实是过时的。但是，如果我们要控制衰老的速率，就应当给予某些研究领域更多的关注，这些领域包括遗传学和基因调控系统等。

因为进化已经选择了能够确保我们生存到生殖年龄的所有基因，我们似乎应当更加重视那些用来维持可用能量的基因和基因调控系统，即那些维持分子保真度和细胞秩序的基因。一般而言，这些是调节 DNA 或蛋白质修复并除去受损细胞成分的基因。

把研究的焦点集中于维持分子保真度和细胞秩序的基因，自然而然地就会促使我们去研究哪些系统以及它们何时可能最容易受到第二定律的影响。进化论对于"何时"这一问题提供了答案：专事维护和修复的系统在机体达到生育年龄后变得更容易受第二定律的影响。因此，需要对衰老研究的模型进行一个重大转变。生物老年学家们应该开始针对年轻的、生殖前和生殖期活跃的人群进行研究，而无需与年老（生殖期后）的人群进行比较。只有在对最容易受到第二定律影响的年轻群体的遗传通路或调控系统有了清楚的认识之后，才能够与老年群体进行比较，然后才可以评估这些系统是否会影响衰老的速率。

鉴于生物技术的现状，回答"什么或哪些系统最容易受到熵增的影响"这一问题因第二定律的随机性特征而变得很困难。生物老年学家们需要在基因组学研究（第 5 章讨论的话题）上取得显著进步，才可以找出那些对于衰老速率有重大影响的遗传途径（已经在无脊椎动物中开始了一些研究）。这无疑需要更多地使用数学模型（这些方法几乎从未用于生物老年学研究），以预测年轻个体的基因表达或不表达导致的年龄相关性功能丧失所带来的后果。

熵增能够引起年龄相关的功能丧失。但在基因组学能够给生物老年学家们提供相关的研究工具之前，其他一些研究领域可能会在短期内有所帮助。普通医学科学和生物老年医学已经确定心血管系统比其他系统以更快的速度衰退。动脉中的脂肪斑纹是导致血管狭窄的损伤蛋白质积累的前体，它在 6 个月大的婴儿身上就可以发现。以心血管系统为模型，研究人员可以了解分子保真度的丢失是如何起始的。对于为什么调节损伤和修复的遗传途径会发生改变这一问题，某些类型的研究特别是对年轻人群中多发性癌症的研究，也能够提供一些启示。

调控寿命与衰老速率——热量限制

　　大众媒体充斥着某些特定的食品和营养素是怎样延长寿命或增进健康的故事。一些对于寿命长达 130～140 岁的人的报道声称其长寿源于某些特殊的饮食，如膳食中包含杏仁、酸奶和"特殊"的面包。在书籍和流行杂志上经常出现维生素 E、A、B$_{12}$ 和 C 具有延长寿命、抗衰老作用的个人案例。但是，针对这些食品和营养素的严谨的科学研究一直无法证实它们具有任何延长寿命的作用，除了缓解营养素缺乏外，对健康也没有更多的益处（信息栏 10.1）。只有热量摄入的减少——通常被称为**热量限制**（calorie restriction，CR）或**膳食限制**（dietary restriction，DR），已经显示出具有延长平均寿命和最大寿命的作用。

信息栏 10.1　从神话到科学：食物的治疗作用和健康效应

　　严谨的科学研究表明，低热量膳食能够延缓衰老的速率，降低多种年龄相关性疾病的发病风险。但是，即便有大量的证据显示低热量膳食能够对健康和衰老带来好处，在我们生活的这个时代，美国近 70% 的人口仍然是超重或肥胖的。显然，即使有毋庸置疑的证据，大多数美国人仍难以接受下面的观点：低热量膳食是改善健康、减少年龄相关性疾病、延缓衰老速率的一种简单的、低成本的有效途径。

　　另一方面，借助于个人说教、将基本生物学机制超简单化，以及对有价值的科学成果歪曲演绎等推销方式，使美国人每年花费数十亿美元于那些声称具有健康益处的个别食品和食品补充剂上。日前，某个食品补充剂公司在网络广告中列出了冰草的 40 点益处，包括"叶绿素是光的第一产物，因此相对于其他任何成分而言含有更多的光能"。换句话说，吃冰草会让你获得光的能量。哇！目前，没有任何可靠或完整的科学证据能够表明单一食物或营养素本身能够预防、延迟、治疗疾病，或延缓衰老的速率。

　　为什么当科学证据显示事实并非如此时，我们还是很容易相信某些食品健康作用的离谱广告呢？对此，人类生存和健康心理学的复杂性提供了很多答案。其中一个比较重要的原因是食品所具有的促进健康和治疗能力深深植根于我们的文化及宗教传统中。正如我们今天所知道的，直到 19 世纪末，安全有效的药物才开始出现。这意味着，人类将食品和药品分开的历史仅仅是 100 年多一点，对于适应文化变化来说，这只是一段极短的时间。在这里，我们简要地讲述人类将天然存在的食品作为药物使用的起源，以及科学研究是如何将二者区分开来的。

作为药物使用的食物

　　"让食物成为你的药物。你的药物就是你的食物。"这句话是公认的西方医学之父——科斯岛的希波克拉底（公元前 460—公元前 370 年）所记述。希波克拉底的治疗方法是基于自然与人体之间存在着密切的联系。当时的希腊人认为，一切物体，包括食品和四种身体体液（黏液、血液、黄胆汁和黑胆汁），均由四种元素（土、气、火和水）组成，这些元素的不平衡可以引起物体的功能异常，包括身体功能异常（疾病）。希波克拉底的方法是先诊断出哪些元素失去了平衡，然后使用具有较高含量对立元素（土、气、火或水）的食物，这样使身体恢复平衡。

　　强调食品的希波克拉底医疗方法确立了印欧医学的方向，并一直持续到 18 世纪启蒙运动的时候。后来著名的罗马医生盖伦（公元 129—200 年）在汇编他自己的多卷版医学著作《论食物的力量》时，在很大程度上借鉴了希波克拉底的方法。盖伦阐述了谷物、水果、蔬菜和一些动物肉类的性质使它们可以用于某些疾病的治疗。他认为，治疗疾病时应该首先考虑食物，其次是药物，最后才应考虑外科手术。由于罗马皇帝接受了盖伦医学，所以"食品即药物"成为整个帝国的标准医疗手段。

罗马帝国灭亡之后，源于阿拉伯和波斯文化的伊斯兰医学开始兴起，它也高度依赖于"以食为药"的思想。著名的伊斯兰教医生阿维森纳（lbn Sinā）将希波克拉底和盖伦的医学著作译成了阿拉伯文，并加入了自己的方法——该方法成为后来几百年伊斯兰医药的基础。lbn Sinā 认为食品的治疗作用是真主赐予人类的。这一预言式的论述使得一些伊斯兰教的神职人员认为通过食物来维护健康是达到圣洁的一种方式。

中医里的食疗很可能随着中医典籍《黄帝内经》的出现而在公元前的最后一个千年内就开始发挥其作用了。像后来的希波克拉底理论那样，《黄帝内经》一开始就将保持机体的平衡放到了最重要的位置。食物分属寒、湿、热、燥等不同性质，并通过阴阳（在宇宙中存在两种相辅相成的力量）的概念来利用食物治疗疾病。《黄帝内经》称"热者寒之、寒者热之、燥者润之、湿者燥之"。阴性的食物是那些被认为是寒冷和潮湿的食物，如水果、海鲜、豆类和蔬菜，它们能减少能量和增加体内的含水量。阳性的食物是温热和干燥的食物，如姜、葱、酒和大部分肉类，它们能增加能量和减少身体的含水量。温热的食物具有增加能量的效果，其基础思想是"阳"食物比"阴"食物中明显含有更多的脂肪和蛋白质，因而具有更多的能量。现在，中医在中国和世界其他地区仍在发挥着积极的作用。

随着科学方法在启蒙运动中的兴起，西方以食为药的概念开始发生改变。例如，随着显微镜的发明，新的证据表明微生物（而非食物）是导致那个时期多数人由于疾病而亡的原因。具有讽刺意味的是，直到 1920 年，腐烂变质的食物和受污染的饮用水才被发现是引起儿童致死性腹泻的病原微生物的主要媒介。在 18 世纪和 19 世纪，生物科学和医学研究发现，当内科治疗聚焦于特定细胞或入侵生物的化学和生化性质时，应用内科疗法治疗疾病效果最好。希波克拉底、盖伦和 lbn Sinā 所倡导的以食物为基础的医疗手段因特异性太低而无法有效治疗某些疾病。

营养学作为生物科学的一个分支而兴起与"以食为药"的衰落

从 19 世纪末开始，使用药物治疗疾病成为西医的首选，从而促使科学家们改变了研究食物的方法。在 20 世纪初，食物的理化性质（而非药性）成为研究的重点，营养学也加入到了生物科学越来越庞大的分支学科目录之中。有了这个新的生物学领域，食物中的营养物质的主要功能是支持代谢以促进机体生长、繁殖和维持身体的机能就变得很清楚了。个别食品或营养素并不能引起或治愈仍然是主要死因的传染性疾病。

直到 20 世纪 50 年代，当很多人的寿命超过了 60 岁时，营养与疾病之间的联系再次成为人们感兴趣的领域。不同于前 5000 年，科学家们现在采用科学的方法来研究某一食物或营养素是否能够影响疾病。为此，1950～1980 年间，一些流行病学研究发现某些食物和营养素，如膳食中的胆固醇、饱和脂肪酸、红肉等，与心脏病和癌症患病风险的升高有关。相反，当人们摄入低脂肪、抗氧化剂丰富的膳食时，心脏疾病的患病风险降低。流行病学证据往往由动物实验和小样本、短期的人体试验予以证实。但是，短期的人体研究没有测量实际的健康结果，如癌症或心脏疾病的发病率。相反，它们检查了一些可能与该疾病结果有关的生物标记物。例如，研究维生素 E 对癌症效果的短期人体研究，经常报道的是开始治疗几个月后血液中抗氧化剂的水平，而不是报道癌症在研究对象中的实际发病率。总之，流行病学、实验室和小规模的人体研究结果导致了政府、独立的营养组织以及食品制造业积极建议人们应该增加或减少特定食物或某种营养素的摄入量，以降低疾病的风险。

抗氧化剂预防癌症？不，等等，它们实际上增加了癌症的风险！

不幸的是，关于某一食物或营养素的医疗和健康益处的结论往往是不成熟的，这反映了科学家和大众媒体没有等到在所有的研究完成之后才能得出的最终结论。例如，20 世纪 70~80 年代，许多流行病学研究显示，相较于摄入量低的个体，膳食中含有丰富抗氧化剂维生素 E（生育酚）和 β 胡萝卜素（维生素 A 前体）的个体，其癌症发病率明显降低。对实验室动物的研究表明，在食物中给予几倍于动物所需的这些维生素能够防止肿瘤的生长。数以百计的小样本人体试验证实了流行病学和动物研究的结论，显示存在癌症生物标志物的变化。基于这些结果，食品公司开始在其产品标签和广告中宣传维生素 E 和 β 胡萝卜素的好处。这两种维生素补充剂的销售量呈直线上升。维生素 E 和 β 胡萝卜素能够预防癌症的观念深深扎根入美国人的文化之中。

直到 20 世纪 90 年代，当 β 胡萝卜素和维生素 E 并没有显示出对癌症有任何影响的新闻出来以后，这种观念才被打破。1994 年，针对芬兰男性吸烟者的癌症预防研究结果表明，β 胡萝卜素不但没有预防肺癌的作用，实际上它可能会增加吸烟者患癌的风险（图 10.2）。该研究结果遭到诸多批评，因为它的研究对象是吸烟者，而不是其他的无风险个体。随后对不吸烟人群进行的研究证实了上述结果，即未能证明维生素 E 或 β 胡萝卜素对死亡率有任何影响。大约在同一时间，针对小鼠寿命的研究也发现，增加食物中维生素 E 的含量无论对于癌症发病率还是寿命都没有作用。这些研究结果促使许多政府机构和美国癌症学会对 β 胡萝卜素的安全性发出警告，并明确指出 β 胡萝卜素并不能降低癌症的患病风险或延长寿命。

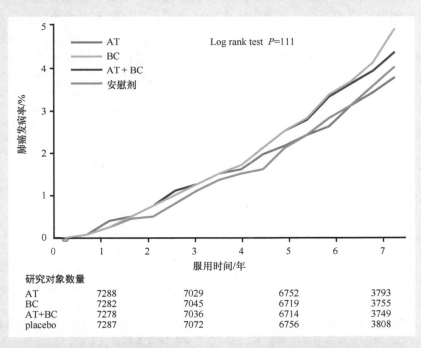

图 10.2　维生素 E 和 β 胡萝卜素对肺癌发病率的影响研究。数据显示，研究参与者在接受维生素 E（AT）、β 胡萝卜素（BC）、维生素 E+β 胡萝卜素（AT + BC）或安慰剂（placebo）后肺癌的累计发病率。（Data from Albanes D et al. 1996. *J Natl Cancer Inst* 88：1560–1570. With permission from Oxford University Press.）

基本的营养建议一直都是正确的

显然，并不是所有的食物和营养素都进行了类似于 β 胡萝卜素、维生素 E 或另外几个营养素那种程度的测试，现在证明这些营养素对疾病风险没有影响。当然，声称没有任何一种食物或营养素对某一特定疾病有效果也是不负责任的。尽管如此，营养学家、公共卫生专家和其他卫生专业人员都开始更为清楚地了解食物对疾病的影响。在花费了数百万美元来研究食物对健康的益处之后，他们得出应该"多吃蔬菜、适量进食、膳食多样"的结论，而这也正是营养学家们提倡了很多年的原则。

CR 能够延长寿命，这一特性已经在除了人类以外的所有物种（如酵母、线虫、果蝇和啮齿类动物等）中被证明是有效的。只有少数经过遗传改变的物种对 CR 没有反应。尽管 CR 在非人灵长类动物中的延寿特性仍存有争议，但有压倒性的证据表明，CR 减少了恒河猴的疾病发生，延缓了其衰老速率。目前的数据，特别是那些来自非人灵长类动物的数据，强烈提示减少热量的摄入可能是调节衰老速率和（或）延长人类寿命的一种有效机制。本节中，我们将探讨 CR 在人类中用于调节寿命的可能性，以及膳食干预对延年益寿和改善健康可能具有的效果。

热量限制能够延长啮齿类动物的寿命并减缓其衰老速率

在 1935 年发表的一篇论文中，麦凯（McCay）、克罗韦尔（Crowell）和梅纳德（Maynard）第一次描述了能够延长寿命的一种干预方法。如图 10.3 所示，这些研究人员发现，与想进食多少热量就进食多少（自由进食）的大鼠相比，减少大鼠的热量摄入能够延长动物的平均寿命和最大寿命。与以前类似的研究相比，本实验的独到之处在于，研究者仅仅减少了食物的热量，而没有改变其他能够预防营养缺陷的成分，亦即维生素和矿物质的组成不变。之前的研究均已表明，是食物而不是热量的限制能够延长动物的寿命。虽然限制食物的摄入可以使动物活得更长，但也有许多动物在生命的早期即死于营养不良。因此，McCay 和他的同事发现 CR 可以延长寿命；而食物限制则反映了这样一个事实，即能够耐受营养不良的顽强动物才可以活得更长——也就是说，它反映的是选择性死亡。

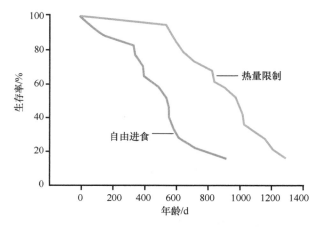

图 10.3　限制 40% 的热量摄入与热量摄入无限制（自由进食）的雄性大鼠的寿命。McCay 和他的同事在 1935 年发表的这些数据首次证实了啮齿类动物在无营养不良的前提下，限制热量摄入确实能够延长寿命。（Data from McCay CM et al. 1935. *J Nutr* 10：63–79. With permission from the American Society for Nutrition.）

McCay 与他的同事们所做的实验，以及其他许多实验中的 CR 都开始于老鼠断奶或接近断奶的时候（小鼠和大鼠都在大约 3 周龄时）。其结果是，限制热量摄入的小鼠和大鼠的体重及体型大小都比自由进食的同类要小。这一观察结果导致大多数研究人员得出以下结论：生长和发育迟缓是 CR 能够延长寿命这一现象背后所潜藏的机制。直到 20 世纪 80 年代初才有实验表明，对自由进食饲养至 18 月龄后的小鼠和大鼠（也就是说，完全发育成熟的动物）进行 CR，也能够延长动物的平均寿命和最大寿命。

热量限制的程度在大多数实验中已经相当高了——动物的进食量仅为自由进食时的 60%～70%。采用这一水平的 CR 是经过实验证实的，即它既能够最大限度地延长最大寿命，又不会由于饥饿而导致动物在生命早期就死亡。另外，采用 60%～70% 的 CR 也受到质疑，因为对于人类来说，进行 40% 的膳食限制似乎是不现实的（见本节稍后关于热量限制对人类的有效性的讨论）。为了回答此类质疑，研究人员观察了不同水平的 CR 对于寿命的影响。数据显示，寿命的延长随着热量摄入的减少而增加（图 10.4）。另外一些数据表明热量摄入减少 5%～10% 也能够延长寿命，尽管只是极低程度的增加。这些实验的结果表明进行适当的 CR 能够延长人类的寿命。

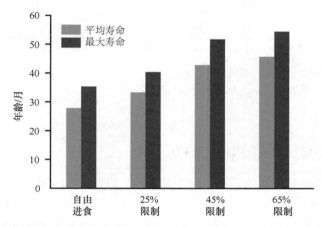

图 10.4　不同程度的 CR 下雄性大鼠的平均寿命和最大寿命。需要注意的是，25% 和 45% 的 CR 组在平均或最大寿命方面的差异要比 45% 和 65% 的 CR 组明显。实际上，研究人员发现，65%CR 组中有很多大鼠因饥饿而死亡。研究者认为，CR 的程度不宜超过 50%。然而不管怎么说，这些数据表明，寿命随着 CR 程度的增加而有所延长。（Data from Weindruch R et al. 1986. *J Nutr* 116：641–654. With permission from the American Society for Nutrition.）

目前，CR 方式采用的食谱能够保证丰富的维生素和矿物质摄入，能够防止营养缺乏和营养不良的发生。此外，大量实验表明，超出机体营养所需而更多地增加维生素和矿物质的摄入对于寿命的延长没有帮助。上述这些结果都清晰地表明，热量（而不是某一种营养素）是 CR 能够延年益寿的根本机制。

热量主要是由三种宏量营养素提供的：蛋白质、脂肪（脂类）和碳水化合物（淀粉和糖）。要降低膳食中的热量，就必须改变这三种宏量营养素的含量。因为这些宏量营养素在体内除了提供能量外还有其他的功能，所以很可能这些含量改变的蛋白质、脂肪和碳水化合物，或三者的某种组合正是 CR 能够延年益寿的原因。然而，几个采用不同水平宏量营养素方案的 CR 研究表明，整体来看，热量的变化，而非宏量营养素的变化，是引起啮齿类动物寿命延长的原因。

虽然 CR 引起啮齿类动物寿命延长的机制还有待于进一步的研究，但是与自由进食的动物相比，前者的生理系统中几乎每一个与年龄相关的机能衰退都被延迟或缓解。这些机能包括代谢率和神经内分泌改变、血糖调控、体温调节、免疫应答和昼夜节律的变化等。CR 引起衰老速率的减慢可能与导致蛋白质损伤的细胞氧化应激和其他生物学过程的减少有关。研究人员在啮齿类动物 CR 的研究中发现了一个有趣的现象——多种分子伴侣蛋白的表达水平都上调了。你应该还记得，伴侣蛋白的功能是标示错误折叠或已经损坏的蛋白质，使之被代谢分解并从细胞内清除出去。因此，损伤积累程度的降低可能是 CR 导致衰老速率变慢的一种机制。

CR 也能够延缓或预防多种年龄相关性疾病的出现。肾小球肾炎是导致肾功能衰竭和大鼠自然死亡最常见的原因。在限制热量摄入后，大鼠肾小球肾炎的发病率仅为自由进食动物的 50%。此外，CR 大鼠发生肾小球肾炎的年龄也有明显的延迟。与自由进食的小鼠相比，限制热量摄入的动物的癌症发生率和肿瘤的数目都相对较少（**图 10.5**）。

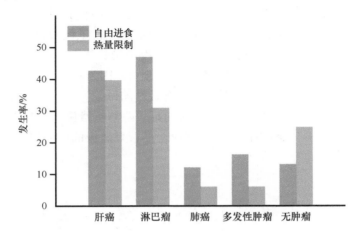

图 10.5 长期热量限制与自由进食小鼠死亡时癌症的发病率。CR 开始于小鼠 12 月龄时。因此，即使从中年开始，CR 对小鼠的年龄相关性疾病仍有着显著影响。（Data from Weindruch R, Walford RL. 1982. *Science* 215：1415–1418. With permission from AAAS.）

低等生物可用于研究热量限制的遗传和分子机制

大部分进行 CR 的实验研究采用的是小鼠和大鼠模型。但是，总的来说，这两种实验室动物并不是研究遗传和分子机制的最佳模型。因此，生物老年学家们纷纷借助于较为低等的生物如酵母、线虫和果蝇等，以便更好地理解 CR 延年益寿的遗传和分子机制（**图 10.6**）。大多数的研究结果与我们目前对于进化和长寿遗传基础的理解是一致的。通过 CR 来延长线虫和果蝇的寿命与繁殖开始时间的推迟有关。此外，与自由进食的动物相比，限制热量摄入的线虫和果蝇的繁殖力显著降低。在第 3 章中我们已经讨论过对于成功繁殖和长寿进行取舍的实验证据及数学模型，而在低等生物中观察到的这些实验结果是完全符合前述的证据和模型预期的。

到目前为止，对于酵母、线虫和果蝇研究的结果与我们在第 5 章中讨论的影响寿命的遗传机制是一致的。CR 引起酵母寿命的延长似乎与参与有氧代谢的长寿基因（即 *SIR* 基因）有关。事实上，CR 并没有进一步延长过表达 *SIR2* 基因的小鼠的寿命。因此，阐明 CR 的根本机制还需要对低等生物进行更多的研究。

对非人灵长类动物进行热量限制能够延缓年龄相关性疾病的发生

从 20 世纪 80 年代开始，在恒河猴身上进行的两项独立的 CR 试验现已完成。一项研究报告称，CR 组猴子的平均寿命和最大寿命都显著增加，尽管与其他物种相比，其最大寿命的差异没有那么大。而在另一项研究中，CR 组猴子仅平均寿命明显高于自由进食组。

尽管对于寿命的影响还无定论，CR 似乎对于恒河猴年龄相关性疾病和功能退化的发生具有一定的积极影响。正如预期的那样，限制热量摄入恒河猴的体重明显低于自由进食组。这一差异是由于脂肪和非脂肪组织质量同时减少引起的。换句话说，这些动物体型较小，但比例合适。此外，CR 组动物的空腹胰岛素和血糖水平均有所降低，胰岛素敏感性增强。再加上 CR 组动物的总脂肪含量偏低，提示 CR 组动物比自由进食组动物罹患 2 型糖尿病的风险要低。另外，CR 动物的血清甘油三酯、低密度脂蛋白-胆固醇和血压都低于自由进食组动物，显示 CR 能够降低心血管疾病的患病风险。与自由进食组猴子相比，CR 组对增龄性生理功能退化的积极影响与肌肉减少、听力丧失和几个大脑皮质下区域的脑萎缩的延迟发生有关。

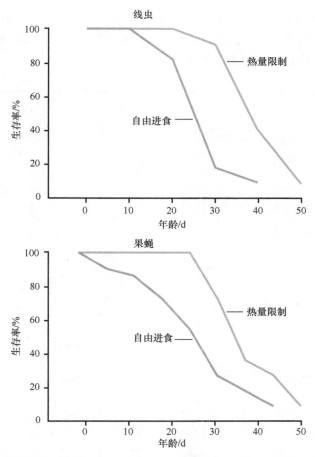

图 10.6　热量限制对线虫和果蝇的影响。线虫的热量摄入限制是通过减少培养基中大肠杆菌的浓度来实现的，在这里其浓度仅为自由进食线虫浓度的 50%。成年果蝇 CR 组进食的蔗糖/酵母溶液的浓度也仅为自由进食组的 50%。

热量限制对人类延寿的效果尚不明确并存在争议

　　低热量饮食对超重和肥胖个体健康的积极影响是众所周知的。目前还不太清楚的是，低热量饮食、CR 或两者同时实施是否能够使体重正常的健康个体也可以获得对已知慢性病风险因素的改善，正如在啮齿类动物、非人灵长类动物和肥胖个体所观察到的那样。在正常体重个体中进行的一些短期 CR 研究显示了积极的影响，但这些研究困难重重，降低了这些结果的影响力。小样本量、高流失率，以及实验对象是否遵守了严格的饮食方案以达到适当的 CR 水平等问题，都致使许多生物老年学家质疑 CR 在人类的研究是否切实可行。

　　最近，在规模最大、时间最长的人类 CR 纵向队列试验中，对与人类 CR 干预效果相关的许多事项和问题进行了评估。本研究对 143 名年轻人和老年人、男性和女性、非肥胖健康受试者进行了为期 2 年的 CR 干预。每个人自己选择一种饮食，只要能达到在 CR 干预之前的基线值上减少 25%热量的目标即可。在整个试验过程中，所有受试者都接受了强化的心理和营养支持，以帮助他们遵守试验规则并确保营养需求得到满足。这项研究中选择的 25%的热量减少与在啮齿类动物和非人灵长类动物研究中采用的热量限制方案相近（该方案引发了与延长寿命相关的代谢和激素变化）。人类 CR 组的热量减少 25%，相当于每天减少约 600kcal。

　　前 6 个月的热量平均减少 19%（475kcal/d），比目标低 6%。在接下来的 18 个月中，受试者仅能从 CR 干预前的基线值上平均减少 9%（250kcal/d）。在为期 2 年的试验结束时，许多受试者的热量摄入又恢复到接近基线值。为期2年的CR试验从体重适度减轻/低热量饮食中获得了预期的健康结果。也就是说，CR方案的参与者在保持无脂体重的同时，体重（10%）和脂肪质量（26%）都显著下降。心血管疾病和2型糖尿病的已知风险因素也有显著改善（图10.7）。

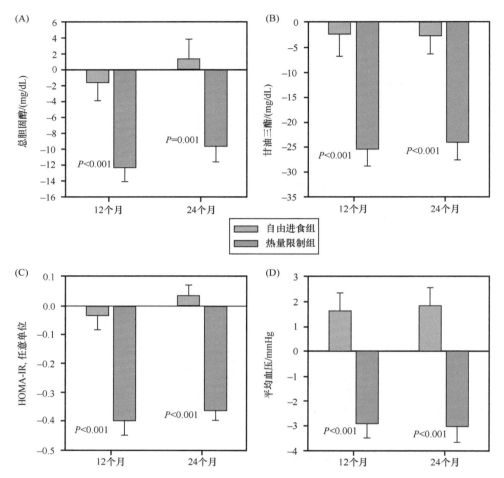

图10.7 在为期两年的自由进食（AL，*n*=75）和CR进食（250～400kcal/d，*n*=143）试验后，男女平均和女性单独的血清总胆固醇（**A**）、血清甘油三酯（**B**）、胰岛素抵抗（**C**）和平均血压（**D**）的变化。HOMA-IR（胰岛素抵抗的稳态模型评估）是一种从静止血糖和胰岛素水平评估胰岛素抵抗的算法。胰岛素抵抗是2型糖尿病的生物标志物。除了此处显示的心血管风险因素外，CR组2年后的LDL胆固醇降低、HDL胆固醇升高。人们普遍认为，总胆固醇、血清甘油三酯、低密度脂蛋白胆固醇和平均血压的降低及高密度脂蛋白胆固醇的升高可以减少心脏病的发病风险。HOMA-IR降低意味着糖尿病发病风险的降低。（Taken from Ravussin E et al. 2015. *J Gerontol A Biol Sci Med Sci.* 70: 1097–1104. FIGURE 4. With permission from The Gerontological Society of America and Oxford University Press.）

　　总之，人类CR试验无法评估在啮齿类动物和非人灵长类动物能够延长寿命的热量限制方案对人类是否也有效。也就是说，人类CR试验表明，对于普通人群来说，在较长时间内保持热量的显著减少会是一项挑战。这项人类CR试验的结果确实证实了先前研究的一些结论，即适度减肥/低热量饮食可以显著降低与年龄相关的慢性病的许多风险因素。

调控衰老速率——运动锻炼

　　我们都知道有规律的锻炼对于个体的健康多有裨益。与相同年龄的久坐个体相比，定期参加有氧运动的各年龄段的成年人均有着较低水平的静息心率、血压、血液甘油三酯和低密度脂蛋白-胆固醇（"坏"

胆固醇），而高密度脂蛋白-胆固醇（"好"胆固醇）的水平则较高（表 10.1）。有氧运动带来的体脂减少能够显著降低 2 型糖尿病和某些癌症的患病风险。此外，最近的一些研究还表明，终生进行有规律的体育锻炼可能与阿尔茨海默病和帕金森病发病率的降低有关。

表 10.1　有研究结果支持的 65 岁以上个体定期体育锻炼的健康裨益

锻炼所致变化	益处
心血管系统	
每搏射血量增加	增加组织血流量
动脉阻力降低	降低血压
低密度脂蛋白胆固醇降低	降低冠心病风险
血容量增加	增加静脉回流；降低充血性心力衰竭的风险
肌肉组织	
线粒体浓度的增加	提高 ATP 的有氧合成能力
毛细血管密度增加	增强氧气输送能力
胰岛素敏感性/葡萄糖摄取增加	降低 2 型糖尿病发病风险
肌纤维募集/动作电位阈值增加	提高力量
身体成分	
体脂减少	降低冠心病、2 型糖尿病和某些癌症的风险
肌肉量增加	增加力量、稳定性和静息代谢率
肺与呼吸系统	
肺毛细血管增多	增加通气灌注
肋间肌力量增强	使呼吸更轻松
保持肺组织弹性	使呼吸更轻松
保持肺泡的大小	无死腔损失；保持表面积与扩散的适当比率
骨骼系统	
骨密度的增加	提高骨强度，降低骨质疏松症的发病风险
提高红细胞和白细胞的生成率（骨髓）	增加血液的携氧能力；改善先天免疫系统的效力

　　定期体育锻炼能够降低年龄相关性疾病的患病风险，从而使人群的平均寿命增加。然而，体育锻炼并不能延长最大寿命。发表于 20 世纪 80 年代的两个经典研究证明了这一结论。其中一项研究比较了进行自主转轮运动的大鼠与进行不同类型饮食限制但缺乏自主运动的大鼠的寿命。笼子中有转轮大鼠的平均（但不是最大）寿命稍长于无转轮的大鼠（图 10.8）。有趣的是，没有进行转轮运动但进行 CR 的动物拥有最长的平均寿命和最大寿命。由此，我们可以得出结论，体育锻炼仅仅改变了衰老的速率，而 CR 则能够同时改变衰老的速率和寿命。与这些研究结果相一致的是，人群研究发现生育后寿命的长短与有规律的体育活动量直接相关。也就是说，规律性体育活动量越大，生育后寿命和平均寿命越长。在这些研究中，研究人员发现生育后寿命的增加是由于定期进行体育活动能够降低心脏病和癌症发生的风险所导致的。

　　在本节里，我们将探讨定期体育锻炼能够增加或保持机体功能的生物学基础。首先我们会介绍衰老生物学中"锻炼"的定义，然后简单阐述这些基本的运动生物学原理，再根据这些基本原理来讨论那些被认为能够减缓衰老速率的适应性措施。最后，对于体育锻炼等干预措施能够延缓衰老速率的原因，我们将给出一个通用理论予以解释。

衰老生物学中锻炼的定义

　　锻炼对所有年龄段的人都有积极的健康益处，这一事实不容争辩。但是，我们所说的锻炼到底是什

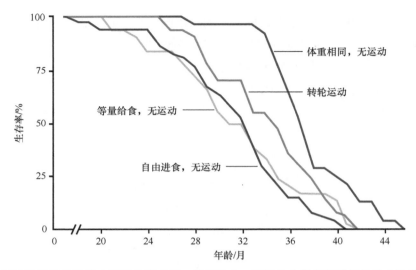

图 10.8 进行和不进行转轮运动的雄性大鼠的生存曲线。等量给食、无运动大鼠组每日提供的食物量等于有转轮运动的大鼠吃掉的食物量。给体重相同、无运动大鼠组提供的是可引起与有转轮的大鼠相同体重的食物量（约为自由进食组动物的30%）。转轮运动组大鼠的平均寿命（34 个月）大于"等量给食"的无运动组大鼠（31 个月）和自由进食的无转轮组大鼠（31 个月），但小于"等体重"无转轮组动物（37 个月）。这些数据表明，与不进行规律性锻炼的动物相比，运动（转轮运动）动物的平均寿命显著增加了，但最大寿命值并未改变。与所有其他组相比，限制热量摄入组（等体重组）既会增加平均寿命，又会增加最大寿命。（Data from Holloszy JO et al. 1985. *J Appl Physiol* 59：826–831. With permission from the American Physiological Society.）

么意思？我们认为，应该根据预期的结果来定义这个术语。例如，如果一个人希望变得更强壮以增加稳定性和防止摔倒，那么力量训练（举重）是合适的。如果你想从有氧运动中获益以减少心血管疾病的发病风险，那么长跑、自行车或游泳将是不错的选择。同样地，衰老生物学教科书中对锻炼的定义也不同于比如普通物理治疗教科书中的定义。我们为衰老生物学定义锻炼，需将细胞和分子层面的变化与公认的衰老指数联系起来。该定义适用于一般行动基本没有障碍的健康个体人群，包括85%以上的所有个体：

> 锻炼是一种有计划、有组织、可重复和有目的的体育活动。运动强度必须足以引起细胞和
> 分子变化，从而减缓功能退化速率（衰老速率）、减少与增龄相关的慢性病发病风险因素，并降
> 低死亡率。

请注意，该定义将体育锻炼与体力活动区分开来，它是一种有意识的运动，旨在引起机体生理生化的变化。体力活动是由骨骼肌进行的需要能量的任何运动，无论多么轻微。所有的运动都是体力活动，但并非所有的体力活动都是体育锻炼。默认情况下，我们的定义和随后的讨论只关注有氧运动类型。有氧运动带来的细胞和分子变化已被证实能减缓衰老速率，减少慢性病的风险因素。我们完全承认，其他类型的运动、拉伸、力量训练等对个人健康都是有益的，包括延缓年龄相关的机体功能丢失。然而，无氧运动对一般衰老指数影响的评估数据，包括它们对死亡率的影响，都还有太多的不确定，因此无法在此讨论。在不久的将来，肯定会有足够多的关于力量训练和伸展运动的研究在衰老生物学的背景下进行讨论。

美国疾病控制和预防中心（CDC）为普通的健康成年人制定了有氧运动指南。本指南基于一项研究，该研究表明，在建议的持续时间和强度下，持续一致的运动锻炼可以降低全因死亡率，以及与慢性病相关的风险因素。CDC 建议个人每周进行 150 分钟中等强度有氧运动或 75 分钟高强度有氧运动（表 10.2）。可以自定义一个从 1 到 10 的 10 级运动强度量表，1 表示静息，10 表示尽全力锻炼。中等强度的运动应以 4～5 的强度持续进行，而剧烈强度的运动应以 6～7 的强度持续进行。CDC 指南只是一个作为运动计划的起点和提高有氧运动能力的最低要求。负责制定运动指南的专家小组建议，个人应该增加运动量，每周最低不少于 5 小时。

表 10.2　符合 CDC 制定的运动指南的有氧运动示例

中等强度运动	激烈程度运动	强度不足活动
自行车（10～14 英里/小时）	公路自行车（>15 英里/小时）、山地自行车（>7 英里/小时）	保龄球
重体力园艺（铲挖）	CrossFit 无间歇训练	轻松园艺
五人篮球运动	运动型舞蹈（尊巴等）	垒球
双人排球	壁球（单人）	六人排球
高尔夫（步行）	双人篮球	高尔夫（带推车）
中等步行（3～4 英里/小时）	快走（>5 英里/小时）	慢走（<3 英里/小时）
网球（单打）	循环训练型健身	网球（双打）
跑步（3～4 英里/小时）	跑步（>5 英里/小时）	修剪草坪（步行）

注：表中还列出了不符合 CDC 有氧运动指南的体力活动示例。

体育锻炼增加肌肉的需氧量

开始锻炼时，你最有可能注意到的第一个现象就是呼吸频率增加了，这种现象被肺生理学家称为**换气（ventilation）**。换气的增加是因为肺**化学感受器（chemoreceptor**，即结合特定化学物质的神经受体）检测到从四肢回流的血液中二氧化碳的水平升高了。神经冲动被传至大脑，然后大脑将信号再返回至肺部，导致呼吸频率的增加。同时，右心室检测到从四肢回流的血液量减少了（由于肌肉中有更多的毛细血管扩张了）。其结果就是心脏跳动得更快，为身体提供更多的血液。所有的这些生理反应发生的原因只有一个：肌肉需要更多的氧气来合成 ATP，从而使其能在运动时负荷更多的工作（肌肉收缩率）。

在前面第 4 章里我们介绍过，肌肉纤维收缩的能量来源于 ATP 中一个磷酸键的断裂（ATP + H_2O → ADP + P_i +能量+热）。因为肌肉中储存的能量仅能维持 5～10 秒的运动，所以 ATP 必须不断地在运动过程中合成。这个过程需要氧气。此外，ATP 合成产生的代谢副产物——二氧化碳和乳酸，需要及时从肌肉细胞中去除以避免酸中毒（pH 降低会破坏细胞的正常化学反应）。

ATP 在肌肉细胞中通过两个相对独立但又相互关联的通路来合成。第一个是糖酵解。糖酵解不需要氧气（anaerobic），并且仅能使用葡萄糖作为起始底物来合成 ATP。葡萄糖的无氧代谢限制了可以合成的 ATP 分子的数量，因为每代谢一个葡萄糖分子只能合成两个 ATP 分子。ATP 合成的另外一条通路——氧化磷酸化（在第 4 章中讨论过），是需要氧气的（aerobic）。利用脂肪和葡萄糖，氧化磷酸化可以产生比糖酵解多 16 倍以上的 ATP。氧的利用再加上具备分解脂肪和碳水化合物的能力，使得氧化磷酸化比糖酵解的代谢效率更高。无论是在静息还是在运动时，人类都可以同时利用上述两个系统进行 ATP 的合成。在静息时和低强度运动过程中，利用游离脂肪酸的氧化磷酸化过程占主要优势；当需要快速补充能量时，或当 ATP 的需求超过了细胞摄取氧的能力时，则以糖酵解为主。

有氧锻炼能减缓衰老速率并带来表 10.1 中列出的种种健康裨益。要了解其背后的机理，关键在于理解有氧锻炼是如何驱动氧化磷酸化系统甚至使之超负荷发挥作用的。以单次锻炼引起的生理和细胞反应为观察指标是非常有效的。例如，以一个长期久坐的个体加速跑完 1 英里为例。在她开始运动后的 5～10s 内，细胞内储存的 ATP 可用于肌肉收缩（**图 10.9**）。由于胞内 ATP 储存量有限，肌肉细胞需要更多的 ATP 来维持肌肉收缩的水平。尽管氧化磷酸化是肌肉合成 ATP 更为有效的形式，但身体没有足够的时间对需氧量增加和组织血供增加做出反应。因此，此时的 ATP 通过糖酵解来产生，因为该途径不需要氧气。但是，通过糖酵解来迅速合成 ATP 是要付出一定代价的。除了每个葡萄糖分子仅能提供两分子的 ATP 外，糖酵解还会产生乳酸。在中和乳酸方面，人类是相当低效的。如果我们持续通过糖酵解这一条途径来合成 ATP，那么肌肉收缩很快就会由于细胞内和血液中 pH 的下降而停止。

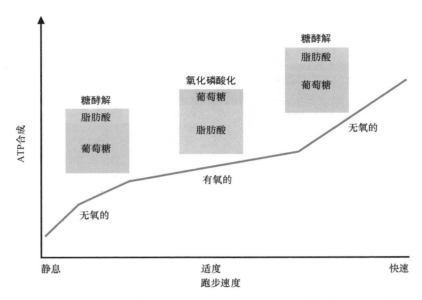

图 10.9　体育锻炼与衰老速率。在不同速度的单次跑步运动中，ATP 合成的代谢途径和能量底物。

在大约 1～2 分钟中等强度的运动之后（中等强度意味着在你进行锻炼的同时还可以交谈），机体为响应肌肉活动量的上升而增加血流量，以提高氧气的输送量。氧供的增加起始了氧化磷酸化反应途径，从而减少了对糖酵解的依赖，并增加了脂肪作为能量底物的使用量。只要将锻炼维持在这样一个中等水平进行，ATP 的合成和运动就能够进行下去，而不会引起任何有害的代谢后果。

现在，假设该久坐个体决定增加其跑步运动的速度。运动速度的增加会引起心跳和呼吸频率的增加，以满足合成 ATP 所需的氧气量。但是，由于生理系统的限制，她不可能无期限地提高其速度。另外，由于她长期不进行锻炼，她的肌肉细胞仅具有适应久坐生活的新陈代谢能力。即使心脏和肺能够向肌肉提供足够的氧气，但肌肉细胞不具备足够的利用氧气合成 ATP 的能力。最终她会达到这样一个点，即通过氧化磷酸化途径合成的 ATP 无法再满足机体的需要，机体只能回过头来再通过糖酵解来提供大部分的 ATP。

细胞氧化途径的适度过载能够提高 ATP 的合成能力

长期久坐的个体仅具有与该生活方式一致的有氧代谢能力来维持其肌肉的收缩率。但是，如果她能够每天进行有氧运动并坚持一段时间，那么其肌肉产生 ATP 的能力就可以得到提高。在所有个体，有氧运动都会诱导几种生理和细胞的反应，如增加血容量、促进红细胞的生成、促进糖酵解和氧化磷酸化途径中蛋白质及酶的表达等（图 10.10）。每天进行有氧运动，坚持几个星期的时间就能够使这些反应成为常态，即便是在静息的情况下也是如此。这一代谢的适应性解释了运动对于健康的裨益。只要是通过有氧运动引起 ATP 合成通路超负荷，那么这种变化就会维持下去。

有氧运动增加了血容量和红细胞数量，进而提高了单位血液中输送到外周的氧气量。而且，由于有氧运动增强了肌肉的代谢能力，肌肉细胞从血液获取氧气分子也变得更为高效。其结果是，心脏并不像在开始定期锻炼前那样需要泵出那么多的血液到外周组织。心血管系统通过减少静息心率和降低血压来适应肌肉代谢效率的提高，从而减少了心脏的工作负担。此外，氧化代谢能力的增强意味着更多地利用脂肪作为能量的底物。由于脂肪储存在脂肪组织中，所以只要膳食热量没有增加，定期锻炼就能够减轻体重。许多研究表明，体重的减轻降低了 2 型糖尿病和冠状动脉疾病的风险。

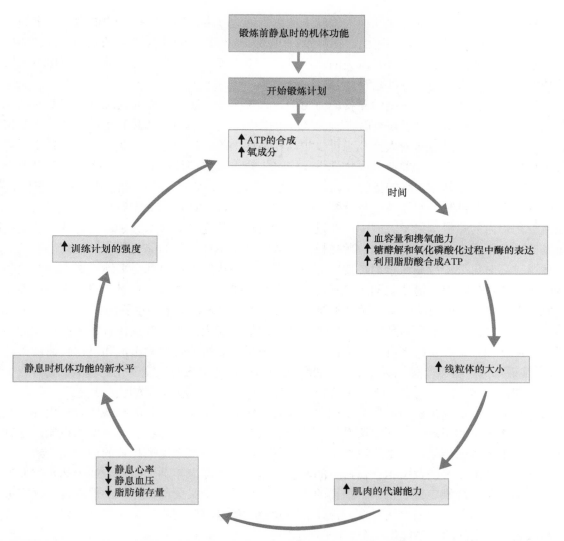

图 10.10 锻炼的效果。经常锻炼身体的好处主要表现在运动时对 ATP 合成需求的增加。ATP 合成能力的增加能改善心血管功能,降低静息心率和血压,以及减少脂肪储量。所有年龄段的个体都可以从锻炼中获益。

定期体育锻炼能够防止细胞储备能力的下降

前面我们讨论了定期的体育锻炼以说明衰老的生物学过程是可以干预和减缓的,但却无法阻止。正如你所看到的,系统的适度超负荷(如 ATP 合成能力的增强)会引起机体产生一些有益的适应,如心血管功能的改善、体脂减少,以及罹患某些疾病的风险降低。换句话说,经常锻炼身体减慢了机体系统熵增的速率,亦即减缓了衰老的速率。在这些讨论中我们简要介绍了某些干预(如定期体育锻炼)是如何减缓衰老速度的。现在,我们把注意力转到机制方面,也就是说,为什么体育锻炼能够减缓与年龄有关的机体功能退行的速率?

定期体育锻炼能够减缓衰老的速率,是因为它有利于保持许多生理系统的储备能力。在遭遇超出机体基础功能水平的压力如疾病、意外事故或环境伤害时,这一储备能力能够帮助人类生存到生育年龄。从进化的角度来看,最成功的原始人是那些拥有能够使他们活到生育年龄储备能力的人群。但是正如我们所知道的,在达到生育年龄后,人类就没有继续维持这一储备能力的生殖优势了。从这个年龄开始,生理系统的储备能力开始衰退。

生理系统储备能力下降的速率在很大程度上是由机体达到生育年龄时拥有的能力所决定的。储备能力越高，就越能够有效减慢衰老的速率。在第 9 章里我们曾经讨论过更年期前的女性，其骨骼矿物质的储备能力是如何预防绝经后骨质过多流失的。同时，多个生理系统在整个生命周期中也保留了增强储备能力的功能，储备能力的提升可以减缓衰老的速率。

下面我们以人类体温调节系统的储备能力为例，来说明体育锻炼是如何延缓衰老速率的。一个生物体如果具备保持恒定体温（对于人类而言即 37℃）的能力，那么也就有了生存上的优势。不必依赖于环境条件来提高或降低体温意味着人类几乎可以生活在地球上的任何地方。就获得足够的食物而言，这是一个巨大的生殖优势。人类主要通过生物化学反应产生热量来维持体温的恒定。当环境温度或外界温度介于 20～25℃ 之间时，基础水平的新陈代谢就足以维持体温的恒定了。当环境温度低于或高于此范围时，则需要一种生理调节机制来使体温不会变得太低或太高。例如，如果环境温度为 35℃，我们会通过增加皮肤血流量将体内的热量辐射至大气中；通过出汗，将热量传递给血液水分子，再将其释放到皮肤上，通过蒸发的冷却效应来维持体温。这些散热机制依赖于多个生理系统的储备能力：提高心率从而增加血流量；体温过高时可分泌应激激素调控皮肤的血管系统，使皮肤毛细血管更多地、更大地开放和扩张。在寒冷的环境中保持体温也需要我们通过不同的生理系统做出反应以保存热量。我们进行体温调节的能力直接取决于个体储备能力的强弱，而这种储备能力对于生存来说是至关重要的。

体育锻炼能够提升我们应对环境挑战以维持体温的储备能力。经常参加体育锻炼的个体能够保持或增加肌肉和皮肤中毛细血管的密度、血液流向四肢的速率、心脏的每搏输出量和氧化代谢能力等。换句话说，（经常锻炼的）健康个体比久坐的个体能够更有效、快速地应对温度变化的挑战。另外，大量研究也表明，定期参加体育锻炼的老人比久坐的老人能够更好地应对体温调节方面的挑战。

定期参加体育锻炼也被证明能保持或增加心血管系统的储备能力，并能够减慢多个生理系统的衰老速率。一些科研人员利用这一过程中所发生的适应性改变来研究人类延缓衰老速率的机制。尽管这些研究目前仅获得了初步的结果，但是这些结果和分子保真度维持与衰老速率相关的假设是一致的。例如，年龄相关性肌肉萎缩似乎涉及组织损伤修复的基因。这些基因在老年动物肌肉中的表达水平要低于年轻动物。老年动物肌肉纤维中似乎积累了损伤的蛋白质，这反过来又会降低分子的保真度。体育锻炼是否会诱导损伤组织内修复基因的表达，这一点还有待观察。但是不管怎样，运动锻炼可以为探讨分子保真度维持和衰老速率之间的关系提供一个合适的模型。

与时俱进的健康与衰老的定义

20 世纪经历了前所未有的生理寿命和健康寿命的增长。在仅仅 100 年的时间里，出生后的预期寿命翻了一番，而传染病——1900 年前夺去大多数人生命的疾病，现在只占 65 岁以上人口死亡率的不到 1%。今天，对慢性病的管理，无论是通过预防还是药物治疗，都能让老年人安享晚年生活直到他们 90 岁、100 岁。随着我们进入精准医学时代，可以预期年轻人的生理寿命和健康寿命会更长久（见信息栏 2.2）。

老年人口生理寿命的延长和健康状况的改善正在改变个人和社会对衰老过程的认识。个人需要考虑他们的非工作生活，通常也就是退休之后的生活，可能会与他们的工作年限相同甚至更长。人到老年，良好的健康状况可以为个人提供充分享受晚年幸福生活的机会，保持机体的生理功能基本不丧失，直到离开这个世界之际。大多数老年人在退休后仍然具有生产性，是社会的生力军，老年人口不应该像过往的历史那样被边缘化，几千年来以青年为导向的社会范式塑造起来的世界文化已经无法再维持下去。

在本节以及下一章，我们将探讨在年轻人和老年人价值平等的社会中开始发生的一些变化。随着我们进入一个医疗保健注重每个个体的独特性的时代，即精准医学时代，我们开始思考不断变化的"健康"的定义。之后我们会继续讨论身体健康到底意味着什么，关注成功老龄化的概念。在第 11 章中，我们将集中讨论延长健康寿命将会如何影响社会发展和文化建设。

世界卫生组织对健康的定义包括健康的主观幸福感和全面健康的展望

定义健康对个人和人群都具有重大价值。健康定义有助于指导医生与患者就如何实现良好健康进行对话。公共卫生官员使用健康定义作为衡量群体健康的标志。自 1948 年以来，世界卫生组织（WHO）为健康的定义确立了标准，即"身体、精神和社会全面健康的状态，而不仅仅是没有疾病或虚弱。"WHO 对"健康"定义的发展演变在很大程度上是对 1948 年疾病治疗状况的回应。当时，人类生物学和医学领域正从关注急性致死性疾病转变为关注医治和疗愈非传染性慢性疾病。用药物治疗非传染性慢性疾病在 1948 年是一个相对较新的现象，因为我们今天所认为的制药业当时正处于起步阶段（现代制药公司诞生于 20 世纪 30～40 年代）。那时候制药业才刚刚开始推出能够延长慢性病患者寿命的药物。由于老年个人现在都患有慢性病，健康就不能再仅仅被客观化为没有疾病。"健康"越来越成为一个主观术语，它肯定包含有衡量个人生活满意度即身心安康的指标，而无论是否有疾病的存在。

WHO 对"健康"的定义在当时（1948 年）是有创见性的，它鼓励医生和患者认识到全面的健康状态是可能的。达到完全健康的潜在可能在很大程度上是由 20 世纪头四十年期间发生的许多传染病的治愈所取得的巨大成功促成的。1948 年，医学界乐观地认为，在未来几十年中，治愈非传染性疾病也是可能的。WHO 将"完全"一词纳入其对健康的定义中，从而向生物医学领域提出挑战，以开发慢性病的治疗方法。

个体对健康环境的适应能力将定义精准医学时代的健康

1948 年 WHO 对"健康"的定义过于乐观，因为完全健康的理想尚未实现。人们很难指责精心制定这一定义的人居然相信完全健康是可能的。他们无法预测到非传染性疾病的病因会如此复杂，以至于 70 年后大多数慢性病仍然无法治愈。他们也不太可能预见到经济发达国家年龄在 65 岁以上的人口比例高达 20%，而且这些人 100%都患有年龄相关性功能退化、慢性疾病或两者兼而有之。因此，根据 WHO 的定义，美国有 6000 万～8000 万的人（全世界约有 5.85 亿人）仅仅因为年老而不健康。

目前，在经济发达国家，医学的地位是由慢病管理而非治疗所决定的。WHO 强调完全健康的"健康"定义已经过时，不符合现代医疗保健的现实。此外，随着我们进入精准医学时代，用"一刀切"的方法来定义健康已经毫无意义。正如你在第 2 章（信息栏 2.2）中了解到的，精准医学计划的一个主要目标是开发不同的疾病分类法，主要基于每个个体对病理学的独特表达。如果我们要将疾病定义为每个人所特有的，我们是否也应该根据具体情况来定义个人的健康呢？大多数专家都同意，这个问题的答案是肯定的。综上，老龄人口的增长和精准医学的到来要求"健康"的定义应该包括承认个人有权定义其自身健康状况。

随着精准医学在医疗保健中的地位越来越稳固，对"健康"定义的重新制定必须是动态的、与时俱进的，以适应不断变化的疾病观。精准医学的"健康"定义很可能会关注一个人适应和管理日常生活限制的能力，而不是期望完全健康。适应生活中不可避免的困难，包括疾病或失能带来的任何后遗影响，应该考虑到我们人类独特的应对逆境和恢复幸福感的能力。在这个长命高寿的时代，尽管身体会受到机能退行的种种限制，但恢复幸福感变得尤为重要。正如本文多次指出的，每一个超过生育年龄的个体都会经历年龄相关的功能退化、慢性疾病或两者兼而有之。那些接受功能退化作为生活一部分并适应其局限性的人应该被视为健康人。为此，我们现在探讨成功老龄化的概念，即健康老龄化的定义，其基础就是要适应功能的退化和个人的责任，以尽可能减少增龄所带来的影响。

老龄一度被视为疾病、失能和离群索居的阶段

生物老年学的研究曾经几乎完全由一种范式指导，即认为正常或通常的衰老包括了疾病、失能和离

群索居。但这一范式是在老年人口不到 4%且慢病管理极少的时候建立起来的（见前面的讨论）。也就是说，疾病、失能和离群索居在老年人中很常见。事实上，健康老龄化非常罕见，以至于超出正常衰老公认标准的那些个体反而被视为遗传异常。例如，在巴尔的摩老龄化纵向队列研究的最初 30 年中，经常锻炼的老年人没有被纳入该研究，因为久坐的生活方式才被视为正常的老龄化。

20 世纪 80 年代初，流行病学研究和公共卫生生命统计数据显示有越来越多的老年个体保持健康且积极参与生活，人们开始质疑疾病、失能和离群索居是否能代表正常老龄化的模式。延长寿命和降低罹患慢性病的风险与戒烟、适量饮酒、定期锻炼和健康饮食选择等密切相关。看来，老年人口正变得异质化，而疾病、失能和离群索居的老龄化模式变得越来越不合时宜。

20 世纪 80 年代生物医学的进步延长了慢病患者的寿命，而如果是在前几十年，这些患者可能已经死亡。外科技术和药物治疗使患有慢性病（如心脏病）的个体能够维持健康且充分的生活参与度。显然，年龄相关性慢病已经不是定义老年健康的唯一因素。这也是研究生物学衰老的人类纵向队列所提示的"正常老龄化"的概念没有什么意义的时代。这些研究认为衰老的时间节奏和生理系统都会受到影响，其速率是随机的（见第 2 章"纵向研究观察单一个体随时间的变化"一节）。长期以来，认为衰老速率是一个有序的生物学作用结果的观点正在被当前的认识所取代，即衰老速率是高度个性化和可调控的。

老年群体的功能异质化引导了成功老龄化的概念

有大量的间接证据表明，生活方式的选择，如戒烟和体育锻炼，减缓了衰老的速率。还有充分的并且越来越多的证据表明，老年人在生理和心理功能方面具有明显的异质性。在整个老年群体中，可以人为地分为高功能亚群体和低功能亚群体。老年群体的异质性意味着疾病和失能不必像许多老年学研究所表明的那样，必然成为衰老的、正常的或常见的结果。正是在这些历史背景下，许多研究人员开始提出以下问题：老年人的衰老速率是否会减慢？慢性病的发展是否会延缓？如果是的话，那么是什么因素引导了健康老龄化？

1987 年，研究人员约翰·W. 罗韦医生（John W. Rowe）和社会心理学家罗伯特·L. 卡恩（Robert L. Kahn）在备受推崇的《科学》杂志上发表了一篇论文，这篇论文最终将改变老年学研究中使用的主要研究模式。这两位研究人员认为，以往将疾病和失能视为正常衰老的研究模式是有缺陷的。这一模式的局限性很大程度上在于人们普遍接受由生物学决定的正常或常见衰老。他们发现，所谓"正常衰老"是在比较年轻人和老年人的研究中通过群体平均数构建的并不精准的概念。群体平均数忽略了老年人与年轻人之间存在的广泛且差异巨大的异质化（见第 2 章，图 2.6）。因此建议，更合适的老龄化研究模型是关注导致老龄人群功能异质化的因素。他们写道：

> "关于老龄化的研究也强调了年龄组之间的差异。年龄组内存在的大量的异质化要么被忽视，要么被归因于遗传禀赋的差异。这种观点忽视了外在因素的重要影响，以及社会心理和生理变量之间的相互作用。"（John and Robert，1987）

John 和 Robert 关注老龄人口中异质化的重要原因是老年群体中的亚群体，其中包括"与相对应的年轻人的平均水平相比，那些生理功能损失最小甚至完全没有损失的老年人"（John and Robert，1987）。他们认为，这些健康的老年群体表明，疾病和失能并不是增龄的必然结果。相反，那些表现出"正常"衰老的老年个体，即群体平均表现为功能下降的，也是能够改善身体功能的。这促使他们引入了成功老龄化的概念。选择"成功"这个词是为了传达一个信息，那就是，健康增龄、老而不衰是个人有明确意识和深思熟虑的决定。他们再次强调：

> "我们的成功观不仅仅意味着一个快乐的结果；它意味着成就，而不仅仅是好运。……要想

在某件事情上取得成功，不仅需要投入其中，还意味着渴望它、筹划它并为它尽心尽力。所有这些因素都对我们的老龄化观点至关重要，即使在人类遗传学这样的时代，我们还是认为老龄化在很大程度上是受个体控制的。"（John and Robert，1998）

成功老龄化包括身体、行为和社会因素

John 和 Robert 是研究人员，而不仅仅是纸上谈兵的理论家。他们关于成功老龄化的思想是基于他们与其他 16 个研究小组合作设计和实施的纵向队列研究结果之上的。其意图是建立跨学科的、具有广泛视角的合作研究，包括与老年学相关的生物医学、行为学和社会学等多方面的专业知识。为此，这个研究小组在 7～10 年的时间里定期测量了 1000 多名 70～79 岁的老年人身体的、生物的和行为的各种指标的变化。他们的基线测试证实了先前横向和纵向调查的结果，即老年人群的功能差异极大，一些老年个体的表现甚至达到了 20～30 岁年轻人的预期水平，而另外一些年龄相当的人在身体机能和认知能力方面都表现出了显著的下降。

通过对上述研究中参与者个体的基线测量结果进行分析，将老年人分成了高、中、低功能三个组别。随后几年的纵向调查重点是确定三个不同功能组之间异质性的因素。基于这 7～10 年期间收集的数据，John 和 Robert 建立了一个现已广泛发布的、能够引导成功老龄化的三组分模型（图 **10.11A** 和 **B**）：

"我们定义的成功老龄化包括三个主要组成部分：患病率和疾病相关失能率低、认知能力和身体机能维持度高，以及参与生活积极。这三个要素（病残率低、身心健康、积极生活）都是相对的，它们之间的关系在某种程度上是分层的，成功老龄化不仅仅是没有疾病，尽管这很重要，也不仅仅是维持身心机能的能力，尽管这也很重要。这两者都是成功老龄化的重要组成部分，但它们与积极参与生活的结合才最充分地体现了成功老龄化的概念。"（John and Robert，1998）

成功老龄化因过于注重健康的"理想"而不是生活的现实受到了严重的批评。这些批评指出，大部分老龄人口无法获得成功老龄化所需的财政、身体和心理健康资源。此外，一些批评家认为成功老龄化的模型没有考虑到成功是一个具有广泛定义的主观术语。历来的研究都表明，患有严重失能和长期慢性疾病的老年个体与那些符合成功老龄化标准的人一样，都对自己的生活感到满意。大多数人都同意，我们必须防止一种健康/成功老龄化的模式，这种模式忽视了那些不那么幸运的人，也没有为个人对晚年成功的定义提供空间。

成功老龄化研究范式的支持者认为，它从来没有打算被用作确定谁是或不是成功老龄化的独立标准。相反，成功老龄化是 John 和 Robert 在 1987 年使用的一个术语，用来挑战当时被广泛接受的衰老研究范式，即老龄化就是疾病、失能和离群索居的生命阶段。1987 年，生物老年学领域在很大程度上接受了衰老受基因调控并具有可定义表型组的观点。大概是在 John 和 Robert 关于成功老龄化的原始论文发表十年后，进化生物老年学家们最终证明了基因并不是为衰老而选择的，功能退化也不是一个确定性的生物学程序。现在我们知道，环境因素，包括生活方式的选择，才是影响每个个体独特的衰老表型的主要因素。因此，我们变老的方式和速率是有可塑性的，并且在你自己的控制之下。

未来之路

我们生活在一个医疗保健已经开始发生根本性变化的时代。精准医学时代结束了以疾病为中心的医学模式，100 年来，这种模式一直把疾病管理放在首位。疾病的管理在很大程度上是基于"普通人"对任何给定治疗的反应，亦即基于群体的医学。以疾病为中心的医疗保健模式正在被一种强调个体而不是群

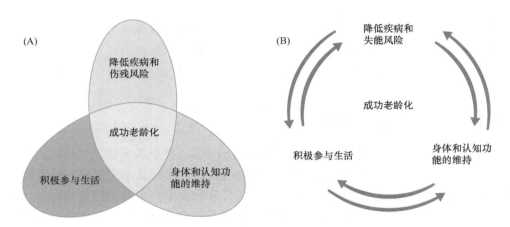

图 10.11　**John** 和 **Robert** 的成功老龄化三要素模型。（A）通过该图，John 和 Robert 强调，在创建成功老龄化过程中，没有哪一种要素比另一种更为重要。也就是说，这三种要素的结合是成功老龄化的关键因素；（B）成功老龄化的相互依赖性和层次性特征。例如，积极参与生活可以维持身体和认知功能，从而降低疾病和失能的风险；或者，疾病和失能风险的降低会增强身体和认知功能的维持；等等。（A，adapted from Rowe and Kahn, *Successful Aging*, 1998.）

体医疗需求的模式所取代。治疗和保健的目的是满足每个人独特的基因组，以及人们对健康意味着什么的看法。

医学个体化还要求每个人在其医疗保健选择中都是积极的和知情的参与者，包括预防措施的采纳（见**信息栏 2.2**）。在老龄化方面，则有关于如何减缓老龄化速率和降低慢性病患病风险的信息。体育锻炼和保持适当的能量摄入在预防慢病和延缓衰老速率方面的重要性及有效性已不存在任何问题。然而，这些信息仍然支离破碎，极其笼统，这些因素限制了体育锻炼和饮食疗法在精准医学中的应用。因此，未来的道路，至少在老龄化方面，将是发展医生可以采纳的、针对每个个体的运动锻炼和饮食指导方式。这个系统一旦建立起来，就像现在开方取药那样，医疗保健专业人员就可以因人施治，开出特异性的、适合不同患者的饮食和锻炼指导的个体化处方。

目前，制定饮食疗法和运动疗法及预防措施个体化机制的第一步正在进行。2015 年，美国国立卫生研究院（NIH）为名为"人体锻炼的分子换能器"项目提供了 1.7 亿美元的研究资金。人们希望这项研究的结果能够有助于绘制出运动锻炼后体内各种分子变化的综合图谱。根据 NIH 主任弗朗西斯·柯林斯（Francis Collins）的说法，"一种由体育锻炼产生的称为循环信号分子图的开发将使我们能够从根本上发现体育锻炼是如何影响我们的健康的。这一知识将使研究人员和临床医生能够制定个体化的运动建议，以更好地帮助那些失去运动能力的人"（2016）。用精准医学来调控衰老速率和慢病预防已经迈出了第一步。

核心概念

- ➢　衰老本身是不可避免的，因为热力学定律是普遍适用而且无法改变的。
- ➢　虽然衰老无可避免，但衰老速率可以调控。要调控衰老速率，生物老年学家们必须要考虑"我们为什么要生存？"而不是"我们为什么会死亡？"
- ➢　需要通过基因组学的方法确定哪些基因最容易受到热力学第二定律的影响。
- ➢　对于所有检测过的、未经遗传修饰的物种来说，不引起营养不良的热量限制均可以延长平均寿命和最大寿命。
- ➢　关于热量限制，改变食物中宏量营养素的组成或增加其维生素和矿物质的含量对动物寿命的影响甚微。
- ➢　生物老年学家们利用低等生物如酵母、线虫和果蝇来研究热量限制延长寿命的机制。
- ➢　初步结果提示，进行 30%热量限制的恒河猴的平均寿命比自由进食组的稍长，最大寿命则没有什么区别。与其他物种相比，两组恒河猴在寿命方面的差异是比较小的。

➢ 相对于自由进食组，热量限制组猴子罹患年龄相关性疾病的比例更低。

➢ 热量限制对人类的有效性目前还存在争议，尚无定论。

➢ 通过体育锻炼来降低年龄相关性疾病的患病风险有提高人群平均寿命的潜力，但并不能延长最大寿命。

➢ 锻炼减缓衰老速率主要是通过增加储备能力（潜能）来实现的。

➢ 未来老年人群的特点是青春期的延长和患病期的缩减。

➢ 不断增长的老龄人口和精准医学的到来，使得"健康"的定义必须包括承认个人有权定义其自身健康状况的内容。

➢ 精准医学时代的"健康"定义可能侧重于对日常生活的适应能力，以及管理各种不便和受限的能力。

➢ 使用成功老龄化范式的研究发现，年龄相关性功能丧失和慢病发病率具有很大的异质性。

➢ 大量高功能老年人的存在结束了一种研究范式，即老年是疾病、失能和离群索居的阶段。取而代之的是另一种研究范式，该范式侧重于确定那些可用于改变年龄相关性功能丧失和慢病发展的因素。

讨论问题

Q10.1 在生物系统中，热力学第二定律持续而随机地运行。解释为什么第二定律的这一特性会对衰老调控造成障碍。

Q10.2 有些人声称过去 100 年所看到的预期寿命的增长反映了对衰老的成功干预。这种说法正确吗？讨论一下为什么是或不是这样。

Q10.3 考虑下面的说法：生物老年学家需要问的是"我们为什么活着？"而不是"我们为什么会死？"。解释该问题会如何改变我们研究衰老的方式。

Q10.4 列举通过热量限制可以延长寿命的证据，说明寿命的延长是因为热量的限制，而不是其他营养物质（或营养补充）的限制。

Q10.5 同时列举非人灵长类动物和人类的例子，说明为什么在人类进行热量限制并没有像在其他物种中那么有效。

Q10.6 解释为什么在锻炼强度超过舒适交谈的运动中，人体会更多地使用葡萄糖而不是脂肪酸来合成 ATP。

Q10.7 定期运动锻炼能够减少静息时的心率、降低血压并增加红细胞的数量。这是为什么？

Q10.8 讨论衰老速率和潜能（储备能力）之间的关系。解释定期体育锻炼是如何增加机体潜能的。讨论农业社会向工业社会的转变是如何导致出生率下降的。在你的答案里应包括从种群生物学的角度对出生率下降的解释。

Q10.9 讨论 1947 年 WHO 对"健康"的定义为什么不适用于 21 世纪的医学。应如何改进。

Q10.10 思考下面的陈述：老年人身体机能的异质化导致疾病、失能和离群索居衰老研究范式的终结。解释一下该现象。

延伸阅读

调 节 生 物 衰 老

Boccardi V, Comanducci C, Baroni M et al. 2017. Of energy and entropy: The ineluctable impact of aging in old age dementia. *Int*

J Mol Sci 18: 2672.

Chatterjee A, Georgiev G, Iannacchione G. 2017. Aging and efficiency in living systems: Complexity, adaptation and self-organization. *Mech Ageing Dev* 163: 2–7.

Hayflick L. 2007. Entropy explains aging, genetic determinism explains longevity, and undefined terminology explains misunderstanding both. *PLOS Genet* 3: e220.

Hayflick L. 2007. Biological aging is no longer an unsolved problem. *Ann N Y Acad Sci* 1100: 1–13.

调控寿命与衰老速率——热量限制

Das SK, Roberts SB, Bhapkar MV et al. 2017. Body-composition changes in the Comprehensive Assessment of Long-term Effects of Reducing Intake of Energy (CALERIE)-2 study: A 2-y randomized controlled trial of calorie restriction in nonobese humans. *Am J Clin Nutr* 105: 913–927.

Mattison JA, Colman RJ, Beasley TM et al. 2017. Caloric restriction improves health and survival of rhesus monkeys. *Nature Comm* 8: 14063.

McCay CM, Crowell MF, Maynard LA. 1935. The effect of retarded growth upon the length of lifespan and upon the ultimate body size. *J Nutr* 10: 63–79.

Most J, Tosti V, Redman LM, Fontana L. 2017. Calorie restriction in humans: An update. *Ageing Res Rev* 39: 36–45.

Picca A, Pesce V, Lezza AMS. 2017. Does eating less make you live longer and better? An update on calorie restriction. *Clin Interv Aging* 12: 1887–1902.

Ravussin E, Redman LM, Rochon J et al. 2015. A 2-year randomized controlled trial of human caloric restriction: Feasibility and effects on predictors of health span and longevity. *J Gerontol A Biol Sci Med Sci* 70: 1097–1104.

Xu J, Hansen M, Kaeberlein M et al. 2015. Calorie restriction. In: *Molecular and Cellular Biology of Aging* (Vijg J, Campisi J, Lithgow G, eds.), pp. 844–875. Washington, DC: Gerontological Society of America.

调控衰老速率——体育锻炼

Arem H, Moore SC, Patel A et al. 2015. Leisure time physical activity and mortality: A detailed pooled analysis of the dose-response relationship. *JAMA Intern Med* 175: 959–967.

Centers for Disease Control and Prevention: Exercise guidelines for older adults. https://www.cdc.gov/physicalactivity/basics/older_adults/index.htm.

McArdle WD, Katch FI, Katch VK. 2014. *Exercise Physiology: Nutrition, Energy, and Human Performance*, 8th ed. New York, NY: Wolters Kluwer.

Neufer PD, Bamman MM, Muoio DM et al. 2015. Understanding the cellular and molecular mechanisms of physical activity-induced health benefits. *Cell Metab* 22: 4–11.

Schnohr P, O'Keefe JH, Marott JL et al. 2015. Dose of jogging and long-term mortality: The Copenhagen City Heart Study. *J Am Coll Cardiol* 65: 411–419.

与时俱进的健康与衰老的定义

Bulow MH, Soderqvist T. 2014. Successful ageing: A historical overview and critical analysis of a successful concept. *J Aging Stud* 31: 139–149.

Card AJ. 2017. Moving beyond the WHO definition of health: A new perspective for an aging world and the emerging era of value-based care. *Worl Med Hea Poli* 9: 126–137.

Huber M, Knottnerus JA, Green L et al. 2011. How should we define health? *BMJ* 343: d4163.

Rowe JW, Kahn RL. 1987. Human aging: Usual and successful. *Science* 237: 143–149.

Rowe JW, Kahn RL. 2015. Successful aging 2.0: Conceptual expansions for the 21st century. *J Gerontol B Psychol Sci Soc Sci* 70: 593–596.

Whitley E, Popham F, Benzeval M. 2016. Comparison of the Rowe-Kahn model of successful aging withs self-rated health and life satisfaction: The West of Scotland Twenty-07 Prospective Cohort Study. *Gerontologist* 56(6): 1082–1092.

第 11 章　延长健康寿命的意义

"从我的所见所闻中读者不难看出，我对那种'寿而不康'式长生的热切欲望已经心静如水。我为自己原先那些美妙的幻想感到由衷的羞愧，并且认为，没有健康则生不如死，与其痼疾缠身、奄奄一息地终老，还不如让暴君发明一种死刑使我坦然赴死更让人快活。"
——乔纳森·斯威夫特（Jonathan Swift），摘自《格列佛游记：邂逅不朽的斯特鲁德布鲁格》（1727）

本 章 提 纲

实现健康长寿的保证　　　　　　　　　　　　未来之路
老龄化社会的社会与文化变革

　　我们生活在一个生物医学已经有能力也有信心进行干预以延长健康寿命的时代。公共卫生和医疗政策专家正在研究能够在普通人群中实施的热量限制和体育锻炼的方式方法。此外，生物老年医学家已经鉴定出了可延缓衰老速率、减少慢性疾病，以及延长实验动物寿命的基因和分子途径。在人类中检测旨在减缓细胞和分子水平上的衰老速率的干预措施现在只是个时间问题了（小规模试验已经开始）。健康而圆满的老龄化将成为普遍现象，而不再是个别人的幸运。

　　在本章中，我们将讨论如何实现更长久的健康寿命即无失能年数，以及健康的老龄化人口如何改变我们的社会和文化。我们对健康寿命的讨论着眼于未来。预测在未来，尤其是在日新月异、高速发展的生物技术世界中，可能会充满挑战。因此，我们对未来的定义限制为从现在开始的今后二三十年。尽管可以肯定地说，这样对未来的定义有些随意了，但却可以使我们能够根据当前的科学知识做出适当而合理的预测。此外，本章主要聚焦于健康寿命，而不是生理寿命，尽管大多数专家预计，健康的老年人群无疑将导致预期生理寿命的增加。平均寿命或预期寿命的增加肯定是适度的，在我们定义为未来的时间范围内，超过 5～10 年的可能性不太大。

实现健康长寿的保证

　　在希腊神话中，阿波罗神（Apollo）为了换取库玛安·西比尔（Cumaean Sibyl）的童贞，许诺可以满足她的一项要求，结果她选择了永生。然而，西比尔却忘记了在她的要求中应该包含永恒的青春，结果她陷入了无穷无尽的年老失能的惨境之中。古老的希腊神话提醒我们，大多数人并不愿意接受那种寿而不康式的长寿。任何延长生命的方式都必须并且应该延长人们的韶华青春和相对良好的健康。我们将在本节中讨论如何把延长健康寿命的干预措施实施于医疗保健系统之中。

健康寿命是生理寿命与增龄失能的综合考量

健康寿命反映的是全生命过程中不伴有增龄相关性失能的年数（就本文而言，失能仅指老年人中发生的增龄相关性功能丧失或与年龄相关的疾病）。计算健康寿命需要考量生理寿命和失能两个方面的因素。寿命全长与无失能时间之间的差异提供了有关健康寿命随时间而增加或减少的信息。寿命全长和无失能时间之间差异的减少表明健康寿命的增加，而差异的增加则提示健康寿命的减少。

为了确定旨在提高健康水平的干预措施是否有效，必须准确、可靠地计量寿命和失能。健康寿命的准确度仅取决于其方程式中的变量。寿命的测量非常精确，是一种客观的测量方法，因为它是二分法的，只有两种可能性，不是在世的就是逝世的。相反，失能是高度主观的，在老年人口中对失能的判定提出了重大挑战。衡量失能的不精确性是由于缺乏关于健康和失能的通用定义（参见第 10 章）；健康和失能有数个不完全相同的定义。结果，失能成了一个连续变量，是一个具有多个值的变量，可以允许大量的个性化解释。

通常，用于计算健康寿命的失能反映出研究人员关于衰老定义和所研究人群的臆断，有些甚至将病态即疾病的存在与老年失能等同起来。当然，众所周知，现代的慢性病治疗方法可以有效预防或显著降低与疾病相关的失能。病态可能无法很好地衡量老年人口的失能状况。身体功能，即人们完成一项身体任务的能力如何，可以改善对失能的衡量。例如，日常生活活动（activities of daily living，ADL）（图 11.1）可以用来衡量一个人具有的独立生活所需的基本功能的能力。在临床环境中，这六条标准非常有用，可以确定已有既存状况的人是否可以在没有帮助的情况下继续照顾自己。在仅仅经历典型的时间依赖性功能丧失的老年人口中，ADL 作为衡量失能程度的用处则较小。

活动 (得分1或0)	独立的 (1分) 无需看管、指导或个人帮助	依赖的 (0分) 需要看管、指导或个人帮助
沐浴 （得分：　）	(1分)完全自主洗浴，或者仅在清洗身体的某个部位(如背部、生殖器区域或某个失能的肢体)时需要帮助	(0分)需要帮助洗浴身体的一个以上的部位、进出浴缸或淋浴房。需要全程帮助洗浴
穿衣 （得分：　）	(1分)从衣架和抽屉中取出衣服，自助穿上带有纽扣、拉链等紧固件的衣服和外套。可能系鞋带时需要协助	(0分)穿衣着装需要他人帮助或者完全依靠他人
如厕 （得分：　）	(1分)在没有帮助的情况下上厕所、蹲坐起立、解衣穿衣并清洁生殖器区域	(0分)如厕过程需要他人帮助，或者不能如厕而需要使用便盆或便桶
移动 （得分：　）	(1分)在没有协助的情况下能够自主上下床或椅子。不包括机械辅助移动	(0分)需要帮助才能完成上下床和从床上到椅子的起坐及移动，或者需要完全辅助才能完成
控便 （得分：　）	(1分)完全自主控制排尿和排便	(0分)部分或完全大小便失禁
饮食 （得分：　）	(1分)在没有帮助的情况下能将食物从碗盘送入口内。食物的准备可以由另一个人完成	(0分)需要部分或全部帮助才能完成进食，或者需要肠胃外进食

图 11.1　日常生活活动。根据个人执行某项功能的能力，为每个类别打分 1 或 0。六个类别的总和提供了有关个人是否可以保持独立的信息。（From Shelkey M. 2001. *Home Healthcare Nurse* 19：323–324. With permission from Wolters Kluwer Health.）

身体功能作为衡量独立生活者失能程度的指标，通常会通过一系列比 ADL 更高级的功能测量方法来评估。步行速度、抓力、举重、爬楼梯等都与老年人口失能的发展密切相关。有些人批评仅使用身体功能来衡量失能的方法，认为它不过是反映了许多年前在细胞中启动的某个过程的最终结果。也有人建议，如果能将反映细胞衰老机制的方法适用到个人身体机能的检测上，会使对老年个体失能的测量变得更为精确。免疫、内分泌功能、心血管健康和肌肉代谢的几种生物学指标已被广泛用作检测老年个体和人群的健康指标及失能指标。但是，没有任何一项或一组机体功能或生物学功能的检测指标能够达到真正的衰老生物标志物的标准（参见第 2 章）。在确认衰老的真正生物标记之前，因时间依赖性功能丧失而导致的失能程度的评价度量仍将是不精准的，并有待讨论、改进和完善。

预防或治疗慢性疾病并不能持续减少失能

我们已经在本书全文中了解到，在 20 世纪，治疗、治愈疾病延长了寿命、减少了失能。许多人认为，这种延长生理寿命和健康寿命的策略可能已经达到了顶峰。例如，在 1900～1950 年之间，这一时期的重点是预防和治疗年轻人中的传染病，那时候出生时的预期寿命每两三年就会增加 1 年（**图 11.2A**）。到了 1950～2000 年之间，也就是通常被认为更专注于治疗老年人群中慢性疾病的时期，预期寿命的增加速率明显下降，差不多每三四个自然年才能增加 1 年的预期寿命。而当前的预期寿命增加速率大约是每 6 个自然年增加 1 年（**图 11.2A**）。

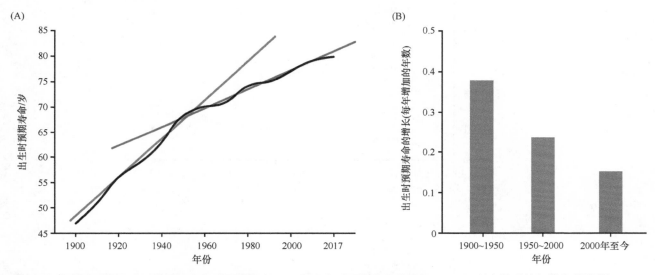

图 11.2　在给定时间段内，美国的出生时预期寿命（A）和出生时预期寿命的增加（B）。（A）中显示的红线和蓝线是 1900～1950 年（红色）和 1950～2017 年（蓝色）期间预期寿命的线性增长率（回归斜率）。 1950 年以后，出生时预期寿命的线性增长速度明显减缓。正是在这段时间里，由于传染病导致的死亡开始从前十大死亡原因中消失。传染性疾病肺结核最后一次出现是在 1952 年，排名第 9。请注意，（A）中的出生时预期寿命从 2014 年左右开始趋于平缓，自 2014 年以来出生时的预期寿命保持平稳（2014 年为 78.8 岁；2015 年为 78.7 岁；2016 年为 78.6 岁；2017 年为 78.6 岁）。

最新数据表明，通过治疗慢性疾病获得的失能改善很有可能已经达到顶峰。一项大规模的流行病学研究——全球疾病负担（包括全球 195 个国家/地区的数据）表明，从 2000 年到 2016 年，全因致残率下降了 2.3%，同一队列中的死亡率下降了 3.1%。就是说，失能的下降与寿命的延长并不完全一致。这意味着人们的寿命更长并伴有失能。在北美和欧洲进行的几项研究表明，自 2000 年以来，报告一项或多项活动、ADL 和其他高功能测试受限的人群比例并没有改变。目前的数据强烈表明，治疗慢性疾病并不适合作为减少失能的主要方法。

显然，不能期望仅专注于治疗或治愈慢性疾病就会显著降低老年人口的失能。我们需要新的解决方案来减少因增龄而造成的失能并增加人们的健康寿命。这一新的研究方向就是评估能够延缓衰老机制影响的干预措施。这一结论来自以下事实：所有慢性疾病和失能中有 95% 发生在 60 岁之后。也就是说，时间的流逝和宇宙的物理规律是慢性疾病及生理性衰退的根本原因。延缓岁月对人体的影响，也就是延缓衰老机制对机体的影响，我们就能延缓慢性疾病的发生发展，以及与增龄相关的生理性衰退；而延缓了慢性疾病的发生发展、与增龄相关的生理性衰退，我们就能够延长健康寿命。

通过增加运动量和减少热量摄入来促进健康寿命是一个挑战

有压倒性的证据表明，在整个成年生命期中提高运动水平并维持低热量饮食能够延缓衰老的影响并延长健康寿命（图 11.3，图 10.7）。但是，普通民众参与这两种提高健康寿命干预方式的比例仍然很低，并且随着年龄的增长参与度还在下降（图 11.4）。2017 年发布的数据显示，只有 21% 的美国人每周能达到建议的运动水平。其他经济发达国家的体育锻炼参与率与此相似。能够坚持遵循热量摄入建议的人群比例也很低。在美国，每天的建议摄入热量为 2200~2500kcal，而欧盟国家是 1600~1800kcal。研究表明，这些国家中大约分别只有 10% 和 30% 的人群遵循此建议。在美国，男性和女性的平均每天热量摄入在 2800~3600kcal 之间，欧盟的热量摄入似乎比美国低约 15%~20%，但仍远高于推荐值。因此，在许多经济发达国家中有 20%~35% 的人罹患肥胖（1950 年约 10% 的人口肥胖）也就不足为怪了。

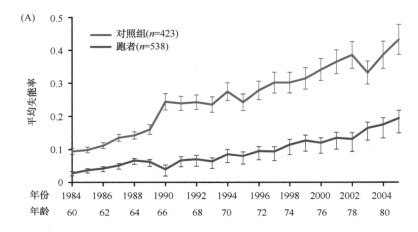

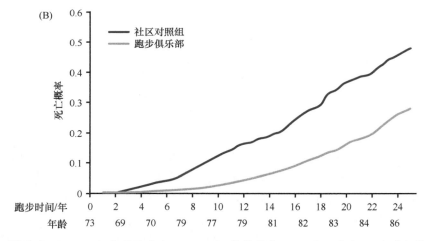

图 11.3 连续 20 年对跑步者（$n = 423$）和非跑步者（$n = 538$）的失能率（A）和死亡率（B）进行的纵向研究。使用问卷调查对失能进行了评估，该问卷包括 8 个方面的内容：起立、穿衣和打扮、个人卫生、饮食、步行、伸臂、握力和活动。每个项目区域的得分从 0（没有困难）到 3（完全无法执行）。图 A 中 x 轴上的值表示每个区域的平均分数。统计分析表明，跑步者比非跑步者的失能率推迟了 16 年，平均死亡年龄推迟了 10 年。（From Fries JF. 2012. *Curr Gerontol Geriatr Res*. doi: 10.1155/2012/420637. A，Figure 1；B，Figure 3. With permission.）

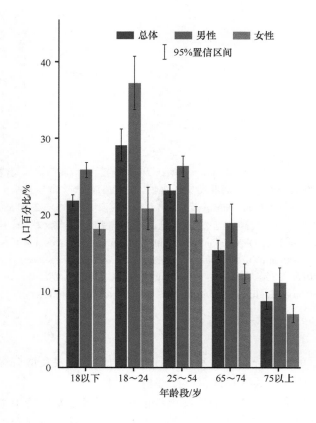

图 11.4 满足美国国立卫生研究院建议的每周有氧和力量训练运动量的人口百分比。(From Clarke TC et al. *Early Release of Selected Estimates Based on Data from 2016 National Health Interview Survey*. National Center for Health Statistics. May 2017. http：//www.cdc.gov/ nchs/nhis.htm，Figure 7.5.)

普通民众不愿意加强锻炼并减少热量摄入，这反映了许多问题。当然，并不是所有的问题都能同时得到解决。大多数经济发达国家都选择了将注意力集中在制定锻炼计划和降低热量方案的处方治疗上（见后面的讨论）。选择这种方法，是因为它解决了许多问题，这些问题阻碍了通过锻炼和减少热量摄入来改善健康。例如，目前关于运动（图 11.5）和饮食（图 11.6）仅提供一般性建议，缺乏具体说明。这些建议往往已经过时，而且绝大多数人不知道这些建议与指南的存在（这里介绍的锻炼指南是 2008 年制定的）。大多数人都是从互联网、与朋友和家人的非正式讨论、外行的文章和书籍，或善意但缺乏培训的健身

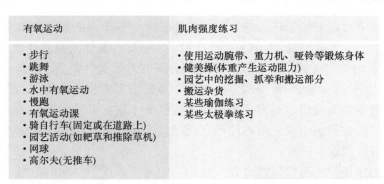

图 11.5 符合美国老年人有氧运动和肌肉强化指南的推荐类型。指南建议老年人每周至少应该进行 150 分钟（2.5 小时）的中等强度有氧运动，以及 75 分钟（1 小时 15 分钟）的高强度运动。强度以 0～10 的自我评估量表测量，其中 0 为无活动，10 等于最大努力，中等强度的运动为 5～6，剧烈强度的运动等于 7～8。关于肌力强化锻炼的建议表明，老年人应该每周至少有 2 天要进行该项包含机体所有主要肌肉群的锻炼。(From U.S. Department of Health and Human Services. 2008. *2008 Physical Activity Guidelines for Americans*. Washington，DC. https：//health.gov/paguidelines/guidelines；Chapter 5.)

膳食指南

1.终生遵循健康饮食模式。所有食物和饮料的选择都很重要。选择适当热量水平的健康饮食模式，有助于实现和保持健康的体重，维持充足的营养，降低罹患慢性疾病的风险。

2.注重食物的品种、营养密度和数量。为了满足热量限制范围内的营养需求，在所有食物组中按推荐量选择不同营养密度的食物。

3.限制来自过多的糖类和饱和脂肪的热量，同时减少钠的摄入。建议低糖、低饱和脂肪和低钠的饮食模式。减少这些成分含量较高的食物和饮料，使之符合健康饮食模式。

4.选择更健康的饮食。在所有食物组中选择营养丰富的食物和饮料，以取代不太健康的选择。考虑到文化和个人偏好，这样的选择更容易实现和维持。

5.支持普惠大众的健康饮食模式。从家庭到学校、到单位、到社区，每个人都有责任在全国各地帮助创建和支持健康饮食模式。

图 11.6　美国膳食指南（2015～2020 年）。该膳食指南强调健康的饮食模式，而非特定的食物。成人的健康饮食模式基于 2500～2600kcal 的热量摄入。有几项研究表明，2500～2600kcal 的膳食并不能满足糖尿病控制所需的体重减轻（见信息栏 9.2）。（From U.S. Department of Health and Human Services and U.S. Department of Agriculture. *Dietary Guidelines for Americans 2015–2020*，8th ed.，Washington，DC. https：//health.gov/dietaryguidelines/2015/guidelines/；see Executive Summary.）

俱乐部工作人员那里获取有关锻炼和饮食的相关信息的。缺乏科学、精准和针对性的饮食方式及锻炼习惯会导致许多人产生挫折感。这种挫折感又会抑制个体开始锻炼和饮食调整并将其维持下去。

经济上的考量也对锻炼和饮食调整构成了巨大的阻碍。希望接受这些治疗的个人可能会发现费用很高。例如，许多类型的锻炼、力量训练和瑜伽都需要加入健康俱乐部或其他私营机构。此外，世界上许多地方的气候也会导致一年中大部分时间无法进行户外运动，而健身器材、跑步机、固定自行车等又都很昂贵。那些需要饮食咨询以控制热量摄入的人也会发现，由有执照的专业人士提供的服务都价格不菲，而且很少有保险覆盖。例如，只有在患有糖尿病或肾病的情况下，医疗保险才有可能支付营养治疗服务的费用。

处方化方案有助于提高运动和饮食干预的参与率

大多数经济发达国家已经开始了这一进程，最终将带来处方形式的锻炼和饮食方案。例如，为美国制定健康方案的美国国立卫生研究院（NIH）已经开始了一项雄心勃勃的研究计划，以确定运动有益健康的潜在分子机制（见第 10 章 "未来之路"）。这项计划为研究人员提供资金，使他们能够利用现代生物技术、基因组学、系统生物学等，从而最终制定出针对个体健康需求的个性化运动方案。因此，医生或其他训练有素的健康保健专业人员将以处方形式向患者提供关于进行哪种类型和多大程度运动的精准、科学和个性化的信息，从而使得由于缺乏可靠的信息而导致的对体育锻炼的挫败感及随之而来的厌恶和畏惧都将在很大程度上得以消除。

将特定锻炼信息的传播交给医疗保健专业人员的决定是一种深思熟虑的策略，旨在为医生提供处方权。医生的处方权意味着这些疗法已经被一个政府监督机构如美国食品药品监督管理局（FDA）批准为安全有效的。一旦特定锻炼方案的安全性和有效性通过严格的科学审查（类似于药品的审批程序）得到证明，政府和保险公司支付与体育锻炼有关的费用（这可能包括诸如健身俱乐部会员会费、合适的跑鞋、心率监测器等）就将得到法律的保护[美国的一些健康保险公司和健康维护组织（Health Maintenance Organization，HMO）已经开始为健身俱乐部会员提供会费报销]。通过这种或者类似的策略，减少启动和维持日常锻炼的经济困境将指日可待。

延缓衰老机制的医学干预已在蓬勃发展

尽管加强锻炼和减少热量摄入会延缓时间依赖性失能是毋庸置疑的事实，但处方形式的运动锻炼和饮食干预对参与率的影响可能不大。几十年来，大家都已经知道了运动锻炼和适当饮食对健康的有益作用（尤其是对老年人的健康作用）。然而，参与水平仍然低得让人失望（图 11.4）。评估心脏康复（CR）锻炼参与率的调查也表明，处方型锻炼方案可能只起到了一定的作用。心脏康复方案是目前为数不多的可处方的运动和饮食疗法之一。然而，这些项目的依从率不超过 20%～40%。心脏康复方案能显著降低第二次心脏病发作的风险，而如此低的康复方案依从率还是相当令人惊讶的。显然，更多的传统治疗方式、药物、基因疗法等需要与运动和饮食干预相结合，才能对延缓衰老机制的影响产生最大的作用。这些医学干预措施一开始都集中在衰老的体内机制上。

在本书中我们描述了许多衰老的体内机制，包括氧化损伤、端粒缩短和遗传通路失调等。在实验动物身上得到的大量研究证据表明，针对个体体内衰老机制的干预措施可以延缓失能，延长健康寿命和生理寿命。这使得人们非常乐观地认为，现在以延缓老年人失能为目的的药物或其他类型的传统干预措施的发展指日可待。对此，我们表示同意；然而，采取这种干预措施可能还需要几十年的时间，原因在于衰老本身的复杂性。

我们强调衰老是一个由分子保真度丧失引起的随机或者说随意的过程。在整个生命周期中，随机性产生于近乎无限数量的变量，而这些变量都可以影响分子保真度。因此，每个个体或基因相似的小群体都有一组独特的变量决定了其衰老的速率。在前面的章节中我们已经了解到，没有哪个单一的衰老机制能决定一个人的衰老速率。总之，高度随机性和衰老的多重机制给那些寻求延缓时间依赖性失能的干预措施的研究人员提出了一个巨大的挑战。单一的干预措施可能可以在某一个体身上有效地延缓某一种衰老机制。然而，同样的干预措施很可能在延缓另一个体的失能方面效果甚微。这意味着最有效的干预措施应该是对大多数人都有效的干预措施。此外，一次应对一种机制就如同治疗单独的慢性疾病一样，在延长寿命方面都不会有什么显著效果（见前面的讨论）。要发挥延缓体内衰老机制的作用，需要高度个性化的治疗方案并能够同时影响多种衰老机制。

在与精准医学相关的定量方法取代以疾病为中心的医学的观察科学之后，影响多重体内衰老机制的个体化药物将会引入（参见第 1 章"还原论可以预测简单生物系统的涌现性质，复杂系统则需要定量的方法"一节）。然而，精准医学尚处于起步阶段，针对衰老体内机制的个体化药物开发所需的许多方法尚待阐明（见第 1 章"生物老年学家如何研究衰老：系统生物学"一节）。因此，即使提供一个最自由的时间框架，影响多重衰老体内机制药物的采用仍然不会是那么精准的。尽管如此，生物老年学领域整体上已经开始向定量生物学转型。美国国立衰老研究所（NIA）是整个美国国立卫生研究院（NIH）为精准医学相关研究提供资金资助的一部分。曾经只专注于还原科学（reductive science）的许多实验室研究人员正在与系统生物学专家、数学家和工程师建立必要的合作，这些合作对于在生物老年医学领域成功实现定量生物学研究至关重要。现在，我们拭目以待，期待定量生物学方法如何迅速地影响延缓机体衰老和推迟个体失能作用的药物发现。

老龄化社会的社会与文化变革

当今的文化理所当然地被年轻人的需求所塑造。在 1900 年之前的一千年中，人们生活在一个年轻的社会中，社会成员的平均死亡年龄为 35～45 岁，只有 2%～4%的人能活过 65 岁。文化别无选择，只能优先向年轻人提供资源，并围绕年轻人建立社会规范。然而，仅注重年轻人的社会规范已不再适合当今的社会。如图 11.7 所示，年龄结构中的各年龄组已经变得均等。也就是说，年轻人口不再是年龄结构中的主要组成部分。如今，有 90% 的人口能活到 70 岁，50% 的人能活到 80 岁。当我们必须继续培养年轻人，使他们能够承担责任、成为未来社会领导者的同时，也必须考虑到老年人群的诉求、需要和愿望。从仅面向年轻人的文化向涵盖所有年龄段的文化的转变将深刻影响社会的基本结构和规范。在这里，我们扼要地阐释生物伦理学家、社会学家、生物学家和其他专家对这种新的社会秩序的观点。

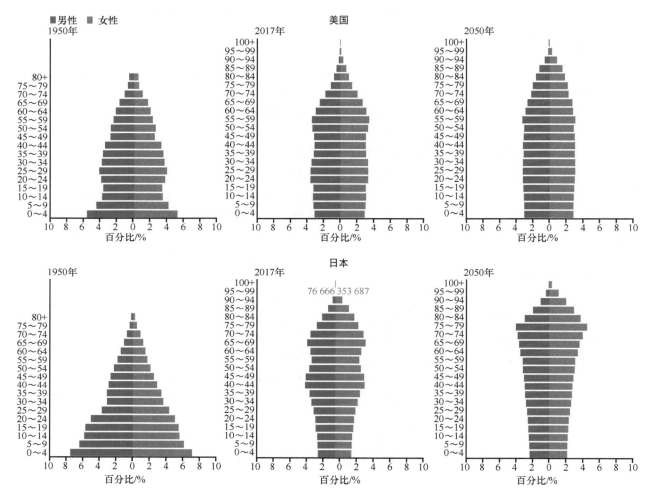

图 11.7　1950 年、2017 年和 2050 年（预测）美国及日本的人口年龄结构。日本和美国的人口年龄都从年轻人最多的年龄结构（1950 年）转变为老年人与年轻人相等的年龄结构（2017 年）。在可预见的未来（2050 年），这一趋势还会持续下去。日本未来（2050 年预计）的年龄结构反映了许多经济发达国家都可能发生的情况。也就是说，75～79 岁的老年人在人口全年龄结构中所占比例最大。（From PopulationPyramid.net，Martin De Wulf；https://creativecommons.org/licenses/by/3.0/us/.）

　　生物老年学家在塑造未来社会中具有重要作用。回想一下我们在本书第 1 章的前几页中阐述过这样的观点，即改善健康状况和延长寿命的生物老年学研究必须与一个事实相一致，这个事实就是无论针对特定的年龄相关功能障碍的治疗有多成功，衰老依然存在，死亡依然是个体的最终归宿。因此，生物老年学家不仅需要成为其特定领域的专家，还应该积极参与有关老年人健康和福祉改善的心理、社会和经济效应的讨论。本部分的目的是提供一个相关讨论的参考框架，而不是提供社会将如何变化的答案。

更健康和更长寿的生活可能会改变对个人成就和社会进步的观念

　　许多人非常乐观地看待延长生理寿命和健康寿命的前景，并期待着新机遇和奇迹的出现。随着人们对更长寿、更健康生活的期望，个体更有可能参与一些在寿命没有延长时无法达成的项目或新的活动，这就需要更加精心地规划目标的优先顺序。例如，以往的经验可能只鼓励一个人选择与其性格和志向更相符合的新职业。但如果期望寿命延长 30～40 年，那么在人们 70 岁或 80 岁时也可轻松地开始这种职业转变。如果预期健康寿命能达到 100～120 岁的话，可能会使年轻人更愿意尝试有风险的职业和业余爱好，因为他们将有更多时间在一个职业领域进行多次尝试或者选择一个全新的职业。而风险是进步和发现的基石，社会只会从中受益。

其他一些生物伦理学家则更为悲观。他们认为，青年时期的延长会消除紧迫感，从而降低对目标和抱负的投入。如果个人知道他们将有机会"重做"，那么他们可能就不太愿意对任何特殊的风险做出承诺。"坚持做下去"的态度可能被过早放弃自己的事业所取代，"重做"就会成为生活的常态。目标、抱负和自我成就的价值可能会失去意义，导致我们成为一个维持现状而不是不断进步的社会。

延长寿命和健康状况可能会改变物种更新的责任

生理寿命和健康寿命的延长也可能会破坏个体对物种更新的责任感。支持这一观点的人指出，在 20 世纪，寿命的延长伴随着出生率的下降和生育时间推后的趋势。需要生孩子的紧迫感已经被生孩子也可以推后的感觉所替代。许多人认为青年时期应该享受没有孩子的"美好生活"。但是，许多夫妇发现这种"美好生活"难以放弃，于是他们干脆就不再生孩子了。此外，那些延迟生育的人也会发现，当他们日渐年长、想要孩子的时候，他们的生殖系统已经不再支持他们生儿育女了。到了生育期的终末阶段时，男人和女人的生育能力都降低了。不仅如此，对于女性而言，35 岁以后怀孕就会增加胎儿出生缺陷的可能，这使生育的风险大大升高从而导致人们不再选择生育。这种出生率的降低还仅仅是一种生物学的反映。

另外一些人则认为出生率与寿命几乎没有什么关系。出生率反而与人类社会从农业社会转向工业社会时所带来的经济繁荣息息相关，更长的寿命仅仅是工业社会的许多积极成果之一。在农业社会，就像 20 世纪初之前的所有社会那样，孩子被视为一种资产，因为他们可以在土地上劳作从而为家庭增加财富。但是，在工业社会中，孩子依附于家庭，需要消耗家庭资源。从历史上看，农业社会中人们的孩子有 1/4 可能在达到生育年龄之前就死掉，因此夫妻经常需要生育更多的孩子以防止劳动力丧失。如今在发达国家，因疾病或事故而失去孩子的情况变得非常罕见。工业社会的生活以及儿童医疗保健水平的提升，意味着夫妻愿意生养的孩子越来越少。

21 世纪出生率的下降可能只是反映了在稳定环境条件下生活的人口的自然进化，而不是人们传宗接代的意愿降低了。正如第 3 章中讲到的，生活在稳定环境条件下的人口，其新生儿数量明显低于环境条件多变人口的新生儿数量。大多数经济发达国家的共同特征，就是绝大多数人口拥有足够的食物、住房、衣服、保健和其他基本生活需求，亦即稳定的生活环境。他们无需养育孩子作为未来的保险，以抵消由于环境危害而可能导致的家庭成员的损失。这样的一个社会将变得更稳定，出生率接近死亡率（图 11.8）。即使延长了青年时期和生理寿命，这一人口的稳定性也很有可能会持续下去。

青年时期和生理寿命延长的个体，其生殖能力也会受到质疑。正如通篇所讲，繁殖与寿命紧密关联。寿命的变化意味着生殖能力和生殖寿命都会随之而发生变化。青年时期和生理寿命的延长更像是发生在生命早期即发育阶段的干预结果（参见第 3 章和第 5 章）。此外，与延长寿命和增进健康的研究相比，针对生育力下降和出生缺陷等问题的研究更加蓬勃和兴旺。生殖医学的进步至少与其他健康领域的进步一样指日可期。

低出生率和长寿可能会改变当前几代人的生命周期

家庭和社会的结构是围绕着一个生命周期建立起来的。在这个生命周期中，每一代人都期望扮演明

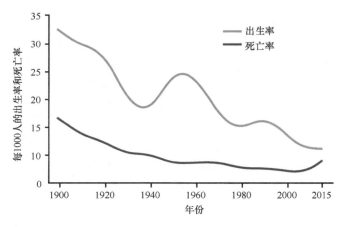

图 11.8 美国的出生率和死亡率（1900～2015 年）。(Death rates from Chong Y et al. 2015. *Deaths in the United States，1900–2013*. Hyattsville，MD：National Center for Health Statistics；Birth rates from Martin JA et al. 2017. Births：*Final Data for 2015. National Vital Statistics Report；vol 66，no 1*. Hyattsville，MD：National Center for Health Statistics.)

确的角色。在大多数历史阶段以及现代社会中，家庭的生命周期通常包括三个世代：孩子、父母和祖父母。相对年轻的父母将孩子抚养成人，父母应该是主要的养育者，并教导新的一代人在未来独立的成人生活中所必需的基本生存技能。祖父母通常不参与新生代的养育，他们只在孙辈的生活中扮演配角，如照看孩子、购买礼物等。祖父母在家庭结构中的主要作用更多地在于把他们的智慧传授给他们自己的孩子（即新生代的父母）。在这三代人的生命周期中，从祖父母到父母再到孩子，知识与智慧的传递路径非常之短，以至于家庭传统在没有明显改变的情况下得以传承。家庭建立了其自己的特性，使家庭中的每个成员都有一种归属感。

家庭这种三代人的特征性结构通常也可以用来比喻整个社会，每一代人都有其特定的角色。新一代儿童将接受个性化培训和系统教育，为他们最终成为社会有生产力的公民做准备，这与亲子关系类似。当孩子们过渡到成年人并进入工作岗位时，他们只能站在阶梯的最底层，努力向权威和智慧的位置攀爬。正如祖父母在家庭结构中所扮演的角色一样，社会的功能是处于阶梯最高层的老一辈的人所赋予的，他们自己也是这么攀爬上来的。社会的三代结构也为个体提供了实现并推动社会朝着积极方向前进的激励。我们很早就知道，在学校的成功将导致之后在工作上和社会上的成功，并最终获得权威、权力和财富。

家庭和社会的三代人生命周期是在 60～80 岁的人口寿命的基础上建立、发展起来的。在这个模型中，孩子长大会成为父母，而父母变老会成为祖父母。由于祖父母或老一辈人因死亡或虚弱而被除名，从而在"高层"留下了空间，所以形成了预期的有序进展。但是，如果更长的青春期和更长的寿命推迟了死亡与身体虚弱，使家庭和社会高层权贵显要的位置变得人满为患怎么办？例如，想象一下在平均寿命为 110 岁的世界中的家庭结构，今天的家庭将让位于一个有健康、活跃的曾祖父母、曾曾祖父母、甚至可能曾曾曾祖父母的家庭。因此，家庭中的"高层"将从 4 个祖父母增加到多达 32 个曾曾祖父母。三代模式所带来的家庭传统和身份认同的继承由于家庭"高层"的人满为患而大大削弱。有人认为，家庭认同感的丧失将导致个人与过去的联系丧失，并将挑战个人对自己在这个世界上的所处所立的态度和方式。

一些人预测，随着出生率和死亡率趋于均衡（图 11.8。这一趋势无疑将持续下去），总人口规模将停滞不前，经济增长将放缓，创造就业机会也将随之而放缓。此外，随着老年人口的年轻状态和健康状况的延长，越来越少的从事高层工作的人才会退休。高层职位的减少意味着更多的人升迁速度变慢，年轻一代从培训转向实践的工作机会就会更加短缺。我们"努力工作就会成功"的观念将受到严峻挑战。鉴于所有这些，我们需要重新定义什么构成了社会的生产成员。许多专家认为，这种重新定义将是一个漫长的过程，并且为了应对这种新的经济结构，重新定义后的第一代人将不得不付出巨大的代价。

未来之路

　　即将到来的精准医学时代以及对改善健康水平的持续关注将对我们如何应对衰老产生重大影响。现在还不清楚 70 岁以上的人在新的社会秩序中将扮演什么角色。一些人认为，即将到来的社会变革将迎来一个大好时机。这些乐观主义者认为，在一个临终时间大大推迟的社会中，在没有紧迫感和时间限制的情况下，可以获得更多的自由去探索新的可能性。在艺术、科学、医学和其他领域进行更深入的探索和实验，最终将导致人类知识的扩展，从而加速人类的进步，全人类都将因此受益。另外一些预言家则对健康长寿的前景更加悲观。有人认为，由凡人有终、生命有限而产生的紧迫感是一种强大的力量，通过这种力量，个体就会感到有必要全身心地投入到工作或未泯的雄心壮志中。这种紧迫感正是社会进步的基础。一个健康而长寿的生命可能会消除这种紧迫感，并带来更少、更慢而不是更多、更快的进步。

　　没有人能肯定地说社会将会变成什么样子。当然，这不是我们的重点。相反，我们的希望是，你能够对自己可能没有料想到或没有经历过的观点有更多的了解。我们大多数人可能从来都没有想到过，减少甚或停止有关如何延缓衰老和延长寿命的研究，可能是当前减缓人类衰老速率的最可接受的替代方案。如果我们承认悲观主义的观点是正确的，那么我们就必须考虑延缓衰老的研究对社会到底有多大的价值。把研究重点放在治疗疾病和在我们现有的生命周期内减少疾病的发生，可能对人类有更大的价值。

　　然而现实情况是，衰老研究的重要性一直在持续增加而不是减少。即使发现了将疾病的发病时间减少到短短几个月的方法，遭受疾病和老年的病痛对大多数人来说仍然是令人厌恶的。人类的平均寿命将继续增加，老人的健康状况也将得到改善。生理寿命和健康寿命的增加将给我们的社会带来新的困难及挑战。如果我们保持该讨论的活力并为各种不同意见留出空间，那么对个体的任何不利影响都会保持在最低水平，并且显著减少其不确定性。生物老年科学在该讨论中将会起到非常重要的作用。

核心概念

➢ 未来人口老龄化的特征将是青春期的延长和健康寿命的延长。

➢ 健康寿命是寿命与无残障年数之间的差值。

➢ 衡量失能可能具有挑战性，因为没有关于健康和失能的公认定义。

➢ 发病率、日常生活活动（ADL）、身体机能和生物学标记物都已被用作失能的衡量指标。

➢ 在验证一个真正的衰老生物标志物之前，测量因时间依赖性功能丧失而导致的失能仍然是不精确的，并有待讨论。

➢ 仅仅专注于治疗或治愈慢性病，并不能够显著减少老年人的失能。

➢ 延缓机体衰老影响的干预措施是减少老年人失能的最佳途径。

➢ 时间的流逝和宇宙的自然规律是造成慢性疾病及生理性衰退的根本原因。

➢ 尽管锻炼和低热量饮食延缓了衰老机理的影响、延长了健康寿命，但这两种延长健康寿命的措施，其参与率仍然很低，并且随着年龄的增长而下降。

➢ 缺乏科学上精准且具体可行的运动和饮食方案是导致参与水平低的原因。

➢ 大多数经济发达国家已经开始这一过程，逐步制定明确的运动和饮食方案。

➢ 医师的处方权意味着运动和饮食方案已经过专家评审小组的认证，是安全、科学、准确和有效的。

➢ 如果它们被认为是安全和有效的，政府和保险公司更有可能承担运动和饮食方案的费用，那么阻碍健康生活方式的经济障碍将会减少。

> ➤ 医学干预、药物、基因治疗、组织替代等正在开发中，这些技术均可以延缓内部衰老机制的影响。
>
> ➤ 延缓内部衰老机制的效果需要高度个体化的治疗，并且能够同时影响多种衰老机制。
>
> ➤ 在与精准医学相关的定量方法取代以疾病为中心的医学观察科学之后，将引入影响多种内部衰老机制的药物。
>
> ➤ 从仅面向年轻人的文化向涵盖所有年龄段的文化的转变，将深刻影响社会的基本结构和规范。
>
> ➤ 更健康、更长寿的生活可能会鼓励个体从事现有寿命所无法企及的项目或新事业。也就是说，个体将有更大的机会实现自我目标和抱负。
>
> ➤ 一些专家认为，健康长寿会破坏我们的成就感。如果个体知道他们有时间从头再来，他们可能不太倾向致力于某个特定的目标。过早放弃可能会成为一种生活方式。
>
> ➤ 健康长寿意味着夫妻可以不着急生孩子，让他们有更多的时间去探索人生的选择，然后再去生养子女。
>
> ➤ 延长健康寿命可能会导致个体在七八十岁的时候还在工作。这些老人持续占据高层职位，导致年轻人停滞在较低的管理职位上。我们对于成为社会生产性成员的概念和意义都将受到挑战。
>
> ➤ 总的来说，健康寿命的增加和生理寿命延长，将对我们的个人成就、生儿育女、家庭以及社会的代际结构等概念提出巨大挑战。

讨论问题

Q11.1 请解释为什么通过干预衰老机制而不是治疗疾病来提高健康寿命是最好的。

Q11.2 请根据你从本文中学到的知识以及本章中对"未来"的定义，说明锻炼和饮食调节对衰老的远端或近端机制是否更有效，还是药物、基因疗法等在衰老的远端或近端机制上更有效？

Q11.3 请找出两个阻碍众人参加锻炼和饮食调整的障碍。

Q11.4 请解释经济发达国家是如何建议减少影响个体参与锻炼和饮食调整的障碍的。

Q11.5 讨论一下如果个体遵从医生的处方，为什么政府和保险公司更有可能支付与锻炼和饮食调整方案相关的费用？

Q11.6 请考虑以下陈述："延缓体内衰老机制的影响需要干预措施高度个性化，并能够同时影响多种衰老机制。"讨论此陈述的科学依据。

Q11.7 长寿会如何影响我们对个人成就和社会进步的观念？

Q11.8 讨论从农业社会向工业社会的转变如何导致了出生率下降。你的答案中需要包括人口生物学的概念如何帮助解释出生率的下降。

Q11.9 在家庭世代结构中增加曾祖父母会如何改变一个人在家庭中的身份？

Q11.10 基于有关我们社会未来形态的最新信息，你是否希望更长的健康寿命和生理寿命？为什么？

延伸阅读

实现健康长寿的保证

Fries JF. 2016. On the compression of morbidity. In: *The Molecular and Cellular Biology of Aging* (J Vijg, J Campisi, G Lithgow, eds.), pp. 507–524. Washington, DC: Gerontological Society of America.

Goldman DP, Cutler D, Rowe JW et al. 2013. Substantial health and economic returns from delayed aging may warrant a new focus for medical research. *Health Aff (Millwood)* 32: 1698–1705.

Levine ME, Crimmins EM. 2018. Is 60 the new 50? Examining changes in biological age over the past two decades. *Demography* 55: 387–402.

National Institutes of Health. 2016. NIH awards aim to understand molecular changes during physical activity. https://www.nih.

gov/news-events/news-releases/nih-awards-aim-understand-molecular-changes-during-physical-activity.

Seals DR, Justice JN, LaRocca TJ. 2016. Physiological geroscience: Targeting function to increase healthspan and achieve optimal longevity. *J Physiol* 594: 2001–2024.

U.S. Department of Health and Human Services and U.S. Department of Agriculture. 2015. *2015–2020 Dietary Guidelines for Americans*, 8th ed. December. https://health.gov/dietaryguidelines/2015/guidelines/.

U.S. Department of Health and Human Services. 2008. *Physical Activity Guidelines for Americans*. https://health.gov/paguidelines/.

Vaiserman AM, Marotta E. 2016. Longevity-promoting pharmaceuticals: Is it time for implementation? *Trends Pharmacol Sci* 37: 331–333.

Vaiserman AM, Lushchak OV, Koliada AK. 2016. Anti-aging pharmacology: Promises and pitfalls. *Ageing Res Rev* 31: 9–35.

老龄化社会的社会与文化变革

Bloom DE, Chatterji DE, Kowal P et al. 2015. Macroeconomic implications of population ageing and selected policy responses. *Lancet* 385: 649–657.

Pew Research Center. 2013. To Count Our Days: The Scientific and Ethical Dimensions of Radical Life Extension. August 6: 1–15. http://www.pewforum.org/2013/08/06/to-count-our-days-the-scientific-and-ethical-dimensions-of-radical-life-extension/.

President's Council on Bioethics. 2003. *Beyond Therapy: Biotechnology the Pursuit of Happiness*. Washington, DC: Government Printing Office.

Yenilmez MI. 2015. Economic and social consequences of population aging: The dilemmas and opportunities in the twenty-first century. *Appl Res Qual Life* 10: 735–752.

附　　录

美国国家生命统计报告

58卷，21期　2010年6月28日

美国生命表，2006

—Elizabeth Arias博士，生命统计部门

在方法注释中表Ⅱ第2页的数据已经进行了修正。

摘要

目的：这篇报告呈现了依据 2006 年美国年龄别死亡率构建的反映年龄、种族和性别的完全时期生命表。

方法：用于构建 2006 年生命表的数据是 2006 年最终死亡率统计数据，2006 年 7 月 1 日依据 2000 年的十年人口普查估计的人口，和 2006 年 66～100 岁人口的医疗保险数据。2006 年生命表是利用一种最初应用于 2005 年版的最终年度美国生命表所的改进方法估算的（1）。为了具有可比性，2000～2004 年的所有生命表都利用这种改进的方法重新估算并且发表于美国生命表 2005 年报告的附录中（1）。这些修订的表格替代了所有先前发表的 2000～2004 年的生命表。

结果：2006 年，出生时的整体预期寿命是 77.7 岁，显示比 2005 年的预期寿命增加了 0.3 岁。从 2005 年到 2006 年，所有群组出生时的预期寿命都有所增加。包括男性（从 74.9 岁增加到 75.1 岁）和女性（从 79.9 岁增加到 80.2 岁），白人（从 77.9 岁增加到 78.2 岁）和黑人（从 72.8 岁增加到 73.2 岁），黑人男性（从 69.3 岁增加到 69.7 岁）和女性（从 76.1 岁增加到 76.5 岁），以及白人男性（从 75.4 岁增加到 75.7 岁）和女性（从 80.4 岁增加到 80.6 岁）。

关键词：预期寿命，生存，死亡率，种族

前言

生命表有两种类型–同龄群（或世代）生命表和阶段（或现时）生命表。同龄群生命表代表了某特定出生群组的经验死亡，比如所有 1900 年出生的人，从出生时刻开始的连续历年中的连续年龄段。依据通过连续历年观察到的年龄别死亡率，同龄群生命表反映了一个实际存在的群组从出生到全部死亡的实际过程。构建一个单独的完全同龄群生命表需要许多年的数据。由于数据难以获得或者不完整，通常很难完全通过从实际同龄群中得到的数据来构建同龄群生命表（2）。例如，代表 1970 年出生一组人的死亡过程的生命表需要使用数据推算方法来估算未来的死亡数（3,4）。

U.S. DEPARTMENT OF HEALTH AND HUMAN SERVICES (美国卫生部)
Centers for Disease Control and Prevention (疾病控制与预防中心)
National Center for Health Statistics (国家健康统计中心)
National Vital Statistics System (国家生命统计系统)

不像同龄群生命表，现时生命表不能代表实际出生组的死亡过程。更确切地说，现时生命表反映的是一个假设的出生组在一生中如果经历某个特定时间段的死亡条件时会发生什么。因此，举例来说，2006年的时期生命表反映了一个假设的群组一生的年龄别死亡率一般为2006年实际人口的死亡率。现时生命表的特征是描述当时死亡时间的"快照"，并且反映了一组某特定年份的一般年龄别死亡率的长时间的应用。在这篇报告中，"生命表"这一术语仅仅指的是现时生命表而非同龄群生命表。

数据和方法

用于准备2006年美国生命表的数据来源于2006年当年死亡的最终数字，2006年的人口普查后估计值，以及年龄别死亡数和护理&保健服务中心估计的2006年66～100岁医疗保险人口的数目。

用于评估文中生命表的人口是在美国人口普查统计局的通力协作下产生的，并且与2000年人口普查后估计值产生方式一致。就像1997年管理与预算办公室（OMB）所示指导所反映出的，2000年人口普查对于被调查人个人和家眷的种族有不止一种选择（5）。1997OMB指南中，亚裔与夏威夷当地人和其他太平洋岛屿族群做了曲隔。在早前的OMB标准中（1977年发布），亚裔和太平洋岛屿族群被归为同一类（6）。从2003年的死亡数据开始，一些州在死亡认证中增补了"混合种族"这一项。大约一半的州继续延续1977年OMB指南的规定（死亡认证数据不会区分亚裔于夏威夷土著或者其他太平洋岛屿族群），同一栏中只有一个种族。因此，这几个州的有关于种族的死亡认证数据与2000年人口普查的数据无法匹配。为了产生2006年的死亡数据，很有必要将多种族数据连接回单种族的分类中。除此之外，2000年人口普查数据被修正与1977OMB种族分类相一致，这是为了去说明亚裔、夏威夷土著和太平洋岛屿族群是一种混合的分类，也是为了展示年龄作为人口普查的依据日期（7）。这一连接人口的过程被一部独立的论著所展示（8）。这几个适用1997OMB指南的州的混合种族的数据被连接回单种族的分类。一旦所有的州均按照1997OMB指南进行数据收集，那么可以预期的是，连接人口的应用将无法继续。

读者们应当留心，用于汇编死亡率的人口数据是基于特定的估计过程的。这并不是真实的计数。2000年的人口便是基于2000年的人口统计。这一估计过程有一些错误（8）。在接下来的几年中，补充性的信息将会包括进此估计过程，很可能会导致人口估计过程的进一步修正。

来自医疗保险的数据被用于去补充66岁及其以上老人的生命统计和人口普查数据。基于医疗保险的老人数据被认为比人口普查的数据更为准确，因为保险受益者（老年人）必须提供他们的生日以使他们有资格得以护理，尽管在人口普查的过程中并没有涉及获取受访者年龄的请求。人口普查数据中，老年人年龄错误的发生率被认为足够重要，可能会导致老年人死亡率的错误估计（参见"方法注释"部分）

生命表可以为按照年龄数据年龄差的长度被分为两种格式。一个完整的生命表包括年龄的每一年的数据。简洁生命表则代表性的包括5年或10年的年龄数据。当然，一个完整的生命表可以轻松地由5年或10年的年龄组所合并（参见方法注释-如何做的指导-部分）。不同于10年的生命表，1997年之前的美国生命表是标准生命表的缩略版（9）。2006年的美国生命表是使用修正方法计算的完全生命表，综合了66～100岁人口的生命统计数据和医疗保险数据（1）。更多信息参见"方法注释"中有关于生命表的部分（9）。

预期寿命——最常用于生命表统计的便为预期寿命（e_x），这是存活人（每个人都赋予一个年龄值x）年龄数的平均值。预期寿命和其他生命表有关于2006年年龄的参数在总人口数中均有所展现，同时在表1～9中由种族和性别进行分别展现。在表A中对预期寿命由年龄、种族、性别进行了总结。

表A　预期寿命，按照年龄、种族和性别：美国，2006年

年龄	所有种族			白人			黑人		
	全体	男性	女性	全体	男性	女性	全体	男性	女性
0……	77.7	75.1	80.2	78.2	75.7	80.6	73.2	69.7	76.5
1……	77.2	74.7	79.7	77.6	75.1	80.0	73.2	69.7	76.5
5……	73.3	70.8	75.8	73.7	71.2	76.1	69.4	65.8	72.6

续表

年龄	所有种族			白人			黑人		
	全体	男性	女性	全体	男性	女性	全体	男性	女性
10......	68.4	65.8	70.8	68.7	66.3	71.1	64.4	60.9	67.7
15......	63.4	60.9	65.9	63.8	61.3	66.1	59.5	56	62.7
20......	58.6	56.1	61	59	56.6	61.3	54.7	51.3	57.8
25......	53.9	51.5	56.1	54.2	51.9	56.4	50.1	46.8	53
30......	49.2	46.9	51.3	49.5	47.3	51.5	45.5	42.4	48.2
35......	44.4	42.2	46.4	44.7	42.6	46.7	40.9	37.9	43.5
40......	39.7	37.6	41.7	40	37.9	41.9	36.4	33.5	38.9
45......	35.2	33.1	37	35.4	33.4	37.2	32	29.2	34.5
50......	30.7	28.8	32.5	30.9	29	32.6	27.9	25.2	30.2
55......	26.5	24.7	28	26.6	24.9	28.2	24.1	21.6	26.1
60......	22.4	20.7	23.8	22.5	20.9	23.8	20.4	18.2	22.2
65......	18.5	17	19.7	18.6	17.1	19.8	17.1	15.1	18.6
70......	14.9	13.6	15.9	14.9	13.6	15.9	13.9	12.3	15.1
75......	11.6	10.4	12.3	11.5	10.5	12.3	11.1	9.8	12
80......	8.7	7.8	9.3	8.7	7.8	9.3	8.7	7.7	9.3
85......	6.4	5.7	6.8	6.3	5.7	6.7	6.7	5.9	7.1
90......	4.6	4.1	4.8	4.5	4	4.7	5.1	4.5	5.3
95......	3.2	2.9	3.3	3.2	2.8	3.3	3.8	3.5	3.9
100......	2.3	2	2.2	2.2	2	2.2	2.8	2.6	2.8

2006年预期寿命的起始值（e_0）是77.7岁。这代表此平均年龄是以假设生命表中的队列成员可能被期望与在出生时是存活的为前提。

特定年龄段的存活者——另一种评估合成生命表队列中寿命的方法是通过决定特定年龄的存活者的比例。生命表的I_x栏提供了计算比例的数据。表B由年龄、性别和种族总结了幸存者的数字。例如，起始的2006生命表队列中的100 000人中的54 201人（约54.2%）在80岁时仍然存活。换句话说，一个人能活到80岁的几率为54%。存活的可能性可以在任何年龄被计算，通过将终点寿命存活者的数字除以起始寿命存活者的数字。例如，我们要计算20～85岁之间的存活的可能性，我们可以用85岁存活者的数字（37 805人）除以20岁存活者的数字（98 747人），得到的存活的可能性为38.3%。

表B　不同年龄的存活数目，出生时为100 000，按照种族和性别：美国，2006

年龄	所有种族			白人			黑人		
	全体	男性	女性	全体	男性	女性	全体	男性	女性
0......	100 000	100 000	100 000	100 000	100 000	100 000	100 000	100 000	100 000
1......	99 329	99 266	99 395	99 442	99 388	99 499	99 663	98 552	98 777
5......	99 216	99 144	99 291	99 341	99 279	99 406	98 492	98 367	98 622
10......	99 147	99 068	99 229	99 277	99 208	99 349	98 394	98 254	98 539
15......	99 065	98 972	99 164	99 200	99 117	99 299	98 285	98 125	98 451
20......	98 747	98 524	98 982	98 898	98 702	99 105	97 868	97 484	98 266
25......	98 253	97 797	98 739	98 430	98 017	98 847	97 174	96 435	97 940
30......	97 759	97 099	98 461	97 970	97 370	98 616	96 380	95 274	97 500

年龄	所有种族			白人			黑人		
	全体	男性	女性	全体	男性	女性	全体	男性	女性
35……	97 213	96 371	98 105	97 466	96 697	98 292	95 452	94 001	96 892
40……	96 495	95 466	97 579	96 799	95 851	97 813	94 256	92 489	95 987
45……	95 397	94 112	96 740	95 771	94 569	97 048	92 515	90 398	94 564
50……	93 750	92 082	95 478	94 231	92 655	95 893	89 877	87 206	92 430
55……	91 352	89 083	93 681	91 992	89 850	94 231	85 930	82 211	89 426
60……	88 057	85 054	91 119	88 870	86 041	91 806	80 756	75 746	85 423
65……	83 251	79 346	87 200	84 216	80 526	88 012	73 917	67 414	79 910
70……	76 661	71 652	81 662	77 739	72 970	82 584	65 507	57 534	72 760
75……	67 331	61 057	73 449	68 440	62 425	74 416	55 000	45 743	63 292
80……	54 201	46 859	61 175	55 215	48 070	62 094	42 229	32 641	50 822
85……	37 805	30 371	44 685	38 526	31 170	45 373	28 469	20 043	36 141
90……	20 898	15 034	26 183	21 196	15 318	26 479	15 864	9 952	21 357
95……	7 991	4 859	10 685	7 979	4 873	10 656	6 716	3 675	9 558
100……	1 737	850	2 460	1 672	804	2 373	1 928	905	2 845

生命表的解读

栏 1-年龄（x 到 $x+1$）——展示了两个确切年龄之间的年龄差。比如，"20～21" 意为 20 岁到 21 岁间有 1 个年龄差。

栏 2-死亡可能性（q_x）——展示了年龄 x 到 $x+1$ 的死亡可能性。例子，对于年龄差在 20～21 岁的男性，死亡可能性为 0.013 29（表 2）。死亡可能性一栏构成了生命表的基础，所有的后续栏目均由此延伸。

栏 3-存活数（l_x）——展示出了起始研究队列中 100 000 人中，每个年龄差之间的存活数目。l_x 数值由 q_x 数值计算而来，这会被应用于对于起始 100 000 人中仍旧有多少人在每个年龄差的开始阶段还存活的一个提醒。因此，100 000 名出生的女童中，99 395 将会度过她们生命的第一年并进入第二年，99 229 将会到达 10 岁，98 982 将会到达 20 岁，44 685 将会到达 85 岁（表 3）。

栏 4-死亡数（d_x）——展示 100 000 人在每个连续年龄差过程中的死亡数目。比如，100 000 人出生，第一年将会有 734 人死亡；20～21 岁过程中会有 131 人死亡；到达 100 岁后 850 人将会死亡。栏 4 中的每一个数字是栏 3 中两个连续数字的差值。

栏 5-个人-年龄存活数（L_x）——展出生命表队列中年龄差 x 到 $x+1$ 个人-年龄存活数。栏 5 中的每一个数字代表了两个给定日期之间的存活总时间，通过更早的日期。因此，男性的 20～21 之间的 98 459 是存活于 20 岁和 21 岁之间的总数字，而栏 3 中的 98 524 则代表那些 100 000 人中到达 20 岁的存活人数。

栏 6-总个人-年龄存活数（T_x）——展示出了个人-年龄的总人数，这会在生命表队列中的年龄差 x～$x+1$ 的起始时的人数。比如，5 532 004 是到达 20 岁的 98 524 位女性的年龄和。

栏 7-预期寿命（e_x）——展示出了任何年龄下，仍旧可以存活的年龄数，通过那些存活的年龄，基于给定的年龄特定的死亡率。这可以由总个人-年龄数除以存活数得到，即 T_x/l_x。因此，20 岁男性的平均存活年龄是 56.1 岁（5 532 004 除以 98 524）。

结果

美国人口预期寿命

表格1～9 是按种族（白人和黑人）、性别统计的2006年全美寿命表。表格A和B按照年龄、种族和性别总结了预期寿命和生存率。2006年的出生后预期寿命代表的是如果一组婴儿都能挺过每个年龄段的死亡考验，这组婴儿将会活下去的平均年数。2006年，出生后预期寿命是77.7岁，相较于2005年的77.4岁，增长了0.3年。近30年来，每年的变化平均下来也是如此。从上个世纪到现在，美国国民的预期寿命一直保持着缓慢增长的趋势（10）。

因为年龄或其他原因而导致的死亡率的变化很大程度影响了预期寿命的变化。出生后预期寿命从2005年增长到2006年，男性是75.1岁，女性是80.2岁。心脏病、癌症、慢性呼吸道疾病和脑卒中等疾病致死率的降低是男性和女性寿命都增加的原因。如果不是因为意外死亡、病毒性肝炎、谋杀和肾脏疾病的发生增多，总人口2005～2006年预期寿命会增长的更多（11）。

两性之间预期寿命的差距从2005年的5年增加到了2006年的5.1年。从1900年到1975年，两性预期寿命差从2.0年增加到了7.8年。这个差距的加大主要是男性因心脏缺血和肺癌而死亡的比例增加导致的。这两种疾病致死率的增加均是男性早期大量吸烟造成的（12,13）。在1979～2004年之间，两性预期寿命差由7.8缩小到了5年，但在2005至2006年之间有一个微小的增长，到了5.1年。1979年起两性预期寿命差的缓慢降低反映了女性在肺癌问题上的致死率在升高，而男性因心脏病死亡的概率在大幅减低（12,13）。

从2005年到2006年，黑人的预期寿命增长了0.4年，达到73.2岁；与此同时，白人的预期寿命增长了0.3年，达到78.2岁。黑人和白人之间的预期寿命差在2006年是5.0年，创历史新低。这个预期寿命的差距从1900年的14.6年缩小到1982年的5.7年，但在1993年又增长到了7.1年，此后又继续缩小（1994年是7.0年）。1983年至1993年间的增长很大一部分原因是黑人中HIV感染者和杀人犯增多（12,13）。

图1 的四组图线中，白人女性依然有最高的出生后预期寿命（80.6岁），此后紧跟着黑人女性（76.5岁），

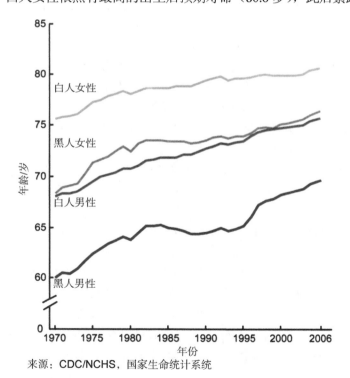

来源：CDC/NCHS，国家生命统计系统

图1 出生时的预期寿命，按照种族和性别：美国，1970～2006年。

白人男性（75.7 岁）和黑人男性（69.7 岁）。从 2005 年到 2006 年，黑人女性（从 76.1 岁到 76.5 岁）和黑人男性（从 69.3 岁到 69.7 岁）的预期寿命都增加了 0.4 年。黑人男性在 1984 年至 1989 年期间经历了史无前例的预期寿命的降低(14)，但是在 1990~1992 年，1994~2004 年和 2005~2006 年之间每年都有增长。从 2005 年至 2006 年，白人男性的预期寿命增加了 0.3 年（从 75.4 岁到 75.7 岁），而白人女性的预期寿命也增加了 0.2 年（从 80.4 岁到 80.6 岁）。总体来说，1980~2006 年之间，黑人男性预期寿命增长了 5.9 年，白人男性 5.0 年，黑人女性 4.0 年，白人女性 2.5 年（**表格 12**）。

2006 预期寿命表可能被用于比较从出生起往后任意年纪起算的预期寿命。在考虑致死率的基础上，一个 65 岁的人平均还可活 18.5 年，到 83.5 岁；一个 100 岁的人平均还可能活 2.3 年（**表 A**）。但由于数据可能存在误报，预期寿命到 100 岁的这个数据，尤其是黑人的预期寿命，还值得存疑（15,16,17）。

美国人口生存状况

表 B 按照年龄、种族、性别总结了以 100 000 个人为样本容量的存活情况（I_x）。**表格 10** 展示了从 1900~2006 年的生存率变化趋势。2006 年美国出生的婴儿有 99.3% 过了他们人生中第一个生日。相比之下，1900 年有 12.4% 的婴儿只活了不到一年。根据 2006 预期寿命表，有 54% 的人活到了 80 岁，活到 100 岁的人达到了 1.7%；但是在 1900 年在中间年龄段死亡人数比例高达 58%，活到 100 岁的只有 0.03%。

图 2 和**表 B** 的四组曲线显示，白人女性的中间年龄死亡率最高，仅 49% 活到了 84 岁。之前假设的一群 100 000 名白人女婴，99.1% 活得到 20 岁，88% 活得到 65 岁，45.4% 活得到 85 岁。白人男性和黑人女性的走向类似。白人男性年轻时期的生存率比黑人女性要稍高一些，有 98.7% 活得到 20 岁而 80.5% 活得到 65 岁。98.3% 的黑人女性活得到 20 岁，79.9% 的活得到 65 岁。年老后的黑人女性存活率高于白人男性。85 岁时，白人男性的存活率约 31.2%，而黑人女性的存活率是 36.1%，两条曲线的交点如**图 2** 所示，在 75 岁的时候。黑人男性的中间死亡年龄是 73 岁，比白人女性少 11 年。对于黑人男性而言，97.5% 活得到 20 岁，67.4% 活得到 65 岁而 20% 活得到 85 岁。到 100 岁的时候，黑人和白人的生存率几乎没有区别，黑人男性和白人男性到 100 岁的生存率相差不到百分之一，女性这个差值稍高一些，达到百分之二。

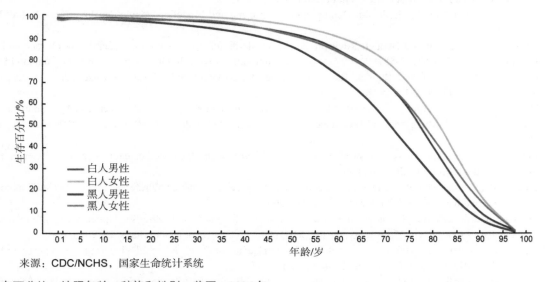

来源：CDC/NCHS，国家生命统计系统

图 2　生存百分比，按照年龄、种族和性别：美国，2006 年。

画出生存率随年龄的变化曲线，1900~1902 年，1949~1951 年和 2000 年三个阶段的变化曲线形成了增长的三角形曲线，如**图 3** 所示。随着致死率的降低，生存率曲线增长变缓，尤其是在年轻的时候，老年则倾向于变化加快，曲线接近垂直。1900~1902 年的生存曲线显示了前几年生存率迅速降低，之后相对平稳。与此相比，2006 年的生存曲线从出生到 50 岁都接近平坦，之后降低的速度开始加快。在 1900~

1902 年和 1949～1951 年两个阶段，所有年龄的生存率都有所增长，而年轻人群的生存率增长达到峰值。在 1949～1951 年和 2006 年之间，生存率的增长则首先发现于老年人口。

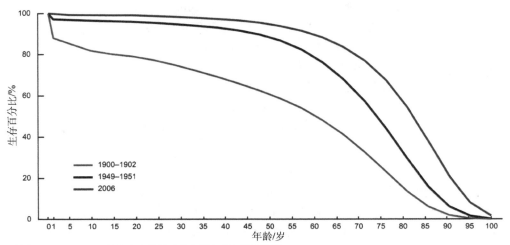

来源：CDC/NCHS，国家生命统计系统和州内死亡等级数据

图 3 生存百分比，按照年龄：死亡登记的州，1900～1902 年，以及美国，1949～1951 年和 2006 年。

参考文献

1. Arias E, Rostron B, Tejada-Vera B. United States life tables, 2005. National vital statistics reports; vol 58 no 10. Hyattsville, MD: National Center for Health Statistics. 2010.

2. Shryock HS, Siegel JS, et al. The methods and materials of demography, vol 2. U.S. Bureau of the Census. Washington, DC: U.S. Government Printing Office. 1971.

3. Moriyama IM, Gustavus SO. Cohort mortality and survivorship, United States death-registration States, 1900-68. National Center for Health Statistics. Vital Health Stat 3(16). 1972.

4. Preston SM, Heuveline P, Guillot M. Demography, Measuring and Modeling Population Processes. Oxford: Blackwell Publishers. 2001.

5. Office of Management and Budget. Revisions to the standards for classification of federal data on race and ethnicity. Federal Register 62FR58782-58790. 1997. Available from: http://www.whitehouse. gov/omb/fedreg/ombdir15.html.

6. Office of Management and Budget. Race and ethnic standards for federal statistics and administrative reporting. Statistical policy directive 15. 1977.

7. U.S. Census Bureau. Age, sex, race, and Hispanic origin information from the 1990 census: A comparison of census results with results where age and race have been modified, 1990. CPH-L-74. Washington, DC: U.S. Department of Commerce. 1991.

8. Ingram DD, Weed JA, Parker JD, et al. U.S. Census 2000 with bridged race categories. National Center for Health Statistics. Vital Health Stat 2(135). 2003.

9. Sirken MG. Comparison of two methods of constructing abridged life tables by reference to a "standard" table. National Center for Health Statistics. Vital Health Stat 2(4). 1966.

10. Arias E, Curtin LR, Wei R, Anderson RN. U.S. decennial life tables for 1999-2001, United States life tables. National vital statistics reports; vol 57 no 1. Hyattsville, MD: National Center for Health Statistics. 2008.

11. Heron M, Hoyert DL, Murphy SL, et al. Death: Final data for 2006. National vital statistics reports; vol 57 no 4. Hyattsville, MD: National Center for Health Statistics. 2009.

12. National Center for Health Statistics. U.S. decennial life tables for 1989-91, vol 1 no 3, some trends and comparisons of United States life table data: 1900-91. Hyattsville, MD. 1999.

13. Waldron I. Recent trends in sex mortality ratios for adults in developed countries. Soc Sci Med 36(4): 451-62. 1993.

14. Kochanek KD, Maurer JD, Rosenberg HM. Causes of death contributing to changes in life expectancy: United States, 1984-89. National Center for Health Statistics. Vital Health Stat 20(23). 1994.

15. Anderson RN. A method for constructing complete annual U.S. life tables. National Center for Health Statistics. Vital Health Stat 2(129).1999.

16. Kestenbaum B. A description of the extreme aged population based on improved Medicare enrollment data. Demography 29(4): 565-80. 1992.

17. Coale AJ, Kisker EE. Defects in data on old-age mortality in the United States: New procedures for calculating mortality schedules and life tables at the highest ages. Asian and Pacific Population Forum 4: 1-31.1990.

18. Anderson RN, Arias E. The effect of revised populations on mortality statistics for the United States, 2000. National vital statistics reports; vol 51 no 9.Hyattsville, MD: National Center for Health Statistics. 2003.

19. Greville TNE, Carlson GA. Estimated average length of life in the death-registration states. National Center for Health Statistics. Vital statistics-special reports; vol 33 no 9. Washington, DC: Public Health Service. 1951.

20. Bell FC, Miller ML. Life tables for the United States Social Security area1900-2100. Baltimore, MD: Social Security Administration, Office of the Chief Actuary. SSA Pub. No. 11-11536.2005.

21. Research Data Assistance Center. Introduction to the use of Medicare data for research. Minneapolis, MN: University of Minnesota School of Public Health. 2004.

22. Heligman P, Pollard JH. The age pattern of mortality. J Inst Actuar 107(1): 49-80. 1980

23. Hartman M. Past and recent attempts to model mortality at all ages. Journal Off Stat 3(1): 19-36. 1987.

表格的详细清单

表1　全体人口的生命表：美国，2006

年龄	从 x 岁到 $x+1$ 岁期间的死亡概率	存活到 x 岁的人口数	从 x 岁到 $x+1$ 岁期间死亡的人口数	从 x 岁到 $x+1$ 岁期间个人–年龄存活数	活过 x 岁的总个人–年龄存活数	在 x 岁时的预期寿命
	q_x	l_x	d_x	L_x	T_x	e_x
0-1……	0.006 713	100 000	671	99 409	7 770 850	77.7
1-2……	0.000 444	99 329	44	99 307	7 671 441	77.2
2-3……	0.000 300	99 285	30	99 270	7 572 134	76.3
3-4……	0.000 216	99 255	21	99 244	7 472 864	75.3
4-5……	0.000 179	99 233	18	99 225	7 373 620	74,3
5-6……	0.000 168	99 216	17	99 207	7 274 396	73.3
6-7……	0.000 156	99 199	15	99 191	7 175 188	72.3
7-8……	0.000 143	99 184	14	99 177	7 075 997	71.3
8-9……	0.000 125	99 169	12	99 163	6 976 820	70.4
9-10……	0.000 103	99 157	10	99 152	6 877 657	69.4
10-11……	0.000 086	99 147	9	99 143	6 778 505	68.4
11-12……	0.000 088	99 138	9	99 134	6 679 363	67.4
12-13……	0.000 125	99 130	12	99 123	6 580 229	66.4
13-14……	0.000 206	99 117	20	99 107	6 481 105	65.4
14-15……	0.000 317	99 097	31	99 081	6 381 999	64.4

年龄	从 x 岁到 $x+1$ 岁期间的死亡概率 q_x	存活到 x 岁的人口数 l_x	从 x 岁到 $x+1$ 岁期间死亡的人口数 d_x	从 x 岁到 $x+1$ 岁期间个人–年龄存活数 L_x	活过 x 岁的总个人–年龄存活数 T_x	在 x 岁时的预期寿命 e_x
15-16……	0.000 438	99 065	43	99 044	6 282 918	63.4
16-17……	0.000 552	99 022	55	98 995	6 183 874	62.4
17-18……	0.000 657	98 967	65	98 935	6 084 879	61.5
18-19……	0.000 747	98 902	74	98 865	5 985 945	60.5
19-20……	0.000 825	98 828	82	98 788	5 887 079	59.6
20-21……	0.000 905	98 747	89	98 702	5 788 291	58.6
21-22……	0.000 983	98 658	97	98 609	5 689 589	57.7
22-23……	0.001 033	98 561	102	98 510	5 590 980	56.7
23-24……	0.001 049	98 459	103	98 407	5 492 471	55.8
24-25……	0.001 038	98 355	102	98 304	5 394 063	54.8
25-26……	0.001 019	98 253	100	98 203	5 295 759	53.9
26-27……	0.001 006	98 153	99	98 104	5 197 556	53
27-28……	0.000 998	98 055	98	98 006	5 099 452	52
28-29……	0.001 002	97 957	98	97 908	5 001 446	51.1
29-30……	0.001 018	97 859	100	97 809	4 903 539	50.1
30-31……	0.001 042	97 759	102	97 708	4 805 730	49.2
31-32……	0.001 072	97 657	105	97 605	4 708 022	48.2
32-33……	0.001 113	97 552	109	97 498	4 610 417	47.3
33-34……	0.001 156	97 444	113	97 387	4 512 919	46.3
34-35……	0.001 212	97 331	118	97 272	4 415 532	45.4
35-36……	0.001 276	97 213	124	97 151	4 318 260	44.4
36-37……	0.001 355	97 089	132	97 023	4 221 109	43.5
37-38……	0.001 456	96 958	141	96 887	4 124 085	42.5
38-39……	0.001 585	96 816	153	96 740	4 027 198	41.6
39-40……	0.001 739	96 663	168	96 579	3 930 459	40.7
40-41……	0.001 903	96 495	184	96 403	3 833 880	39.7
41-42……	0.002 077	96 311	200	96 211	3 737 477	38.8
42-43……	0.002 268	96 111	218	96 002	3 641 266	37.9
43-44……	0.002 479	95 893	238	95 774	3 545 264	37
44-45……	0.002 706	95 655	259	95 526	3 449 490	36.1
45-46……	0.002 943	95 397	281	95 256	3 353 964	35.2
46-47……	0.003 190	95 116	303	94 964	3 258 707	34.3
47-48……	0.003 453	94 812	327	94 649	3 163 743	33.4
48-49……	0.003 741	94 485	353	94 308	3 069 095	32.5
49-50……	0.004 057	94 132	382	93 941	2 974 786	31.6
50-51……	0.004 405	93 750	413	93 543	2 880 846	30.7
51-52……	0.004 778	93 337	446	93 114	2 787 302	29.9
52-53……	0.005 166	92 891	480	92 651	2 694 189	29
53-54……	0.005 554	92 411	513	92 154	2 601 538	28.2
54-55……	0.005 939	91 898	546	91 625	2 509 383	27.3
55-56……	0.006 335	91 352	579	91 063	2 417 759	26.5
56-57……	0.006 760	90 773	614	90 466	2 326 696	25.6
57-58……	0.007 234	90 160	652	89 834	2 236 230	24.8

年龄	从 x 岁到 $x+1$ 岁期间的死亡概率	存活到 x 岁的人口数	从 x 岁到 $x+1$ 岁期间死亡的人口数	从 x 岁到 $x+1$ 岁期间个人–年龄存活数	活过 x 岁的总个人–年龄存活数	在 x 岁时的预期寿命
	q_x	l_x	d_x	L_x	T_x	e_x
58-59……	0.007 796	89 507	698	89 158	2 146 396	24
59-60……	0.008 470	88 810	752	88 433	2 057 238	23.2
60-61……	0.009 282	88 057	817	87 649	1 968 804	22.4
61-62……	0.010 204	87 240	890	86 795	1 881 155	21.6
62-63……	0.011 178	86 350	965	85 867	1 794 360	20.8
63-64……	0.012 118	85 385	1 035	84 867	1 708 493	20
64-65……	0.013 024	84 350	1 099	83 801	1 623 626	19.2
65-66……	0.013 999	83 251	1 165	82 669	1 539 825	18.5
66-67……	0.014 995	82 086	1 231	81 471	1 457 156	17.8
67-68……	0.016 161	80 855	1 307	80 202	1 375 686	17
68-69……	0.017 527	79 548	1 394	78 851	1 295 484	16.3
69-70……	0.019 109	78 154	1 493	77 408	1 216 633	15.6
70-71……	0.020 890	76 661	1 601	75 860	1 139 225	14.9
71-72……	0.022 925	75 059	1 721	74 199	1 063 365	14.2
72-73……	0.025 280	73 339	1 854	72 412	989 166	13.5
73-74……	0.027 972	71 485	2 000	70 485	916 755	12.8
74-75……	0.030 997	69 485	2 154	68 408	846 270	12.2
75-76……	0.034 386	67 331	2 315	66 174	777 862	11.6
76-77……	0.038 027	65 016	2 472	63 780	711 688	10.9
77-78……	0.042 036	62 544	2 629	61 229	647 908	10.4
78-79……	0.046 447	59 915	2 783	58 523	586 679	9.8
79-80……	0.051 297	57 132	2 931	55 666	528 156	9.2
80-81……	0.056 623	54 201	3 069	52 667	472 489	8.7
81-82……	0.062 465	51 132	3 194	49 535	419 823	8.2
82-83……	0.068 867	47 938	3 301	46 287	370 288	7.7
83-84……	0.075 871	44 637	3 387	42 943	324 000	7.3
84-85……	0.083 524	41 250	3 445	39 527	281 057	6.8
85-86……	0.091 872	37 805	3 473	36 068	241 530	6.4
86-87……	0.100 962	34 332	3 466	32 598	205 461	6
87-88……	0.110 842	30 865	3 421	29 155	172 863	5.6
88-89……	0.121 558	27 444	3 336	25 776	143 708	5.2
89-90……	0.133 155	24 108	3 210	22 503	117 932	4.9
90-91……	0.145 675	20 898	3 044	19 376	95 429	4.6
91-92……	0.159 156	17 854	2 842	16 433	76 053	4.3
92-93……	0.173 631	15.012	2 607	13 709	59 620	4
93-94……	0.189 127	12 406	2 346	11 232	45 911	3.7
94-95……	0.205 661	10 059	2 069	9 025	34 679	3.4
95-96……	0.223 242	7 991	1 784	7 099	25 654	3.2
96-97……	0.241 869	6 207	1 501	5 456	18 555	3
97-98……	0.261 527	4 706	1 231	4 090	13 099	2.8
98-99……	0.282 188	3 475	981	2 985	9 009	2.6
99-100……	0.303 810	2 494	758	2 115	6 024	2.4
100 and over……	1.000 00	1 737	1 737	3 909	3 909	2.3

词 汇 表

Aβ protein　Aβ 蛋白
淀粉样前体蛋白（一种跨膜蛋白）的一个亚基，是形成淀粉样斑块的蛋白质。

abiotic　非生物性的
无生命的；描述环境中的化学和物理因素。

abscisic acid　脱落酸
一种植物激素，能够减缓生长，并通常拮抗生长素的作用。脱落酸有多种效果，最重要的两个作用是促进种子休眠和提高耐寒性。

abscission　（植物）脱落
植物的一部分（通常为叶片、果实或花）有组织、程序化、自然脱离的过程；是叶片衰老的关键环节。

accommodation（optical）　调节（视觉）
晶状体协助角膜聚焦于物体的程度。

acetylcholine（Ach）　乙酰胆碱
一种周围神经系统（PNS）和中枢神经系统（CNS）的神经递质；在中枢神经系统中导致兴奋性动作，在周围神经系统中激活肌肉。

acetyl-CoA　乙酰辅酶 A
多种途径，包括糖酵解、脂肪酸氧化、一些氨基酸降解等过程中的重要代谢中间体；是细胞呼吸中进入三羧酸循环的化合物。

acquired（adaptive）immunity　获得性（适应性）免疫
暴露于特定抗原或形成抗体后产生的免疫；主要由 B 细胞、T 细胞，以及这些细胞分泌的物质构成。

actin　肌动蛋白
负责肌肉收缩的两种肌肉蛋白质之一；形成肌原纤维的细纤丝；也发现于细胞骨架的微管中。参见"肌球蛋白"。

action potential　动作电位
沿细胞膜传播的电波；通常与神经传导和肌肉收缩相关。

activator　激活因子
提高转录速率的 DNA 结合蛋白。

active transport　主动转运
一种跨生物膜的易化扩散，利用膜蛋白运送大分子，过程分为两步：首先，分子与膜上的转运蛋白相结合，并与一种顺浓度梯度移动的离子相关联；然后，利用能量将这个离子逆浓度梯度运出细胞。

adenine　腺嘌呤
DNA 和 RNA 的核苷酸碱基之一；是一种嘌呤。参见"核苷酸碱基"。

adenosine 5′-diphosphate（ADP）　二磷酸腺苷
腺嘌呤结合两个磷酸基团构成的核苷；ATP 上一个高能磷酸键断裂产生 ADP（ATP→ADP＋P_i＋能量）。

adenosine 5′-triphosphatase（ATPase）　三磷酸腺苷酶（ATP 酶）
一种催化 ATP 水解形成 ADP 和 Pi（无机磷）的酶，为驱动其他反应提供能量。

adenosine 5′-triphosphate（ATP）　三磷酸腺苷
腺嘌呤结合三个磷酸基团构成的核苷；是细胞所需化学能的主要来源。

adipose tissue　脂肪组织
脂肪储存的解剖学位置，以甘油三酯的形式储存能量；大多数人类的脂肪组织位于皮肤下（皮下脂肪）。

ad libitum 随意（进食）
生物学中描述动物的一种进食方式——动物随时都能获得食物；是"尽情、随意"的拉丁文。

adrenergic neuron 肾上腺素能神经元
释放神经递质去甲肾上腺素和肾上腺素的神经元。

adrenergic receptor 肾上腺素能受体
结合去甲肾上腺素和肾上腺素的神经递质受体。

advanced glycation end product（AGE） 晚期糖基化终末产物
两个蛋白质通过糖胺（Amadori）生成物进行非酶连接的产物；AGE 不可溶，且不易降解；AGE 随时间在一些细胞中积累，被认为是导致细胞衰老的化合物之一。

aerobic metabolism 有氧代谢
需要氧气或在氧气存在下发生的代谢。

age-1 gene age-1 基因
在线虫中确认的重要长寿调控基因；表达高度保守的 PIK-3（磷脂酰肌醇-3-激酶）家族蛋白。

age-dependent mortality 年龄相关性死亡
自然原因导致的死亡；是生物学衰老的最终结果。

age-independent mortality 非年龄相关性死亡
不是由生物学衰老所引起的死亡。

age-specific mortality rate 年龄别死亡率
对特定年龄范围内死亡概率的测定。

age-structure analysis 年龄结构分析
用于确定复杂真核生物中等位基因固定的比率的数学分析；通常用来描述生命周期中某给定时间一个种群对后代的繁殖贡献。

aging muscle atrophy 衰老性肌肉萎缩
非病理性的、年龄依赖性肌肉质量的损失，以肌肉细胞大小和数量均损失为特征；可与肌肉减少症的病理状态相鉴别。

alkaline phosphatase 碱性磷酸酶
一种主要存在于肝脏和骨骼中的酶，在碱性条件下能够从分子中去除磷酸基团。

allele 等位基因
一条染色体的给定位点上一个基因的两个（或多个）形式之一。

allometric scaling 异速生长比例
一种生物学特性（如生长）与一个生物学过程（如温血动物体表面积与代谢速率）之间的数学关系。异速生长是指对生理尺寸与解剖形态及其对行为的影响之间关系的研究。

α-amylase α-淀粉酶
一种存在于唾液和胰液中、能够将淀粉和糖原降解为单糖的酶。

α-synuclein α-突触核蛋白
一个功能未知的小分子蛋白，主要与产生多巴胺的神经元的突触囊泡相关；在 Lewy 小体中以高浓度存在；该基因的突变与早发型帕金森病相关。

alternative RNA splicing 选择性 RNA 剪接
由相同基因合成不同的 RNA。在 RNA 剪接过程中，RNA 转录产物的外显子以多种不同方式连接。

Alzheimer's disease 阿尔茨海默病
一种衰老相关的痴呆症，引发记忆、思考和行为问题；以发现者 Alois Alzheimer 命名。有三种主要类型：早发型、晚发型和家族型。

Amadori product 糖胺生成物（Amadori 生成物）
美拉德反应的第二步中形成的产物；一个席夫碱通过非酶重排形成糖胺产物，其比席夫碱更为稳定，且能够在细胞中积累。

aminoacyl-tRNA synthetase 氨酰 tRNA 合成酶
催化特定 tRNA 附着于其相应的氨基酸上的酶。

amplitude 振幅

摆动量（如声压）的幅度；压缩和稀疏之间的距离。

amyloid plaque 淀粉样斑块
Aβ 蛋白的高度不可溶纤维性聚集；是阿尔茨海默病的一个病理标志。

amyloid precursor protein（APP） 淀粉样前体蛋白
一个大分子跨膜蛋白，支持树突生长、突触发生，抑制血小板活化。Aβ 蛋白是该蛋白质的一个亚基。

anaerobic metablism 无氧代谢
在没有氧分子存在下发生的代谢。

anaphase （分裂）后期
有丝分裂中，复制的染色体发生分离的阶段。

anaphase-promoting complex（APC） 后期促进复合物
一个泛素连接酶家族成员；标记 M 期和 S 期细胞周期蛋白供降解，从而在有丝分裂中启动姐妹染色单体的分离。

anastomosis 吻合
独立部件的连接；医学中是指在血管、肠管或其他管状结构中建立的新的外科或自然连接。

andropause 男性更年期
男性在中年后经历的生物学变化，以睾酮水平的逐渐下降为特征。

angiotensin-converting enzyme inhibitor（ACE） 血管紧张素转换酶抑制剂
一类用于治疗高血压的药物；阻断血管紧张素 I 向血管紧张素 II（一种血管收缩剂）的转化。

anorexia of aging 老年性厌食
老年人的一种临床症状，表现为食欲的丧失导致体重过度下降；是老年人失去活力的四种症状之一；由多种因素导致，如疾病、抑郁、社会性孤独等。

antagonistic pleiotropy 拮抗性多效
最初由 G. C. Williams 提出的理论，认为衰老是由于在生命早期提供有益作用的基因在生命后期中

产生有害作用而发生的。

antidiuretic hormone（vasopressin） 抗利尿激素（血管加压素）
一种由垂体分泌的激素，能够增加肾脏集合管对水的通透性，导致动脉血压升高。

antigen 抗原
一个外来的微粒、分子或生物体。

aortic valve 主动脉瓣
调控血液从左心室流出的单向瓣膜；位于左心室和主动脉之间。

apolipoprotein E（ApoE） 载脂蛋白 E
一种脂质结合蛋白。

apoplast 质外体
植物细胞中细胞壁和细胞膜之间的空间，水和可溶性营养物质透过其在组织或器官中转运。

apoplastic uploading 质外体上载
植物中，蔗糖在质外体中降解为葡萄糖和果糖并被运送进入细胞的过程。

apoptosome 凋亡体
一个大的蛋白复合体，包括细胞色素 c、蛋白酶激活因子和半胱天冬酶；对启动蛋白水解级联反应导致细胞凋亡很重要。

apoptosis 凋亡
遗传决定的、源自内部的细胞破坏；由刺激因素的激活（或抑制因素的去除）所引起的、推定不再为机体所需的多余细胞的有序清除；也称为程序性细胞死亡。

arterial plaque 动脉斑块
动脉内壁的脂肪沉积，由免疫细胞（巨噬细胞）、脂肪酸、钙和胆固醇组成；是动脉粥样硬化的特征。

artery 动脉
从心脏离开的血管；通常输送含氧血（肺动脉是例外）。

artificial selection 人工选择
实验室中自然选择的模型方法，从短寿、快速繁殖物种的卵（或后代）中收集具有特定性状的个体，持续几代直至该性状在种群中占优势。

ascospores 子囊孢子
真菌（如酵母）在有性阶段由囊状细胞产生的孢子。

atherosclerosis 动脉粥样硬化
大动脉和中型动脉中的病理过程，脂类物质、胆固醇、钙、血纤维蛋白等沉积并在血管内壁形成斑块。

atria（heart）（*single*，atrium） 心房
从左右心室上方发出的两个小袋状凸起，作为心室的入口，使得血流平稳、不间断。

atrioventricular node（AV node） 房室结（AV 结）
一束特异化的心肌纤维，从窦房结获得信号，导致心室收缩，将血液泵出心脏。

atrophic gastritis 萎缩性胃炎
胃黏膜的炎症，导致主细胞和壁细胞的损失，减少 HCl 和各种酶的分泌。细胞被纤维组织所取代。

autophagy（autophagic system） 自噬（自噬系统）
细胞自身成分的降解；有溶酶体机制参与调控的过程，有助于维持细胞正常生长、发育和稳态；在植物中是支持老化的重要过程。

autosome 常染色体
与个体性别无关的染色体。

autotrophy 自养
用无机化合物生产食物的自给自足的能力；植物和一些藻类能够自养。

auxin 植物生长素
一类刺激细胞分裂、细胞增大、顶端优势、生根和开花的植物激素。

axon 轴突
神经元的长管状延伸，将信号从细胞体传到轴突末端。

B cell B 细胞
负责抗体介导免疫的淋巴细胞（白细胞）；在骨髓中成熟之后，细胞在循环系统和淋巴系统中流动，遇到抗原时分化成产生抗体的浆细胞。

beta-blocker β-阻断剂
一类抗高血压药物；阻止心脏中儿茶酚胺与肾上腺素能受体的结合。

β-sheet β 折叠
蛋白质二级结构的一种，一个 β 折叠包含 5～10 个氨基酸残基序列，由三个或更多氢键横向连接；通常是构成蛋白聚集物的基本结构，如阿尔茨海默病患者脑中的淀粉样斑块。

bile salt 胆盐
胆汁中的碱性盐，是脂肪乳化和消化所必需的。胆汁在肝脏中产生，储存于胆囊中。

biodemography 生物人口学
整合了生物学和人口统计学的科学。

biogerontology 生物老年学
老年学的分支，研究衰老的生物学基础。

biological networks 生物网络
控制细胞功能的生物机制的相互作用模式；可包括 DNA、RNA、代谢物、蛋白质等。

biomarker 生物标志物
能够用来反映某个生物学状态的观察、物质或分子指标；能够客观测量，并能用来预测未来结果。

biotic 生物
有生命的，与地球上所有生物物种相关的。

bladder（urinary） 膀胱（泌尿系）
由平滑肌构成的囊，在排尿之前储存尿液。

body mass index（BMI） 体重指数
体重和身高相关的体成分指标，计算公式为体重（kg）除以身高的平方（m^2）；经常作为判断肥胖的指标。

bone mineral density（BMD） 骨密度
每平方厘米的骨质量。

bone remodeling 骨重建
骨组织的持续周转，包括矿物质的吸收（破骨细胞活性）和沉积（成骨细胞活性）。

Bowman's capsule 肾小囊
肾脏中，一个肾单元管状部件开端的结构，进行血液向尿液过滤的第一步，这一过程称为肾小球滤过；也称为肾小球囊。

bradykinesia 运动迟缓（迟动症）
基底节功能障碍导致的运动缓慢；常见于帕金森病或"震颤性麻痹"综合征。

breeding season-specific reproduction rate 繁殖季节特定繁殖率
繁殖季节动物的净繁殖率；提示哪个组别对生长和适存度影响最大。

brush border 刷状缘
小肠上皮细胞微绒毛在肠道一侧形成的边缘。

bud scar 芽痕
芽殖酵母的子细胞分离后，母细胞上留下的环状几丁质残余。

calcitonin 降钙素
甲状腺响应高血钙而合成、分泌的激素；增加骨钙沉积和尿钙浓度。

calorie（cal） 卡路里（cal，卡）
热能的单位：将 1 g 水加热 1℃所需的能量。

calorie restriction（dietary restriction） 热量限制（饮食限制）
生物老年学中使用的实验范式，能够延长实验室条件下饲养物种的寿命；是在不改变微量营养素组成的条件下对热量摄入进行限制。

Calvin cycle（dark phase of photosynthesis） 卡尔文循环（光合作用暗反应）
叶绿体中发生的化学反应，利用光反应产生的能量从 CO_2 合成糖类。

carbidopa 卡比多巴
一种多巴脱羧酶抑制剂，在周围神经中阻断 L-dopa（左旋多巴）向多巴胺转变；药理学上与左旋多巴结合使用。

carbohydrate 碳水化合物（糖类）
包含碳、氢、氧的化合物，一般组成为 $(CH_2O)_n$；食物中的碳水化合物包括单糖、二糖（复合糖）和多糖（淀粉类）。

carboxylation 羧化作用
羧基（-COOH）被引入底物分子上的化学反应。

cardiac output 心输出量
给定时间段内泵出心脏的血液总量，以每分钟体积计；等于每搏输出量（ml）× 心率（次/分）。

cardiovascular system 心血管系统
心脏和血管；一个输送液体的封闭系统，包含一个中心泵（心脏）和管道（动脉和静脉），将液体输送至靶结构（细胞）并运送回泵。

carotenoid 类胡萝卜素
植物质体中发现的有机色素，存在于果实或花瓣中；吸收蓝光，反射绿光和红光，因此显现出橙黄色；已经鉴定出超过 600 种的类胡萝卜素。

carrying capacity of a population，K 种群的承载能力，K
平衡状态下的理论种群大小；当资源供应维持恒定时，特定种群在特定环境下能够保持稳定的种群大小；最大的可持续种群规模，是在不破坏未来后代的环境下，种群能够无限持续的最大规模。

case-control study 病例对照研究
一项回顾性调查；根据一些假定的因果属性，确定和比较两个结果不同的现有组。

caspase 胱天蛋白酶
几种具有半胱氨酸残基（氨基酸）活性位点的一类

胞内蛋白酶；能够在特定的天冬氨酸残基处切割底物蛋白，参与细胞凋亡的启动和介导。

catabolism　分解代谢
破坏性的代谢，将复杂物质分解成简单化合物并释放能量（如将淀粉消化为葡萄糖）。

catabolite　分解代谢产物
分解代谢的产物。

catalase　过氧化氢酶
将过氧化氢还原成水和氧气的酶；通常与细胞呼吸中催化超氧化物离子转变为水的超氧化物歧化酶相关；是潜在的抗氧化剂。

cataract　白内障
由变性蛋白形成导致的眼睛晶状体不透明（混浊）；干扰通向视网膜的光路，造成视力模糊。

catecholamine　儿茶酚胺
一类含有芳香胺的神经递质，包括肾上腺素、去甲肾上腺素和多巴胺。

cause of aging　衰老的原因
在整个生命周期中持续作用于生物体的热力学力——熵增。

cell body　细胞体
神经元（神经细胞）包含细胞核和其他细胞器的部分，执行正常的细胞功能。

cell cycle　细胞周期
单个细胞复制其内容物并分裂为两个子细胞过程中的一系列有序、受调控的事件。细胞周期分为 4 个阶段。G_1（gap 1，第一间期）期：细胞体积增大，复制细胞器；S 期（synthesis，合成）：复制 DNA；G_2 期（gap 2，第二间期）：一个检查点或控制机制；M 期（mitosis，分裂）：细胞分裂成两个子细胞；G_0 期，细胞退出周期。G_1、S、G_2 期统称为间期。

cell line　细胞系
没有寿命限制的培养细胞；第一个建立的细胞系于1956 年取自卵巢癌患者 Henrietta Lacks，这些细胞被称为 HeLa 细胞，如今依然可以从生物技术公司获得。

cellulose　纤维素
植物细胞壁中的纤维性碳水化合物，包含几百个至超过 10 000 个 D-葡萄糖单元通过（1→4）键连接而成的线性长链；对于人类而言是无法消化的碳水化合物。

cell wall　细胞壁
包围在植物细胞质膜外面的一层多糖。有两大类型：初生壁和次生壁（初生壁停止生长后的沉积）。参见"初生细胞壁"和"次生细胞壁"。

centenarian　百岁老人（人瑞）
100 岁或 100 岁以上的人。

central nervous system（CNS）　中枢神经系统
脑和脊髓。

central vacuole　中央液泡
植物细胞中膜封闭的细胞器，含有液体和多种分子，能够占据多达 95%的细胞体积。

centromere　着丝粒
两条姐妹染色单体的结合区域，其中的蛋白质在有丝分裂时变成着丝点（kinetochore）。

centrosome　中心体
在动物细胞分裂前分离的微管组织中心；分裂前期从着丝粒发出，成为每套姐妹染色单体的有丝分裂纺锤体的两极。

cerebrovascular incident（stroke）　脑血管意外（脑卒中）
脑供血障碍导致的脑功能损伤。

chaperone protein　分子伴侣蛋白
帮助其他蛋白质达成或维持正确折叠的蛋白质。

charged tRNA　负载 tRNA

与相应的氨基酸偶联的 tRNA；也称为氨酰- tRNA。

chemokine 趋化因子
身体受伤初期多种细胞产生并释放的蛋白质，诱发趋化作用，并将白细胞吸引至受伤或感染处。

chemoreceptor 化学感受器
对化学刺激敏感的感觉受体。

chemotaxis 趋化作用
细菌、单个体细胞或多细胞生物响应环境中某些化学物质而做出的运动。

chitin 甲壳素（几丁质）
含氮多糖聚合物，是酵母芽痕的主要成分，也是昆虫外骨骼中的有机成分。

chloroplast 叶绿体
质体的一种，植物细胞中膜包被的细胞器；是光合作用的位点，储存绿色色素叶绿素。

chromatin 染色质
构成真核细胞染色体的物质，包含蛋白质、DNA和 RNA。

chromoplast 色质体
植物细胞质体中的一种，储存除叶绿素之外的其他色素。

chromosome 染色体
核酸和蛋白质构成的线状结构，存在于大多数活细胞的细胞核中，以基因的形式携带遗传信息。

chime 食糜
从胃进入小肠的包含部分消化的食物、水和胃液的半固体物质。

ciliary body 睫状体
通过悬韧带纤维连接在晶状体上的眼部环形肌；睫状体的收缩或舒张改变晶状体的形状。

circadian rhythm 昼夜节律
约 24 小时间隔的、重复的生理变化，通常与外部环境的变化（如昼夜周期）同步。

clk-1，*clk-2*，*clk-3* genes-clock genes　*clk-1*，*clk-2*，*clk-3* 基因——生物钟（clock）基因
一组长寿相关基因；似乎表达对线粒体功能很重要的蛋白质。

clinical trail 临床试验
一名或多名受试者被分配到一个或多个干预方案中（可能包括安慰剂或其他对照），以评估干预措施对健康相关生物医学或行为结果影响的研究。

cloning（genetic） 克隆（遗传学）
创造一个基因的多个相同拷贝。

cochlea 耳蜗
形成内耳一部分的螺旋管，包含将声波振动转化为神经冲动的结构。

codon 密码子
RNA 中 3 个核苷酸（或碱基）组成的序列，编码特定氨基酸。

cohesion 黏合素
将姐妹染色单体结合在一起的蛋白质。

cohort 队列（研究）
具有相似生活经历的一组个体，通常个体之间年龄的差别在 5～10 年之内。

cohort effect 队列效应
比较不同的队列时，数据带来的混杂效应。

cohort life table 队列生命表
两种生命表的一种；跟踪单一出生队列人群整个一生中的死亡特征；参见"现时生命表（current life table）"。

collagen 胶原蛋白
动物结缔组织和骨中的结构蛋白；也存在于皮肤的真皮层。

comparative biogerontology 比较生物老年学
在长寿野生动物中对寿命的观察研究。确认能够抵

抗衰老并在利于短寿的环境下还能拥有长寿的野生物种。

complete life table 完全生命表
年龄间隔为一年的生命表。

complex trait 复杂性状
一种不遵循孟德尔遗传模式的性状，可能来自多个基因，表现出多种表型。

compliance（physiological）顺应性（生理学）
对中空结构（如心室、肺）在压力下扩张能力的测量。

compression（acoustic）压缩（声学）
声波的一部分，分子被压缩在一起，形成一个高于正常大气压的区域。参见"稀疏"（rarefaction）。

compression of morbidity 患病期压缩
缩短罹患衰老相关疾病的时期占全生命周期的比例。

condensing 凝聚蛋白
在细胞周期的 G_2 期合成的蛋白质，将姐妹染色单体凝聚在一起，使得有丝分裂更有效率。

confluence（in cell culture）汇合（细胞培养）
在复制细胞培养中，培养皿范围内对细胞的最大容量。

congestive heart failure 充血性心脏衰竭
心脏不能够为组织输送足够血液供其充分氧合；以液体在四肢和肺中积聚为特征。

consensus sequence 共有序列
DNA、RNA 或蛋白质中最常出现的序列。

contractility 收缩力
肌肉纤维响应阻力时收缩并产生应力的能力。

control element 控制元件
一个非编码 DNA 区域，通过与转录因子结合协助调控基因的转录。

cornea 角膜
眼睛前方的透明部分，负责约 66% 的总视力。

corpus luteum 黄体
破裂卵泡的内分泌组织，产生孕激素。

cross-sectional study 横向研究
在单一时间点比较两个或多个独立个体组群的研究。

crude mortality 粗死亡率
不考虑年龄的总人群死亡率。

crystalline 晶状体球蛋白
晶状体和角膜中的水溶性结构蛋白，使得这些结构有透明度。

current life table 现时生命表
两种生命表的一种；以当前群体的年龄别死亡率描述假定群体的死亡率；假定此时特定年龄的死亡人数代表了整个一代人的死亡率。在队列生命表无法得到时，如在人类群体中，可使用现时生命表；也叫周期生命表、横截面生命表或时间别生命表。参见"队列生命表"。

cyclin-dependent kinase（Cdk）周期蛋白依赖性激酶
参与调控细胞周期的蛋白激酶。

Cyclin 细胞周期蛋白
与细胞周期蛋白依赖性激酶形成复合物的核蛋白，调控细胞周期中的多个步骤。

cytochrome c 细胞色素 c
一种存在于线粒体内膜和部分电子转移链上的蛋白质；对线粒体呼吸很重要，也是凋亡内在途径的启动因子。

cytogerontology 细胞老年学
对衰老细胞及其机制的研究。

cytokine 细胞因子
由多种细胞分泌的蛋白家族，通过结合细胞表面的受体调控细胞行为。细胞因子与受体的结合引发一系列响应（自分泌和旁分泌），依细胞因子和靶细胞的性质而定。

cytokinesis　胞质分裂
单个真核细胞的细胞质分裂形成两个子细胞的过程。

cytokinin　细胞分裂素
一类植物激素，促进和调控生长应答，似乎可以延缓衰老。

cytosine　胞嘧啶
DNA 和 RNA 的核苷酸碱基之一；一种嘧啶；参见"核苷酸碱基"。

cytoskeleton　细胞骨架
微管和其他结构构件（如肌动蛋白）构成的网络，形成细胞的分子骨架。保持所有细胞器在原位，缓和损伤对细胞的冲击，保持基本的细胞形状。

cytotoxic T cell　细胞毒性 T 细胞
T 细胞（T 淋巴细胞）的一类，杀死受损的细胞（如病毒感染的细胞）。

daf-2 gene　daf-2 基因
参见"dauer 形成基因"。

dauer　幼虫
未达到性成熟的线虫 3 期幼虫，响应环境条件，不能繁殖后代；代谢活跃，但生殖沉默，能够在没有食物的条件下存活数月。

dauer formation genes　dauer 形成基因
一组基因，编码对线虫 dauer 形成非常重要的蛋白质。其中 daf-2 和 daf-16 是高度保守的基因，其对线虫的正常生长、繁殖和寿命非常重要。

death-inducing signaling complex（DISC）　死亡诱导信号复合物
配体与死亡受体结合后形成的一种蛋白质复合物，该复合物的形成是启动外源性凋亡途径所必需的。

decibel　分贝（dB）
声音响度的测量；1 分贝是音量相对于一个人耳几乎听不到的声音的对数增量。

demography　人口学
对人口的统计研究，特别是关于人口规模、密度、分布和生命的统计。

denaturation　变性
蛋白质二级、三级和四级结构的破坏，导致蛋白质去折叠和功能丧失；类似于 DNA 结构破坏。

dendrite　树突
从神经元细胞体延伸出的枝状结构，增加细胞的表面积。

dendritic cell　树突状细胞
主要功能为向 T 细胞呈递抗原的白细胞（抗原呈递细胞）；通常被认为是先天免疫系统的一部分，作为适应性免疫系统的信使。

deoxyribonucleic acid（DNA）　脱氧核糖核酸
由两条多核苷酸链缠绕一个中轴形成的双螺旋核酸；是遗传信息的存储库。

depolarization（neural）　去极化（神经）
生物膜上电荷的变化，导致膜的极化程度降低。

dermis　真皮
表皮层下方的皮肤组织，包含毛细血管、神经末梢、汗腺、毛囊和其他结构。

development（biological）　发育（生物学）
生命中发育生长的阶段，通常是指有生殖能力之前的生命阶段。

diabetes mellitus　糖尿病
细胞无法摄取葡萄糖而引发的疾病，导致高血糖水平。参见"1 型糖尿病"、"2 型糖尿病"。

diapause　滞育
昆虫、其他无脊椎动物、哺乳动物胚胎暂停发育的阶段，特别是在不利的环境条件下。

diastole 舒张期
心肌静息并充满血液的时间段；血压最低的时期。

diastolic pressure 舒张压
心脏静息时动脉的压力（mmHg）；测量血压时较低的数值（如 120/60 中的 60）。

dietary restriction 饮食限制
参见"热量限制"。

diet-induced thermogenesis（DIT） 饮食诱导的产热
消化、吸收和储存营养所需的能量；占总能量消耗（TEE）的 10%～20%。

differentiated cell 已分化细胞
多细胞生物中有专门功能的细胞。

diploid 二倍体
每条染色体有两个相同（同源）拷贝，因此每个基因也有两个拷贝（等位基因）。

disaccharide 二糖
两个单糖键合而成的糖类。常见的二糖有蔗糖（葡萄糖+果糖）、麦芽糖（葡萄糖+葡萄糖）和乳糖（半乳糖+葡萄糖）。

disposable soma theory 一次性体细胞理论
T. B. Kirkwood 衰老的进化理论，认为体细胞的死亡是资源优先分配于维护和修补无差错的永生化生殖细胞系的"代价"。

distal mechanism of aging 衰老的远端机制
久远之前发生的事件成为引起时间相关性功能丧失直接原因的一种衰老机制。例如，肥胖是血糖浓度异常升高的远端原因。异常升高的血糖浓度产生晚期糖基化终末产物，后者导致了结缔组织的时间相关性功能丧失（见"衰老的近端机制"，proximal mechanism of aging）。

diuretic 利尿剂
一类治疗高血压的药物；能够增加尿量，减少水潴留。

DNA ligase DNA 连接酶
连接两条 DNA 链末端的酶。

DNA microarray DNA 微阵列
细胞中大量基因同步表达的分析技术；分离细胞 RNA，与固定在载玻片上的大量短 DNA 探针杂交。

DNA polymerase DNA 聚合酶
催化双链 DNA 合成的酶，利用单链 DNA 为模板。

dopamine 多巴胺
大脑区域的神经递质，调控运动和情绪。脑黑质中多巴胺能神经元的减少产生帕金森病的起始症状。

eclosion 羽化
从蛹壳中出现。

edema 水肿
组织中的液体积聚。

effector cell 效应细胞
一类神经元，接受中枢神经系统的运动输出；肌细胞或腺细胞。

effector 效应子/器
产生一定效果（例如，在另一个蛋白质上产生作用）的作用剂（如蛋白质）。

electrolyte 电解质
在水溶液中解离成离子的物质；体内传导电流的离子，如钙、钠、钾、镁离子等。

electron transfer system（ETS） 电子传递系统
细胞呼吸的最后阶段，三羧酸循环产生的电子在中间体之间传递，氧化还原电位差产生的能量驱动 ATP 的合成。

embolus 栓子
血液中循环的一种异常颗粒。

emergent properties 涌现性质
系统协同运行产生的属性；系统中没有哪个单独部分能够包含的属性；只有作为系统整体存在时各部

分之间相互作用所产生的属性。

end diastolic volume 舒张末期容积
舒张期末期每个心室中的血量。

endocrine system 内分泌系统
直接向血液中分泌激素的腺体系统。

energy balance 能量平衡
能量摄入与消耗之间的差异。

enhancer 增强子
DNA 蛋白编码区域上的位点，与启动子蛋白结合，"增强"特定基因的转录速率；可能与该基因的编码区域相隔数千个核苷酸的距离。

enthalph，*H* 焓
一个系统中热能的多少。

entropy，*S* 熵
宇宙中物质和能量向一个终极的惰性均一状态的降解程度；一个降解过程，或下行，或是向无秩序的趋势。

epidermis 表皮
皮肤细胞的外层，覆盖在真皮上。

epigenetic trait 表观遗传性状
染色体变化（DNA 序列不变）导致的表型。

epigenome 表观基因组
由 DNA 和组蛋白的化学变化导致的二级性状。这些性状能够传给后代。

epigenomics 表观基因组学
遗传物质的全套表观遗传修饰的研究。

epinephrine 肾上腺素
肾上腺分泌的激素，提高心率、收缩血管并扩张呼吸道；通常与"战斗-逃跑反应"相关；也称为 adrenaline。

erectile dysfunction 勃起功能障碍

参见"性无能"。

esophagus 食道
消化系统的一部分，连接咽部（喉咙）和胃。

estrogen 雌激素
卵巢分泌的激素，促进女性特征的发育，并维持女性特征。

ethylene 乙烯
一种植物激素，刺激果实成熟和叶片脱落。

eukaryotic 真核的
遗传物质位于有膜封闭的细胞核内的生物和细胞。

Euler-Lotka equation of population growth
Euler-Lotka 人口增长方程
在连续繁殖种群中描述人口增长的方程，由统计学家 Alfred Lotka 在 18 世纪瑞士数学家 Leonhard Euler 工作的基础上提出。这个方程是净繁殖率的积分。

eusociality 真社会性
以任务分工和合作照顾幼体为特征的社会结构；通常发现于社会性昆虫，如蚂蚁、黄蜂、白蚁和蜜蜂中。

eustachian tube 咽鼓管
连接中耳和鼻咽腔的狭窄管道；平衡外耳和内耳之间的压强。

eutelic 细胞（数量）恒定的
描述成熟之后具有固定细胞数目的动物。

eutherian 真哺乳亚纲
有胎盘的哺乳动物。

exocrine hormone 外分泌激素
由外分泌腺或细胞合成的激素，通过导管直接分泌至靶组织中（与内分泌腺将激素直接分泌到血液中相对）；通常只影响一个器官或一种细胞。

exon 外显子
基因的蛋白编码区域；mRNA 只包含外显子。参见"内含子"。

extracapsular cataract surgery 囊外白内障手术
将晶状体前方去除的白内障手术。

extrachromosomal rDNA circles（ERC） 染色体外 rDNA 环
酿酒酵母中的非染色体 DNA 分子，通过 rDNA 的同源重组产生。酿酒酵母中 ERC 的积累与复制性衰老相关。

extrinsic pathway of apoptosis 细胞凋亡的外源途径
由外部刺激触发的凋亡途径，通常是白细胞分泌的肿瘤坏死因子（TNF）等细胞因子；也由 Fas 配体与 Fas 受体的结合触发。

extrinsic rate of aging 衰老的外在速率
环境危害导致的种群衰老的速率；通常与表型相关。

facilitated diffusion 易化扩散
分子由高浓度区域向低浓度区域的跨生物膜运输。分子与细胞膜上特定的协助将其运送至细胞内的转运蛋白相结合。

facultative 兼性
在多种环境条件下起作用；能够通过多种途径或在多种条件下发生；在生物人口学中，受到引起死亡率或死亡率轨迹有显著可塑性的环境因素的影响。

Fas ligand Fas 配体
一种蛋白质，与 Fas 受体结合并起始细胞凋亡。

Fas receptor Fas 受体
与 Fas 配体结合起始凋亡的膜受体；也称为死亡受体。

fatty acid 脂肪酸
由烃链和末端羧基构成的羧酸；是脂肪（用于给机体提供能量和组织发育所需）的主要成分。

fecundity 繁殖力
产生后代的能力；引起生长的能力；后代的数目或产生后代的速率或能力；雌性生产幼崽的速率。

Fenton reaction Fenton 反应
过氧化氢与铁催化剂产生活性氧的反应。

fibrillation 颤动
肌纤维不受控制的收缩；当在心肌中发生时，显著降低血液的泵出效率。

fibrointimal hyperplasia 血管内膜纤维增生
动脉壁内膜层的异常生长。

first law of thermodynamics 热力学第一定律
控制功、能、热之间关系的法则之一；表述为"能量既不会消失，也不能被创造，只会从一种形式转化为另一种形式"。

fitness 适存度
生物体与竞争物种相比，存活并向后代传递基因型的能力；特定环境中个体或种群存活、繁殖、传播基因的相对能力。

follicle-stimulating hormone（FSH） 促卵泡激素
与促黄体激素共同作用、增大卵泡体积的垂体激素，诱导卵泡生成雌激素，促进排卵；有助于调控精子生成和睾酮合成。

forkhead box transcription factor family（FOXO）叉头框转录因子家族
高度保守的转录因子家族，调控参与细胞生长、增殖、分化和寿命的基因表达。这些转录因子含有结合 DNA 的叉状或翼状螺旋结构域，其名称由此而来。

fovea centralis 中央凹
视网膜上负责清晰中心视力的结构；进行十分重要的视觉细节活动时所必需。

free energy，G 自由能
热力学中，能够从一个系统中提取的做功的量；将熵（S）和系统的总能量（H）联系起来的能量的量度。系统自由能变化的计算等式为 $\Delta G = \Delta H - T\Delta S$，其中 T 为绝对温度。

free radical 自由基
参见"氧自由基"。

frequency（acoustic） 频率（声学）
对周期性信号变化速度的度量，以每秒周期数或赫兹（Hz）为单位；是压缩峰之间或稀疏峰之间的距离。

gametes 配子
成熟的雄性或雌性单倍体生殖细胞，有性生殖中与异性配子结合，形成受精卵。

gastric pit 胃小凹
胃壁的结构，由胃黏膜的褶皱和沟槽形成。

gel electrophoresis 凝胶电泳
基于分子在带有电场的凝胶上的运动对其进行分离和鉴定的方法。

gene homologs 基因同源物
有相同序列的基因。

gene homology 基因同源性
一个基因的序列与另一个基因序列的匹配程度；适用于同物种或不同物种的基因。

gene knockout 基因敲除
通过基因工程去除一个或多个基因的突变型生物体；用于消除某个蛋白质的表达。

gene orthologs 基因直系同源物
在进化过程中，保持相同功能的不同物种的基因。

general recombination 一般重组
参见"同源重组"。

general transcription factor 通用转录因子
参见"转录因子"。

gene silencing 基因沉默
抑制基因的转录。

genetic code 遗传密码
一套 64 个三联密码子，决定构成蛋白质的 20 个氨基酸，并编码翻译的起始和终止。

genetic determinism 基因决定论
认为所有基因都是为了特定的目的且只为了该目的而被选择出来。

genetic drift 遗传漂变
减数分裂中等位基因的随机分选导致基因固定在小群体中的过程。

genetic engeneering 基因工程
参见"重组 DNA 技术"。

genetic screening 基因筛查
在种群中对有特定基因型个体的系统搜寻。

genome 基因组
生物体的全部遗传信息，通常以 DNA 的形式。

genomics 基因组学
生物学的一个分支，研究基因组的结构、功能和定位。

genotype 基因型
个体或群体全部或部分的基因构成。

geriatric failure to thrive 老年性生机衰退
老年人中多因素造成的衰退状态，可能由慢性的并发疾病和功能障碍引起。这个名词来源于对老年个体无法响应治疗的观察。

geriatrics 老年医学
医学的分支，研究衰老和老年人的问题与疾病。

germ cell（germ plasm） 生殖细胞（种质）
多细胞生物生殖器官或组织产生的细胞，向后代传递遗传信息。以无性或有性（通过配子）的方式传播。参见"体细胞"。

germ theory 微生物理论
传染病是由微生物（细菌和病毒）引起的。

gerontological biodemography 老年生物人口学
整合了生物学知识和人口学对人类寿命及生存研究的一门科学。

gerontology 老年学
对衰老和老年人问题的全面研究。

gibberellin 赤霉素
一类植物激素，刺激茎、叶生长，将芽带出休眠期，使种子发芽。

glial cell（glia） 神经胶质细胞
脑中支持和维护神经元的非神经元细胞；分为神经胶质细胞和小胶质细胞；数量是神经元的 10 倍。

glomerular filtrate 肾小球滤液
肾脏中由肾小球向肾小囊滤过的液体。

glomerular filtration 肾小球滤过
血液中液体和低分子质量分子经肾小球的毛细管滤过并进入肾小囊的过程。

glomerular filtration rate（GFR） 肾小球滤过率
肾小球滤过的速率，以单位时间滤过的体积计。

glomerulosclerosis 肾小球硬化
一种肾脏疾病，纤维性瘢痕组织取代了肾小球，使得肾小球功能（血液过滤）丧失；与高血压、感染或动脉粥样硬化相关。

glomerulus 肾小球
肾脏中肾单元开端的毛细管，是血液过滤过程的开始。

glucagon 胰高血糖素
胰腺中胰岛 α 细胞分泌的内分泌激素；引起血糖上升。

gluconeogenesis 糖异生
从非碳水化合物类底物如丙酮酸、乳酸、氨基酸（主要为丙氨酸和谷氨酰胺）和脂肪酸来合成葡萄糖。

glucose intolerance 葡萄糖不耐受
参见"胰岛素抵抗"。

glutathione peroxidase 谷胱甘肽过氧化物酶
胞质中强力清除氧自由基的酶；一种细胞抗氧化剂。

glycogen 糖原
动物和一些真菌中（未见于植物）碳水化合物的储存形式；储存于肌肉和肝脏中。糖原分子是包含多达 3000 个葡萄糖单元的高度分支结构。

glycogenesis 糖原生成
糖原的合成，葡萄糖分子加到糖原链上。

glycolysis 糖酵解
六碳糖分解成两分子丙酮酸（含三个碳原子）的代谢途径；葡萄糖的无氧分解途径；发生在细胞质中。

glycosylation 糖基化
向分子中加入糖单元。酶促糖基化是细胞信号中受调控的过程。非酶促糖基化是不受控制的非调节过程，增加胞内和胞外损伤；往往随年龄增加。

Gompertz mortality function
Gompertz 死亡率函数
描述人群中死亡率的函数。

G_0 phase（gap） G_0 期（间期）
参见"细胞周期"。

G_1 phase（gap 1） G_1 期（第一间期）
参见"细胞周期"。

G_2 phase（gap 2） G_2 期（第二间期）
参见"细胞周期"。

G-protein-coupled receptor G 蛋白偶联受体
一个跨膜受体蛋白家族，将胞外信号传入胞内。这些受体跨膜七次，通常与依赖环磷酸腺苷（cAMP）的信号转导相关。

grandmother hypothesis 祖母假说
老年女性通过投资其孙代获得包括适存度优势的假说。在实际中，祖母帮助抚养儿童，使母亲可以生育更多的孩子，从而增加适存度。

graph theory 图论
研究图形的性质和应用的数学及计算机科学领域。

group selection 群体选择
群体或种群之间的竞争（与个体之间的竞争相对）引发的选择。这一概念通常与 V. C. Wynne-Edwards 的著作 *Animal Dispersion in Relation to Social Behaviour* 相关。

guanine 鸟嘌呤
DNA 和 RNA 的核苷酸碱基之一；一种嘌呤。参见"核苷酸碱基"。

Haber-Weiss reaction Haber-Weiss 反应
由过氧化氢（H_2O_2）和超氧自由基（$\cdot O_2^-$）产生羟基自由基（$\cdot OH$）；利用铁或铜作为催化剂。

haploid 单倍体
只含有一套染色体，因此每个基因只有一个拷贝（等位基因）。

Hayflick limit Hayflick 极限
细胞在连续细胞培养中分裂的最大次数。例如，对于正常人成纤维细胞而言，Hayflick 极限为 50（±10）个群体倍增数。

heart rate 心率
一定时间内（通常为 1 分钟）心室的收缩次数，以"次/分钟"计。

helicase 解旋酶
将双链 DNA 分离成两个单链的酶。

Helicobacter pylori（*H. Pylori*） 幽门螺旋杆菌
一种耐受胃酸正常作用的细菌。90%的胃炎由幽门螺旋杆菌感染导致。

helper T cell 辅助性 T 细胞
帮助免疫系统对入侵者做出充分反应的 T 淋巴细胞（T 细胞）；不直接攻击抗原，但分泌淋巴因子（白细胞介素和干扰素）刺激其他攻击抗原细胞的增殖和分化。

hemoglobin 血红蛋白
红细胞中含铁的蛋白质，负责氧气的运送。

hemoglobin A1c 糖化血红蛋白
血红蛋白的糖基化形式；用作诊断标准。

hexokinase 己糖激酶
磷酸化葡萄糖（一种六碳糖，己糖）的酶，产生 6-磷酸葡萄糖；是糖酵解的第一步。葡萄糖的磷酸化可能是植物衰老中的重要信号。

high-density lipoprotein（HDL） 高密度脂蛋白
一类包含蛋白质和脂类的脂蛋白，在血流中运输不溶于水的脂类；将胆固醇输送至肝脏中供分解代谢。

histone acetylation 组蛋白乙酰化
乙酰基连接在核心组蛋白上造成的染色质结构修饰；调控 DNA 转录的一种方式。

histone methylation and histone acetylation-deacetylation 组蛋白甲基化和组蛋白乙酰化-去乙酰化
甲基（$-CH_3$）或乙酰基（$-COCH_3$）与组蛋白中氨基酸的结合；表观遗传的中心调节因子；甲基的结合是永久性的，而乙酰基是可以去除的。

histone octamer 组蛋白八聚体
位于核小体中心、结合 DNA 的组蛋白复合物；含有四种核心组蛋白（H2A、H2B、H3 和 H4）的各两个拷贝。

histone 组蛋白
染色体上与 DNA 结合的蛋白质；参与基因表达的包装和调控。

homeostasis 稳态
生物体或细胞调控其内部条件，从而在变化的环境中维持功能稳定的倾向。

homologous recombination 同源重组
两条染色体，或同一条染色体上两个高度同源的 DNA 重复序列断裂并重新连接，从起始碱基对开始交换部分序列的过程；也称为"一般重组"。

hormone-sensitive lipase 激素敏感性脂肪酶

受激素刺激的脂肪酶，存在于脂肪组织中。

hydrophilic 亲水性
对水有亲和力；描述一种物质吸水、溶于水或被水吸引。参见"疏水性"。

hydrophobic 疏水性
对水排斥；常用于描述一个分子或分子上的区域有不溶于水的基团或表面。参见"亲水性"。

hydroxyapatite 羟基磷灰石
钙和磷的晶体结构，如磷酸钙，是骨骼强度的基本要素；$Ca_{10}(PO_4)_6(OH)_2$。

hyperlipidemia 高脂血症
血清胆固醇水平高；动脉粥样硬化发生的主要风险因素。

hyperpolarization 超极化
生物膜上动作电位过后的短暂阶段；跨膜电位比静息时略高。

hypertention 高血压
血压高。

hypomorph 亚等位基因
与相应的野生型基因具有相似但较弱效应的突变基因。

hypoxic response 缺氧反应
保护细胞免受低氧浓度影响的细胞机制；由异常高的活性氧浓度（ROS）引起。

impotence（erectile dysfuction） 性无能（勃起功能障碍）
男性性功能障碍，以阴茎无法（维持）勃起从而达到满意的性能力为特征。

incus 砧骨
中耳内的一块骨头，放大声波振动信号，并将其从鼓膜传至内耳。

indirect calorimetry 间接测热法
通过测量呼吸气体中氧气和二氧化碳的含量估计能量消耗的一种方法。

indoleacetic acid 吲哚乙酸
一种刺激植物生长和根部形成的不溶于水的化合物；植物生长素是吲哚乙酸的变体。参见"植物生长素"。

induced pluripotent stem cell 诱导多能干细胞
多能干细胞，可直接由成体细胞人工诱导产生。

inductive reasoning 归纳推理
将多个被认为是正确的观察结果结合起来以获得特定结论的过程。

infant mortality rate 婴儿死亡率
人类群体中，个体从出生到 1 岁的死亡率。

innate immunity 先天性免疫
源于个体天然生物学性质而对疾病的免疫；包括皮肤、黏液、胃酸，以及多种白细胞的防御作用。

in situ hybridization 原位杂交
使用特定核酸标记的探针，定位完整染色体、真核细胞或细菌细胞上特定核酸序列的技术。

insudation 蓄积
血液来源的某些物质聚积在血管壁上；常见于肾脏血管中。

insulin 胰岛素
胰腺中胰岛 β 细胞分泌的内分泌激素；促使细胞摄取葡萄糖和氨基酸，以及肝脏中糖原的合成。

insulin/insulin-like growth factor（IGF-1）receptor 胰岛素/胰岛素样生长因子受体
一类受体，与胰岛素或与胰岛素有类似结构的分子结合，参与营养代谢和生长。

insulin resistance（glucose intolerance） 胰岛素抵抗（葡萄糖不耐受）
一种生理状况，胰岛素刺激细胞摄取葡萄糖能力降低，通常是 2 型糖尿病的前兆。

interneuron 中间神经元
神经元三种主要类型中的一种；整合感觉输入和运动输出。

interphase 间期
细胞周期中 G_1、S、G_2 期的总和。参见"细胞周期"。

intrinsic pathway of apoptosis 细胞凋亡的内在途径
由内部刺激触发的凋亡途径，通常是对应激或 DNA 损伤或胞质细胞器损伤作出的反应；是由线粒体释放细胞色素 c 激活的途径。

intrinsic rate of aging 衰老的内在速率
归因于基因型，而不受外部影响（如意外事故）的生物学衰老速率。

intrinsic rate of natural increase，r 自然内禀增长率
种群在不受环境限制影响下的增长速率。该增长速率由种群中个体的生物学构造决定。

intron 内含子
真核生物基因的非编码区域；从 RNA 转录物中剪切除去，形成信使 RNA（mRNA）。参见"外显子"。

ischemia 缺血
血液向组织供应不足。

ischemic heart disease 缺血性心脏病
心脏大动脉（四条冠状动脉之一）被动脉粥样硬化病变堵塞，流向心脏组织的血液减少的疾病。

islet of Langerhans 胰岛
胰腺中的一群内分泌细胞；分泌胰岛素和胰高血糖素。

iteroparous 反复生殖
有多个繁殖季节的能力；人类能够反复生殖。

jasmonic acid 茉莉酸
具有调控非生物和生物应激作用的植物激素；也在马铃薯、山药、洋葱等的块茎形成中发挥重要作用。

joule（J） 焦耳
能量的单位：施加 1N 的力将 1kg 物体移动 1m 所需的能量。

juvenile hormone 保幼激素
昆虫发育以及卵巢产生卵子过程中的重要激素；似乎也刺激从滞育期中恢复。

keratinocyte 角质形成细胞
表皮中的主要细胞类型，人类皮肤的最外层，占表皮细胞的 95%；产生角蛋白。

kilocalorie（kcal） 千卡
1000 卡路里。参见"卡路里"。

kilojoule（kJ） 千焦
1000 焦耳。参见"焦耳"。

kinetochore 着丝点
着丝粒上的蛋白质，连接染色体与有丝分裂纺锤体。

lagging strand 后随链
DNA 复制中合成的两条新 DNA 链中的一条；由不连续的冈崎片段组成，这些片段随后被连接起来。

lagging strand template 后随链模板
作为冈崎片段合成模板的 DNA 链。

Langerhans cell Langerhans 细胞
表皮中的吞噬性免疫细胞。

laws of thermodynamics 热力学定律
控制功、能、热之间关系的三个法则。第一定律：能量既不会消失，也不会创造，只会从一种形式转化为另一种形式。第二定律：在能量形式的转化中，一些能量变得不可用，这些不可用的能量称为熵。第三定律：第一和第二定律适用于所有绝对零度（−273℃）以上的反应。由于绝对零度不可能达到，所以热力学第一、二定律总是成立。

leading strand 前导链
DNA 复制中合成的两条新 DNA 链中的一条；是 $5'\rightarrow3'$ 方向连续合成的 DNA 链。

leading strand template 前导链模板
作为连续合成新链模板的 DNA 链。

lens（of the eye） 晶状体（眼）
角膜正下方的清澈结构，提高眼的视觉能力；参与视觉调节。

leucoplast 白色体
植物细胞质体的一种；主要用于储存淀粉和油脂的无色质体。

levodopa（L-dopa） 左旋多巴
治疗帕金森病的主要药物；在体内由多巴脱羧酶转化成多巴胺。

Lewy body 路易小体
衰老时积累在神经元胞质中的蛋白质聚集物；主要由 α-突触核蛋白和泛素组成；是帕金森病的组织学标志。

Leydig cell 睾丸间质细胞
睾丸中产生睾酮的细胞。

life expectancy 期望寿命
特定年龄后剩余的生命长度；一个由生命表产生的值。

life history 生活史
生物体从受精到死亡所经历的变化；尤其关注生殖与存活的时间节点。

life span 寿命
单个细胞、器官或机体生命的长度。

life table 生命表
描述群体中特定年龄或年龄段死亡（率）特征的表格。对死亡率的分析始于生命表的构建。参见"队列生命表"、"现时生命表"。

ligand 配体
能够与另一个物质特异性可逆结合的物质；生物化学中，通常指与受体结合的分子。

light reaction 光反应
光合作用时叶绿体中发生的化学和物理反应，光能在叶绿素的帮助下转化为化学能。

limbic system 边缘系统
将控制情感和记忆的大脑结构联系起来的系统；包括下丘脑、丘脑、海马区和杏仁核。

lipase 脂肪酶
催化甘油三酯水解为甘油和游离脂肪酸的酶。

lipid bilayer 脂质双分子层
生物膜的核心结构，包括两层脂质分子；含有亲水区域朝外（在细胞膜的情况下，即面向胞外和胞内）、疏水区域朝向双分子层中央互相面对排列的磷脂。

lipid 脂类
由碳、氢和少量氧组成的非极性分子；仅溶于醚或苯等有机溶剂。生物学系统中，脂类包括脂肪酸和来自脂肪酸的化合物，如单甘酯、甘油二酯、甘油三酯、磷脂和甾醇（如胆固醇）等。

lipoprotein 脂蛋白
参见"高密度脂蛋白"和"低密度脂蛋白"。

longevity 长寿
一个物种进化出来的生命的长度（持续时间）。

longitudinal study 纵向研究
在很长一段时间内对相同一群个体的相同特征进行重复观察的相关性研究。

low-density lipoproteins（LDL） 低密度脂蛋白
一类由蛋白质和脂类组成的脂蛋白，将胆固醇从肝脏运输至身体细胞。

luteinizing hormone（LH） 黄体生成素
由大脑垂体分泌的激素，刺激雌性卵子和雄性精子的发育及成熟。

lymphocyte 淋巴细胞

介导免疫反应的白细胞。参见"B 细胞"、"T 细胞"。

lymphokine 淋巴因子
T 细胞释放的化合物,激活巨噬细胞并刺激 B 细胞产生抗体。

lysozyme 溶菌酶
催化某些细菌细胞壁破坏的酶;存在于唾液中。

macronutrients 宏量营养素
蛋白质、脂肪(脂类)和碳水化合物;比微量营养素(维生素和矿物质)需求量大得多的营养物质。

macrophage 巨噬细胞
组织中的吞噬性免疫细胞,破坏入侵的细菌和其他病原体;在先天性和适应性免疫中都发挥作用。巨噬细胞通过呈递入侵者的碎片吸引其他免疫细胞。

magnetic resonance imaging(MRI) 磁共振成像
一种成像技术,利用电波和与计算机相连的强磁场使生物体内部结构可视化;软组织的可视化效果最佳。

Maillard reaction 美拉德反应
糖类和蛋白质之间的非酶促反应,在加热下反应,可能造成食品褐变。动物中发生这个反应的变型,可能导致衰老相关的细胞损伤。

malleus 锤骨
中耳中的一块骨头,从鼓膜向内耳结构放大并传输声波振动。

maltose 麦芽糖
由两分子葡萄糖组成的二糖。

marsupials 有袋类动物
无胎盘哺乳动物。

maturity 成熟
分子、细胞或有机体生命周期中功能维持在最佳水平或缓慢下降的一个阶段。当分子、细胞或有机体不再有抵抗熵变的能力时,成熟期结束。

maximum life span 最大寿命
一个物种或种群中最长寿个体的寿命。

mean life span 平均寿命
出生日期相同的同龄组(队列)成员个体寿命的平均值。

mechanism of aging 衰老机制
对组织、细胞或分子过程的时间依赖性改变,导致功能丧失;参见衰老的远端和近端机制。

mechanistic target of rapamycin(mTOR) 雷帕霉素的作用靶点
与雷帕霉素结合的受体,雷帕霉素最初用于器官移植的抗排斥治疗;已经发现阻断该受体可以延长一些物种的寿命;其作用机制尚不清楚。

mediated transport 介导转运
分子或离子在转运蛋白(或某些情况下,在能量)帮助下的跨膜运动。参见"主动转运"、"易化扩散"。

mediator 中介体
DNA 转录中与通用转录因子结合的蛋白复合体,促进激活因子/增强子位点与转录起始复合物的结合。

meiosis 减数分裂
生殖细胞的二倍体祖细胞连续两次分裂,生成 4 个子细胞(而不是有丝分裂中的两个),每个子细胞带有一套单倍体染色体。

melanocytes 黑色素细胞
产生黑色素蛋白的皮肤细胞。

melanoma 黑色素瘤
黑色素生成细胞(黑色素细胞)的肿瘤,通常是与皮肤癌相关的恶性肿瘤。

membrane potential 膜电位
膜两侧带电电荷的差异。参见"去极化"、"超极化"、"静息膜电位"。

memory cell 记忆细胞

T 细胞和 B 细胞的一个子集，能够在再次遇见特定抗原（在初次暴露于该抗原的很久之后）时做出响应，促进 T 细胞和 B 细胞生成。

menopause　更年期
月经停止。

menstrual cycle　月经周期
女性和其他雌性灵长类动物排卵与行经的过程；人类的周期为 28 天。

meristem　分生组织
含有未分化细胞的植物组织；发现于植物生长的区域。

Merkel cell　Merkel 细胞
表皮中与感觉神经元有突触连接的受体细胞。

messenger RNA（mRNA）　信使 RNA
携带有核糖体上蛋白合成所需的遗传信息的分子。RNA 转录物在 DNA 模板上由 RNA 聚合酶合成，通过 RNA 剪接除去内含子后，形成 mRNA。

metabolome　代谢组
有机体中完整的一套代谢物。

metabolomics　代谢组学
对代谢组的研究。

metaphase　中期
有丝分裂中压缩的染色体排列在一条直线上的阶段，在后期（染色体分离）之前。

metazoan　后生动物
细胞有不同功能的多细胞生物。

***Methuselah* gene（*mth*）　*Methuselah* 基因**
一个果蝇基因，似乎能够延长生命；其功能尚未被确认。

microarray chip　微阵列芯片
参见"DNA 微阵列"。

Microglia　小胶质细胞
神经巨噬细胞；脑内能分化成巨噬细胞的免疫细胞。

micronutrient　微量营养素
正常生长和代谢所需的非常少量的必需维生素及矿物质。

microtubule　微管
纤维状的中空管，主要功能是支撑并赋予细胞形状；细胞骨架的组成部分；也作为细胞器移动的路径；主要存在于真核细胞中。

mild cognitive impairment　轻度认知障碍
衰老引起的正常认知能力下降和痴呆症引起的认知能力下降之间的一个阶段。轻度认知障碍的个体患阿尔茨海默病的风险更大。

mitogen　有丝分裂原
刺激有丝分裂的物质。

mitosis（M phase）　有丝分裂（M 期）
细胞分裂；正在分裂的真核细胞的细胞核中发生的过程，通常包括几个步骤——前期、中期、后期和末期，形成两个子细胞核，带有与母细胞核数量相同的染色体。

mitotic clock theory　有丝分裂的时钟理论
细胞复制性衰老的一个理论，预测衰老细胞能够感知到缩短的端粒，导致细胞周期阻滞。

mitotic spindle　有丝分裂纺锤体
细胞分裂中，染色体在分离之前所连接的细胞骨架结构，向细胞相反的两极移动。

mitral valve　二尖瓣
调控来自左心房的血流的单向瓣膜；位于左心房和左心室之间。

molecular brake　分子刹车
一类蛋白质，在 G_1 到 S 期、G_2 到 M 期的过渡期间阻止细胞周期的进程，一般通过磷酸化而失活。

molecular fidelity 分子保真度
蛋白质上的氨基酸或 DNA 上的核苷酸按正确顺序排列的程度；高保真度意味着功能更好；低保真度意味着功能较差。

monocarpic 单次结果的
只结一次果实或种子就死亡的植物。

monophyletic group 单系类群
系统发育学中，由一个共同祖先进化而来的全部后代。

monosaccharide 单糖
糖类的最简单形式，不能再被分解形成其他糖类；通常为无色水溶性晶体。食物中自然存在的三种最常见单糖为葡萄糖、果糖和半乳糖。

morbidity 发病
疾病的状态。

morphallaxis 变形再生
在组织死亡或丧失后，从现有组织再生身体的部分；由邻近组织的重组和生长引起。

morphology 形态学
生物学的一个分支，处理生物的形态及其结构之间的关系。

mortality 死亡
注定死亡的状态。

mortality rate 死亡率
给定群体（和/或给定原因）在给定时间的死亡数，通常以每 100 人、1000 人、10 000 人中的死亡数量计。

mortality-rate doubling time 死亡率倍增时间
群体死亡率翻倍所需的时间。

motor end plate 运动终板
运动神经元轴突与横纹肌纤维建立突触接触的复杂结构；也称为"神经肌肉接头"。

motor neuron 运动神经元
神经元三种主要类型中的一种；将中枢神经系统的运动输出传送至效应细胞（肌肉或腺细胞）。

motor unit（muscle） 运动单位（肌肉）
肌肉中的运动神经元、运动终板，以及由该运动神经元轴突末端支配的肌纤维的组合结构。

M phase（mitosis） M 期（有丝分裂）
真核细胞周期中细胞核和细胞质分裂的时期。参见"细胞周期"、"有丝分裂"。

muscarinic receptor 毒蕈碱受体
一类利用 G 偶联机制传递信号的乙酰胆碱受体；主要存在于周围神经系统中。

muscle fiber 肌纤维
肌肉组织中可拉长的、有收缩性的细胞；通常有两种类型：I 型和 II 型。参见"I 型肌纤维"、"II 型肌纤维"。

mutation accumulation theory of senescence 衰老的突变积累理论
衰老的进化理论之一，最初由 Peter Medawar 爵士在 1952 年提出，认为自然选择力随增龄而降低导致迟发的有害基因的积累，并固定在基因组中。也就是说，老年时自然选择的动力太低，不足以清除有害突变。

myelin sheath 髓鞘
由支持细胞构成的包围着轴突的绝缘层；在周围神经系统中，由 Schwann 细胞形成；在中枢神经系统中，由少突胶质细胞产生。

myocardinal infarction 心肌梗死
血流中断造成的心肌组织死亡；一般称为"心脏病发作"。

myosin 肌球蛋白
肌肉细胞中负责肌肉收缩的两种蛋白质之一；形成肌原纤维中的粗肌丝；也存在于细胞骨架的微管中。参见"肌动蛋白"。

myosin isoforms 肌球蛋白亚型
功能相似的肌球蛋白，具有相似但不完全相同的氨基酸序列；人类有三种肌球蛋白亚型，即 I 型、IIA 型和 IIx 型；亚型的类型决定了运动单元的收缩速度和易疲劳性。

naive T cell 初始 T 细胞
一类小的白细胞（淋巴细胞），能转化为结合并杀死入侵者的免疫细胞。

natural killer（NK）cell 自然杀伤细胞（NK 细胞）
先天性免疫系统中的白细胞（淋巴细胞），附着在缺乏主要组织相容性复合物表面蛋白的细胞上；通过注入引发凋亡的蛋白酶破坏微生物和癌细胞；也叫做"大颗粒淋巴细胞"。

natural selection 自然选择
进化机制的理论认为种群中那些能够提高生存率和繁殖（适应）能力的遗传特征会受到偏爱。

necropsy 尸检
检查死亡后的动物；也叫做"验尸"（autopsy）。

neoblast 新胚细胞
扁虫体内未分化的干细胞，参与组织的再生和修复。

nephron 肾单位
肾脏中的显微结构，过滤血液，形成尿液；由肾小球和肾小管组成。

net reproduction rate 净繁殖率
种群中的个体在一生中能够繁殖的后代数量的平均值。

neurofibrillary tangle 神经纤维缠结
由 tau 蛋白形成的成对螺旋纤维聚集物；阿尔茨海默病的一个病理特征。

neuroglia 神经胶质细胞
中枢神经系统的一类细胞，为神经元提供支持和维护；包括星形胶质细胞（基质分泌细胞）和少突胶质细胞（髓鞘分泌细胞）。

neuron 神经元
神经细胞；神经系统中的细胞，能够长距离传送并接收电信号。每个神经元有三个共同部分：细胞体、树突（传导来自其他神经元的冲动的分支凸起）和轴突（从细胞体传出冲动的细长延伸）。

neuroplasticity 神经可塑性
大脑由于经验改变或学习，形成新的神经连接，重新组织自身的能力。

neutrophil 中性粒细胞
通过吞噬作用攻击并破坏入侵的细菌、其他外来物质和一些癌细胞的白细胞（粒细胞）；是先天性免疫系统的一部分。

newton 牛顿（N）
力的单位；1N 定义为在没有其他产力效果影响的情况下，使 1kg 质量的物体获得 $1m/s^2$ 的加速度所需的力的大小。

nicotinamide adenine dinucleotide（NAD） 烟酰胺腺嘌呤二核苷酸
带有烟酸活性位点的辅酶，在代谢通路之间传导电子。NAD^+ 被还原后生成 NADH 和 H^+；通常被称为还原当量。

nicotinamide adenine dinucleotide phosphate（NADP） 烟酰胺腺嘌呤二核苷酸磷酸
带有烟酸活性位点的辅酶，在代谢通路之间传导电子。$NADP^+$ 被还原后变成 NADPH 和 H^+；通常被称为还原当量。

nicotinic receptor 烟碱受体
一种乙酰胆碱受体，通过打开突触后神经元上的钠离子通道传递信号。大脑中的烟碱受体对注意力、学习和记忆等相关功能非常重要。

non-adaptive trait（non-adaptive aging） 非适应性特征（非自适应衰老）
在衰老理论中，对于个体而言趋于无用的某个性状；自然选择不再起作用，既不去除也不维护这个性状。由于大多数衰老的生理问题都发生在繁殖后，衰老的性状既不增加也不降低人的适存度，因此，衰老和（或）老化对于自然选择压力而言是中性的。

norepinephrine 去甲肾上腺素
主要存在于脑中的神经递质，参与控制植物神经系统的活动；参与多巴胺和五羟色胺的形成及功能；也在"战斗-逃跑反应"中由肾上腺分泌，能够升高血压，刺激肌肉收缩。

nuclear pore complex 核孔复合物
核膜上的通道，允许分子在细胞核和细胞质之间移动。

nuclease 核酸酶
一种将核酸中的核苷酸链切割成更小单元的酶。

nucleosome 核小体
染色质的一级结构；短链DNA缠绕在串珠状组蛋白上而成。

nucleotide 核苷酸
由脱氧核糖或核糖（一种糖类）连接嘌呤或嘧啶，以及磷酸基团形成的若干化合物中的任何一种；是核酸（DNA和RNA）的基本结构单元。

nucleotide base 核苷酸碱基
核苷酸上的嘌呤或嘧啶碱基，构成遗传密码；DNA中是腺嘌呤（A）、胸腺嘧啶（T）、鸟嘌呤（G）、胞嘧啶（C）；RNA中是腺嘌呤、尿嘧啶（U）鸟嘌呤、胞嘧啶。

Okazaki fragment 冈崎片段
DNA复制中后随链模板上生成的短链DNA片段。

olfactory bulb 嗅球
嗅觉神经末端，位于鼻腔上方；嗅觉神经的冲动整合成信号，并将其传送至边缘系统，供解码成为味觉和嗅觉。

olfactory nerve 嗅觉神经
上部鼻腔的神经，能检测芳香化合物；通向嗅球。

oligodendrocyte 少突胶质细胞
中枢神经系统中形成髓鞘的支持细胞。

oocyte 卵母细胞
卵泡中未发育的卵子。

optimality theory 最优化理论
John Maynard Smith提出的一般进化理论，认为个体会优化自身的行为，使这个行为依据所处环境，最小化相关的代价。

oral glucose tolerance test（OGTT） 口服葡萄糖耐量试验
葡萄糖耐受（胰岛素抵抗）的试验；空腹状态检测血糖浓度；口服葡萄糖75 g，然后在接下来的2小时中检测血糖6～10次。

organ of Corti Corti器
内耳耳蜗的一个结构；内含听觉感受器。

origin recognition complex（ORC） 起始点识别复合体
所有真核生物中与复制起始位点结合的多亚基复合物；起始DNA的合成。

osteoblast 成骨细胞
负责骨形成的骨细胞；分泌蛋白质，主要为Ⅰ型胶原蛋白，构成骨基质，在其中钙盐沉积为晶体。

osteoclast 破骨细胞
在骨重建过程中，分泌蛋白水解酶和酸，除去骨组织中Ca^{2+}的骨细胞。

osteocyte 骨细胞
完成基质材料分泌的成骨细胞，被局限在新的钙化骨骼中。骨细胞彼此相连，形成称为骨小管的通道，允许骨骼进行营养物质和废物的交换。

osteopenia 骨量减少
骨密度低，但没有达到骨质疏松的诊断标准。

osteoporosis 骨质疏松
以骨矿物质含量减少为特征的状况，导致骨骼多孔、脆弱，增加骨折的风险。原发性骨质疏松由年龄相关的骨矿物质流失导致，主要发生在女性中。继发性骨质疏松由药物和（或）原发性疾病（如癌症或肾病）导致，男性和女性中均有发生。

ovarian follicle 卵泡
卵巢中的空腔结构，内含一个卵子，卵子在其中发育成熟。

ovulation 排卵
卵子从卵巢释放至一侧输卵管。

ovum 卵子
未受精的成熟雌性生殖细胞；人类卵细胞。

oxidation 氧化
原子中电子密度的降低。生化反应中，氧化一般指含碳分子丢失氢原子或获得氧原子。

oxidative phosphorylation 氧化磷酸化
通过跨膜质子梯度和 ATP 合成将电子传递链与 ATP 合成偶联；在线粒体中并主要在氧气的存在下发生。

oxidative stress theory 氧化应激理论
细胞衰老的理论，认为由活性氧引起的损伤的随机积累导致细胞复制中重要的生物分子的广泛改变。

oxygen-centered free radical 氧自由基
氧气还原而形成的自由基，包括超氧自由基（$\cdot O_2^-$）、过氧化氢（H_2O_2）和羟自由基（$\cdot OH$）；也称为活性氧（ROS）。

paired helical fibrils（PHF） 双股螺旋纤维
由过度磷酸化的 tau 蛋白形成的蛋白聚集物；是神经纤维缠结的前体。

parathyroid gland 甲状旁腺
颈部甲状腺后侧的一组四个内分泌腺；分泌甲状旁腺激素。

parathyroid hormone（PTH） 甲状旁腺激素
甲状旁腺响应低血钙而合成并分泌的激素。增加小肠对钙的吸收，增加骨组织的重吸收，增加肾小管对钙的重吸收。

passive diffusion 被动扩散
分子从高浓度向低浓度顺浓度梯度的移动，没有其他分子的帮助。跨膜（非极性分子）或跨离子通道直接发生。

peripheral nervous system（PNS） 周围神经系统
包括除中枢神经系统（脑和脊髓）之外的所有神经的系统。

peristaltic contraction 蠕动性收缩
不自主的平滑肌收缩波，在管状器官（如食道和肠道）中运送食物、废物和其他物质。

peritubular capillary 肾小管外毛细血管
围绕在肾小管周围的毛细血管。

personal genomic 个人基因组学
基因组学的分支，利用生物信息学技术关注个人基因型和表观遗传机制。

p53 pathway p53 通路
涉及 p53 蛋白（一个转录激活因子）的通路。高水平的 p53 与细胞周期阻滞和凋亡相关。

phacoemulsification 超声乳化术
白内障手术的方法之一，即将晶状体乳化，并从眼内吸出。

phagocytosis 吞噬作用
对外来粒子（如细菌）的吞噬和消化过程；由白细胞（一般为中性粒细胞和巨噬细胞）执行。

pharynx 咽部
从鼻后开始，延伸到气管和食道顶部结束的中空管腔，包含喉头。

phenotype 表型
由基因型和环境的相互作用而产生的有机体的性状。

phloem 韧皮部

植物的维管系统，由活细胞构成，将有机营养物质（主要为糖类）运送至植物体的各部分；树皮的最内层。参见"木质部"。

phospholipid 磷脂
脂肪酸和磷酸组成的化合物；生物膜的重要组成部分。

phosphorylation 磷酸化
向一个化合物上添加磷（以磷酸基的形式）的过程，通常由称为激酶的酶催化；用于细胞信号中分子的开（活化）和关（失活）。

photoaging 光老化
皮肤暴露在太阳下导致的长期变化；临床上称为"日光性弹性组织变性"。

photosynthesis 光合作用
二氧化碳、水和光参与的合成葡萄糖的一系列反应，发生于叶绿体中。

phototropins 向光素
调控较高植物的向光性反应的光感受器，使植物能够响应环境中的光线而改变生长。

phototropism 向光性
植物朝向光线的移动（或弯曲），主要由对蓝光的吸收而诱导；由激素（植物生长素）激活。

phylogenetics 系统发育学
基于遗传上的相似性描述生物体之间关系的研究领域。

phylogenetic tree 系统进化树
表示多个物种之间推断的进化关系的分支图表。

phylogeny 系统发育
一个物种或一群生物体发展过程中所涉事件的演化序列。

pinna 耳郭
人类和其他哺乳动物耳的外部形态；也称为外耳（auricle）。

pitch（acoustic） 音高（声学）
感知到的声音频率的主观术语；高频率 = 高音高；低频率 = 低音高。

plasma（blood plasma） 血浆
血液的液体部分（不含蛋白质、脂肪和碳水化合物）；细胞外液的一部分。

plasma cell 浆细胞
产生抗体的 B 细胞；也称为"效应 B 细胞"。

plasmodesma（plural，plasmodesmata） 胞间连丝
植物中，穿过细胞壁上的小孔延伸至邻近细胞的细胞质；细胞-细胞通讯位点。

plastids 质体
植物细胞中膜包围的细胞器；重要化合物的制造和储藏位点。参见"叶绿体"、"有色体"、"白色体"。

pleiotropy 多效性
单一基因产生一个以上的表型。

pluripotent stem cell 多能干细胞
能够分化成体内多种类型的特化组织的干细胞；能够生成三个基本胚层，即内胚层、外胚层和中胚层；在胚胎细胞分裂时由全能干细胞形成。

poly-A-binding protein 多聚 A 结合蛋白
与 mRNA 的多聚 A 尾巴结合的蛋白质，将完整的 mRNA 与其他 RNA 片段区分开。

poly-A tail 多聚 A 尾巴
mRNA 3′端含有腺嘌呤（A）的一串核苷酸。

polymerase chain reaction（PCR） 聚合酶链反应
选择性扩增 DNA 混合物中特定核酸区域的技术，通过复制目标 DNA 或 mRNA 分子的互补链，完成一系列循环直到获得所需的量。

polymorphism 多态性
一个物种的相同种群中存在两种或更多明显不同的表型，或同一个基因有两个或更多的等位基因。

population doubling（in cell culture） **群体倍增（细胞培养中）**
一些细胞培养至汇合后从培养基中移出，放入新的培养瓶中，再次生长至汇合的过程。

population genetics **群体遗传学**
遗传学的分支，研究群体中等位基因的分布和变化频率，主要由 R.A. Fisher、J.B.S. Haldane 和 S. Wright 在 20 世纪 20～30 年代创立；根本上说是一个广泛使用统计概率的数学学科。

porphyrins **卟啉**
带有四个吡咯环和一个结合有氮原子的金属辅基的有机色素。血红蛋白和叶绿素带有卟啉基团。

positron emission tomography（PET or PET scan） **正电子发射断层扫描（PET 或 PET 扫描）**
一种成像技术，使用少量注入的放射性葡萄糖来可视化计算机生成的人体结构图片；最常用于确定肿瘤的大小和其他癌细胞；也被试用于阿尔茨海默病的诊断来显示淀粉样斑块和 tau 蛋白缠结。

postmaturation **后成熟期**
生长停止后的生命阶段。哺乳动物中，通常是指骨生长板钙化之后。人类中最晚完成钙化的骨骼是股骨，大约在 27～29 岁时。

postsynaptic neuron **突触后神经元**
突触中与神经递质结合并接收神经信号的神经元。参见"突触"。

presbycusis **老年性耳聋**
衰老相关的听觉丧失；通常与对高音的听觉丧失相关。希腊语中"*presbys*"意味"老年人"。

presbyopia **老视**
眼睛聚焦近物的能力丧失，随年龄增加而发生；主要由晶状体僵硬导致。希腊语中"*presbys*"意味"老年人"。

presynaptic neuron **突触前神经元**
突触中，向突触间隙释放神经递质、传出神经信号的神经元。参见"突触"。

prevalence（of disease） **（疾病的）患病率**
在特定时间点，人群中患有特定疾病的个体的总数。

primary cell culture **原代细胞培养**
从直接取自生物体的细胞开始的组织培养；生物老年学中，是对有丝分裂后的细胞或增殖能力有限的细胞的培养。参见"群体倍增（细胞培养中）"、"复制性衰老"。

primary cell wall **初生细胞壁**
植物细胞膜外的一层薄而有弹性和延展性的层结构，由纤维素、果胶和半纤维素构成。参见"细胞壁"。

primase **引发酶**
生成 DNA 复制起始的引物 RNA 的酶；引发体的一部分。

primosome **引发体**
由两个酶（解旋酶和引发酶）组成的蛋白质，将 DNA 分离成单链，并生成引物 RNA。

progeria **早老症**
一种罕见的遗传疾病，以显现过早衰老的生理迹象为特征。

progesterone **孕激素**
卵巢产生的激素，维护好子宫以备怀孕。

programmed senescence（in plants） **程序性老化（植物中）**
植物中有目的的、高度调控且高度有序的过程，导致有丝分裂后细胞的裂解清除，以及营养物质的回收利用和再活化。

prokaryote **原核生物**
单细胞生物，缺乏膜包封的细胞核；细菌和古细菌。

prometaphase **前中期**
真核生物体细胞有丝分裂前期之后、中期之前的阶段。核膜变成碎片并消失；微管从纺锤体两极的中心体出现。

promoter region **启动子区域**

DNA 上结合 RNA 聚合酶的核苷酸序列；DNA 上启动转录的区域。

prophase 前期
有丝分裂的第一个阶段，染色体压缩，变得可见，纺锤体形成。

protease 蛋白酶
催化蛋白质分解（蛋白水解）成肽或氨基酸的酶。

proteasome 蛋白酶体
细胞质中的蛋白复合物，用来降解那些泛素标记过的、需要清除的蛋白质。

protein kinase A（PKA） 蛋白激酶 A（PKA）
响应营养信号的高度保守的激酶；参与酵母、线虫和果蝇的长寿调控。

protein kinase 蛋白激酶
催化在蛋白质上添加一个磷酸基团的酶。

protein structure 蛋白质结构
蛋白质组织结构四个等级的分类系统。一级结构：氨基酸序列；二级结构：多肽链排列形成螺旋或片层构造；三级结构：单个多肽链的三维结构，最终折叠赋予其蛋白功能；四级结构：将构成蛋白质的两条或以上的多肽链关联起来，折叠成为最终发挥功能的构象。

proteolysis（proteolytic） 蛋白水解
细胞内蛋白酶对蛋白质的直接降解。

proteome 蛋白质组
一个生物体全部蛋白质的集合。

proteomics 蛋白质组学
研究蛋白质组的学科。

protoporphyrins 原卟啉
卟啉的前体化合物，其中四个修饰的亚基通过 α-碳原子相互连接；需要金属辅基（如血红素）的参与以形成卟啉。

protozoa 原生动物
单细胞真核生物。

proximal mechanism of aging 衰老的近端机制
与观察到的年龄相关功能丧失最接近并直接负责的事件。例如，活性氧对脂膜的年龄依赖性损伤导致细胞功能障碍就是衰老的一个近端机制。

pulmonary circulation 肺循环
限制在心脏和肺的循环系统；负责血液在肺部的气体交换，缺氧血离开右心室，含氧血流回左心房。

pulmonary valve 肺动脉瓣
调节血液从右心室流出的单向瓣膜；位于右心室和肺动脉之间。

pulmonary vein 肺静脉
从肺部向心脏输送含氧血的血管。

quiescent 静止期
不活动的或休眠的生物状态。

rarefaction（acoustic） 稀疏（声学）
声波的一部分，分子分散开来，形成一个低于正常压强的区域。参见"压缩（声学）"。

reactive oxygen species（ROS） 活性氧（ROS）
参见"氧自由基"。

recombinant DNA technology 重组 DNA 技术
从不同 DNA 来源生成新的 DNA 片段的技术；也称为"基因工程"。

reduction 还原
原子的电子密度增加；生化反应中，向含碳分子中加入氢原子、质子或电子，或从含碳分子中去除氧原子。

refractive power 屈光力
晶状体使光线汇聚或发散的程度；也称为"光焦度"。

regeneration（in the Calvin cycle） 再生（卡尔文循环中）
磷酸丙糖（3-磷酸甘油醛）转化为磷酸二羟丙酮，再转化为二磷酸核酮糖（卡尔文循环的初始化合物）的过程。

renal tubule 肾小管
肾单位中的显微小管，将过滤后的血清生成尿液，保留必需营养物和机体所需的其他物质。

replicating cell culture 复制细胞培养
取自组织的未分化的有丝分裂细胞（如成纤维细胞），体外培养使其分裂达到汇合。

replication origin 复制起始位点
染色体上 DNA 复制开始的位点。

replicative senescence 复制性衰老
有丝分裂细胞不再能够继续分裂的时间段。

repressor 阻遏子
与 DNA 调控序列结合的蛋白质，阻止基因的转录。

reproduction potential 繁殖潜力
一个物种在最适条件下繁殖自身的相对能力。

reproductive value，v_x 繁殖值
R. A. Fisher 提出的一个值,用于预测个体在未来相对于总群体繁殖输出的繁殖贡献。

resting energy expenditure（REE） 静息能量消耗
维持生命基本功能（心率、体温、大脑功能等）所需的能量；占总能量消耗（TEE）的 60%～70%。

resting membrane potential 静息膜电位
神经元或肌细胞不产生动作电位时的跨膜电压。

retina 视网膜
分布于眼睛内表面的感光组织。

retrospective study（biology/medical） 回顾性研究（生物学/医学）
一种研究类型，是对既有的、引人关注的结果的回顾研究；通常是将在某一环境或条件下产生某结果的组与在相似环境或条件下未产生结果的组进行对比研究。

reverse transcriptase 逆转录酶
将单链 RNA 转录为单链 DNA 的酶。

ribonucleic acid（RNA） 核糖核酸
一类以染色体 DNA 为模板合成的核酸，参与蛋白质合成；由糖类分子（核糖）长链、磷酸基团、嘌呤（腺嘌呤、鸟嘌呤）和嘧啶（胞嘧啶、尿嘧啶）构成。

ribosomal DNA（rDNA） 核糖体 DNA
核仁中编码核糖体 RNA（rRNA）和核仁本身的 DNA。

ribosomal RNA（rRNA） 核糖体 RNA
一类存在于核糖体中的 RNA，在 mRNA 翻译形成蛋白质的过程中与信使 RNA（mRNA）和转运 RNA（tRNA）相互作用。

ribosomes 核糖体
细胞质中蛋白质合成位点；包含酶、调控蛋白、rRNA、mRNA 和 tRNA 的结合位点。

risk factor 危险因素
统计学上证明与特定伤害或疾病相关（不一定直接导致）的因素。危险因素能够用于针对易受伤害或易感疾病的特定人群的预防工作。

RNA polymerases RNA 聚合酶
催化 RNA 聚合的酶，以单链 DNA 为模板。

RNA splicing RNA 剪接
从 RNA 转录物上切去内含子序列，并将外显子序列连接起来形成信使 RNA（mRNA）分子的过程。

RNA transcript RNA 转录物
RNA 剪接之前，DNA 模板上合成的 RNA 分子；含有内含子。

salicylic acid 水杨酸

一种有助于抵御病原体的植物激素；阿司匹林的主要成分。

saliva 唾液
唾液腺分泌的物质，润滑食物，将咀嚼后的食物形成丸状，并开始化学消化的过程。

salivary gland 唾液腺
口腔中产生唾液的外分泌腺。

sarcomere 肌节
肌原纤维内负责收缩的微观结构；包含收缩蛋白肌动蛋白和肌球蛋白。

sarcopenia 肌肉减少症
肌肉量损失超过与衰老性肌萎缩相关的肌肉量损失的病理状态；最常见的原因是营养不良、缺乏运动和肥胖。

satellite cell 卫星细胞
骨骼肌纤维中发现的一种未分化干细胞，可促进（肌肉的）生长、修复和再生；生成多核肌纤维。

saturated fatty acid 饱和脂肪酸
烃链上所有碳原子以单键连接的脂肪酸，使得碳骨架上连接的氢原子数量最大化。

scaffold proteins 支架蛋白
一种蛋白质，帮助连接其他蛋白质，使它们能够共同执行某些生化功能；为两种或两种以上其他蛋白质连接提供空间的蛋白质。

Schiff base 席夫碱
含有碳-氮双键的官能团，氮原子连接在芳基或烷基上；是蛋白质糖基化的重要中间产物。席夫碱的非酶促重排产生 Amadori 产物（糖胺）——晚期糖基化终末产物的前体。

Schwann cell 施万细胞
周围神经系统中产生髓鞘的支持细胞。

S-cyclins S 细胞周期蛋白
参见"细胞周期蛋白"。

secondary cell wall 次生细胞壁
植物中，初生细胞壁停止生长后沉积形成的细胞壁；提供支持、强度和保护。木头主要由次生细胞壁构成。参见"细胞壁"。

secondary osteoporosis 继发性骨质疏松
参见"骨质疏松"。

securing 保全素
有丝分裂早期连接姐妹染色单体的蛋白质；当所有 DNA 检查点被清除后，其在中期到后期的过渡中被破坏。

selection pressure 选择压力
改变个体遗传组成的事件。

selective mortality 选择性死亡率
死亡率的分析中，只包括存活至特定年龄的个体。队列中的年龄越大，仍然存活的原始组的百分比就越小。

seminiferous tubules 曲细精管
睾丸中的管道网络，精子在其中形成并成熟，移动至附睾。

senescence 衰老
有机体生命末期的年龄相关变化，影响活力和功能，增加死亡的可能性，不直接与疾病相关。

sensory neuron 感觉神经元
将对外部和内部环境的感觉信息传递至中枢神经系统的神经元。

Sertoli cell 睾丸支持细胞
曲细精管中的细胞，支持睾丸中精子的生长和成熟。

sex chromosome 性染色体
一对染色体中的任意一条，通常称为 X 或 Y，在大多数动物和一些植物的生殖细胞中，结合后决定个体性别以及性别相关特征。

silencer 沉默子
能够抑制转录的 DNA 序列。

sinus node（sinoatrial node） 窦房结
心脏右心房中的神经组织，产生使心脏收缩的动作电位。

sister chromatids 姐妹染色单体
由着丝粒和黏合素蛋白连接的染色单体的两个拷贝；细胞周期 S 期的终末产物。

small nuclear RNA（snRNA） 核内小 RNA
参与 RNA 剪接的约 200 个核苷酸长度的 RNA 分子。

sodium/potassium ATP pump 钠-钾 ATP 泵
细胞膜上的复合体，利用 ATP 水解为 ADP 释放的能量，通过交换钠钾离子来维持电解质平衡。

solar elastosis 日光性弹性组织变性
参见"光老化"。

somatic cell 体细胞
不参与有性生殖的身体细胞。参见"生殖细胞"。

S phase（synthesis phase） S 期（合成期）
真核细胞周期中发生 DNA 合成的阶段。参见"细胞周期"。

spindle poles 纺锤体两极
功能上等同于中心体的微管组织中心；有丝分裂纺锤体由这些结构发出。

stapes 镫骨
中耳中的一块骨头，放大声波振动，并将其从鼓膜传递至内耳结构。

starch 淀粉
碳水化合物在植物中的储藏形式；不存在于动物中。淀粉以两种形式存在：直链淀粉和 α-支链淀粉。

statin 他汀类药物
一类阻止肝脏中低密度脂蛋白（LDL）合成的药物；具有降低动脉粥样硬化风险的作用。他汀类通过抑制参与胆固醇合成的一个酶来发挥作用。最常用的他汀处方为立普妥（Lipitor）。

stem cell 干细胞
有无限自我更新能力的未分化细胞；受精后最初形成的若干细胞，分裂形成已分化细胞和更多的干细胞。参见"专能干细胞"、"多能干细胞"、"全能干细胞"。

stereocilia 静纤毛
内耳 Corti 器细胞上感知机械力的毛状凸起。其运动与耳蜗中液体的振动成比例；是将机械运动（振动）转化为神经冲动的机制的一部分。

stochastic（biological） 随机（生物学）
描述一个有可变或随机性部分的生物或化学过程。

stochastic senescence（in plants） 随机性衰老（植物中）
植物细胞在程序性衰老之后的随机降解；通常涉及细胞、细胞核及液泡膜的分解破裂。

stop codon 终止密码子
mRNA 中三个不能被 tRNA 识别的密码子（UAA、UAG、UGA），示意核糖体停止翻译。

stroke volume 每搏输出量
心脏收缩期从心室射出的血量。

subcutaneous fat tissue 皮下脂肪组织
皮肤下方的脂肪层。

superior vena cava 上腔静脉
向心脏（右心房）输送缺氧血的主要血管。

superoxide dismutase（SOD） 超氧化物歧化酶
细胞质和线粒体中的一种酶，将超氧离子还原成过氧化氢；起到抗氧化剂的作用。这个酶的细胞质形式包含一个铜/锌活性位点；线粒体形式包含一个锰活性位点。

superoxide radical 超氧自由基
参见"氧自由基"。

survival curve 生存曲线
给定群体中存活者百分数的表示。y 轴通常表示在特定实际年龄（x 轴）存活的个体占群体的百分数（100%表示出生时存活）。

synapse 突触
神经传递时两个神经的交界处；由发出信号的突触前神经元、两个神经元之间的突触裂缝或间隙，以及接收信号的突触后神经元构成。

synaptic cleft 突触间隙
突触前神经元和突触后神经元之间的空间，神经递质释放之处。

synaptic terminal 突触末端
轴突分支的末端。

systemic circulation 体循环
循环系统的一部分，包括除肺循环之外的所有血管。

systole 收缩期
驱动血液流出心室的心肌收缩；血压最高的时间点。

systolic pressure 收缩压
心脏跳动、心室射出血液时动脉内的压力（mmHg）；测量血压时较高的数值（如 120/60 中的 120）。

target of rapamycin（TOR） 雷帕霉素靶点
高度保守的营养感应的蛋白激酶，在所有真核细胞中调控生长和代谢；可能参与调控长寿（雷帕霉素是用于预防机体对移植器官产生排斥的免疫抑制剂，阻断参与细胞分裂的一个蛋白质，并抑制某些 T 细胞的生长和功能）。

taste buds 味蕾
舌上和口腔内部成簇的神经末梢，提供味觉；味蕾的感觉通常分成五类，即咸、甜、苦、酸、鲜。

TATA box TATA 盒
位于真核生物基因启动子区域，含有 TATAAAA 的核苷酸序列，距转录起始位点约 25 个核苷酸的距离。通用转录因子与 TATA 盒的结合启动转录起始复合物的形成。

tau protein tau 蛋白

一个微管相关蛋白（MAP），有助于维持轴突微管的稳定。其活性取决于磷酸化程度；过度磷酸化导致 tau 蛋白聚集成不溶性的双股螺旋纤维（神经纤维缠结的前体）。

taxonomy 分类学
基于共同特征，将植物、动物和微生物归类到日益丰富详明的分类目录中的科学。

T cell T 细胞
在骨髓中产生、胸腺中加工的淋巴细胞（白细胞），参与细胞介导的免疫防御。参见"细胞毒性 T 细胞"、"辅助性 T 细胞"、"初始 T 细胞"、"自然杀伤（NK）细胞"。

telangiectasia 毛细血管扩张
皮肤表面显现出扩张的毛细血管；通常与光老化相关。

telomerase 端粒酶
在真核生物染色体末端增加端粒序列的酶。含有两个亚基：一个催化中心和一个 RNA 模板。

telomere 端粒
染色体末端的非基因、高度重复性 DNA 序列，保护染色体不被降解；在每轮 DNA 复制后缩短。

telomere-shortening theory 端粒缩短理论
细胞衰老的理论之一，认为短缩的端粒导致了细胞复制过程的停止。正常细胞周期中的端粒缩短是由于 DNA 后随链的末端复制造成的。

telophase 末期
有丝分裂中染色体到达两极的阶段，微管消失，两个子核周围形成核膜。

terminally differentiated 终末分化的
指没有有丝分裂能力，并且在死亡时不会被新细胞取代的细胞，如神经元（神经细胞）、心肌细胞和眼睛晶状体中的细胞。

termination site 终止位点
DNA 或 RNA 上终止转录或翻译的位点。

tertiary structure 三级结构
多肽链的三维结构，具有赋予蛋白功能的最终折叠。参见"蛋白质结构"。

testosterone 睾酮
主要由睾丸产生的雄性激素；负责雄性第二性征的发育。

thrombosis 血栓形成
血管或器官中阻断血流的固体物质（由血液组分和细胞形成）。

thymine 胸腺嘧啶
DNA 核苷酸碱基之一；一种嘧啶。参见"核苷酸碱基"。

thymus gland 胸腺
上胸部胸骨后方的腺体；T 细胞离开骨髓后成熟并增殖的部位。胸腺在整个童年阶段至青春期一直生长，然后逐渐缩小。

tonoplast 液泡膜
植物细胞中央液泡周围的半透膜。

total energy expenditure（TEE） 总能量消耗
生物体在给定时间段（人类中通常为 24h）内消耗的总能量。TEE = 静息能量消耗（REE；没有活动、不吸收食物时维持正常身体功能所需的能量） + 体力活动 + 饮食诱导的产热（DIT；消化、吸收和储存营养所需的能量）。

totipotent stem cell 全能干细胞
能够产生体内所有类型的细胞和组织（包括胎盘组织）的干细胞。胚胎最初数次分裂产生的细胞为全能干细胞。全能干细胞产生多能干细胞。

trachea 气管
连接肺和口鼻的管道。

trade-off hypothesis（of aging and longevity）（衰老与长寿的）矫枉失衡假说
认为成功的繁殖必须与死亡进行权衡。成功繁殖得到的资源越多，供繁殖后生存的资源就越少。

transcription 转录
以 DNA 分子为模板构建 RNA 分子的过程，使遗传信息由 DNA 传递至 RNA。

transcription factor 转录因子
启动或调控 DNA 转录的蛋白质或其他分子。这些因子与基因的启动子区域结合，改变 DNA 链的形状，使得 DNA 聚合酶能够识别基因的起始区域。

transcription initiation complex 转录起始复合物
若干通用转录因子和 RNA 聚合酶 II 与真核基因启动子区域相结合形成的复合物；转录起始所必需，但不足以启动转录。

transcriptome 转录组
生物体表达的全部 RNA 的集合；可以仅指 mRNA，也可以指所有 RNA。

transcriptomics 转录组学
转录组结构与功能的研究。

transfer RNA（tRNA） 转运 RNA（tRNA）
一类参与 mRNA 翻译成蛋白质氨基酸序列的小 RNA 分子。mRNA 密码子与相应的携带特定氨基酸的 tRNA 相连。

transgenic organism 转基因生物
通过基因工程，将额外的基因拷贝插入基因组得到的突变生物体；用于增加某个蛋白质的表达。

translation 翻译
利用信使 RNA（mRNA）的信息，从氨基酸构建蛋白质；发生在核糖体上。

translational initiation 翻译起始
基因表达的一种转录后调控。

tricarboxylic acid（TCA）cycle 三羧酸（TCA）循环
氧化细胞呼吸过程的一部分，将含碳中间产物还原成二氧化碳。氧化 TCA 中间产物的过程中产生电子，并被运输至电子传递系统；也称为 Krebs 循环或柠檬酸循环。

tricuspid valve 三尖瓣
调节来自右心房血流的单向瓣膜；位于右心房和右心室之间。

triglyceride 甘油三酯
一个甘油上结合三个脂肪酸形成的分子，脂肪组织和食物中脂类的主要形式。

triose phosphate 磷酸丙糖
3-磷酸甘油醛（所有生物体中代谢途径的中间产物）的通用名；在糖酵解和光合作用暗反应中形成。

tropomyosin 原肌球蛋白
一种通过阻断肌动蛋白和肌球蛋白的相互作用来抑制收缩的肌肉蛋白；通过与肌钙蛋白相互作用来释放其抑制性作用（见肌钙蛋白）。

troponin 肌钙蛋白
一种钙结合蛋白复合物，释放原肌球蛋白对肌动蛋白和肌球蛋白的抑制特性（见原肌球蛋白）；当肌钙蛋白与原肌球蛋白相互作用时，肌肉收缩开始。

trypsin 胰蛋白酶
胰腺分泌的一种消化蛋白质的酶。在细胞培养过程中常使用牛胰蛋白酶分解使细胞连接在一起的结缔组织。

tubular reabsorption 肾小管重吸收
物质从肾小管进入到肾小管周围毛细血管的移动。

tubular secretion 肾小管分泌
物质从肾小管周围毛细血管进入到肾小管的移动。

tubule（renal） 小管（肾脏）
参见"肾小管"。

tumor necrosis factor 肿瘤坏死因子
白细胞分泌的一种细胞因子，可诱导细胞凋亡或坏死。

tympanic membrane 鼓膜
耳膜；响应声波而振动的薄膜；位于外耳和中耳之间。

type 1 diabetes mellitus 1 型糖尿病
分泌胰岛素的胰腺 β 细胞功能丧失造成的疾病；以高血糖水平、过度口渴、尿频为特征；在幼年出现；需要每天注射胰岛素；也称为青少年糖尿病或早发型糖尿病。

type 2 diabetes mellitus 2 型糖尿病
成年期发生的一种温和形式的糖尿病，以胰岛素刺激细胞摄取葡萄糖的能力降低为特征；通常能够通过饮食和运动来控制，而不需要注射胰岛素；也称为成人型糖尿病或晚发型糖尿病。

type I muscle fiber I 型肌纤维
含有高浓度导致慢收缩速度的肌球蛋白亚型的肌细胞；有时被称为"慢肌纤维"。含有大量的氧化酶，高度抗疲劳。

type II muscle fiber II 型肌纤维
含有高浓度导致快收缩速度的肌球蛋白亚型的肌细胞；有时被称为"快肌纤维"。能量来源更多依赖糖酵解途径，而非氧化途径，容易很快疲劳。

type IIX muscle fiber IIX 型肌纤维
具有 I 型和 II 型肌纤维特征的肌细胞；通常发现于老年、不活动的人中。

ubiquitin 泛素
高度保守的小蛋白（79 个氨基酸），与受损蛋白上的赖氨酸残基结合，标记受损蛋白以供降解。

ubiquitin ligase 泛素连接酶
将泛素与受损蛋白上的赖氨酸残基结合的酶，标记受损蛋白以供降解。

umami 鲜味
味蕾检测到味道的五个类型之一；与谷氨酸盐和其他氨基酸相关；参见"味蕾"。

unipotent stem cell（原文为 multipotent，与释义不符——译者注） 专能干细胞
成体干细胞，形成组成该类型组织的细胞：肝干细胞产生肝细胞，肌肉干细胞产生肌细胞，等等。

unsaturated fatty acid　不饱和脂肪酸
烃链上至少有一个双键的脂肪酸。

uracil　尿嘧啶
RNA 的核苷酸碱基之一；一种嘧啶。参见"核苷酸碱基"。

urea　尿素
血液中由蛋白质正常分解形成的废物；通常由肾脏将其从血液中清除，并随尿液排出。

ureter　输尿管
连接肾脏和膀胱的管道。

urethra　尿道
连接膀胱与体外的管道。

urinary incontinence　尿失禁
无法控制排尿。

vasoconstriction　血管收缩
环绕动脉壁的平滑肌的收缩，导致动脉管腔变小，减少血流。

vasodilation　血管扩张
环绕动脉壁的平滑肌的舒张，导致动脉管腔扩大，增加血流。

vasopressin　血管加压素
参见"抗利尿激素"。

vein　静脉
运送血液流回心脏的血管。

venous return　静脉回流
流回至右心房的血量。

ventilation　换气
呼吸频率。

ventricles　心室
心脏向肺部和身体其他部分泵出血液的两个腔室。右心室将缺氧血泵出至肺；左心室将含氧血泵出至全身。

Verhulst-Pearl logistic equation　Verhulst-Pearl 逻辑方程
描述任意种群的群体增长的方程，尤其是受限制的缺乏移动性的群体，和/或维持在高度控制条件下的群体。$N = rN[(K-N)/K]$，N=种群大小，r=自然内禀增长率，K=种群的承载能力。

villi　小肠绒毛
小肠内壁上的纤维状凸起；通过增加表面积来帮助吸收。

vital statistics　人口动态统计
对人群中重要生命事件（如出生、死亡、婚姻、健康和疾病等）的统计。

voltage-gated ion channel　电压门控离子通道
细胞膜上的通道，允许离子进出细胞，响应电信号打开或关闭，从而使细胞响应刺激来改变膜电位。

weak mutation　弱突变
基因的改变，降低（而非清除）基因表达。

wild type　野生型
自然条件下在群体中占优势的品系、基因或特征，以区别于"非典型"或"突变型"。

X-ray crystallography　X 射线晶体学
通过分子的晶体形式确定其原子排列的方法，一束 X 光射向晶体，产生不同方向的衍射；用于确定分子的三维结构。

xylem　木质部
植物中运输水和矿物质的木质部分；主要由死细胞构成；也能够为植物提供结构支撑。

zonular fibers　悬韧带纤维
人眼中连接晶状体和睫状体的纤维。

索　引